OS MENINOS DE
Hidden Valley Road

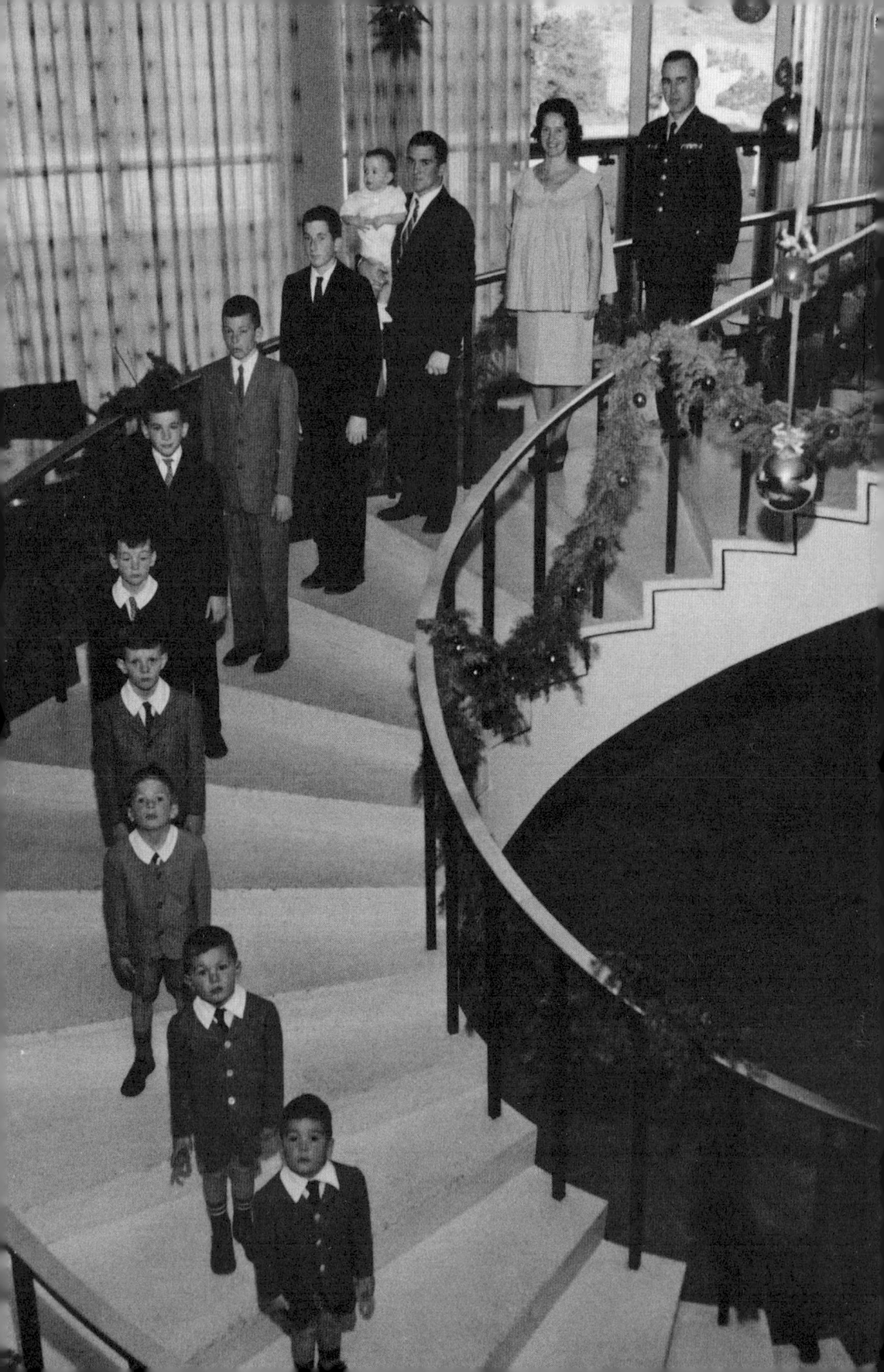

OS MENINOS DE

Hidden Valley Road

ROBERT KOLKER

A TRAGÉDIA FAMILIAR E O
MISTÉRIO DA ESQUIZOFRENIA

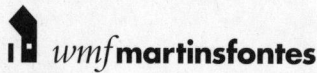

Esta obra foi publicada originalmente em inglês com o título
HIDDEN VALLEY ROAD: INSIDE THE MIND OF AN AMERICAN FAMILY
por Doubleday, uma divisão da Penguin Random House LLC, Nova York.
© 2020, Robert Kolker
© 2025, Editora WMF Martins Fontes Ltda., São Paulo, para a presente edição.

Todos os direitos reservados. Este livro não pode ser reproduzido, no todo ou em parte, armazenado em sistemas eletrônicos recuperáveis nem transmitido por nenhuma forma ou meio eletrônico, mecânico ou outros, sem a prévia autorização por escrito do editor.

1ª edição 2025

Tradução George Schlesinger
Acompanhamento editorial Douglas Bianchi
Preparação de textos Douglas Bianchi
Revisões Fábio Fujita, Márcia Leme
Produção gráfica Geraldo Alves
Projeto gráfico Flávia Castanheira

Imagem da capa
Flávia Castanheira sobre foto da família Galvin (p.106)

Dados Internacionais de Catalogação na Publicação (CIP)
(Câmara Brasileira do Livro, SP, Brasil)

Kolker, Robert
  Os meninos de Hidden Valley Road : a tragédia familiar e o mistério da esquizofrenia / Robert Kolker ; tradução George Schlesinger. – 1. ed. – São Paulo : Editora WMF Martins Fontes, 2025.

  Título original: Hidden Valley Road
  ISBN 978-85-469-0724-3

  1. Esquizofrenia – Aspectos genéticos 2. Esquizofrenia – Pacientes – Estados Unidos – Biografia 3. Esquizofrenia – Relações familiares – Estados Unidos 4. Esquizofrenia – Tratamento – Estados Unidos – História 5. Família Galvin I. Título.

25-256591   CDD-616.8980092

Índice para catálogo sistemático:
1. Esquizofrenia : Família Galvin : Biografia : Medicina 616.8980092
Cibele Maria Dias – Bibliotecária – CRB-8/9427

Todos os direitos desta edição reservados à
Editora WMF Martins Fontes Ltda.
Rua Prof. Laerte Ramos de Carvalho, 133
01325-030 São Paulo SP Brasil
Tel. (11) 3293-8150
e-mail: info@wmfmartinsfontes.com.br
http://www.wmfmartinsfontes.com.br

Para Judy e Jon

A maneira mais clara de demonstrar resistência
é manter-se grudado a uma família.

ANNE TYLER

Prólogo	**13**
A família Galvin	**23**
PRIMEIRA PARTE	**25**
SEGUNDA PARTE	**189**
TERCEIRA PARTE	**401**
Agradecimentos	**439**
Nota sobre as fontes	**443**
Notas	**444**
Bibliografia	**453**
Índice remissivo	**463**

1972

Colorado Springs, Colorado

PRÓLOGO

IRMÃO E IRMÃ saem juntos de casa, pela porta do pátio que se abre da cozinha para o quintal dos fundos. Formam uma dupla estranha. Donald Galvin tem 27 anos e olhos profundos, a cabeça totalmente raspada, o queixo mostrando o começo de uma barba biblicamente desalinhada. Mary Galvin tem sete anos, metade da altura do irmão, cabelo louro esbranquiçado e um narizinho que parece um botão.

A família Galvin vive em Woodmen Valley, uma extensão de florestas e terras agrícolas aninhada entre as montanhas íngremes e as plataformas arenosas do Colorado central. O quintal da casa cheira a pinho doce, fresco, misturado com terra. Perto do pátio, juncos e gaios azuis voejam em torno de um jardim rochoso, onde o mascote da família, um açor chamado Atholl, monta guarda num estábulo que o pai construiu anos antes. Com a menininha na frente, irmã e irmão passam pelo estábulo e sobem um pequeno morro, pisando rochas cobertas de limo que ambos conhecem de cor.

Há dez irmãos entre Mary e Donald em termos de idade – são doze filhos Galvin ao todo; o suficiente, como o pai gosta de fazer graça, para um time de futebol. Os outros encontraram desculpas para ficar o mais longe possível de Donald. Aqueles que não têm idade suficiente para se mudar estão jogando hóquei, futebol ou beisebol. A irmã de Mary, Margaret – a única outra menina e mais próxima de Mary em termos de idade – pode estar com as vizinhas, as meninas Skarke ou no final da Shoptaughs'. Porém, Mary, ainda no segundo ano da escola, muitas vezes não tem aonde ir depois da aula a não ser para casa, onde não há ninguém para tomar conta dela a não ser Donald.

Tudo em Donald deixa Mary confusa, a começar pela sua cabeça raspada e continuando com o que ele mais gosta de vestir: um lençol marrom-avermelhado, usado no estilo de um monge. Às vezes, ele completa a indumentária com um arco e flecha de plástico, com o qual seus irmãos mais novos brincaram um dia. Com o tempo que for, Donald passeia pelo bairro com essa roupa, quilômetro após quilômetro, o dia inteiro e noite adentro – descendo a rua sem asfalto, a Hidden Valley Road, passando pelo convento e pela fazenda de gado leiteiro no Woodmen Valley, ao longo dos acostamentos e pelo canteiro central das estradas. Frequentemente para na área da Academia da Força Aérea dos Estados Unidos, onde o pai já trabalhou, e onde muita gente agora finge não o conhecer. E, mais perto de casa, Donald tem se postado como sentinela enquanto crianças brincam no pátio da escola primária local, anunciando na sua cadência suave, quase irlandesa, que ele é seu novo professor. Ele só para quando a diretora exige que ele se afaste. Nesses momentos, Mary, aluna do segundo ano, fica mais triste do que nunca por seu mundo ser tão pequeno que todo mundo sabe que ela é irmã de Donald.

A mãe de Mary tem prática de se livrar ironicamente de momentos como esse, comportando-se como se não houvesse nada de estranho. Fazer qualquer outra coisa seria admitir que ela não tem nenhum controle real sobre a situação – que não consegue entender o que se passa na sua casa e muito menos que sabe como impedir isso. Mary, por sua vez, não tem escolha a não ser reagir a todos os problemas de Donald. Ela percebe a atenção com que agora sua mãe e seu pai monitoram todos os filhos em busca de sinais de alerta: Peter com sua rebeldia, Brian e suas drogas, Richard sendo expulso, Jim arrumando brigas, Michael desligando-se completamente. Reclamar ou chorar ou mostrar qualquer emoção, Mary sabe muito bem, enviará a mensagem de que pode haver algo de errado também com ela.

E o fato é que os dias em que Mary vê Donald naquele lençol são melhores do que alguns outros. Às vezes, depois da escola, ela chega em casa e encontra Donald no meio de uma empreitada que só ele é capaz de entender – como transplantar cada item da mobília para fora da casa e deixar no quintal, ou despejar sal no aquário e envenenar todos os peixes. Outras vezes, está no banheiro, vomitando seus medicamentos: Stelazine e Thorazine e Haldol e Prolixins e Artanes*. Às vezes, está sentado no meio da sala de estar, quieto, completamente nu. Às vezes, a polícia está lá, chamada pela mãe, depois de terem irrompido hostilidades entre Donald e um ou mais de seus irmãos.

Porém, na maior parte do tempo Donald é consumido por questões religiosas. Explicando que Santo Inácio lhe conferiu um diploma de "exercício espiritual e teologia", ele passa grande parte de cada dia e muitas noites recitando em voz alta o Credo dos Apóstolos e o Pai-nosso, bem como uma lista inventada por ele mesmo que chama de Sagrada Ordem dos Padres, cuja lógica apenas ele conhece. *D.O.M., Beneditino, Jesuíta, Ordem do Sagrado Coração, Imaculada Conceição, Maria, Imaculada Maria, Oblata Ordem dos Padres, Possa*

---

* Trifluoperazina, clorpromazina, haloperidol, flufenazina, triexifenidil. (N. do T.)

Família, Frade Negro, O Espírito Santo, Franciscano no Convento, Uno Sagrado Universal, Apostólico, Trapista...

Para Mary, as preces são como uma torneira que não para de pingar. "Pare com isso!", grita ela, mas Donald nunca para, mal fazendo uma pausa para respirar. Ela enxerga o que ele faz como uma censura a toda a família, e principalmente ao pai, um católico fiel. Mary idolatra seu pai. E o mesmo ocorre com todos os outros filhos Galvin – até mesmo Donald, antes de ter adoecido. Quando Mary vê seu pai chegar e sair de casa a hora que bem entende, ela fica com inveja. Pensa no senso de controle que seu pai deve apreciar trabalhando duro o tempo todo. Duro o suficiente para sair.

É a maneira como seu irmão se refere a ela que Mary considera mais insuportável – não porque ele seja cruel, mas porque é gentil, até meigo. Seu nome completo é Mary Christine, então Donald resolveu que ela é Maria, a santa virgem e mãe de Cristo. "Eu *não sou!*", ela se exalta, repetidas vezes. Acredita que está sendo espicaçada. Não seria a primeira vez que um de seus irmãos tentava fazê-la de boba. Mas Donald é tão inconfundivelmente sério – tão fervoroso, tão reverente – que só deixa Mary ainda mais zangada. Ele fez de Mary o objeto de exaltação de suas preces – trazendo-a para dentro de seu mundo, que é o último lugar em que ela desejaria estar.

A ideia que ocorre a Mary, a solução para o problema de Donald, é uma resposta direta à raiva que sente. Sua inspiração vem dos épicos de heróis romanos e gregos a que sua mãe, às vezes, assiste na televisão. A ideia começa com ela dizendo: "Vamos subir o morro." Donald consente; qualquer coisa pela virgem sagrada. Continua com Mary sugerindo que construam uma balança num galho de árvore. "Vamos trazer uma corda", ela diz. Donald faz o que ela manda. E a ideia termina no alto do morro, onde Mary escolhe uma árvore, um dos muitos pinheiros altos, e diz a Donald que gostaria de amarrá-lo à árvore. Donald diz sim. E lhe entrega a corda.

Mesmo que Mary revelasse seu plano a Donald – queimá-lo na fogueira, como os hereges dos filmes –, é de se duvidar que ele fosse reagir. Está ocupado demais orando. Encosta-se firmemente contra o tronco da árvore, perdido na própria torrente de palavras, enquanto Mary dá a volta em torno da árvore com a corda, puxando-a em círculos até acreditar que ele não conseguirá se soltar. Donald não resiste.

Ela diz a si mesma que ninguém sentirá sua falta quando ele partir – e ninguém jamais suspeitará dela. Sai em busca de gravetos e volta com os braços cheios de ramos e galhos, largando-os aos pés descalços do irmão.

Donald está pronto. Se Mary realmente for quem ele insiste que ela é, dificilmente pode dizer não. Está calmo, paciente, gentil.

Ele a adora.

Mas, nesse dia, Mary é séria só até certo ponto. Ela não tem fósforos, não tem como acender o fogo. Mais crucialmente, não é como seu irmão. Ela tem os pés no chão, sua mente está enraizada no mundo real. No mínimo, está determinada a provar isso, não só para sua mãe, como também para si mesma.

Então ela abandona seu plano. Larga Donald no alto do morro. Ele fica lá, cercado de moscas e flores silvestres, parado no lugar e rezando por muito, muito tempo. O suficiente para Mary ter um tempo para si mesma, mas não o suficiente para ele voltar.

AGORA ELA DÁ um sorriso quando pensa nisso. "Margaret e eu rimos", diz ela. "Não tenho certeza de que os outros achariam tão engraçado."

Numa fria tarde de inverno em 2017 – 45 anos, uma vida inteira, após aquela tarde no morro –, a mulher que um dia fora conhecida como Mary Galvin estaciona sua SUV numa vaga de estacionamento em Point of the Pines, uma instalação de vida assistida em Colorado Springs, e entra para visitar o irmão que um dia fantasiara queimar vivo. Está agora na casa dos cinquenta anos, com os mesmos olhos vivos, embora na idade adulta tenha optado por ser conhecida por um primeiro nome diferente: Lindsay, que adotou logo que saiu de casa – a tentativa de uma jovem determinada a romper com o passado e se tornar uma nova pessoa.

Lindsay mora a seis horas de carro, nos arredores de Telluride, Colorado. É dona do próprio negócio, organizando eventos corporativos – trabalhando tanto quanto seu pai sempre trabalhou, atravessando o estado entre sua casa e Denver, onde ocorre a maioria dos seus eventos, e Colorado Springs, onde pode cuidar de Donald e dos outros membros da família. Seu marido, Rick, dirige o treinamento de instrutores na escola de esqui de Telluride, e o casal tem dois filhos adolescentes, um no ensino médio e outro na faculdade. Qualquer um que conheça Lindsay agora não consegue ver além da sua calma confiança, seu sorriso fácil. Após anos de prática, ela tem uma forma habilidosa de fingir que tudo é completamente normal, mesmo que o caso seja exatamente o oposto. Só um comentário ácido de vez em quando, afiado como uma lâmina, sugere alguma outra coisa – algo melancólico e imutável, agitando-se sob a superfície.

Donald está à sua espera no saguão do primeiro andar. Vestido casualmente com camisa social amarrotada, fora da calça, e longas bermudas cargo, seu irmão mais velho, agora na casa dos setenta, tem uma aparência incongruentemente distinta, com mechas de cabelo branco nas têmporas, fenda no queixo e cerradas sobrancelhas negras. Poderia ser escalado no elenco de um filme de gângsteres se sua voz não fosse tão suave, e seu andar, tão rígido. "Ainda resta nele um pouquinho daquela hesitação do Thorazine, no jeito que ele anda", diz Kriss Prado, gerente da instituição. Agora Donald toma clozapina, um tipo de droga psicotrópica de último recurso, com alto índice de eficácia, mas alto risco de efeitos colaterais extremos – inflamação cardíaca, baixa contagem de glóbulos brancos e até mesmo AVC. Uma das consequências de sobreviver à esquizofrenia por cinquenta anos é que, cedo ou tarde, a cura se torna tão prejudicial quanto a doença.

Quando Donald vê sua irmã, levanta-se, pronto para ir embora. Geralmente quando Lindsay o visita, é para levá-lo para ver outros membros da família. Com um sorriso caloroso, Lindsay diz que hoje não vão a lugar nenhum – que ela está lá para ver como ele está e para conversar com seus médicos. Donald também sorri, levemente, e volta a se sentar. Ninguém da família vem visitá-lo a não ser ela.

Lindsay levou décadas para dar algum sentido à sua infância, e sob muitos aspectos esse projeto continua. Até agora, aprendeu que a chave para compreender a esquizofrenia é que, apesar de um século de pesquisa, essa chave permanece elusiva. Há um cardápio de sintomas, várias maneiras pelas quais a doença se apresenta: alucinações, delírios, vozes, estupores catatônicos. Há indícios específicos também, como a incapacidade de captar as mais básicas figuras de discurso. Psiquiatras falam de "afrouxamento de associações" e "pensamento desorganizado". Mas é difícil alguém explicar a Lindsay por que, num dia como hoje, Donald está animado, até mesmo contente, enquanto noutro dia está frustrado, exigindo que ela o leve para o hospital psiquiátrico estadual em Pueblo, onde já foi internado mais de uma dúzia de vezes em cinquenta anos, e onde frequentemente diz que gostaria morar. Ela só pode adivinhar a razão quando Donald é levado ao supermercado e sempre compra dois frascos de sabão de roupas All, anunciando entusiasmado: "Este é o melhor sabão para o corpo que existe!" Ou por que, quase cinquenta anos depois, ele ainda recita a litania religiosa: *Beneditino, Jesuíta, Ordem do Sagrado Coração...* Ou por que, por quase o mesmo tempo, Donald tem sustentado, consistente e inabalavelmente, que é, na verdade, um filhote de polvo.

Talvez a coisa mais assustadora em relação à esquizofrenia – e o que mais a distancia de outras condições cerebrais como autismo ou Alzheimer, que tendem a diluir e dissipar os traços de personalidade mais identificáveis da pessoa – é como ela pode ser abertamente emocional. Os sintomas não disfarçam nada e amplificam tudo. São ensurdecedores, avassaladores para o sujeito e aterrorizantes para aqueles que o amam – impossíveis de ser processados intelectualmente por qualquer pessoa próxima. Para a família, a esquizofrenia é, basicamente, uma experiência sentida, como se o alicerce da família estivesse permanentemente virado na direção do familiar doente. Até mesmo se apenas um filho tem esquizofrenia, tudo muda na lógica interna daquela família.

Mas os Galvin nunca foram uma família comum. Nos anos em que Donald foi o primeiro caso, o mais conspícuo, cinco outros irmãos Galvin estavam desabando sutilmente.

Havia Peter, o garoto mais novo, o rebelde da família, que era maníaco e violento e que durante anos recusou qualquer ajuda.

E Matthew, um talentoso artista de cerâmica que, quando não estava convencido de que era Paul McCartney, acreditava que seus humores controlavam o clima.

E Joseph, o de modos mais delicados e de mais pungente autoconsciência entre os meninos doentes, que ouvia vozes, para ele tão reais quanto a própria vida, de um lugar e um tempo diferentes.

E Jim, o agressivo segundo filho, que brigava cruelmente com Donald e se dedicava a maltratar os membros mais indefesos da família – especialmente as meninas, Mary e Margaret.

E, por fim, Brian, o perfeito Brian, o *rock star* da família, que guardava seus medos mais profundos como segredo de todos eles – e que, em um único surto de violência, mudaria a vida de todos para sempre.

A DÚZIA DE filhos da família Galvin abrangia perfeitamente o período do *baby boom***. Donald nasceu em 1945, Mary, em 1965. Seu século foi o século americano. Seus pais, Mimi e Don, nasceram logo após a Primeira Guerra, conheceram-se durante a Grande Depressão, casaram-se durante a Segunda Guerra e criaram seus filhos durante a Guerra Fria. Nos melhores tempos, Mimi e Don pareciam encarnar tudo o que era grandioso e bom em sua geração: senso de aventura, diligência, responsabilidade e otimismo (qualquer um que tenha doze filhos, alguns dos últimos contrariando o conselho dos médicos, nada

---

** Período após a Segunda Guerra Mundial quando houve um aumento intenso de nascimentos, geralmente definido entre 1945 e 1964. (N. do T.)

mais é que um otimista). Enquanto a família crescia, testemunharam movimentos culturais inteiros surgirem e desaparecerem. E então todos os Galvin deram sua própria contribuição à cultura, como um monumental estudo de caso da doença mais estarrecedora da humanidade.

Seis dos rapazes Galvin adoeceram numa época em que se compreendia tão pouco sobre esquizofrenia – e havia tantas teorias diferentes colidindo entre si – que a busca por uma explicação ofuscava tudo na vida deles.. Eles passaram pelos tempos de institucionalização e terapia de choque, pelos debates entre psicoterapia *versus* medicação, pela busca tipo agulha no palheiro por marcadores genéticos para a doença e pelas profundas discordâncias sobre a causa e a origem da enfermidade em si. Não havia nada genérico em relação à forma como cada um vivenciou a doença: Donald, Jim, Brian, Joseph, Matthew e Peter, cada um sofria de maneira diferente, requerendo tratamentos diferentes e uma panóplia de diagnósticos que iam mudando e provocando teorias conflitantes sobre a natureza da esquizofrenia. Algumas dessas teorias podiam ser especialmente cruéis para os pais, que muitas vezes levavam a culpa, como se tivessem causado a doença por algo que haviam feito ou deixado de fazer. A luta de toda a família é reproduzida como uma história finamente velada da ciência da esquizofrenia – uma história que durante décadas assumiu a forma de uma longa discussão não só sobre o que causava a doença, mas sobre o que ela é de fato.

Os filhos que não se tornaram mentalmente doentes eram, sob muitos aspectos, tão afetados quanto os irmãos. É muito difícil individualizar-se em qualquer família com doze filhos; aí estava uma família definida por uma dinâmica como nenhuma outra, em que o estado de doente mental se tornou a norma da casa, a posição a partir da qual todo o restante tinha de começar. Para Lindsay, sua irmã, Margaret, e seus irmãos John, Richard, Michael e Mark, ser membro da família Galvin significava você mesmo enlouquecer, ou assistir à sua família enlouquecer – crescer num clima de perpétua doença mental. Mesmo acontecendo de eles não afundarem em delírios, alucinações ou paranoia – se não chegassem a acreditar que a casa estava sob ataque, ou que a CIA estava à procura deles, ou que o diabo estava debaixo da cama –, sentiam como se estivessem carregando dentro de si um elemento de instabilidade. Quanto tempo ainda levaria, eles se perguntavam, até que também fossem dominados pela doença?

Como filha mais nova, Lindsay suportou parte do pior que aconteceu – mais sujeita aos danos, diretamente ferida por pessoas que ela pensava que a amavam. Quando era pequena, tudo o que queria era se tornar outra pessoa. Poderia ter deixado o Colorado e começado de novo, mudado realmente de nome, assumido uma nova identidade e tentado rabiscar por cima da memória de tudo que tinha passado. Uma pessoa diferente teria caído fora logo que pudesse e nunca voltado.

E, no entanto, aqui está Lindsay em Point of the Pines, verificando se o irmão, que um dia ela temia, precisa de um exame cardíaco, se ele assinou todos os formulários que precisam ser assinados, se o médico o examinou o suficiente. Ela faz o mesmo também com seus outros irmãos enfermos, os que ainda estão vivos. Com Donald, ao longo de toda sua visita de hoje, Lindsay presta uma atenção cuidadosa enquanto ele vagueia pelos corredores. Sua preocupação é se ele está se cuidando o bastante. Ela quer o melhor para ele.

Apesar de tudo, ela o ama. Como foi que isso mudou?

A PROBABILIDADE DE uma família como essa chegar a existir, ainda mais uma família que permaneceu intacta por tempo suficiente para ser descoberta, parece impossível de calcular. O padrão genético preciso de esquizofrenia desafiou a detecção; sua existência anuncia a si mesma, porém fugazmente, como sombras tremulantes na parede de uma caverna. Por mais de um século, pesquisadores compreenderam que um dos maiores fatores de risco para a esquizofrenia é a hereditariedade. O paradoxo é que a esquizofrenia não parece passar diretamente de pai ou mãe para a criança. Psiquiatras, neurobiólogos e geneticistas acreditavam que devia haver em algum lugar um código para a condição, mas nunca conseguiram localizá-lo. Então veio a família Galvin que, em virtude do grande número de casos, ofereceu um grau de compreensão do processo genético da doença maior do que se imaginava possível. Com toda certeza, nenhum pesquisador jamais encontrou seis irmãos de uma mesma família – irmãos totalmente consanguíneos, com ambos os pais em comum, a mesma linhagem genética compartilhada.

Começando na década de 1980, a família Galvin se tornou objeto de estudos de pesquisadores à caça de uma chave para a compreensão da esquizofrenia. Seu material genético foi analisado pelo Centro de Ciências da Saúde da Universidade do Colorado, pelo Instituto Nacional de Saúde Mental e por mais de uma importante empresa farmacêutica. Como ocorre com todos os sujeitos de testes desse tipo, sua participação sempre foi confidencial. Mas agora, depois de quase quatro décadas de pesquisa, a contribuição da família Galvin finalmente pode ser vista com clareza. Amostras de seu material genético formaram a pedra angular da pesquisa que ajudou a destravar a nossa compreensão da doença. Analisando o DNA dessa família e comparando-o com amostras genéticas da população geral, pesquisadores estão prestes a fazer avanços significativos no tratamento, na predição e até mesmo na prevenção da esquizofrenia.

Até recentemente, os Galvin não tinham nenhuma consciência de como poderiam estar ajudando outros – alheios a como sua situação havia criado, entre os pesquisadores, tal sentimento promissor. Mas o que a ciência descobriu a partir deles é somente uma pequena porção de sua história. Essa história começa com seus pais, Mimi e Don, e uma vida juntos estabelecida com esperança e confiança ilimitadas, apenas para estancar e colapsar em tragédia, confusão e desespero.

Mas a história das crianças – de Lindsay, sua irmã e seus dez irmãos – sempre tratou de algo diferente. Se sua infância foi um reflexo do sonho americano numa casa de espelhos, sua história diz respeito ao que vem depois que o espelho se quebra.

A história fala de crianças, agora crescidas, investigando os mistérios da própria infância – reconstruindo os fragmentos do sonho de seus pais e moldando-os em algo novo.

Trata-se da redescoberta da humanidade em seus próprios irmãos, pessoas que a maior parte do mundo decidiu que praticamente não valiam nada.

Trata-se, mesmo depois do pior ter acontecido em praticamente todas as formas imagináveis, de encontrar um novo meio de compreender o que significa ser uma família.

A FAMÍLIA GALVIN

Pais

"DON"
DONALD WILLIAM GALVIN
nascido em Queens, Nova York,
em 16 de janeiro de 1924
falecido em 7 de janeiro de 2003

"MIMI"
MARGARET KENYON BLAYNEY GALVIN
nascida em Houston, Texas,
em 14 de novembro de 1924
falecida em 17 de julho de 2017

Filhos e filhas

DONALD KENYON GALVIN
nascido em Queens, Nova York,
em 21 de julho de 1945
casou-se com Jean (divorciado)

"JIM"
JAMES GREGORY GALVIN
nascido no Brooklyn, Nova York
em 21 de junho de 1947
casou-se com Kathy (divorciado), um filho
falecido em 2 de março de 2001

JOHN CLARK GALVIN
nascido em Norfolk, Virgínia,
em 2 de dezembro de 1949
casou-se com Nancy, dois filhos

BRIAN WILLIAM GALVIN
nascido em Colorado Springs, Colorado,
em 26 de agosto de 1951
falecido em 7 de setembro de 1973

"MICHAEL"
ROBERT MICHAEL GALVIN
nascido em Colorado Springs, Colorado,
em 6 de junho de 1953
casou-se com Adele (divorciado), dois filhos
casou-se com Becky

RICHARD CLARK GALVIN
nascido em West Point, Nova York,
em 15 de novembro de 1954
casou-se com Kathy (divorciado), um filho
casou-se com Renée

"JOE"
JOSEPH BERNARD GALVIN
nascido em Novato, Califórnia,
em 22 de agosto de 1956
falecido em 7 de dezembro de 2009

MARK ANDREW GALVIN
nascido em Novato, Califórnia,
em 20 de agosto de 1957
casou-se com Joanne (divorciado)
casou-se com Lisa, três filhos

"MATT"
MATTHEW ALLEN GALVIN
nascido em Colorado Springs, Colorado,
em 17 de dezembro de 1958

PETER EUGENE GALVIN
nascido em Denver, Colorado,
em 15 de novembro de 1960

MARGARET ELIZABETH GALVIN JOHNSON
nascida em Colorado Springs, Colorado,
em 25 de fevereiro de 1962
casou-se com Chris (divorciada)
casou-se com Wylie Johnson; filhas Ellie e Sally

"LINDSAY"
MARY CHRISTINE GALVIN RAUCH
nascida em Colorado Springs, Colorado,
em 5 de outubro de 1965
casou-se com Rick Rauch;
filho Jack, filha Kate

Primeira Parte

DON

MIMI

DONALD

JIM

JOHN

BRIAN

MICHAEL

RICHARD

JOE

MARK

MATT

PETER

MARGARET

MARY

CAPÍTULO 1

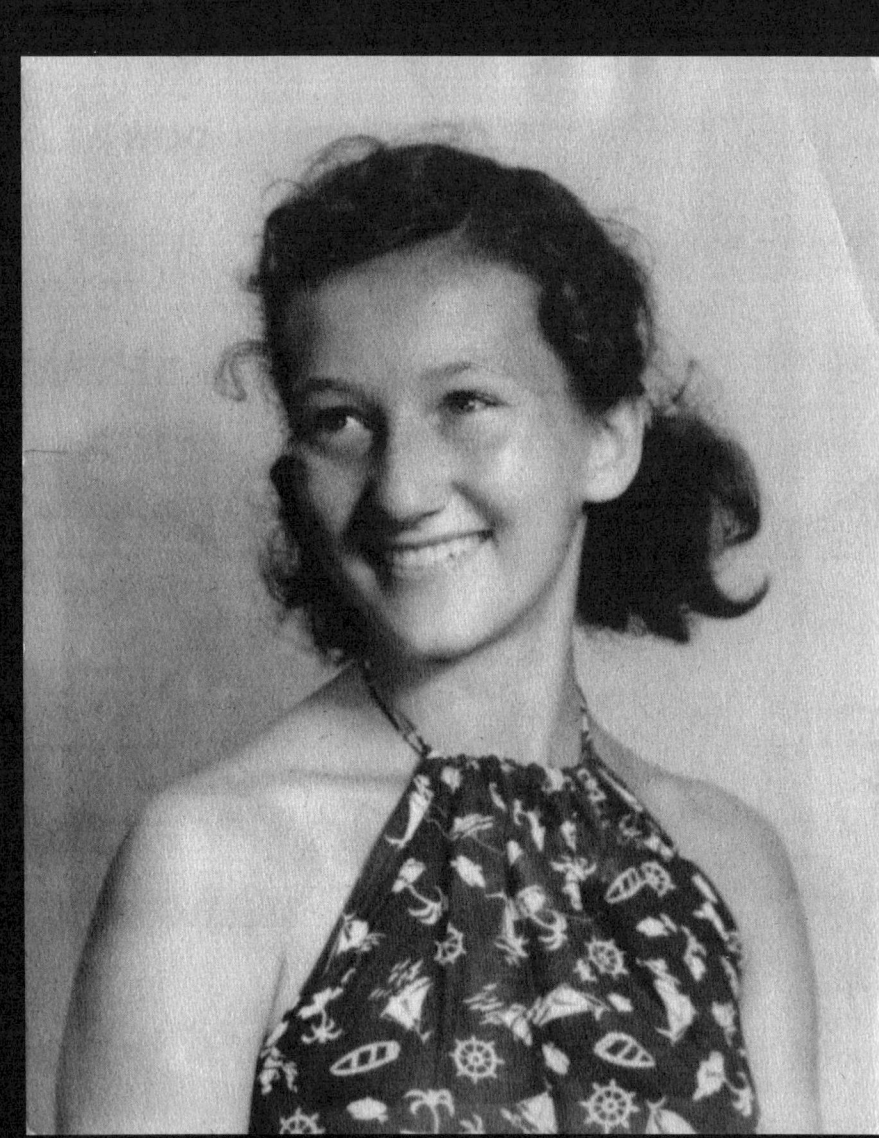

__1951__ Colorado Springs, Colorado

DE VEZ EM quando, enquanto fazia mais uma das coisas que ela nunca imaginou fazer, Mimi Galvin parava para tomar fôlego e considerar o que, exatamente, a tinha levado para aquele momento. Teria sido o romântico descuido de jogar fora sua educação superior em prol de um casamento no meio da guerra? As gestações e os filhos, em sequência, sem nenhum plano de parar se Don tivesse algo a dizer sobre o assunto? A súbita mudança para o oeste, para um lugar que lhe era completamente estranho? Mas, de todos os momentos inusitados, talvez nenhum se comparasse com o de quando Mimi – uma refinada filha da aristocracia texana, passando por Nova York – agarrou um pássaro vivo numa mão e agulha e linha na outra, preparando-se para costurar as pálpebras do pássaro.

Ela ouvira o falcão antes de vê-lo. Era noite, e Don e os garotos estavam dormindo na nova casa quando houve um ruído nada familiar. Eles haviam sido avisados sobre coiotes e pumas, mas foi um barulho diferente, um tom agudo, de característica sobrenatural. Na manhã seguinte, Mimi saiu e, no chão, não longe dos choupos, notou algumas penas espalhadas. Don sugeriu que ela levasse as penas para um novo conhecido seu, Bob Stabler, um zoólogo que lecionava no Colorado College, a pouca distância de onde moravam no centro de Colorado Springs.

A casa de "Doc" (como Bob era conhecido) Stabler era diferente de qualquer outro lugar que tinham visto em Nova York: uma casa que funcionava também como repositório de répteis, principalmente cobras, inclusive uma que ficava solta – uma mocassim d'água, enrolada em torno do encosto de uma cadeira de madeira. Don e Mimi levaram junto seus três filhos, de seis, quatro e dois anos. Quando um dos garotos se agachou diante da serpente, Mimi soltou um grito.

"Qual é o problema?", disse Stabler com um sorriso. "Medo de que ela morda o seu filhinho?"

O zoólogo não teve dificuldade em identificar as penas. Ele vinha treinando falcões de todos os tipos como *hobby* durante anos. Don e Mimi não sabiam nada sobre falcoaria e, no começo, fingiram interesse quando Stabler continuou com a explicação: como, em tempos medievais, ninguém abaixo da classe de conde tinha sequer permissão de possuir um falcão-peregrino; e como essa parte do Colorado era um ponto excelente para a construção de ninhos para o falcão-da-pradaria, um primo do peregrino e tão majestoso quanto, disse ele, uma beleza. E então, contrariando seu melhor juízo, tanto Mimi quanto Don se viram fascinados, como se estivessem sendo conduzidos para um dos grandes mundos secretos de um lugar que apenas começavam a compreender. O novo amigo fazia a coisa soar como um culto, um passatempo arcaico, hoje praticado em segredo por poucos. Ele e seus amigos domavam o mesmo tipo de ave selvagem que um dia foi domada por Gêngis Khan, Átila, o Huno, a rainha Maria Stuart da Escócia e Henrique VIII – e faziam aquilo de maneira muito semelhante.

Na verdade, Don e Mimi talvez tivessem chegado a Colorado Springs com uns cinquenta anos de atraso. Décadas antes, essa parte do estado havia sido um destino agradável para, entre outros, Marshall Field, Oscar Wilde e Henry Ward Beecher[1], todos eles vindos para absorver algumas das maravilhas naturais do Oeste americano. Havia Pikes Peak, o pico de mais de 4 mil metros, batizado em homenagem a um explorador, Zebulon Pike, que na realidade nunca chegou ao topo. Havia o Jardim dos Deuses, o imponente arranjo natural de afloramentos de rochas de arenito que parece um cenário para provocar máximo efeito, como as cabeças da Ilha da Páscoa. E havia Manitou Springs, para onde iam os mais ricos e refinados americanos a fim de participar das mais recentes curas pseudocientíficas. Mas, na época em que Don e Mimi chegaram, no inverno de 1951, o esplendor da elite local já se desgastara havia muito tempo, e Colorado Springs voltara a ser o posto avançado de uma cidadezinha assolada pela seca e de mentalidade medíocre – um ponto tão pequeno no mapa que quando o congresso internacional dos escoteiros foi marcado para lá, o evento foi maior que a cidade.

Então, para Don e Mimi, ver acontecer uma tradição tão grandiosa bem debaixo de seus narizes – a marca da nobreza e da realeza, bem ali, no meio do nada – provocou ondas de choque em ambos, alimentando o amor que compartilhavam por cultura, história e sofisticação. Eram um caso perdido. Mas juntar-se a esse clube levava algum tempo. Além de Doc Stabler, ninguém estava disposto a falar sobre falcoaria com os Galvin. Falcoaria parecia ser algo tão exclusivo que os grupos convencionais de observação de pássaros da época ainda precisavam abraçar a busca dessas aves particulares.

Mimi nunca conseguiu lembrar como, mas Don arranjou um exemplar do *Baz-nama-yi Nasiri*[2], um texto persa de falcoaria que havia sido traduzido para o inglês apenas nas últimas décadas. Com base nesse livro, ele e Mimi aprenderam a construir sua primeira armadilha, um domo feito de tela de galinheiro, preso a uma moldura circular do tamanho de um bambolê. Seguindo as instruções, puseram alguns pombos mortos como isca dentro da armadilha, com fios de linha de pesca pendurados na tela de galinheiro acima. Na ponta de cada fio, deram nós corredios para prender qualquer pássaro que caísse na arapuca.

Seu primeiro cliente, um búteo-de-cauda-vermelha, conseguiu voar e fugir, carregando consigo a armadilha inteira atrás de si; o setter inglês da família o perseguiu e o rastreou. Esse foi o primeiro pássaro que Mimi segurou na mão. Como um cachorro correndo atrás de um carro de bombeiros, ela não tinha ideia do que fazer ao pegá-lo.

Então voltou a Doc Stabler, segurando o falcão. "Ótimo, você se saiu muito bem", ele disse. "Agora junte e costure as pálpebras dele."

Stabler explicou que as pálpebras do falcão o protegem quando ele mergulha em velocidades de mais de 300 quilômetros por hora. Mas, para treinar um falcão da forma como os falcoeiros de Henrique VIII faziam, as pálpebras do pássaro deveriam ser temporariamente costuradas e fechadas. Sem distrações visuais, o falcão pode se tornar dependente da vontade do falcoeiro – o som da sua voz, o toque das suas mãos. O zoólogo advertiu Mimi: tenha cuidado para que os pontos não sejam apertados nem frouxos demais e para que a agulha nunca fure os olhos do falcão. Parecia haver inúmeras maneiras de machucar a ave. O que, mais uma vez, levou Mimi para esse momento?

Ela estava receosa, mas não totalmente despreparada. A mãe de Mimi fizera roupas durante a Depressão – chegou a ter seu próprio negócio – e quis se assegurar de que sua filha soubesse algumas poucas coisas. Com o maior cuidado possível, Mimi foi trabalhar na borda de cada pálpebra, uma depois da outra. Quando terminou, pegou as duas pontas longas que tinham sobrado dos dois olhos e as amarrou; depois as enfiou na pena no alto da cabeça do pássaro, para evitar que ele as puxasse.

Stabler elogiou Mimi pelo trabalho. "Agora", disse ele, "você precisa mantê-lo dentro da mão fechada por 48 horas."

Mimi vacilou. Como Don poderia andar pelos corredores da Base da Força Aérea Ent, onde trabalhava como oficial de instruções, com um falcão cego grudado no pulso? Como Mimi poderia lavar os pratos ou cuidar dos filhos pequenos?

Os dois dividiram o trabalho. Mimi ficou com os dias, e Don ficou com as noites, durante suas jornadas noturnas na base, amarrando o pássaro a uma cadeira na sala onde passava a maior parte do tempo. Apenas uma vez o oficial sênior entrou e fez o falcão "se debater" – um termo de falcoaria que significa voar para longe em pânico. Documentos sigilosos também saíram voando para todo lado. Depois disso, Don ficou com certa reputação na base.

Mas, ao fim daquelas 48 horas, Mimi e Don conseguiram domesticar o falcão com sucesso. O que lhes rendeu um enorme senso de realização. Foi como abraçar o mundo selvagem, natural, mas também trazê-lo sob controle. Domar aqueles pássaros podia ser algo brutal e punitivo. Mas, com consistência, devoção e disciplina, era incrivelmente gratificante.

O que não diferia muito, pensaram tantas vezes, da criação de um filho.

QUANDO ERA PEQUENA, Mimi Blayney se sentava debaixo do piano de cauda da família e escutava sua avó tocar Chopin e Mozart. Nas noites em que sua avó pegava o violino, Mimi olhava, paralisada, sua tia dançando como uma cigana ao som da música, a lenha na lareira estalando forte atrás dela. E quando não havia mais ninguém por perto, a menina pálida, de cabelo escuro, que não tinha mais de cinco anos, aventurava-se onde não tinha permissão de ir. A vitrola estava quebrada a maior parte do tempo, e os discos que a família possuía – pratos grossos, com ranhuras, parecendo mais calotas que LPs – traziam muitas músicas que Mimi morria de vontade de ouvir. Quando o terreno estava livre, Mimi punha um disco na máquina, ajeitava a agulha e girava com o dedo. Assim, conseguia dois compassos de ópera, repetidas vezes.

A escavação de diques tinha dado muito certo para o avô de Mimi, Howard Pullman Kenyon, um engenheiro civil que, muito antes de Mimi nascer, fundou uma companhia que dragava os rios de cinco estados, construindo diques ao longo do Mississipi. A mãe de Mimi, Wilhelmina – ou Billy, para todo mundo –, estudou numa escola particular em Dallas, e quando a professora perguntava: "E o que é que o seu pai faz?", ela respondia timidamente: "Ele cava fossos." Na sua fase mais abastada, nos *Roaring Twenties* – os loucos anos 1920 –, a família Kenyon possuía sua própria ilha na foz do rio Guadalupe perto de Corpus Christi, Texas, onde o avô de Mimi escavou seu próprio lago e o encheu de achigãs*. Na maior parte do ano, a família vivia numa grandiosa mansão antiga no Caroline Boulevard em Houston. Na entrada de carros, havia dois Pierce-Arrows, frota que aumentava um Pierce-Arrow adicional toda vez que um dos cinco filhos do avô Kenyon atingia a maioridade.

---

* *Bass*: peixe carnívoro de água doce, nativo do leste e do centro dos Estados Unidos, um dos preferidos para pescaria. (N. do T.)

Mimi cresceu com uma profusão de histórias sobre os Kenyon. Nos seus últimos anos, ela recitava essas histórias para as amigas, os vizinhos e todo mundo que encontrava, como segredos deliciosos demais para serem mantidos guardados. A primeira casa da família no Texas foi vendida para os pais de Howard Hughes... O próprio Howard Hughes fora colega de classe da mãe de Mimi no Colégio Richardson, a instituição acadêmica preferida da classe alta de Houston... Obcecado por mineração, o avô Kenyon certa vez viajou para as montanhas do México em busca de ouro e foi mantido brevemente cativo por Pancho Villa, até que seu domínio sobre a geografia local impressionou tanto o revolucionário mexicano que os dois forjaram uma amizade. Por insegurança ou, talvez, apenas um intelecto inquieto, Mimi voltava a essas histórias como uma forma de afirmar seu *status*, seu *pedigree*. Era bom lembrar a si mesma que havia algo de especial em relação ao lugar de onde viera.

Fez sentido, pelos padrões dos Kenyon, que quando a mãe de Mimi, Billy, encontrou alguém suficientemente bom para se casar, o noivo não era simplesmente um comerciante de algodão de 26 anos; era o filho de um acadêmico que viajara o mundo como confiável conselheiro do banqueiro e filantropo Otto Kahn. As famílias de Billy Kenyon e John Blayney combinavam perfeitamente, e o jovem casal parecia destinado a uma vida de soberbas aventuras. Montaram uma casa própria e tiveram duas filhas: primeiro Mimi, em 1924, e então sua irmã, Betty, dois anos e meio depois. A primeira crise real da família veio no começo de 1929, quando o pai de Mimi, que fracassara em corresponder à reputação da família em praticamente todos os aspectos importantes, expôs a mãe de Mimi à gonorreia.

O avô Kenyon saiu atrás do seu genro com um rifle, assegurando um divórcio rápido para a filha. Billy e as meninas se mudaram de volta para a casa da família em Houston. Billy estava impotente, à beira do desespero. Vítima de um escândalo, mãe divorciada de duas filhas – Mimi tinha cinco anos, Betty, três –, não conseguiria construir nenhum tipo de vida nos círculos em que a família Kenyon circulava. Não parecia haver solução para o problema – até que, alguns meses depois, a mãe de Mimi se apaixonou por um artista de Nova York.

Ben Skolnick era um pintor que estava de passagem pela cidade, a caminho da Califórnia para criar um mural. Com bom gosto, ele crescera numa família de pessoas criativas, mas ficava um pouco deslocado em Houston, não só por causa do que fazia para ganhar a vida, mas porque era judeu. Os pais de Billy optaram por encontrar-se com Ben fora da cidade, onde ninguém os visse. Mas quando Ben propôs casamento, a mãe de Billy a incentivou a aceitar. Não importava o que a família pudesse pensar sobre Ben Skolnick pessoalmente ou sobre os judeus em geral, entenderam que essa era a perspectiva mais promissora para Billy.

No verão de 1929, o avô Kenyon levou Mimi, sua mãe e sua irmãzinha para um navio em Galveston, Texas, que as conduziu para o leste ao longo do golfo até Nova Orleans, onde embarcaram num navio de cruzeiro da linha Cunard até Nova York. A bordo, a futura sra. Skolnick e suas filhas receberam convites para sentar-se à mesa do capitão, onde se exigia que tivessem maneiras perfeitas, sabendo usar, inclusive, as pequenas tigelas para lavar os dedos. Mimi enjoava com facilidade e, mesmo quando estava bem, não conseguiu desfrutar a viagem. E não pela última vez, Mimi se perguntava se alguma coisa na sua vida continuaria a ser a mesma.

A FAMÍLIA RECÉM-CONSTITUÍDA começou imediatamente a lutar para sobreviver. Ben não conseguia achar murais para pintar após o *crash* da bolsa. Billy, com sua educação refinada e olho para tecidos finos, achou um emprego na loja de departamentos Macy's. Com o tempo, deu início a um negócio de roupas no Garment District de Manhattan, o que propiciou alguma estabilidade para a família. Enquanto trabalhava, Ben e sua família cuidavam das meninas em sua minúscula casa em Bellerose, no Queens – periferia da cidade, praticamente na fronteira com Long Island.

Nova York, aos poucos, entranhou-se em Mimi. Com saquinhos de almoço nas mãos, ela e a irmã eram capazes de pegar o ônibus e o metrô por um níquel, do longínquo Queens até o Museu de Arte Metropolitan em Manhattan, e então atravessar o Central Park, passar pelo obelisco Agulha de Cleópatra e chegar ao Museu de História Natural, voltando para casa antes do escurecer. Todos os projetos da WPA [Work Progress Administration – Administração do Progresso do Trabalho] do New Deal permitiam a Mimi assistir a peças de teatro em estádios e auditórios escolares. A escola a levou para seus primeiros passeios ao aquário e ao planetário. Seu primeiro balé, de Léonid Massine, foi encenado dentro do Met. Mimi jamais esqueceria a visão de doze garotinhas que vieram de longe, da Rússia, para dançar – tudo, na época, lhe parecia só para ela. Se o primeiro mundo que Mimi conhecera foi o da vitrola e do piano de cauda, e do clube de campo e da Liga Júnior em Houston, ela se agarrou mais ferozmente a esse novo mundo. "Adorei crescer em Nova York", dizia. "Foi a melhor educação do mundo, realmente é."

Nos anos seguintes, sempre que as coisas pareciam tomar um rumo errado na sua vida, as histórias de Mimi sobre sua encantada infância em Nova York e sua dourada família de Houston serviam, todas juntas, para encobrir a melancolia. O avô Kenyon enfrentou tempos difíceis na Depressão e precisou demitir os leais empregados da família, mas lhes permitiu benevolentemente permanecer na sua propriedade, sem cobrar aluguel... Mimi e sua mãe viajaram uma vez para o Texas no mesmo trem que Charlie Chaplin, e ela brincou com as crianças de Carlitos (que eram bem malandrinhas também)... Na década de 1930, a mãe de Mimi, Billy, acompanhou o avô Kenyon de volta ao México, onde foi beber com Frida Kahlo e apertou a mão do amigo dela, o russo exilado Leon Trótski...

No que dizia respeito a Mimi, essas histórias eram melhores do que aquela sobre quanto Ben Skolnick gostava de beber. Ou como nunca vira de novo seu verdadeiro pai, John Blayney, e quanto isso doía. Ou quão profunda e dolorosamente ela ansiava por uma vida que fosse tão segura e protegida quanto extraordinária.

MIMI CONHECEU O homem que lhe ofereceria essa vida em 1937, quando ambos ainda eram praticamente crianças. Don Galvin tinha catorze anos, era alto e branco, com cabelo tão escuro quanto o dela. Ela era um ano mais nova, aplicada mas também com riso fácil. Estavam numa competição de natação, e ela queimara a largada, mergulhando antes de o apito soar, e ele foi mandado para dentro da piscina para trazê-la de volta. Depois da competição, Don a convidou para sair. Era a primeira vez que lhe acontecia uma coisa dessas. Mimi disse sim.

Don era um rapaz sério, voltado para os estudos, gostava de ler. Tudo isso atraía Mimi. Mas também era bonitão, do jeito saudável, tipicamente americano: queixo quadrado com cabelo liso penteado para trás, um ídolo das matinês em formação. Don não era extrovertido, e ainda assim, quando abria a boca, as pessoas pareciam escutar. Não era tanto o que ele dizia, mas como a fala soava: Don tinha uma voz de *crooner*, praticamente cantando ao falar, uma fala macia e sedutora. Com essa voz, um de seus filhos, John, mais tarde disse: "Ele era capaz de manter você na palma da mão."

A mãe de Mimi estava desconfiada. Pode ter havido algum esnobismo em jogo ali. Os Galvin eram católicos devotos – uma tribo tão estranha à família episcopal Kenyon quanto uma família judaica teria sido antes de Billy conhecer Ben. O pai de Don era um eficiente especialista de uma empresa de papel, e sua mãe, professora. Nenhum desses fatos impressionou muito a mãe de Mimi.

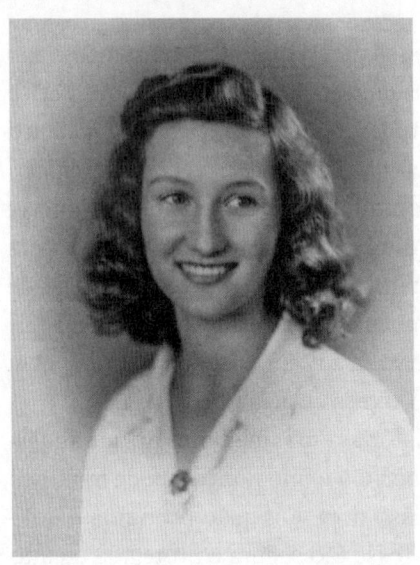 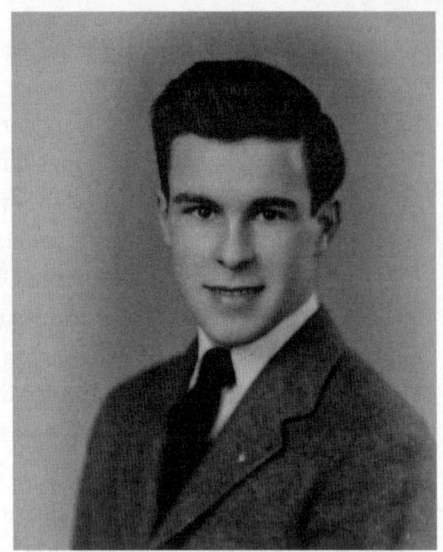

Mas ambos os lados tinham sua dose de esnobismo. A mãe de Don notou que Mimi tomava conta da conversa na relação. Será que isso significava que ela seria agressiva com seu filho mais novo? E aí vinha o refrão de ambos os lados que os perseguiu durante anos: *Vocês dois são tão jovens*.

Nada parecia convencê-los de que não eram feitos um para o outro. De fato, seus interesses não estavam completamente alinhados: ele adorava os Dodgers; ela adorava balé. Mas, quando tinham quinze, dezesseis anos, Mimi persuadiu Don a levá-la a assistir a *Petrushka*, estrelando Alexandra Danilova, a bailarina que deixara a União Soviética com George Balanchine. Quando Don voltou para casa elogiando a apresentação, seus irmãos os cutucaram durante dias. No verão, Billy levou Mimi numa viagem pretensamente para ir ver o avô Kenyon. A agenda não tão secreta era afastar Mimi de Don por algum tempo. Quando ela retornou, Don a levou para ver *O Mágico de Oz*, e o casal cantou e saltou junto todo o caminho de volta para casa. Naquele outono, foram dançar juntos e assistir a jogos de basquete, corridas escolares e fogueiras nas noites de sexta-feira. Na primavera, aproveitando o calor, foram a churrascos de amêijoas em Cedar Beach na praia Sul de Long Island.

Aos poucos, todo mundo foi se aproximando. Quando Don estava perto de se formar, seus pais convidaram Mimi e a família dela para um jantar. Os Galvin moravam numa casa mais bonita que a da família de Mimi, uma casa colonial holandesa com uma ampla sala de estar coberta por um grosso tapete oriental vermelho-escuro. Billy reparou nisso. Desse ponto em diante, Don se tornou um hóspede bem-vindo na casa de Mimi nas noites de sexta-feira para jogar palavras cruzadas de tabuleiro. Em novas visitas à casa de Don, Mimi fazia brincadeiras com Don e seus dois irmãos, George e Clarke, ambos tão bonitões quanto ele. Até mesmo a mãe de Don se descontraiu um pouco quando Mimi e Don visitaram os Cloisters, o ramo do Metropolitan dedicado à arte da Europa na Idade Média. Mimi escreveu um trabalho escolar para Don sobre as tapeçarias que viram ali. Mimi ajudava seu filho a se tornar melhor. Tudo bem com ela.

Nem tudo do seu romance foi sem esforço. Todo fim de semana, Don organizava bailes como grande mestre da fraternidade Sigma Kappa Delta. Mimi foi à falência fazendo um vestido novo por semana, determinada a não deixar ninguém mais ir com ele. Havia, talvez, um preço a pagar por namorar firme o rapaz que o jornal do colégio de ensino médio Jamaica chamou de "O Grande Romeu do Colégio". *Nada a não ser uma absoluta recusa em discutir seus assuntos do coração pode ser obtido do muito reservado e tímido sr. Don Galvin.*

Algo em Don – não só sua aparência, mas uma autoconfiança relaxada, confortável – o tornava ao mesmo tempo irresistível e, de forma estranha, inatingível. Aquele ar de mistério funcionaria a favor de Don por grande parte da sua vida. Desde o começo, foi como se Mimi pertencesse a ele, enquanto ele pertencia a todo mundo.

MIMI AMAVA DON por sua ambição, mesmo que, no íntimo de seu coração, preferisse que ele ficasse perto de casa. Depois do ensino médio, ele disse a Mimi que queria entrar para o Departamento de Estado e viajar pelo mundo. No outono de 1941, apenas alguns meses antes de Pearl Harbor, matriculou-se na Escola de Serviço Externo na Universidade de Georgetown, em Washington, D.C. Um ano mais tarde, Mimi se matriculou no Hood College em Frederick, Maryland, para estar mais perto dele. Mas era só uma questão de tempo até a guerra alcançá-los.

Em 1942, no meio do seu segundo ano em Georgetown, Don se alistou no Corpo de Reserva dos Fuzileiros Navais. No ano seguinte, os fuzileiros navais o mandaram para Villanova, Pensilvânia, por oito meses para treinamento em engenharia mecânica. Antes de completarem o curso, os treinandos receberam a oferta de um atalho para as linhas de frente: se quisessem, podiam transferir-se imediatamente para a Marinha, com admissão garantida para a Escola de Candidatos a Oficiais. Don aceitou a oferta. Em 15 de março de 1944, estava em Asbury Park, Nova Jersey, para o treinamento básico de aspirante à

Marinha, e depois em Coronado, Califórnia, onde aguardou por uma missão. Em novembro, Don recebeu seu encargo: serviria como operador de equipamento de atracagem no uss *Granville*, um novíssimo navio de transporte de ataque com destino ao Pacífico Sul. Don ia para a guerra.

Não muito antes do Natal, apenas algumas semanas antes de zarpar, Don fez um interurbano para Mimi de Coronado. Será que ela iria visitá-lo? Mimi pediu permissão à sua mãe, e Billy disse sim. Logo que Mimi chegou, ela e Don foram de carro para Tijuana e se casaram. Após a mais breve das luas de mel na estrada, regressaram a Coronado para uma lacrimosa despedida. Foi durante a longa viagem de Mimi para casa, numa parada no Texas para ver seus parentes Kenyon, que ela sentiu enjoo matinal pela primeira vez.

Seu casamento às pressas de repente fazia sentido: durante a última passagem de Don por Nova York, várias semanas antes de ela viajar para o oeste para estar com ele, Mimi e Don tinham concebido um filho.

Os pais de Don, católicos devotos, não ficaram satisfeitos com uma cerimônia de casamento em Tijuana. Antes de partir, o rapaz conseguiu alguns dias de folga e atravessou o país mais uma vez. Em 30 de dezembro de 1944, Don e Mimi fizeram seus votos novamente, agora na reitoria da igreja de Gregório, o Grande, em Bellerose, no Queens. No dia seguinte, Don preencheu um formulário da Marinha para mudar seu parente mais próximo para sra. Donald Galvin.

A NOIVA PASSOU meses vomitando. Longos e insolúveis acessos de enjoo matinal seriam uma marca registrada de quase todas as doze gestações de Mimi. O navio do seu jovem marido se aproximou do Japão em maio de 1945, bem a tempo do clímax da ofensiva americana no Pacífico. O papel de Don era transportar soldados em pequenas embarcações do navio para a margem. Escutando o rádio à espera de relatos do *Granville*, Mimi quase se despedaçou quando a Rosa de Tóquio** anunciou que o navio de Don tinha sido destruído. A notícia acabou se revelando errada, mas por pouco.

Ancorado perto de Okinawa, Don presenciou navios dos seus dois lados sendo explodidos por camicazes. Passou horas retirando seus camaradas mortos da água. Don jamais discutiu o que viu ou fez, nem com Mimi. Mas sobreviveu. E, em 21 de julho de 1945, duas semanas antes de os Estados Unidos lançarem as bombas que poriam fim à guerra, Don recebeu um telegrama da Western Union a bordo do *Granville*: É UM MENINO.

** *Tokyo Rose*: era como as tropas aliadas se referiam às locutoras das rádios japonesas. (N. do T.)

CAPÍTULO 2

1903 Dresden, Alemanha

FAZ CERTO SENTIDO que a maior parte dos relatos pessoais analisados, interpretados, destrinchados e selecionados das experiências de quem sofre de personalidade paranoide e é descontroladamente delirante seja quase impossível de ler.

Daniel Paul Schreber[1] cresceu na Alemanha em meados do século XIX, filho de um renomado especialista em educação infantil da época, que criou a prática de transformar seus filhos em sujeitos de teste. Quando menino, acredita-se que ele e seu irmão tenham sido algumas das primeiras pessoas a experimentar os tratamentos de água gelada, dietas, regimes de exercícios e um dispositivo chamado *Geradehalter* de Schreber, feito de madeira e tiras de couro para obrigar uma criança a se sentar ereta. Schreber sobreviveu a essa infância e cresceu para se tornar uma pessoa muito realizada, primeiro como advogado e depois como juiz. Casou-se, constituiu família e, salvo por uma breve depressão na casa dos quarenta anos, tudo parecia em ordem. Então, aos 51, veio seu colapso. Diagnosticado em 1894 com uma "forma paranoide" de "insanidade alucinatória", Schreber passou os nove anos seguintes perto de Dresden, no asilo Sonnenstein, o primeiro hospital da Alemanha com recursos públicos para insanos.

Aqueles anos no asilo formaram o cenário – pelo menos fisicamente – de *Memórias de um doente dos nervos*, o primeiro trabalho importante sobre a misteriosa condição então conhecida como *dementia praecox*, demência precoce, e alguns anos mais tarde renomeada de esquizofrenia. Publicado em 1903, esse livro se tornou referência para praticamente toda discussão sobre a doença durante o século seguinte. Na época em que os seis rapazes da família Galvin adoeceram, tudo sobre como seriam vistos e tratados pela psiquiatria moderna era baseado nos argumentos relativos a esse caso. Na verdade, o próprio Schreber não esperava que sua história de vida atraísse muita atenção. Escreveu as memórias principalmente como um apelo para ser liberado, o que explica por que, em muitos pontos, ele parece estar escrevendo para a audiência de uma pessoa: o dr. Paul Emil Flechsig, o médico a quem fora designado. O livro começa com uma carta aberta a Flechsig, na qual Schreber se desculpa por escrever qualquer coisa que o médico possa achar muito perturbador. Há apenas um pequeno problema que Schreber tem esperança de esclarecer: seria Flechsig a pessoa que vem transmitindo mensagens secretas para dentro de seu cérebro nos últimos nove anos?

Uma fusão mental cósmica com seu médico – "mesmo quando separados no espaço, o senhor exerce uma influência no meu sistema nervoso", escreveu Schreber – foi a primeira das dúzias de experiências estranhas e miraculosas relatadas por Schreber ao longo de mais de duzentas páginas. E pode ter sido a mais coerente. De maneira talvez só decifrável por Schreber, ele escreveu apaixonadamente sobre os dois sóis que via no céu e o momento em que notou que um deles o seguia por onde quer que fosse. Dedicou muitas páginas a uma impenetrável explicação da sutil "linguagem dos nervos" que a maioria dos humanos não notava. As almas de centenas de pessoas, escreveu ele, usavam essa linguagem dos nervos para passar adiante informação crucial para Schreber: relatos de Vênus sendo inundado, o sistema solar ficando "desconectado", a constelação de Cassiopeia prestes "a se tornar um único sol".

Nesse aspecto, Schreber tinha muito em comum com o mais velho dos irmãos Galvin, Donald, que, anos mais tarde, recitaria sua Sagrada Ordem dos Padres diante da sua irmã Mary, de sete anos, na casa da família em Hidden Valley Road. Como Donald, Schreber acreditava que o que se passava com ele não era apenas físico, mas espiritual. Nem ele, nem Donald, nem nenhum dos Galvin observava seus delírios de forma distanciada, com um senso de curiosidade desligado. Estavam todos ali dentro, emocionados e perplexos e aterrorizados e desesperados, às vezes tudo ao mesmo tempo.

Incapaz de se libertar das suas circunstâncias, Schreber fez o melhor que pôde para levar todo mundo ali para dentro dele – compartilhar a experiência. Estar no seu universo podia dar uma sensação de êxtase num momento, depois de uma chocante vulnerabilidade. No seu relato, Schreber acusava seu médico, Flechsig, de usar a linguagem dos nervos para cometer contra ele algo que chamava de "assassinato da alma". (Almas, explica Schreber, eram coisas frágeis, "uma bola ou uma trouxa bastante volumosas" comparáveis a "chumaços de enchimento ou teias de aranha".) Então veio o estupro. "Devido à minha doença", escreve Schreber, "entrei em relações peculiares com Deus" – relações que, a princípio, assemelhavam-se demais a uma concepção imaculada. "Eu tinha um órgão genital feminino, embora mal desenvolvido, e no meu corpo senti uma agitação como os primeiros sinais de vida de um embrião humano... em outras palavras, havia ocorrido fertilização." O gênero de Schreber havia se transformado, dizia, e ele engravidara. Ao mesmo tempo que podia ter se sentido tocado pela graça, Schreber, em vez disso, sentiu-se violado. Deus era cúmplice voluntário do dr. Flechsig, "se não o instigador", de uma conspiração para usar seu corpo "como o de uma prostituta". O universo de Schreber era, em grande parte do tempo, um lugar intenso e assustador, repleto de horrores.

Schreber tinha uma grande ambição. "Meu objetivo", refletia ele, "limita-se a ampliar o conhecimento da verdade, num campo vital, o da religião." As coisas não saíram desse jeito. Em vez disso, o que Schreber escreveu contribuiu muito mais para a emergente, provocativa e cada vez mais contenciosa disciplina da psiquiatria.

NO COMEÇO – antes de alguém transformar o estudo da doença mental numa ciência e chamá-la de psiquiatria –, ficar louco era uma doença da alma, uma perversão digna de prisão, banimento ou exorcismo. Judaísmo e cristianismo interpretavam a alma como algo distinto do corpo – uma essência do eu à qual Deus podia falar ou que podia ser possuída pelo demônio. Na Bíblia, o primeiro retrato da loucura foi o Rei Saul[2], que perdeu a razão quando o espírito do Senhor o abandonou e foi substituído por um espírito malévolo. Na França medieval, Joana d'Arc[3] ouvia vozes que eram consideradas heréticas, obra de Satã – uma impressão que foi revista e revertida, para se tornar a voz de um profeta, após a morte de Joana. Mesmo então, a definição de insanidade era um alvo em movimento.

Para aqueles que olhassem com alguma atenção, era fácil notar que a loucura às vezes corria em famílias. Os exemplos mais conspícuos envolviam a realeza. No século XV, o rei Henrique VI da Inglaterra primeiro ficou paranoide, depois calado e recolhido, e finalmente delirante. Sua doença gerou o pretexto para a luta de poder que veio a se tornar a Guerra das Rosas. Ele chegou a isso honradamente: seu avô materno, Carlos VI da França, tinha a mesma condição, bem como a mãe de Carlos, Joana de Bourbon, e o tio, o avô e o bisavô de Carlos. Mas foi preciso chegar à época de Schreber para que os cientistas e médicos começassem a falar sobre insanidade como algo biológico. Em 1896, o psiquiatra alemão Emil Kraeplin usou o termo *dementia praecox*[4] para sugerir que a condição tinha início numa idade precoce, distintamente da senilidade (*praecox* obviamente é a raiz latina de "precoce"). Kraeplin acreditava que a *dementia praecox* era causada por uma "toxina"[5] ou "conectada a lesões de natureza ainda desconhecida" no cérebro. Doze anos depois, o psiquiatra suíço Eugen Bleuler criou o termo *esquizofrenia*[6] para descrever a maioria dos mesmos sintomas que Kraeplin aglutinara na *dementia praecox*. Ele também suspeitava de um componente físico para a doença.

Bleuler escolheu essa nova palavra porque a raiz latina – *schizo* – implicava uma divisão drástica, abrupta das funções mentais. Esta acabou se revelando uma escolha tragicamente ruim. Quase sempre, desde então, uma vasta faixa da cultura popular – de *Psicose* e *Sybil* até *As três faces de Eva* – tem confundido esquizofrenia com a ideia de transtorno dissociativo de identidade. Isso não poderia estar mais longe da realidade. Bleuler almejava descrever uma divisão entre as vidas exterior e interior do paciente – uma divisão entre percepção e realidade. Esquizofrenia não tem nada a ver com personalidades múltiplas. Tem a ver com instaurar um muro entre si mesmo e a consciência, primeiro devagar e então de uma só vez, até que não se tenha mais acesso a nada que os outros aceitem como real.

Independentemente do que os psiquiatras começaram a acreditar sobre a biologia da doença, sua natureza precisa permaneceu difícil para qualquer um deles conceber. Enquanto, de início, parecia suficiente dizer que a esquizofrenia podia ser herdada, isso deixava de explicar casos – inclusive, ao que parecia, o de Schreber – em que ela parecia surgir totalmente por si só. Essa pergunta essencial sobre a esquizofrenia – ela corre nas famílias ou surge do nada totalmente formada? – consumiria teóricos, terapeutas, biólogos e, mais tarde, geneticistas, por gerações. Como podemos saber o que ela é até de onde ela vem?

QUANDO SIGMUND FREUD finalmente resolveu abrir o livro de memórias de Schreber[7], em 1911, oito anos depois de ter sido publicado, o que ele leu o deixou sem ar. O analista e teórico vienense, já amplamente reverenciado como pioneiro na exploração do funcionamento interno da mente, não mostrava interesse em psicóticos delirantes como Schreber. Atendera tais pacientes como neurologista clínico, mas jamais achou que valia a pena deitar algum deles no divã do analista[8]. Ter esquizofrenia, argumentava ele, significava que você era incurável – narcisista demais para se envolver numa interação significativa com um analista, ou "transferência".

Mas esse livro de Schreber – que lhe fora enviado pelo seu protegido, o terapeuta suíço Carl Jung, que durante anos pedira a Freud para lê-lo – mudou tudo para Freud. Agora, sem sair da sua poltrona, Freud tinha acesso íntimo a cada impulso da mente delirante de um homem. O que Freud viu ali confirmava tudo o que ele já sabia sobre o funcionamento do inconsciente. Numa carta de agradecimento a Jung, Freud chamou o livro de "uma espécie de revelação"[9]. Em outra, declarou que o próprio Schreber "deveria ser feito professor de psiquiatria e diretor de um hospital psiquiátrico"[10].

Notas psicanalíticas de um relato autobiográfico de um caso de paranoia (dementia paranoides)[11] de Freud foi publicado em 1911 (mesmo ano em que Schreber morreu, tragicamente, após reentrar no asilo por conta da morte de sua mãe). Graças ao livro de Schreber, Freud agora estava convencido de que delírios psicóticos eram pouco mais que sonhos despertos[12] – provocados pelas mesmas causas que as neuroses cotidianas e interpretáveis da mesmíssima maneira. Todos os mesmos símbolos e metáforas[13] que Freud notoriamente captara nos sonhos estavam bem ali nas memórias, claros como o dia, escreveu ele. A mudança de gênero de Schreber de sua concepção imaculada, argumentou Freud, dizia respeito ao medo de castração[14]. A fixação de Schreber por seu psiquiatra, o dr. Flechsig, concluiu ele, tinha a ver com o complexo de Édipo. "Não esquecer que o pai de Schreber era médico"[15], escreveu Freud, ligando triunfalmente os pontos. "Os milagres absurdos realizados nele (Schreber) são uma sátira amarga da arte médica de seu pai."

Ninguém pareceu mais confuso com o que Freud escreveu do que Carl Jung. De sua casa em Burghölzli, Suíça, Jung leu uma cópia inicial e imediatamente anotou suas observações, em março de 1911, para dizer que achava o texto "tumultuosamente engraçado"[16] e "brilhantemente escrito". Só havia um problema: Jung discordava dele de forma fundamental[17]. No cerne da objeção de Jung estava a questão da natureza da doença mental delirante: será a esquizofrenia algo com que se nasce, uma aflição física do cérebro? Ou é adquirida na vida, depois de a pessoa ser ferida pelo mundo? Trata-se de natureza ou criação?* Freud se mantinha distante da maioria dos outros psiquiatras de sua época convencido de que a doença era inteiramente "psicogênica", ou invenção do inconsciente, que provavelmente tinha sido moldada ou marcada por experiências formativas na infância – frequentemente de natureza sexual. Jung, entrementes, sustentava uma opinião mais convencional: que a esquizofrenia era, pelo menos em parte, uma doença orgânica, biológica – uma doença de provável herança familiar.

O protegido e seu mentor já vinham brigando ocasionalmente sobre isso havia anos[18]. Mas, para Jung, isso foi a gota-d'água. Ele disse a Freud que nem

---

* Em inglês, a pergunta obviamente tem uma sonoridade mais forte: *nature or nurture*? (N. do T.)

tudo tinha ver com sexo – que às vezes a pessoa enlouquece por outros motivos, talvez porque simplesmente seja algo com que tenha nascido. "A meu ver, o conceito de libido [...] precisa ser suplementado pelo fator genético"[19], escreveu Jung.

Em diversas cartas, Jung voltou a dar repetidamente o mesmo argumento[20]. Freud nunca mordeu a isca; não respondia, o que deixava Jung furioso. Em 1912, Jung explodiu. A coisa ficou pessoal. "A sua técnica de tratar seus discípulos como pacientes é uma tolice"[21], escreveu Jung. "Dessa maneira o senhor produz ou filhos servis, ou filhotes insolentes... Nesse meio-tempo, permanece por cima como pai, sentado confortavelmente."

Mais tarde, nesse mesmo ano, perante uma plateia na Universidade Fordham em Nova York, Jung falou abertamente contra Freud em público, criticando especificamente sua interpretação do caso Schreber. A esquizofrenia, declarou, "não pode ser explicada somente pela perda de interesse erótico"[22]. Jung sabia que Freud consideraria isso uma heresia. "Ele errou terrivelmente"[23], refletiu Jung mais tarde, "pelo simples fato de não conhecer o espírito da esquizofrenia."

A grande ruptura entre Freud e Jung ocorreu em grande parte acerca da questão da natureza da loucura em si. A maior parceria dos primeiros psicanalistas da história estava encerrada. Mas era só o início da discussão sobre as origens e a natureza da esquizofrenia.

UM SÉCULO DEPOIS, estima-se que a esquizofrenia afete uma a cada cem pessoas[24] – ou mais de 3 milhões de pessoas nos Estados Unidos e 82 milhões de pessoas no mundo. Por um critério de medida, os diagnosticados ocupam um terço de todos os leitos hospitalares psiquiátricos nos Estados Unidos[25]. Por outro lado, cerca de 40% dos adultos[26] com a doença ficam totalmente sem tratamento em determinado ano. Um em cada vinte casos de esquizofrenia acaba em suicídio[27].

A academia está agora repleta de centenas de artigos sobre Schreber, cada um se aventurando para longe de Freud e Jung com as próprias conclusões sobre o paciente e a doença que o atormentou. Jacques Lacan[28], o psicanalista francês e padrinho do pós-estruturalismo, disse que o problema de Schreber resultava de sua frustração em não conseguir ser capaz, de alguma forma, de ser o falo do qual a própria mãe carecia. Na década de 1970[29], Michel Foucault, o teórico social francês e ícone da contracultura, considerava Schreber uma espécie de mártir, uma vítima de forças sociais trabalhando para esmagar o espírito individual. Mesmo hoje, as memórias de Schreber continuam a ser uma perfeita tela em branco, e o próprio Schreber é o paciente psiquiátrico ideal: um paciente que não pode retrucar. Entrementes, a discussão central sobre a esquizofrenia levantada pelo caso Schreber – natureza ou criação? – tem sido cozinhada na nossa percepção da doença.

Essa é a discussão na qual os Galvin nasceram. Na época em que os rapazes Galvin ficaram adultos, o campo se abria, dividia-se e se subdividia quase como uma célula. Alguns diziam que o problema era bioquímico, outros, neurológico, outros, genético, e ainda outros, ambiental ou viral ou bacteriano. "A esquizofrenia é uma doença de teorias"[30], disse Edward Shorter, historiador psiquiátrico sediado em Toronto – e o século XX produziu facilmente centenas delas. Enquanto isso, a verdade sobre o que era a esquizofrenia – o que a causava e o que poderia aliviá-la – tem permanecido trancada, dentro das pessoas com essa condição.

Pesquisadores que buscam uma chave biológica para a esquizofrenia nunca pararam de buscar um sujeito ou um experimento que pudessem resolver a questão natureza-criação de uma vez por todas. Mas e se houvesse toda uma família de Schrebers – um grupo perfeitamente autocontido com uma herança genética compartilhada? Um conjunto amostral com incidência suficiente da doença em que parecesse claro que algo específico e identificável devia estar ocorrendo dentro de um ou até mesmo de todos eles?

Uma família como os doze filhos de Don e Mimi Galvin?

DON

MIMI

DONALD

JIM

JOHN

BRIAN

MICHAEL

RICHARD

JOE

MARK

MATT

PETER

MARGARET

MARY

CAPÍTULO 3

NOS PRIMEIROS ANOS de seu casamento, Mimi gostava de fazer piada dizendo que seu marido vinha para casa o tempo suficiente para deixá-la grávida.

O primeiro menino, Donald Kenyon Galvin, foi batizado em setembro de 1945, poucos dias depois da rendição japonesa. Sua mãe suportara sua chegada ao mundo sem incidentes; o nascimento de Donald seria a única vez que Mimi aceitaria anestesia no parto de qualquer um de seus doze filhos. O bebê e a mãe moraram juntos num pequeno apartamento em Forest Hills, no Queens, uma região tranquila da cidade de Nova York, perto do famoso clube de tênis. Entre passeios com o bebê, Mimi aprendeu a cozinhar. Durante seis meses, ficou sozinha com o pequeno Donald, escutando as notícias do Pacífico Sul, perguntando-se quando o pai de seu filho voltaria para casa.

Don retornou logo depois do Natal, mudou-se para junto da família e passou alguns meses em serviço temporário como oficial de segurança num estaleiro em Kearny, Nova Jersey. Então foi embora novamente, para Washington, por três meses, a fim de terminar seu bacharelado em Georgetown. E em seguida, no verão de 1947, para a Escola Geral da Marinha em Newport, Rhode Island – poucas semanas após Mimi ter dado à luz seu segundo filho, Jim. Desta vez, Don levou Mimi e as crianças consigo, e novamente, um ano depois, para Norfolk, Virgínia, onde serviu primeiro no USS *Adams* e em seguida no USS *Juneau*, alternando entre Nova York e Panamá, Trinidad, Porto Rico e o restante do Caribe – tudo isso enquanto Mimi ficava em casa com os meninos por semanas a fio.

Mimi alimentava um sonho totalmente diferente de vida para eles após a guerra. Imaginava seu marido indo para o curso de direito, como os dois tios e seu avô paterno, Thomas Lindsey Blayney, que ela adorava, apesar do exílio do seu pai imposto pela família. Mimi queria estar em Nova York, onde se encontravam suas famílias, onde seus filhos cresceriam com seus primos e primas, tias e tios – uma infância como aquela que lhe fora arrancada quando foi forçada a se mudar do Texas quando criança.

Don havia considerado essa ideia, ou ao menos parecia que sim. Mas também tinha sonhos. Explicava, com seu charme habitual, que para ele a Marinha era um meio para um fim – que achava que podia fazer a Marinha patrocinar seus estudos em direito ou, melhor ainda, na sua verdadeira paixão, a ciência política. E isso acabou se revelando um frustrante erro de cálculo. Apesar de esplêndidos comentários e de calorosas recomendações dos seus oficiais de comando, era recusado toda vez que se inscrevia para um curso de graduação. Parecia sempre que alguém bem relacionado, um filho de congressista ou sobrinho de senador, recebia a indicação em vez dele.

Sozinha em Norfolk, Mimi precisava sair à cata de centavos enquanto Don estava no mar. Os pequenos cheques da Marinha, cerca de 35 dólares por semana, perdiam-se no correio, e ela precisava da ajuda dos vizinhos para comprar mantimentos e refeições. A história era outra quando Don estava no porto. Com sua educação de Georgetown, seu domínio em línguas e seu interesse em relações internacionais, o jovem e charmoso tenente causava boa impressão. A bordo do *Juneau*, Don não era somente o secretário do navio; era o grande mestre em exercício, dominando todos os cantos. Entre missões, Don era o parceiro de tênis regular do capitão, e ele e Mimi socializavam com os oficiais da Escola de Pessoal das Forças Armadas em Norfolk, onde Don ficou conhecido por preparar Cortinas de Ferro, um potente drinque feito de vodca e Jägermeister. O ar suave e professoral de Don impressionava muitos almirantes e generais – bem como pelo menos uma das esposas, que por acaso foi como passageira em uma das viagens do *Juneau* ao Panamá.

Não há muitos lugares para se encontrar privacidade num navio de guerra, mas há o bastante. De volta ao continente, porém, segredos não são fáceis de guardar. A esposa do oficial podia não saber que uma de suas amigas era conhecida da esposa de Don Galvin. Quando Mimi ouviu sobre a viagem do *Juneau*, qualquer resquício de encanto por ser a esposa de um distinto tenente da Marinha rapidamente desapareceu. Ninguém poderia ter estado mais a dispor de Don do que Mimi. Mas agora, com dois meninos pequenos para cuidar, ela tinha plena consciência de que precisava dele mais do que ele dela.

DON SE INSCREVEU para um programa de curso de direito em troca de se comprometer a permanecer na Marinha por mais seis anos. Foi recusado. Solicitou transferências para o Panamá, Cuba ou para a Divisão Atlântica – todos os lugares onde a Marinha oferecia cursos de direito. Foi recusado novamente.

Houve mais uma gravidez com violento mal-estar, seguida de outro filho, o terceiro: John, nascido em Norfolk no fim de 1949. Desta vez, Don estava fora, em meio a uma incumbência em Glenview, Illinois, para quatro meses de um treinamento de oficiais. Mimi e os garotos ficaram em Norfolk enquanto Don trabalhava por uma transferência para algum outro lugar, qualquer outro lugar. Então Don foi informado de que o *Juneau* estava mudando seu porto doméstico para Puget Sound – do outro lado do país, na Costa Oeste, um passo mais perto da Coreia, onde uma guerra fermentava.

Mimi não pôde mais se conter. Era hora de Don sair da Marinha. Em 23 de janeiro de 1950, Don apresentou sua demissão numa carta em que culpava diretamente sua situação doméstica. "Privação de uma vida familiar saudável é razão suficiente para a minha renúncia", escreveu Don. "Permanecer na Marinha privaria minha esposa e meus três filhos de uma vida familiar normal e um lar." Don também parecia estar ferido pelas suas recusas – todas as vezes que a Marinha falhara em reconhecer seu potencial. Estava cheio de ser passado para trás para o curso de direito. "Motivação", escreveu ele, "só pode vir quando queremos fazer alguma coisa, ou quando alguém instila em nós o desejo de fazê-la. Não tenho experimentado motivação na Marinha."

Mimi ficou aliviada. Finalmente, seu exílio em cidades estranhas e longínquas chegaria ao fim. Planejaram mudar-se de volta para Nova York, onde Don se matricularia na Escola de Direito Fordham, no Bronx, e eles começariam a ter a vida com que ela sonhara o tempo todo. Buscaram uma casa em Levittown, o novo enclave de Long Island com casas produzidas em massa, a uma distância da cidade acessível de carro, e fixaram a atenção num lugar grande o bastante para os pequenos Donald, Jim e John, e para quem mais pudesse vir a seguir.

O que Mimi não sabia era que Don também vinha conversando com seu irmão Clarke, que havia pouco tempo se tornara oficial da Força Aérea dos Estados Unidos. Diferentemente da Marinha, tudo na Força Aérea ainda era novo e em formação. Os pilotos ainda nem tinham seus uniformes azuis, somente os cáquis "rosa e verdes" que haviam sobrado da sua encarnação do tempo de guerra como Corpo Aéreo do Exército. E pareciam muito necessitados de pessoal – tanto que Don soube que, se se inscrevesse, eles o fariam oficial imediatamente.

Em 27 de novembro de 1950, dez meses depois de ter deixado a Marinha, Don entrou para a Força Aérea como primeiro-tenente. Mimi não pôde acreditar na alegria com que Don pareceu renegar todo e qualquer entendimento que ela achava que tinham sobre como queriam viver suas vidas. Os Estados Unidos estavam mandando tropas para a Coreia, e ele queria entrar de volta? Por que ele estava sempre meio passo fora de sincronia com ela – tão remoto, tão ausente?

Don foi muito persuasivo com Mimi como sempre. Clarke o levara um dia para ver Mitchel Field, a base aérea em Long Island que servia como quartel-general nacional desse ramo militar. Será que realmente tinha importância para Mimi, ele indagou, se ele estava se deslocando para o Bronx a fim de estudar direito ou a Long Island para treinamento? De um jeito ou de outro, poderiam continuar vivendo em Levittown. Além disso, Don ainda tinha sonhos. Agora os Estados Unidos lideravam o mundo, construindo o futuro. A frota aérea que acabara de derrotar o fascismo estaria decolando e pousando no quintal dele e de Mimi. Será que ele queria ficar rabiscando papéis em algum arranha-céu e pegar a condução das 17h todo fim de tarde? Ou queria ser parte daquilo – um especialista em assuntos internacionais algum dia, aos ouvidos do presidente?

Mimi e Don juntaram dinheiro suficiente para dar entrada numa casa. Haviam quase fechado o negócio quando a Força Aérea anunciou, de forma bastante súbita, que seu novo quartel-general ficaria no meio do estado do Colorado. Desta vez, Don ficou tão chocado quanto Mimi. A realocação havia sido planejada nos bastidores em Washington. Ninguém que conheciam ficara sabendo nada sobre aquilo.

Após um breve pânico, receberam o dinheiro da entrada de volta. Don se apresentou na Base Aérea de Ent, em Colorado Springs, em 24 de janeiro de 1951. Mimi e as crianças se juntaram a ele no Dia dos Namorados.

HAVIA ROCHAS POR todo lado, para onde quer que Mimi se virasse – quilômetros de rocha, em todos os diferentes tons de vermelho, tremendas pradarias abertas, aplainadas por geleiras e pontuadas por violentos afloramentos que se impunham sobre as planícies como um cenário. Havia as estâncias termais de Manitou Springs, jorrando água mineral da qual se dizia possuir impressionantes poderes de cura. E as montanhas nas quais a corrida do ouro no século anterior pusera pela primeira vez o Colorado no mapa. A beleza cercava Mimi, mesmo que ela estivesse sem humor para enxergá-la..

A cidade não estava com seu melhor aspecto quando lá chegaram. Mimi e os garotos tinham chegado em meio a uma seca. A água estava sendo racionada. Até mesmo a casa da mãe de Mimi em Nova York tinha grama verde e flores; agora, para onde quer que Mimi olhasse, ela via marrom. Ali não havia nem balé, nem arte, nem cultura – nada perto da vida com que Mimi sonhara quando menina. A casa que Don encontrou para a família estava localizada num lugar considerado um bulevar movimentado em Colorado Springs, uma rua silenciosa chamada Cache La Poudre. Era tão diferente de Levittown quanto se poderia imaginar: um velho celeiro de comida reformado com uma escada de tábuas irremediavelmente tortas e curvadas.

Mimi chorou algumas noites e ferveu de raiva por mais tempo. A casa era um lixo, dizia ela, a cidade, uma água estagnada. Para onde exatamente ele a arrastara agora?

Mas Don era seu marido. E ela, mãe de três filhos, com planos para mais – afinal, Don era católico – e muita coisa por fazer, não importando onde ela estivesse. Mimi resolveu tirar o máximo proveito da situação. Os pássaros ajudavam – os juncos-de-olhos-escuros e os pássaros-rosados-de-coroa-cinza e os chapins-da-montanha. Havia um grande choupo no quintal, e quando ela olhava mais de perto a terra marrom, via flores silvestres. Decidiu que plantaria um jardim ali.

Os novos vizinhos de Mimi em Cache La Poudre vieram a conhecê-la como conspícua leitora de livros muito grossos, uma mulher capaz de recitar o nome de todos os reis ou rainhas não só da Grã-Bretanha, mas de todos os países da Europa, desde a Idade das Trevas até o presente. Logo ficaram sabendo tudo sobre o avô Kenyon e Pancho Villa e Howard Hughes, e seus anos em Nova York. E com a modesta renda de seu marido, Mimi procurou outras maneiras de parecer especial. Da sua mãe, Mimi aprendera tudo o que havia para saber sobre os melhores tecidos, então selecionava um pouco de caxemira que tinha ido parar na Goodwill* e se vangloriava da descoberta. Descobriu um coral local onde poderia cantar e se ofereceu como voluntária para um grupo de ópera amador. O grupo não encenava nada do seu favorito, Mozart, no começo – mesmo *isso* era desafiador demais para eles, ela ironizava privadamente – mas Mimi ajudou com a seleção de elenco para *Il Trovatore* e *Madame Butterfly*, tudo em padrões antigos.

Com o tempo ela aprendeu a amar a beleza ao seu redor. As plantas e a geologia, tudo tão estranho para Mimi, agora faziam parecer que tudo o que ela havia visto através dos vidros no Museu de História Natural no Central Park West adquiria vida diante de seus olhos. E, com Don havia descoberto a falcoaria. A criação de tais animais selvagens fazia com que a intensa força intelectual sobre a qual tinham construído sua relação se fundisse com algo bárbaro e não descoberto, como sua nova casa.

---

* Goodwill [Boa Vontade]: instituição que coletava bens, maquinários e vestimentas nos bairros ricos, repassando-os ao menos abastados, inclusive dando treinamento para que os que recebessem máquinas e equipamentos soubessem consertá-los e usá-los, tornando-se independentes. (N. do T.)

Treinar um falcão, ambos descobriram, era bem mais do que apenas o prender numa armadilha; dizia respeito também a impor implacavelmente a própria vontade – manter controle até o pássaro desenvolver uma espécie de síndrome de Estocolmo, concordando em se manter por perto e até mesmo preferindo o cativeiro a sair para o mundo. Após duas semanas carregando a ave cega numa mão enluvada, ou manopla, ataram um artefato – uma corda de 30 metros com o peso de uma linha de pesca – ao pássaro para manter controle durante o treinamento. Com um pouco de carne numa bolsinha de couro para atraí-lo de volta, estimulavam-no a voar cada vez mais longe – até que, por fim, balançavam a isca fora de seu alcance para ensiná-lo a voar mergulhando. Mergulhos, como ficaram profundamente emocionados em testemunhar, com velocidade acima de 300 quilômetros por hora.

Por mais intrincado que fosse, o método para domesticar um falcão selvagem era bem articulado – e, se seguido corretamente, como ela e Don descobriram, conseguia-se uma ave bem-comportada, obediente e civilizada. Mimi também aplicou essa abordagem persistente, inflexível, em casa, onde às vezes havia mais concessões feitas aos pássaros do que às crianças. As prateleiras da garagem estavam cheias de capuzes de couro para os falcões, e por fim a própria garagem se tornou uma grande gaiola. (Quando um vizinho chamou o Departamento de Saúde Pública queixando-se deles, Don, que mantinha o criadouro limpíssimo, livrou-se dele facilmente.) Mimi pegara um conjunto barato de aquarelas e começou a pintar representações de falcões. E juntos apresentaram sua nova obsessão aos garotos. Quando Donald, o mais velho, chegou à idade de ir à escola, participou da captura do seu primeiro pássaro, uma fêmea de falcão-da-europa. Eles a encontraram no buraco de uma árvore enquanto observavam pássaros em Austin Bluffs, um pico de quase 2 mil metros que já abrigara um sanatório para tuberculosos e que um dia viria a ser o local de um *campus* da Universidade do Colorado. Mimi batizou a falcão-fêmea de Killy-Killy, em função do grito *killiiii* que ela soltava. O próprio Donald a treinou. Certa vez ela pegou um gafanhoto e voou para o alto de uma porta, e começou a bicar o gafanhoto como se fosse uma casquinha de sorvete. Donald ficou embaixo, junto à porta, chamando pacientemente: "Venha, Killy-Killy! Venha, Killy-Killy!" De volta em casa, eles deixavam Killy-Killy voar solta e aprenderam a sair do caminho sempre que ela erguia o rabo de certa maneira para fazer cocô.

Os dois meninos mais velhos, Donald e Jim, começaram a escola. Enquanto o terceiro filho, John, ainda era uma criança de colo, o quarto e o quinto, Brian e Michael, nasceram em 1951 e 1953. Quando bebês, todos os garotos foram amamentados no peito, uma opção menos que popular entre a maioria das mães que Mimi conhecia. Desde o começo, ela se sentia bem mostrando a todo mundo que era capaz de fazer tudo sozinha – nada de babás, nada de pajens. Quem precisava de outra pessoa, pensava Mimi, quando ela era obviamente a melhor pessoa para ensinar os meninos, à medida que cresciam, sobre ópera, arte, observação de pássaros exóticos, exame de insetos estranhos e identificação de cogumelos selvagens? Quantas outras crianças em Colorado Springs sabiam que aqueles com pontinhos vermelhos eram *Amanita muscaria*?

Um depois do outro, cada garoto pegou caxumba, sarampo e catapora. A cada novo bebê, a competição pela atenção de Mimi aumentava, bem como as exigências em relação ao seu tempo. Mesmo com cinco filhos, nem Don nem Mimi demonstravam a menor intenção de parar. O refrão dos dois lados da família era incessante: *Por que tantos filhos*? Afinal, a atração de Mimi pelas coisas mais finas da vida – cultura, arte, *status* social – não parecia compatível com aquela quantidade de bocas para alimentar. Mas se Mimi não podia tê-las, estava mais do que feliz em tentar a sorte com as crianças. Havia um tipo diferente de distinção em ter tantos filhos e ser conhecida como uma mãe que conseguia realizar facilmente uma coisa dessas.

Ao mesmo tempo, nenhuma ambição social podia explicar tudo em relação ao desejo de Mimi de ter uma família grande. Provavelmente havia outra explicação, mais profunda – que as crianças preenchiam uma necessidade em Mimi que nem mesmo ela havia previsto. Desde tenra idade, Mimi tinha um jeito de encobrir as decepções mais dolorosas na sua vida: a perda do pai; o exílio forçado de Houston; o marido distante. Mesmo que ela não admitisse, essas perdas doíam e cobravam seu preço. Ter tantos filhos, porém, oferecia a Mimi uma narrativa nova em folha – ou pelo menos a distraía, mudava o assunto, compensava as perdas e a ajudava a não pensar muito no que lhe faltava. Para uma mulher que tantas vezes se sentia abandonada, era uma maneira de criar toda a companhia de que necessitava.

A mãe de Don, Mary Galvin, dando palpites da sua casa no Queens, dizia, de forma um tanto cruel, que as gestações todas eram obra de Mimi – que agora Mimi mandava na vida de Don e queria estar por cima de tudo, determinada a ser mais católica que os verdadeiros católicos da família, e que o permanente estado de gravidez de Mimi era a forma mais clara e poderosa de ganhar essa competição.

Para Mimi, a resposta para isso era simples e encerrava qualquer conversa. As crianças, dizia ela, deixavam Don feliz.

ELE SEMPRE FORA mais um intelectual do que um soldado. Mimi achava essa parte de Don digna tanto de amor quanto de frustração. Ao mesmo tempo que ele insistia em ter uma casa cheia de filhos, também valorizava uma vida mental, de solidão e ordem. E, no entanto, não importava quão tranquila e ordeira ela deixasse a casa, ele sempre achava um motivo para ficar longe.

Como oficial de inteligência na Base Aérea de Ent, Don abraçou a natureza circunspecta do trabalho militar da Guerra Fria. "Não dê a ninguém nenhuma informação a mais do que a necessária", ele costumava dizer, de maneira recatada, que fazia com que o ar de sigilo parecesse quase conspiratório, algo de que todos compartilhavam. No entanto, não compartilhavam: o máximo que Don confiava a Mimi era que os generais aos quais ele apresentava relatórios não se mostravam extremamente inteligentes. Apesar de parecer que ele estava se saindo muito bem, sua ambição como homem da Força Aérea tinha limites. Mesmo quando o presidente Eisenhower estabeleceu sua sede de governo de verão em Denver, em 1953, e Don se viu redigindo os relatórios de inteligência que o próprio Eisenhower estava lendo, o trabalho militar interessava Don apenas na medida em que o deixava ainda mais determinado a obter, um dia, seu doutorado em ciência política.

A falcoaria era algo que, outrora, Don e Mimi tinham feito juntos, mas isso começou a mudar. Ele passava mais tempo longe de casa, atraindo pássaros com outros falcoeiros locais, enquanto o trabalho de Mimi cuidando dos filhos era interminável. Essa nova falta de conexão talvez não fosse assim tão nova – era mais provável que revelasse algo acerca deles que estivera presente desde o início. Desde o dia em que se conheceram, Don sempre pareceu viver sua vida pairando alguns centímetros acima do chão, enquanto Mimi tinha esperado pacientemente, seus pés plantados firmemente no solo. Don se identificava com seus pássaros – planando por onde bem quisesse, retornando apenas quando lhe convinha. E Mimi, muito contra sua vontade, viu-se engessada no papel de falcoeira – domesticando Don, atraindo-o para casa, labutando sob a impressão de que o domara completamente.

Mimi encontrou as próprias maneiras de se ocupar, algumas planejadas para deixá-la mais próxima de um marido que se afastava mais e mais dela. Cumprindo uma promessa que fizera à família de Don, passou por vários anos de instrução para converter-se ao catolicismo. Ser da mesma religião que o marido tornava sua família uma família de verdade, então fez isso alegremente – outra montanha a escalar, outro assunto a dominar. Formou uma amizade duradoura com seu tutor, padre Robert Freudenstein, um padre local que a apresentou a conceitos como transfiguração e nascimento imaculado, tudo isso enquanto tomavam coquetéis. Era o tipo de padre para Mimi: Freudy, como era chamado, vinha de uma família abastada e não tinha medo de evidenciar isso, dirigindo seu conversível com tanta velocidade que os pássaros perto da casa se dispersavam quando ele estacionava. Freudy fazia truques de prestidigitação para os garotos e lhes contava histórias. Com Mimi e Don, falava sobre livros, arte e música, ajudando-os a se sentirem menos deslocados em sua nova casa. Quando o Royal Ballet veio para Denver, levou Mimi e Don juntos. Logo Freudy passou a aparecer a toda hora, quase como outro membro da família, sempre que precisava se distanciar dos seus patrões na paróquia de St. Mary. "Ah, o monsenhor Kipp está zangado comigo", dizia ele. "Posso tomar o café da manhã com vocês?" Mimi sempre dizia sim.

A mãe de Mimi questionava a sensatez, e até mesmo a propriedade, dessa amizade. Billy pegava o seu Studebaker e guiava sozinha para oeste, e ficava até começar a fazer comentários sobre a forma como Mimi geria a casa. Frequentemente Freudy era o tópico A. Casar-se com um católico era uma coisa, dizia Billy, mas era preciso haver sempre um padre frequentando a casa? No entanto, para Mimi, as visitas de Freudy eram a surpresa mais deliciosa de sua conversão ao catolicismo. Não só podia ficar mais próxima de Don e sentir-se equipada para liderar o treinamento espiritual da família, ela encontrara algo familiar, até mesmo gostoso, numa nova existência que, às vezes, podia ser solitária.

Cada vez mais farta, Billy dava meia-volta e ia embora. Mas o julgamento de sua mãe só a incomodava um pouco. Agora tinha mais filhos que Billy. Mimi a tinha superado.

QUANTO MAIS FILHOS tinha, mais Mimi penetrava no seu novo eu – uma mulher diferente daquela que ficara tantos anos decepcionada. Haveria outras mudanças no futuro do casal: uma transferência da Força Aérea para uma base em Quebec, em 1954 e 1955, seguida de três anos na Base Aérea Hamilton, no norte da Califórnia. Voltaram a Colorado Springs em 1958 com oito meninos. Richard nasceu em 1954, Joe, em 1956, e Mark, em 1957.

Don, quando estava em casa, era o policial bonzinho, uma presença em segundo plano, exceto cada manhã ao nascer do sol: *Reveille, reveille! Up all hands, heave out and trice up! Sweep down all decks and ladders fore and aft, report to the mess hall at 0600 for chow!*** No restante do tempo, era Mimi quem supervi-

---

** Grito de despertar usado na Marinha. Genericamente, despertar, sair da cama e desmontar a parte inferior do beliche. Arrumar todos os utensílios e apresentar-se para revista. (N. do T.)

sionava – nem sempre com carinho, mas com frieza, rispidez e arrogância. Ela era uma guerreira feliz, batalhando contra a mediocridade de manhã, à tarde e à noite.

Todos os rapazes vestiam paletó esporte e gravata, e os elegantes sapatos Bass Weejuns nas missas de domingo.

Cabelo comprido era inaceitável.

Os militares e a Igreja forneciam dois conjuntos de regras para seguir: dos Estados Unidos e de Deus.

Mimi era a senhora de cada aspecto da vida dos filhos, um empreendimento no qual ela não deixava absolutamente nada ao acaso. As crianças foram criadas sob um bando de axiomas: *"Pretty is as pretty does"*; *"Tattle Tale Tit, your tongue shall be split, and all the dogs in the town shall have a little bit."**** Pela manhã, todo mundo tinha sua tarefa: pôr a mesa, preparar o almoço, fazer torradas, passar aspirador de pó, espanar, esfregar o chão da cozinha, tirar e limpar a mesa, lavar e secar a louça. As tarefas mudavam de semana em semana. Os garotos eram inscritos em aulas de leitura rápida. Quando o tempo estava bom, saíam para observar pássaros ou procurar cogumelos. A sala de estar não tinha revistas leves como a *Reader's Digest* ou o *Ladie's Home Journal* – somente material sério como a *Smithsonian* e a *National Geographic*. Até mesmo as crianças da vizinhança, quando vinham à casa dos Galvin para desenhar, colorir ou pintar, aprendiam a não esperar nenhum elogio pela sua obra de arte a não ser uma detalhada explicação de tudo que estavam fazendo errado. "Ela queria que todo mundo fosse perfeito", lembra-se um velho amigo da família.

Mimi não podia saber na época a maneira terrível com que esse temperamento acabaria se voltando contra ela. Nos anos 1950, a profissão psiquiátrica havia fixado seu olhar em mães com aquele perfil. Os pensadores mais influentes da psiquiatria americana usavam todos um novo termo para essas mulheres. Chamavam-nas de "esquizofrenogênicas".

*** Significados aproximados: "Bonito de cara não é bonito de alma." A segunda expressão é uma canção infantil que fala sobre não revelar coisas que devem ser mantidas em segredo. (N.do T.)

CAPÍTULO 4

1948 Rockville, Maryland

O HOSPITAL PSIQUIÁTRICO Chestnut Lodge abriu em 1910 num modesto prédio de tijolos com quatro andares, que outrora fora um hotel, numa área rural coberta de árvores nos arredores de Washington, D.C. Durante seus primeiros 25 anos, os pacientes, muitos diagnosticados com esquizofrenia, eram tratados basicamente com repouso e terapia ocupacional; o fundador do hospital morava no andar inferior enquanto os pacientes moravam em cima. Se pouca gente em psiquiatria achava grande coisa do lugar, tudo isso mudou em 1935, quando o hospital recebeu uma nova terapeuta chamada Frieda Fromm-Reichmann[1].

Ela acabara de chegar aos Estados Unidos, uma refugiada judia da Alemanha prestes a entrar em guerra. Já na casa dos quarenta anos, Fromm-Reichmann era reconhecida como uma psicoterapeuta experiente e confiante – pequena, porém enérgica, intensa e direta –, e as ideias que trouxe eram inegavelmente novas. Diferentemente de alguns profissionais dos velhos tempos em Chestnut Lodge, Fromm-Reichmann era membra de uma nova onda de analistas inspirados por Freud e dispostos a ousarem bastante com seus pacientes. E logo começaram a circular histórias sobre os milagres que ela operava.

Houve o rapaz que agrediu Fromm-Reichmann[2] quando ela tentou falar com ele pela primeira vez. Ela guardou vigília junto à porta dele diariamente por três meses até que, por fim, ele a convidou para entrar.

Houve o homem que se manteve em silêncio por semanas[3] durante suas sessões com Fromm-Reichmann, até que um dia colocou um jornal no lugar onde ela ia se sentar. Suas primeiras palavras para a médica foram algo sobre não querer que ela sujasse seu vestido.

E houve a mulher que jogou pedras em Fromm-Reichmann[4], berrando "Deus mande a sua maldita alma para o inferno!". Após alguns meses, a nova terapeuta a chamou de blefe. Claramente ninguém estava tirando proveito daquilo, disse ela. "Por que não parar com isso?" A mulher parou.

Bom demais para ser verdade? Talvez. Mas, para Fromm-Reichmann, a esquizofrenia era curável, e quem dissesse algo diferente talvez não estivesse muito preocupado com as pessoas que estava tratando[5]. Nenhum membro da família Galvin chegou a conhecê-la. Mas nenhuma outra pessoa pode ter feito mais para mudar a forma como a esquizofrenia e a doença mental eram percebidas nos Estados Unidos durante a vida deles – para melhor e, mais tarde, para pior.

FROMM-REICHMANN CHEGOU AOS Estados Unidos num momento em que a corrente principal da abordagem psiquiátrica da esquizofrenia era tão ineficiente quanto desumana. Asilos psiquiátricos estavam cheios de sujeitos de testes que eram forçados a consumir cocaína, manganês e óleo de castor; injetados com sangue animal e óleo de terebintina; e obrigados a aspirar gás de dióxido de carbono ou oxigênio concentrado (a chamada "cura pelo gás")[6]. O padrão-ouro de tratamento, na década de 1930, havia sido terapia de choque de insulina[7], na qual injetavam insulina no paciente para induzir um breve coma; a teoria era de que tratamentos regulares, um coma por dia, poderiam lentamente eliminar os efeitos da psicose. Então veio a lobotomia[8], a secção dos nervos dos lobos frontais do paciente – o que, nas delicadas palavras do psiquiatra britânico W. F. McAuley, "priva o paciente de certas qualidades com que, e talvez por causa das quais, ele fracassou em se adaptar".

Suas contrapartes em busca da causa biológica da esquizofrenia não tratavam melhor seus pacientes. Na Alemanha, Emil Kraepelin, o pioneiro da demência precoce, abrira um instituto para pesquisar um elo hereditário para a doença e não descobrira praticamente nada[9]. Um pesquisador de seu instituto, Ernst Rüdin, tornou-se uma figura importante no movimento da eugenia[10], um dos primeiros a argumentar em favor da esterilização dos mentalmente enfermos. Um estudante de Rüdin chamado Franz Josef Kallmann foi ainda mais longe: pregando a eugenia nos Estados Unidos após a guerra, Kallmann clamava pela esterilização dos "portadores não afetados"[11] de um gene da esquizofrenia, assim que tal gene fosse encontrado. A liderança da psiquiatria biológica parecia presa à ideia de que pessoas com doenças mentais não eram absolutamente pessoas*.

Em face de forças sociais tão problemáticas, não é de surpreender que analistas inspirados em Freud como Fromm-Reichmann rejeitassem completamente a ideia de uma base biológica da esquizofrenia. Por que haveria a psiquiatria de avaliar uma disciplina científica que tratava seres humanos como cavalos a

---

* A ideia de esterilizar os insanos e "mentalmente débeis" havia se instalado nos Estados Unidos muitos anos antes. A eugenia foi um marco da Era Progressista da virada de século na América, influenciando Kallmann, Rüdin e, entre outros, os nazistas.

serem selecionados para criação? Em vez disso, Fromm-Reichmann acreditava que os pacientes, no fundo, queriam uma cura – esperavam por ajuda, como uma ave ferida ou uma criança frágil querendo ser compreendida. "Todo esquizofrênico tem alguma leve noção da irrealidade e solidão do seu mundo ilusório substituto"[12], escreveu ela. E a missão do terapeuta – um empreendimento elevado que uma nova vanguarda dos psicanalistas americanos logo abraçou[13] – era romper as barreiras que o paciente erigira e salvá-los de si mesmos.

Em 1948, Chestnut Lodge internou uma adolescente chamada Joanne Greenberg[14], que viria a trazer para Fromm-Reichmann certo grau de imortalidade. O best-seller de Greenberg de 1964, I Never Promised You a Rose Garden [Nunca lhe prometi um jardim de rosas] – uma autobiografia ficcionalizada, como ela depois a chamou –, conta a história de uma adolescente chamada Deborah Blau, aprisionada no reino delirante de Yr. Deborah acredita estar possuída por uma força externa, de forma muito semelhante à que Daniel Paul Schreber sentia meio século antes. ("Havia outros poderes disputando sua lealdade"[15], escreve Greenberg.) Deborah parece estar para sempre separada do mundo por uma parede, até que sua terapeuta, a dra. Fried – uma maldisfarçada Fromm-Reichmann, com um sobrenome inconfundivelmente ecoando Freud – consegue romper a parede e a resgata. A dra. Fried compreende os demônios da jovem Deborah – sua fonte e sua razão de ser. "Os doentes estão todos muito temerosos[16] de seu poder incontrolável!", pondera a dra. Fried no romance. "De algum modo, não conseguem acreditar que são pessoas, contendo apenas uma raiva de proporções humanas!"

O que a dra. Fried faz por Deborah nesse livro influenciou uma geração de psicoterapeutas. Como Annie Sullivan em O milagre de Annie Sullivan, a dra. Fried foi um modelo de capacidade de percepção, compaixão e iniciativa – conectando-se pacientemente, ardentemente, com sua paciente, decifrando seu código particular. Uma das chaves, conclui a doutora, é reconhecer que os próprios pais da moça tinham atiçado, de maneira involuntária, as chamas da doença mental em sua filha. "Muitos pais diziam[17] – até mesmo pensavam – que queriam ajuda para seus filhos, até mesmo para mostrar, de forma sutil ou direta, que seus filhos eram parte de um esquema secreto para sua própria ruína", a médica reflete nas páginas do romance de Greenberg. "A independência de um filho é um risco grande demais para o instável equilíbrio de alguns pais."

O mistério da esquizofrenia parecia resolvido: os adeptos da eugenia estão errados. As pessoas não nascem com esquizofrenia. Os culpados são as mães e os pais.

já em 1940, Fromm-Reichmann havia soado o alarme em relação "à perigosa influência da indesejável mãe dominadora[18] no desenvolvimento dos filhos", chamando tais mães de "o principal problema familiar". Foi oito anos depois, no mesmo ano em que Joanne Greenberg se tornou sua paciente, que Fromm-Reichmann veio com um termo que se grudaria a mulheres como Mimi Galvin por décadas: a mãe esquizofrenogênica. Era "principalmente"[19] esse tipo de mãe, escreveu ela, a responsável pela "severa urdidura e rejeição" que tornavam um paciente esquizofrênico "dolorosamente desconfiado e ressentido com outras pessoas".

Ela estava longe de ser a primeira psicanalista a culpar a mãe por alguma coisa. A abordagem de Freud, afinal, era explicar praticamente todos os impulsos misteriosos como resultado derradeiro das experiências de infância colorindo a mente inconsciente. Mas agora, nos anos do pós-guerra, o alvorecer de uma nova era de prosperidade americana, muitos terapeutas tinham algo novo com que se preocupar: mães que se recusavam a se comportar como mães de uma geração anterior. "Um esquizofrênico", escreveu um psiquiatra da Filadélfia chamado John Rosen, menos de um ano depois da invenção do termo mãe esquizofrenogênica por Fromm-Reichmann, "é sempre alguém criado por uma mulher que sofre de uma perversão do instinto maternal"[20].

Em seus escritos, Fromm-Reichmann comenta com desconforto como "as mulheres americanas são muitas vezes as líderes"[21], e os homens se apoiam nelas da mesma forma que esposas se apoiam em seus maridos em famílias europeias", e como "a esposa e mãe é, muitas vezes, a detentora da autoridade no grupo familiar". Ela não gostava particularmente de como pais, como Don Galvin, tornavam-se os confidentes e companheiros de seus filhos, enquanto mães, como Mimi Galvin, transformavam-se nas disciplinadoras. Mas, uma vez que Fromm-Reichmann deu a essas mães um nome, o conceito pegou fogo. John Clausen e Melvin Kohn, do Instituto Nacional de Saúde Mental, descreveram a mãe esquizofrenogênica como "fria", "perfeccionista", "ansiosa", "supercontroladora" e "restritiva"[22]. A psicóloga Suzanne Reichard e o psiquiatra de Stanford Carl Tillman descreveram a mãe esquizofrenogênica como o "protótipo da mulher americana anglo-saxônica de classe média: formal, adequada, mas totalmente carente de afeição genuína"[23].

Essas descrições pareciam carecer de certa coerência[24]. O que, precisamente, essas mães faziam para esses filhos? Eram dominadoras ou fracas? Sufocantes ou contidas? Sádicas ou apáticas? Em 1956, o antropólogo Gregory Bateson – marido de Margaret Mead –, reuniu os diversos pecados alegados da mãe esquizofrenogênica em uma teoria, que chamou de "duplo vínculo"[25]. O duplo vínculo, explicou ele, era uma armadilha que algumas mães montavam para seus filhos. A mãe diz "Puxe as meias para cima", mas algo no seu jeito de falar projeta a mensagem contraditória, "Não seja tão obediente". Agora, mesmo que a criança obedeça, a mãe desaprova. A criança se sente impotente, amedrontada, frustrada, ansiosa – enredada, sem saída. Segundo a teoria do duplo vínculo, se as crianças ficarem presas na armadilha com bastante frequência, desenvolverão psicose como meio de lidar com ela. Atormentadas por suas mães, recolhem-se para um mundo próprio.

Bateson inventou essa teoria mal tendo dez minutos de experiência clínica psiquiátrica. Mas não fazia diferença. O duplo vínculo, junto à mãe esquizofrenogênica, ajudou a tornar a culpa da mãe o padrão da indústria psiquiátrica – e não só para a esquizofrenia. Nos anos 1950 e 1960, era difícil achar qualquer desordem emocional ou mental que não fosse de uma maneira ou outra atribuída pelos terapeutas às ações da mãe do paciente. O autismo era culpa da "mãe-geladeira", que não conseguia mostrar afeto pelos filhos. O transtorno obsessivo-compulsivo era culpa de problemas no segundo e no terceiro anos de vida, entrando em choque com a mãe em relação ao treinamento da toalete. A concepção pública de loucura se tornou irremediavelmente entrelaçada com a ideia da mãe como monstro. Quando, em 1960, o filme *Psicose*, de Alfred Hitchcock, jogou a culpa do mais famoso maníaco homicida delirante do cinema, Norman Bates, diretamente nos ombros de sua mãe morta, isso fez todo o sentido do mundo.

ERA COM ISSO que os Galvin iriam se defrontar quando seus garotos começaram a ficar doentes: uma encorajada profissão terapêutica apoderando-se do elevado terreno moral, travando batalhas contra os demônios da eugenia, da cirurgia e da experimentação química, e mais do que pronta a procurar uma forma diferente para explicar a doença – uma causa muito mais próxima do lar. Em 1965, Theodore Lidz, um proeminente psiquiatra de Yale, mais conhecido por atribuir a esquizofrenia à dinâmica familiar do paciente, disse que mães esquizofrenogênicas "se tornavam figuras perigosas aos homens"[26] e tinham relações "castradoras" com seus maridos. Como regra geral, Lidz recomendava que pacientes de esquizofrenia fossem totalmente removidos de suas famílias.

Pais da época de Don e Mimi não precisavam saber da teoria do duplo vínculo ou da mãe esquizofrenogênica para entender que qualquer coisa errada com seus filhos levantaria perguntas a respeito deles, pais. O que se passava com seus filhos quando estavam sob seus cuidados? Quem deixou que ficassem assim? Que tipo de pais eram eles? A lição dos tempos era clara. Se alguma coisa parecesse errada com seu filho, a última coisa que você deveria fazer era contar a um médico.

<u>**DON**</u>
MIMI

<u>**DONALD**</u>
JIM
JOHN
BRIAN
MICHAEL
RICHARD
JOE
MARK
MATT
PETER
MARGARET
MARY

<u>CAPÍTULO 5</u>

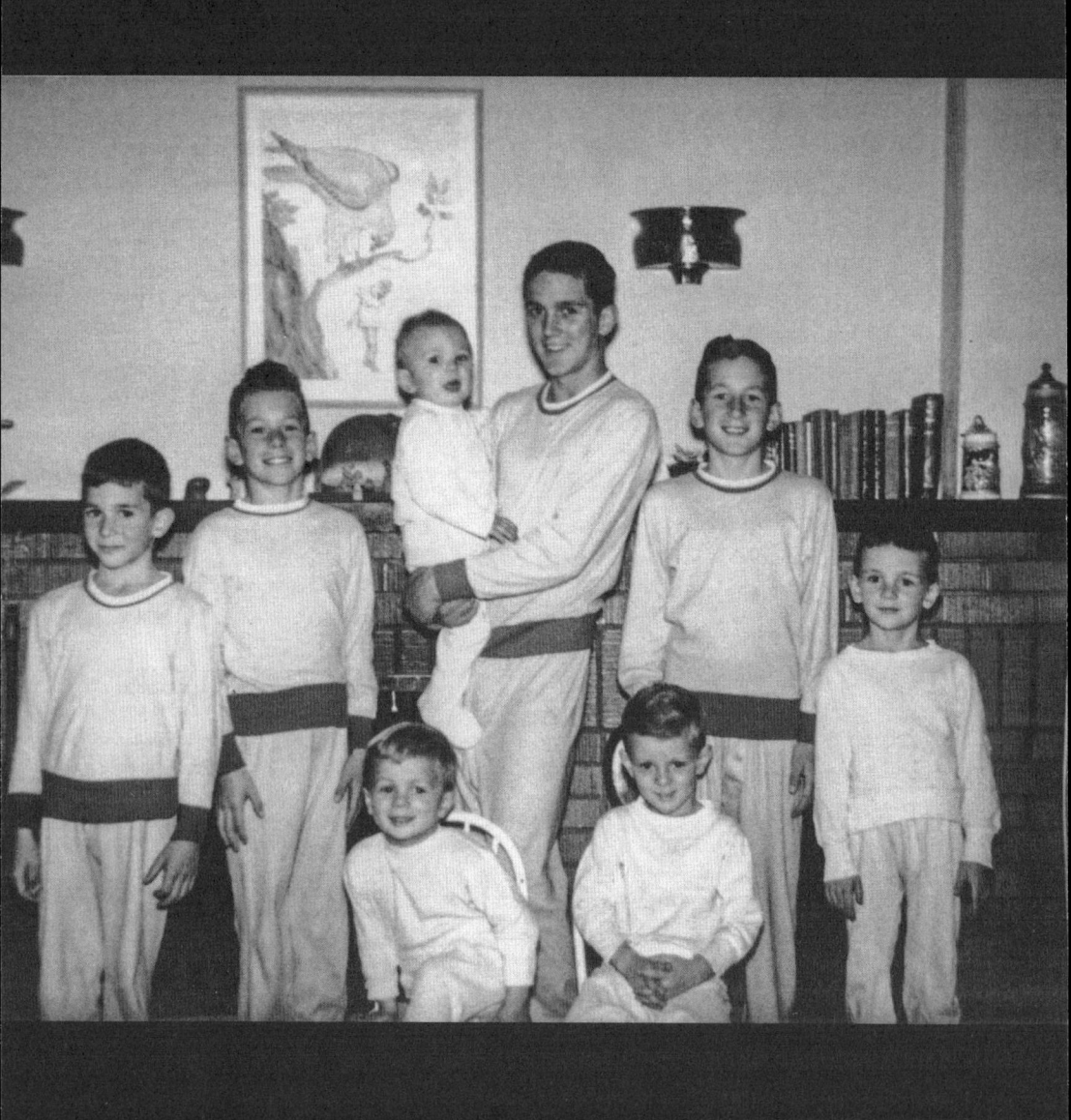

QUANDO, APÓS QUATRO anos de missões fora da cidade, os Galvin regressaram a Colorado Springs, em 1958, a cidadezinha poeirenta que tinham deixado atrás estava sumindo na História. A Academia da Força Aérea dos Estados Unidos fora aberta enquanto estavam fora, e milhares de recém-chegados – cadetes, seus instrutores e todo o pessoal necessário para dar apoio a uma vasta instituição militar – vinham rapidamente mudando a personalidade do lugar. Onde um dia houvera uma estrada de terra com algumas valas, atravessada por portões de arame farpado que precisavam ser abertos e fechados pela própria pessoa, agora havia o asfaltado Academy Boulevard, que conduzia a um portão que era guardado como se fosse o posto de inspeção entre Berlim Oriental e Ocidental. Dentro, a Academia tinha as próprias agência de correio, delegacia e central telefônica. E as reluzentes novas estruturas da própria Academia eram obras-primas modernistas – lustrosas caixas de vidro projetadas pela maior firma de arquitetura do país, a Skidmore, Owings & Merrill, erguendo-se a partir do barro do Oeste, anunciando o despertar de uma nova era americana.

Don podia ser parte desse futuro, exatamente como sempre almejara ser. No seu posto anterior, no norte da Califórnia, trabalhara noites em Stanford para conseguir um mestrado em ciência política. Agora estava de volta ao Colorado para começar uma versão da vida acadêmica pela qual ansiara, entrando na faculdade da Academia como instrutor.

A Força Aérea mudou a família para um setor de casas de famílias militares térreas no novo *campus*. A deles ficava sobre uma colina, com uma pequena área de grama e uma porta de entrada de frente para o sul. Don e Mimi montaram quatro beliches no nível do porão para seus oito filhos. Isso funcionou bem até o nascimento do nono menino, Matthew, em dezembro. O filho mais velho, Donald, estava agora com treze anos; ele e os irmãos com idade mais próxima usavam o terreno da Academia como local para brincar. Tinham o controle do lugar: os centros de recreação interno e externo, o rinque de patinação no gelo, as piscinas, os equipamentos de ginástica, a pista de boliche, até mesmo o campo de golfe. Ninguém os continha. Numa época de conformidade febril, havia também na Academia um senso de liberdade – o espírito de fronteira do Oeste, talvez, ou o otimismo de uma nova geração, de volta para casa após a guerra, construindo uma instituição que encarava o futuro com serena confiança.

Donald era como muitos outros professores ali: acadêmicos veteranos e heróis da Segunda Guerra Mundial, jovens, impetuosos e eruditos – e com mente mais aberta que seus correspondentes em West Point ou Annapolis, criando programas em filosofia e ética que teriam parecido deslocados num colégio militar mais velho, mais abafado. Com seu plano de família firmemente de volta no lugar, Don andava pelos terrenos da Academia com certa autoconfiança contagiante. Era o retorno do Don suave e sem amarras dos tempos de presidente de grêmio do ensino médio – e daqueles anos na Marinha, jogando tênis com o capitão do USS *Juneau*.

Houvera alguns anos no meio, é verdade, quando aparentemente as coisas não saíram do jeito que Don queria. Na época em que ficou fora do Colorado, Don detestara sua designação no Canadá, que denotava ser desproporcional para o que a situação parecia exigir. Como oficial de relatórios, ele lidava com informação sigilosa e conversava em tom alarmado com Mimi sobre como ali os padrões eram relaxados; ver papéis jogados por todo lado, sem muito cuidado, parecia irritar Don de uma maneira que Mimi nunca vira antes. Seu estado emocional era frágil o suficiente para forçá-lo a tirar uma licença médica, primeiro num hospital na Base Aérea Sampson, em Nova York, e então, por pouco tempo, no Hospital Walter Reed, em Washington, D.C. Para Mimi, parecia que Don tivera um ataque de nervos, não muito diferente de tantos veteranos de guerra, particularmente aqueles parecidos com Don, que nunca falavam sobre nada que tinham vivido em batalha. Mas seu posto seguinte, na Califórnia, foi melhor; Stanford ficava perto da sua base, permitindo-lhe fazer o trabalho de graduação. E agora que estava de volta ao Colorado, ele, como muitos outros homens da sua geração, viera a confiar que, se fizesse todas as coisas certas, das maneiras certas, então coisas boas acabariam chegando a você.

Um ano antes de a Academia abrir, Don escrevera ao comandante encarregado da construção e da organização do estabelecimento, general Hubert Harmon, para propor que a Força Aérea adotasse o falcão como sua mascote – da mesma forma que o Exército tinha a mula, e a Marinha, o bode. Don não fora o único a escrever para a Força Aérea para sugerir uma mascote – os arquivos da Academia têm uma pasta cheia de cartas de cidadãos interessados, recomendando todo tipo de coisa, desde um Airedale (o trocadilho com *air* [ar] é intencional) até o pavão – mas ele foi o primeiro a sugerir o falcão, algo que ele e Mimi sempre citariam, assim que a Força Aérea adotou a ideia, como uma realização duradoura, sua contribuição para a história militar americana.

Os Galvin haviam trazido alguns pássaros das suas missões no Canadá e na Califórnia, enfiando-os em gaiolas na traseira da sua perua Dodge com carroceria de madeira, por todo lugar que passavam. Agora que Don era, finalmente, parte da Academia, assumiu o programa de falcoaria, jogando-se na tarefa como se fosse um chamado religioso. Escreveu para colecionadores ao redor do mundo para criar o inventário de pássaros da Academia – aceitando dois falcões como presentes do rei Saud da Arábia Saudita, trabalhando para conseguir alguns falcões do Japão e solicitando ao estado de Maryland permissão para capturar falcões ali. Seus cadetes os faziam voar diante de milhares de pessoas em estádios por todo o país – da Universidade de Miami ao Coliseum de Los Angeles (na chuva), com uma aparição em rede nacional de televisão durante o Cotton Bowl em Dallas, nesse meio-tempo. Ele e seus pássaros apareceram nas páginas do *Denver Post* e do *Rocky Mountain News* mais de uma vez, e ele praticamente tinha presença constante na *Gazette* de Colorado Springs. Os pássaros também voltaram para casa. Toda a família teve um papel no treinamento de Frederica, uma açor-fêmea que Don adquiriu numa troca tripla com colecionadores da Alemanha e da Arábia Saudita. Quando não estava arranhando as crianças, Frederica ficava empoleirada numa varanda no pátio da frente, à vista de toda a vizinhança e dentro do campo de visão de um husky do Alasca vizinho. Uma vez, o pássaro, que não estava amarrado, saltou sobre o cão. O husky fugiu correndo com uma garra enfiada no pelo.

Todo mundo veio a conhecer os Galvin – uma família muito grande e um pai que era capitão e sabia tudo sobre falcões. O jovem Donald se tornou o cão de pássaros para seu pai – seu "muito capaz assistente", escreveu Don no *Hawk Chalk*, o informativo da Associação Norte-Americana de Falcoeiros, que Don ajudou a fundar – correndo na frente e chutando os coelhos antes de seu pai soltar os pássaros. Se algum deixasse de retornar, Donald e alguns dos garotos mais velhos – John, Jim e Brian – acordavam às cinco da manhã para ajudar a encontrá-lo, tentando escutar o som dos sininhos pregados em suas patas para momentos como esse. De sua pequena casa na colina, os garotos menores às vezes podiam ver seus irmãos mais velhos e seu pai através de binóculos, escalando uma montanha ou descendo um penhasco com cordas.

Em casa, Don aproveitava o papel do *pater familias* enquanto Mimi cuidava dos detalhes. A falcoaria, mais uma vez, lhe era útil dessa maneira: ela não só o engajava intelectualmente, como também lhe permitia se livrar de atividades nas quais preferia não se envolver. Havia muito adotara o costume de referir-se aos garotos como números. (Número Seis, venha cá!", ele gritava para Richard.) Quando Don começou a ter aulas noturnas na Universidade do Colorado para um doutorado em ciência política, precisou ceder algo. Em vez de se afastar de seus deveres como supervisor de falcoaria da Academia, Don abriu mão da única atividade centrada em torno dos filhos: a de treinador do time de esportes dos garotos. Ele se tornara, na descrição de Mimi, "um pai de poltrona".

À medida que os filhos cresciam, a vida dos pais foi ficando cada vez mais ocupada. Nunca havia tempo ou dinheiro suficientes, e tanto ele quanto Mimi continuavam acreditando que tinham uma família que outros esperavam imitar. Cada garoto Galvin serviu como coroinha. Cada um era responsável por servir a missa um dia da semana. Velho amigo deles, padre Freudenstein continuou na vida da família, embora tivesse se mudado de Colorado Springs e agora servisse a três paróquias diferentes na pradaria. Não foi exatamente uma promoção para Freudy; a maioria dos padres quer se mudar para paróquias cada vez maiores. Mas ele continuou a oferecer aconselhamento espiritual para Mimi e se tornou um favorito de alguns dos meninos Galvin – conhecido por conduzir missas em tempo recorde, realizar seus velhos truques de mágica e mostrar aos meninos mais velhos o trem elétrico e a máquina de fliperama que guardava no porão de sua casa, a leste de Denver. Fumante devoto e beberrão impenitente, Freudy uma vez perdeu sua carteira de motorista, e o filho mais velho, Donald, quando estava no ensino médio, passou uma semana na pradaria, ficando com Freudy e trabalhando como motorista do padre.

Nesses anos, Don só via os filhos quando eles ajudavam com os falcões. Com Don fora de casa ou trabalhando grande parte do tempo, Mimi mantinha a casa, atendo-se a uma estrita rotina. Ia fazer compras no mercado duas vezes por semana e, a cada vez, trazia quarenta litros de leite, cinco caixas de cereal e quatro filões de pão. Mais de uma vez, ela simplesmente jogou fora brinquedos que estavam largados pela casa. Toda manhã, arrumava impecavelmente as camas dos meninos. Toda noite, preparava o jantar para onze – alface americana, pepino, cenoura e tomate de salada; pequenos bifes com pouco sal e pimenta; um saco de batatas descascadas passadas pelo espremedor. Quando estava em casa, Don montava quatro ou cinco tabuleiros de xadrez depois do jantar, enfileirava alguns dos garotos e jogava contra todos ao mesmo tempo. As noites, em época de aulas, eram para os deveres de casa e a prática de piano, nada de sair. Tarde da noite, Mimi lavava e dobrava fraldas.

Em 1959, Don participou de uma festa de Mardi Gras* no salão de baile do luxuoso Broadmoor Hotel de Colorado Springs, com um turbante na cabeça e um falcão vivo, de asas curtas, na mão esquerda. Disse a todos que estava fantasiado de místico ou vidente antigo. Isso rendeu uma foto sua no jornal.

Mimi sorria a seu lado. Ela tinha sua própria notoriedade, graças aos filhos. O *Rocky Mountain News* publicou a receita de Mimi para um *curry* de cordeiro, temperado com cebola, maçã e alho, e servido com arroz cozido e ervilhas verdes, lascas de amêndoas e coração de alcachofra. A manchete: ELA SERVE COMIDAS EXÓTICAS PARA UMA FAMÍLIA DE NOVE GAROTOS.

QUANDO NÃO ESTAVA saltando de paraquedas de um C-47 com os Escoteiros Exploradores do Ar, ou estudando violão clássico, ou praticando judô, ou jogando hóquei, ou descendo penhascos em rapel com o pai, Donald, o filho mais velho dos Galvin, era um ás das pistas de corrida e um craque nas posições de *guard* e *tackle* no time de futebol americano do ensino médio da Academia da Força Aérea – número 77. Ir aos seus jogos costumava ser o grande programa da semana de toda a família. No seu último ano, saiu-se muito bem na competição de luta livre no seu peso, seu time ganhou o título estadual de futebol americano, e ele namorava uma líder de torcida que, casualmente, era filha do chefe de seu pai, o general da Força Aérea encarregado da Academia. Donald era, por muitos critérios, filho de seu pai – bonitão, atlético, popular – e, para os irmãos, um exemplo difícil de ser seguido.

Ele também não era precisamente, nos aspectos que Don e Mimi não perceberam, ou optaram por ignorar, aquilo que os pais presumiam que fosse. Donald era mais quieto do que Don havia sido no colégio e, apesar de tudo o que fazia nos campos de esportes, não era o tipo de pessoa que seria eleito presidente de classe. Suas notas eram medianas e acabaram lhe rendendo uma vaga na Colorado State – a Universidade Estadual –, e não na mais seletiva Universidade do Colorado. E se por um lado parecia em parte com o pai, o sedutor despreocupado, faltava-lhe o carisma para usar esse charme. Desde adolescente, era como se houvesse algo impedindo Donald de se conectar com o mundo de forma convencional. Ele parecia mais à vontade, confortável consigo mesmo, escalando e praticando rapel em penhascos e caçando ninhos nas grandes planícies. Mas, qualquer que fosse o senso de domínio que Donald demonstrasse fora na natureza, o mesmo não ocorria no meio de pessoas.

---

* Carnaval típico de Nova Orleans, copiado em outras partes dos Estados Unidos. (N. do T.)

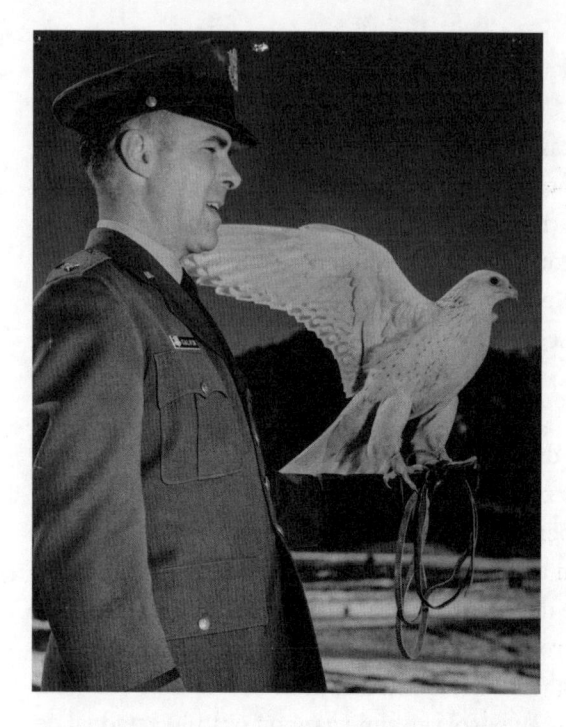

Don e Atholl

Em casa, Donald exercia suprema autoridade sobre os irmãos mais novos – primeiro, como uma espécie de pai substituto, e depois como algo menos saudável. Quando os pais não estavam por perto, ele se tornava, alternadamente, um criador de travessuras, um mandão e um instigador do caos. Tudo começava inocentemente, antes de escalar para maneiras que alguns de seus irmãos achavam aterrorizantes. Don e Mimi saíam – Don, para treinamento com cadetes de falcoaria, ou para dar uma aula extra numa das faculdades locais, ou para estudar para o doutorado; Mimi, para seu trabalho de voluntária na ópera – e Donald, o primogênito, precisava tomar conta dos irmãos, o que não tinha vontade de fazer. Para se distrair, fazia brincadeiras com os irmãos: "Abra a boca e feche os olhos, e vou lhe dar uma grande surpresa", e em seguida enchia a boca do irmão de creme batido.

Aí a brincadeira mudava. Donald acertava um soco no braço dos irmãos, bem no músculo, onde mais doía. E então começava a organizar lutas: Michael contra Richard, Richard contra Joseph. Fazia dois deles segurarem um terceiro no chão e lhe dava tapas, depois dizia aos outros para fazerem o mesmo com o irmão cativo, indefeso. A ordem de comando, para alguns dos seus irmãos mais novos, era inesquecível: "Se você não bater nele, e bater com força, você será o próximo."

No começo, tudo parecia acontecer sem que Don e Mimi fizessem muita coisa em relação a isso. Não que não ficassem sabendo – é que não podiam acreditar que Donald fosse capaz de fazer as coisas das quais seus irmãos o acusavam. "Eu implorava aos meus pais para não o deixar ali quando eu estivesse em casa", dizia John – o terceiro filho, quatro anos mais novo que Donald. "Donald, eu acho, era o favorito do meu pai. Ele acreditava na palavra de Donald mais do que de qualquer outro. Nesse ínterim, eu precisava achar um lugar para me esconder." E Mimi também, segundo John, "não sabia a metade do que acontecia. Eu tentava contar a eles sobre o meu irmão mais velho, e simplesmente me ignoravam". *Tattle Tale Tit, your tongue shall be split...*

Do ponto de vista de Mimi e Don, talvez parecesse não ter sentido se envolver demais nas brigas e vinganças de irmãos adolescentes. Em toda família com prole numerosa, era inevitável haver uma hierarquia. Donald assumia o comando quando Don e Mimi não estavam em casa, e Jim tomava o poder quando Donald saía. "O irmão mais velho controlava a situação", lembrava-se Michael – o quinto filho, oito anos mais novo que Donald – exceto uma vez que Michael deslocou o cotovelo numa briga com Richard, que era mais jovem, e Richard se ergueu triunfante. Michael, por sua vez, numa ocasião deu um tapa tão forte em Mark que a metade do rosto ficou vermelha. O caminho para a escola não era seguro. Se você não formasse uma nova aliança com alguns irmãos a cada dia, estaria basicamente pedindo para ser dominado.

Esses conflitos, Don e Mimi às vezes pensavam, eram mais bem resolvidos entre os garotos. Intrometer-se demais poderia enviar uma mensagem errada, e eles talvez nunca aprendessem a conviver sozinhos. E mesmo que tivessem desejado determinar quem estava errado em cada caso, teriam dificuldade em descobrir de quem era a culpa. Porque se Donald controlava os outros com punho de ferro, Jim nunca parou de lutar pela posição de Donald no topo do monte.

SE DONALD ERA um filho-modelo, Jim era mais um rebelde. Isso significava abraçar o espírito de James Dean e Marlon Brando da época – o casaco de couro, o carro veloz, o rosnado desafiador. Primeiro ele tentou ser mais como Donald e não conseguiu. Como *end receiver* e *defensive back*, Jim era bom o bastante para, uma vez, bloquear um chute e marcar um *touchdown* no mesmo jogo, mas nunca pôde ser melhor do que Donald no campo de futebol americano – e, aliás, nem na falcoaria. Logo não viu vantagem nenhuma em tentar. Jim não podia deixar de notar as expectativas e a atenção de seus pais se desviando dele e se dirigindo para o irmão mais velho, o que o irritava e o envergonhava.

Havia, naturalmente, uma pessoa contra quem ele podia dirigir toda essa raiva. E foi assim que, desde os anos da adolescência, Jim sempre parecia ter contas a acertar com Donald. "Era como um pacto consigo mesmo", dizia Michael.

Era como se Jim e Donald nunca parassem de brigar – no porão, nos dormitórios, no mato no fundo do quintal. Jim era menor, então quando Donald batia nele, ele saía e ia levantar peso ou tentar aliciar alguns de seus irmãos mais jovens para atacar Donald em grupo. Nunca dava certo. Os outros irmãos tinham medo de ambos. Uma vez, Jim bateu a porta na cara de Brian, causando um corte na sua boca. As escaramuças se estendiam para além das noites em que Mimi e Don estavam fora e se prolongavam durante o dia quando os pais não estavam por perto, a cada hora em que estivessem despertos. Quando as brigas começaram a se expandir para a sala de estar, Don e Mimi entenderam que precisavam intervir. Michael se lembrava de estar no terceiro ano e ver seu pai, geralmente tão alheio, correr atrás do adolescente Donald a toda velocidade e derrubá-lo para impedir que o rapaz machucasse um dos outros irmãos. Isso deixou Michael tremendamente impressionado na época. Mas Don já devia saber que era tarde. Donald era um astro no futebol. Todos os garotos estavam crescendo na mesma direção.

Diferentes estilos de comando são apropriados em diferentes situações, e assim Don procurou a abordagem correta. De início, para ele, parecia uma questão de estabelecer o tom adequado. Alguma coisa na atmosfera familiar parecia carregada demais de jovem vigor masculino, e cabia a ele ajudá-los a encontrar seu caminho, cada um deles, na direção da vida adulta. Sempre o patriarca benevolente, Don tentou convencer os rapazes a lerem livros que pudessem melhorar suas personalidades, aparar as arestas mais ásperas. Um deles foi *The Power of Positive Thinking* [*O poder do pensamento positivo*]. Outro foi *Psycho-Cybernetics* [*Psicocibernética*], o popular livro de autoajuda de Maxwell Maltz de 1960, que apresentava ao grande público a ideia de visualizações criativas. Don achou que esses livros poderiam oferecer aos garotos um mapa para resolver seus conflitos. Reunia todos eles em volta da mesa de jantar e discursava sobre harmonia. Quando isso não deu certo, Don decidiu que podia ao menos impor ordem, algo que os militares tinham lhe ensinado muito bem. Então trouxe para casa luvas de boxe. E estabeleceu uma regra nova: nada de brigar sem elas.

Richard – o sexto filho, nove anos mais novo que Donald – se lembrava do pavor que sentiu ao calçar aquelas luvas de boxe. "Todos os irmãos eram atletas impecáveis, sabe, em ótima forma física", dizia ele. "Então, quando uma briga começava, era uma briga de verdade."

A CASA DOS Galvin se tornou um lugar onde coexistiam duas realidades diferentes ao mesmo tempo: o ringue de lutas e o coro da igreja; a selvageria dos garotos e a família-modelo que Don e Mimi acreditavam ter. Uma pequena travessura podia ser sempre descartada, em especial numa base militar na qual competição, poder e supremacia eram praticamente parte da água que bebiam.

Mas, para muitos dos irmãos – John, Michael, Richard e Matt –, havia uma crescente sensação de se perder no meio do baralho, de ser negligenciado, de insegurança, de ser tratado como um número e não uma pessoa, de ser criado para aceitar a ilusão de proteção como se fosse real.

As faces privada e pública da família às vezes também eram difíceis de ser conciliadas pelos outros. Visitando seus primos no Queens, os garotos aproveitaram cada momento sem supervisão para quebrar todas as regras da casa – trepar no telhado da garagem, atirar contra janelas e pássaros com uma pistola de ar comprimido. Os primos da Costa Leste ficaram ao mesmo tempo agitados e escandalizados. Então, meses depois, os primos receberam cartões de Natal de Don, Mimi e os filhos, a foto de uma santa família, todo mundo vestindo um pijama perfeito em volta da árvore. A desconexão lhes pareceu estranha, mesmo na época.

Por aquele momento, Don e Mimi optaram por não ver o que se passava como nada além de bagunça doméstica. Eram meninos, muitos deles vivendo em ambientes próximos. Seria irrealista pensar que nunca haveriam de brigar. E o mais velho, Donald, ainda era uma fonte de orgulho – um adolescente de boa aparência que apareceu numa foto ocupando quase meia primeira página do *The Denver Post*, descendo de rapel do alto de um penhasco em Cathedral Rock onde havia um ninho de falcão. Exatamente como seu pai.

PETER, O DÉCIMO filho, nasceu em 15 de novembro de 1960. Desta vez, Mimi teve uma longa permanência no hospital depois do parto, com um severo prolapso, além de um coágulo na perna esquerda. Agora houve menos piadas sobre como Mimi deveria usar alho na cama para afastar seu marido à noite. Seu médico lhe disse seriamente que seus anos férteis tinham ficado para trás. Quinze anos de gestações mais ou menos contínuas, trabalhos de parto e os partos em si pareceriam suficientes para qualquer pessoa. Mas Mimi não demonstrou interesse em escutar, mesmo quando outros lhe pediram.

"Realmente, querida, você deveria dar ao coitado do 'Major Galvin' a vez dele no hospital", escreveu o avô paterno de Mimi, Lindsey Blayney. "Mas, é sério, estou preocupado com você."

Na verdade, pedir a Mimi e Don para que ficassem em dez filhos era como pedir a um maratonista para parar aos quarenta quilômetros. Parar lhes parecia ridículo – não agora que Don estava subindo de *status* na Academia, e ambos se sentiam confortáveis de volta ao Colorado. Além disso, caso não fosse óbvio para todos, eles ainda não tinham uma menina.

Em 1961, apenas alguns meses depois de dar à luz Peter, Mimi engravidou pela décima primeira vez. Na época do Natal, pouco antes da data prevista para o parto, ela, Don e os dez garotos se juntaram para uma foto na grande escadaria do Arnold Hall, o local de reunião central da Academia. Os rapazes vestiam ternos Eton** idênticos da Lord & Taylor, pagos pela mãe de Mimi, Billy. Lindsey, o avô de Mimi, classificou a foto como "alarmante" quando a recebeu pelo correio – todos aqueles filhos, sem sinal de parar. E predisse que o próximo parto de Mimi seria de gêmeos, completando uma dúzia exata.

Estava enganado, mas Mimi entrou num terreno novo em 25 de fevereiro de 1962, dando à luz Margaret Elizabeth Galvin. *The Greeley Daily Tribune* do Colorado deu a notícia com um breve artigo: ENFIM, UMA MENINA! Don predissera isso, o que não o impediu de gracejar com seu cadetes: "Caramba, era para ser o meu *quarterback*."

Mimi não se deu ao trabalho de disfarçar sua alegria. "É a mais linda que já surgiu na nossa família", escreveu em uma carta. "Ela realiza todo dia o sonho de uma mãe." E também achou espaço para se vangloriar do resto de seus filhos. Donald, escreveu, "toca violão clássico magnificamente e é um atleta excepcional no colégio. Suas notas deixam a desejar, mas, como diz o diretor, 'gostaria que todos os rapazes fossem bons como Don'". Jim, disse Mimi, era "um bom garoto de forma geral e de grande ajuda para mim". John (número três), com "cabelo castanho cacheado e cintilantes olhos azuis", tocava clarineta e piano com dedicação, fazia uma rota de entrega de jornais com 65 paradas. Brian (número quatro) era "nosso brilhante prodígio no momento", tornando a abertura trágica de Chopin "extremamente trágica" e o "Can-Can" de Offenbach, da *Gaîté Parisienne*, "extremamente alegre". Michael (número cinco), que tocava trompa e gostava de ler, era "o membro delicado da família". Richard (número seis) era "matemático" que também queria aulas particulares de piano, "mas com dois já tomando aulas particulares, ele precisará esperar um pouco". Joe (número sete) estava no jardim de infância, aprendendo suas letras, números e fonética. E Mark, Matthew e Peter (números oito, nove e dez) "são meus com-

---

** Recebem esse nome pois costumavam ser usados no colégio Eton, na Inglaterra. (N. do T.)

panheiros constantes em casa. Como ursinhos, estão sempre se metendo em uma coisa ou outra. Um dia, descobri que tinham aspirado os restos de comida da pia com um novo Electrolux!".

O dinheiro ficaria mais apertado do que nunca, não importando quantas aulas complementares de ciência política Don pudesse lecionar nas escolas locais. Uniformes das escolas paroquiais – dois pares de sapatos, duas camisas e calças – custavam cerca de cem dólares por filho. Entre alimentar o bebê e preparar lanches e refeições para os outros, Mimi botava para funcionar sua máquina de costura Bernina, fazendo todas as roupas sozinha. Porém, Mimi dizia que o horizonte se tornara cor-de-rosa no dia em que Margaret nasceu. Como por magia, o mundo finalmente cooperara com ela e lhe dera o que mais desejava. E ainda dizia querer outra – uma décima segunda –, o que deleitava Don e deixava apavorado seu obstetra.

Quando Mary, sua décima segunda e última filha, nasceu em 5 de outubro de 1965, Mimi tinha quarenta anos. Seu médico lhe disse na cara que se engravidasse novamente, ele se recusaria a tratar dela. E a instou a fazer uma histerectomia, com a qual Mimi concordou com relutância. Ela e Don imaginaram que cedo ou tarde haveria netos para cuidar.

No fim de novembro, Mimi já estava de pé, anunciando na *Gazette* de Colorado Springs que haviam sido distribuídos papéis para a próxima produção da Associação de Ópera de Colorado Springs, *Um Baile de Máscaras* de Verdi. Nesse mesmo ano, a seção local do Knute Rockne Club of America, de Notre Dame, nomeou Don Galvin seu Pai do Ano. Mimi teve que rir. "Tive todos os bebês", ela disse, naquela mescla de meiguice e mordacidade que havia muito aperfeiçoara. "Ele teve todos os diplomas e todo o aplauso."

QUANDO TINHA CERCA de dezessete anos, Donald, uma noite, espatifou dez pratos – todos de uma vez, enquanto estava parado diante da pia da cozinha.

Don desconsiderou. Mimi também. Donald era um adolescente, sujeito a humores. Era a década de 1960. Outros filhos faziam pior.

Mas Donald sabia que havia algo errado. E já sabia fazia algum tempo.

Sabia que, apesar da risca de cabelo similar, do maxilar forte e do talento atlético, ele não era como o pai e nunca viria a ser. Suas notas eram medíocres, não as notas do filho de um homem cujos filhos o consideravam o homem mais inteligente do mundo. Suas brigas com os irmãos mais novos eram pouco mais que suas desajeitadas tentativas de controlá-los do jeito que um pai deveria fazer. E nisso ele também falhou.

Ele sabia que ser um astro no campo de futebol e ter amizade com outra pessoa eram coisas muito diferentes. Às vezes, diria ele mais tarde, pensava nas pessoas como um tipo de cartões IBM que passava pelo seu computador em busca de informação que pudesse usar. Ele sabia que isso o tornava alguém incomum.

Donald reconhecia quanto muitas vezes se sentia preso numa armadilha – frustrado por não ser a pessoa que queria ser. Mas, em outros momentos, cada vez com mais frequência, parecia completamente alheio – um estranho para as próprias motivações e ações.

Alguma coisa estava acontecendo, e ele não conseguia descobrir o que era. Mais do que tudo, ele estava com medo.

DON

<u>MIMI</u>

DONALD

JIM

JOHN

BRIAN

MICHAEL

RICHARD

JOE

MARK

MATT

PETER

MARGARET

MARY

<u>CAPÍTULO 6</u>

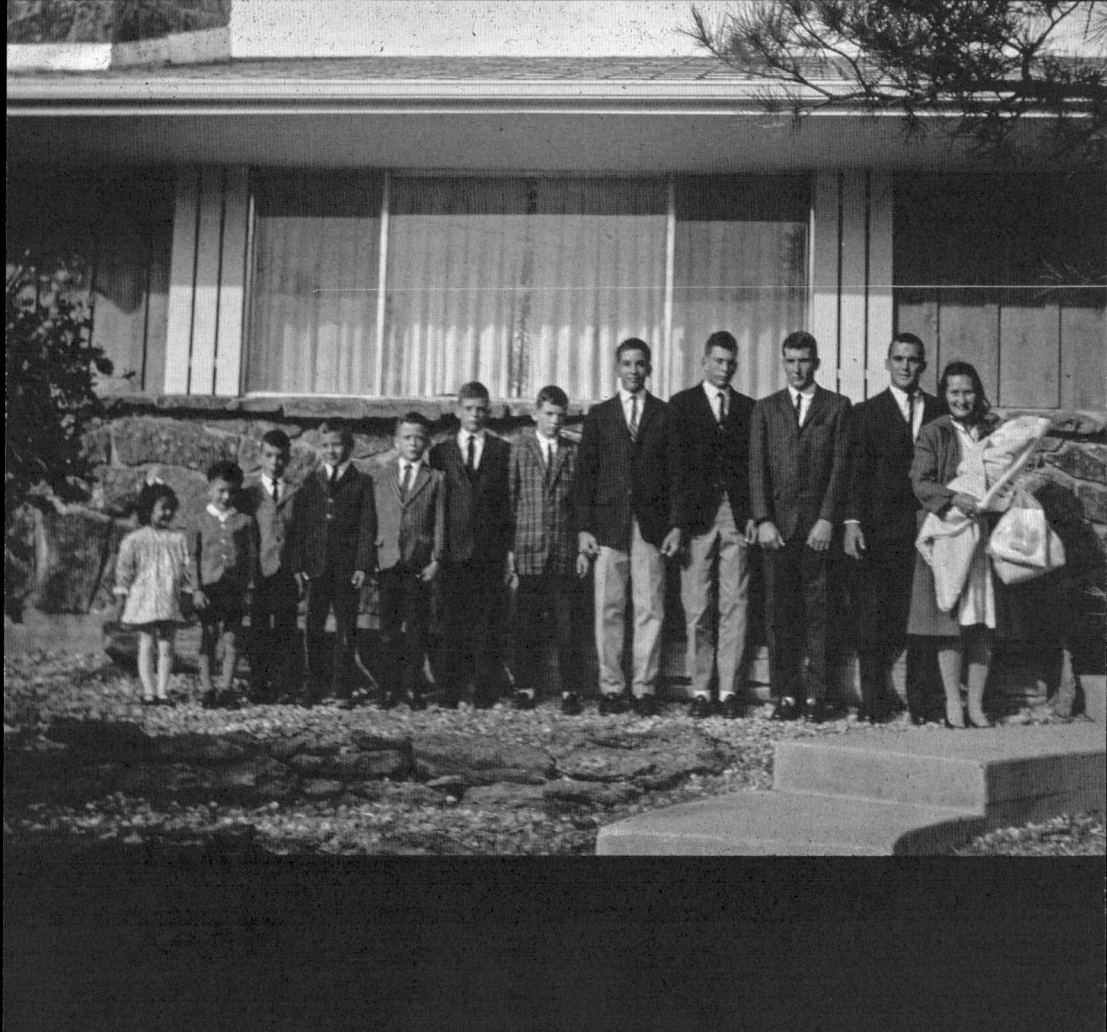

Mimi e todos os doze filhos (Mary nos braços de Mimi) nos degraus da frente da casa em Hidden Valley Road. Foto de Don.

NO OUTONO DE 1963, os Galvin se mudaram de seus alojamentos na área da Academia para um sobrado recém-construído em Woodmen Valley[1], um conjunto de fazendas de leite em meio a uma área densamente coberta de pinheiros, localizada a alguns quilômetros do centro de Colorado Springs. Don pagara alguns milhares de dólares por três acres de terra na extremidade oeste da Hidden Valley Road, uma estrada de terra de cerca de seis quilômetros que terminava num pedregoso beco sem saída. A casa da família foi uma das primeiras numa nova linha de residências suburbanas com intenção de atender famílias da Academia que quisessem um pouco mais de espaço. Antes da construção, Mimi amarrou cordas em volta de toda árvore e arbusto na propriedade para garantir que os empreiteiros não as cortassem.

Para muitos de seus amigos da Academia, Woodmen Valley era um verdadeiro sertão, no meio do nada. Mas Mimi, cujos sentimentos em relação a áreas abertas se reverteram completamente desde sua chegada ao Colorado doze anos antes, adorava a sensação de uma região intocada. Um pedaço tão grande de Colorado Springs havia sido construído e pavimentado para os militares; não só a Academia da Força Aérea, mas o aeroporto Peterson, Fort Carson e, mais recentemente, o NORAD, quartel-general de coordenação da defesa nuclear, embutido no abrigo de defesa de Cheyenne Mountain, entre Colorado Springs e Pueblo. Woodmen Valley fica a apenas quinze minutos de carro do centro de Colorado Springs, mas morar ali, para Mimi, dava a sensação de estar o mais distante possível da era nuclear – mais atemporal, mais natural, mais autêntico.

A uma pequena caminhada da nova casa ficava um convento que, um dia, fora um hospital para tuberculosos – o sanatório Modern Woodmen of America, do qual derivava o nome de Woodmen Valley. A geologia do vale era um pouco menos vermelha e mais branca do que no resto de Colorado Springs – resíduos de feldspato e cascalho de quartzo da erosão das montanhas que ali se assentaram milhões de anos antes. Além dos pinheiros, havia formações rochosas grandes o suficiente para sustentar uma atração turística chamada Monument Park. Os garotos podiam preencher seus dias explorando os rochedos suficientemente famosos para serem nomeadas: Dog Rock, Grandma Grundy, Anvil Rock, as Dutch Wedding Rocks. Mas a magia de Hidden Valley Road era o fato de ter árvores e colinas o suficiente para parecer uma floresta, oculta da avalanche de rochas. Veados passeavam junto à porta dos fundos na hora do café da manhã, e gaios azuis grasnavam dos galhos dos pinheiros vizinhos.

A casa em si era baixa e comprida, típica do início da década de 1960, revestida com a habitual mistura de pedra e tábuas finas de madeira. Por dentro, uma sala de estar acarpetada se conectava a uma cozinha e sala de jantar, grande o bastante para uma paquidérmica mesa de jantar feita por um amigo da família, que comportava duas pessoas em cada cabeceira, se necessário, e seis de cada lado. Do *hall* de entrada, uma escada em L subia levando aos dormitórios enquanto outra descia para um piso inferior que, em caso de necessidade, os Galvin usavam como mais espaço para dormir. Margaret, a décima primeira criança, tinha dezoito meses de idade; dividiria um quarto com Peter, no andar de cima perto dos pais, com um tapete verde-limão claro e um grande pinheiro diante da janela. Mark e Joe compartilhavam um quarto nesse andar. No térreo, Peter e Matt dividiam um quarto com camas gêmeas. Os filhos mais velhos que ainda moravam em casa ficavam no piso inferior, dormindo em sofás de canto que viravam camas à noite.

Para Mimi, tudo na casa em Hidden Valley Road gritava *suficiente*: uma sala de estar suficiente para acomodar torneios de luta, uma cozinha suficiente para cozinhar o dia todo para a família, espaço externo suficiente para respirar quando precisasse, ou para jogar futebol, ou para andar de bicicleta, ou para fazer voar falcões. Mimi e os rapazes mais velhos deram três demãos de tinta em cada parede. E ela própria começou a trabalhar num jardim de pedras nos fundos, perto de onde Frederica, a fêmea de açor, montava guarda. Don construiu um viveiro de madeira em forma triangular no alto do morro no pátio dos fundos, que abrigava mais pássaros, inclusive Hansel e Gretel, dois falcões que levavam para voar nos amplos gramados da fazenda de leite próxima, pertencente à família Carlson. Seus pássaros queridos – Frederica, seguida de seu sucessor, Atholl – também tinham permissão de se empoleirar sobre a mesinha de café da sala de estar. Talvez tenha sido a primeira vez que os Galvin se sentiram em casa.

O ANO DE calouro de Donald na Colorado State coincidiu com a mudança para Hidden Valley Road. Nenhum dos seus medos internos era visível, não para sua família. Ele lhes disse que queria ser médico e percebeu quanto ficaram orgulhosos ao ouvirem isso. Sua tarefa, depois de sair de casa, era manter esse verniz. Em Hidden Valley Road, o vácuo de poder entre os irmãos foi ocupado por Jim.

Tendo há muito tempo parado de competir no campo de jogo do seu irmão mais velho, Jim se propôs a dominar as áreas em que Donald parecia mais fraco. Se Donald tinha vencido na infância o primeiro *round*, Jim venceria o *round* seguinte, a vida real. Jim tentou assumir o papel do irmão mais velho bacana – o irmão com jaqueta de motoqueiro, o irmão que guiava um Chevy 57 preto, o irmão com mais probabilidade de derramar um pouco de Bacardi na sua Coca. Os irmãos Galvin mais novos às vezes apreciavam isso, mas, na maior parte do tempo, tinham cautela, particularmente depois que Jim começou a dar em cima das garotas que traziam para casa. Jim gostava de ser conhecido como provocativo, e se parecesse ameaçador, melhor ainda. Ele tinha, pensava, certa confiança, ou atrevimento, que faltava aos outros irmãos. "Quando Jim estava com dezesseis anos, sabíamos que havia algo de errado com ele", disse Richard, que era sete anos mais novo, "mas simplesmente achávamos que tudo bem, em se tratando apenas de um rapaz – beber fora, farras, atividade delinquente, matar aula."

Sem precisar carregar o fardo de perfeccionismo das exigências da família Galvin, Jim bebia mais do que Donald, saía mais e se metia em mais encrencas – culminando numa façanha que o levou a ser expulso da Escola Secundária da Academia da Força Aérea no meio do seu último ano, no mesmo ano em que a família se mudou para Hidden Valley Road. Ele e um amigo estavam no centro de jatos da Academia fazendo palhaçadas em um dos aviões. Jim estava no *cockpit*, e seu amigo, do lado de fora do avião, quando Jim apertou um botão que fez o jato se mover de leve, mas o bastante para fazer o outro rapaz voar para trás, colidindo com a cauda do avião. Uma ou duas polegadas em outra direção e o rapaz poderia ter morrido. Jim foi obrigado a se transferir para a escola católica local, St. Mary. Isso teria sido um choque se tivesse acontecido com Donald. Não tanto com Jim. O consolo de ser um fiasco é o benefício de baixas expectativas. Jim não tinha mais para onde descer, só subir.

A expulsão não humilhou os Galvin, como teria sucedido com outra família orgulhosa e próspera. Mimi entendia como pegar a pior notícia possível e deixá-la de lado, seguindo adiante como se o fato, para começar, mal tivesse importância. Ela viu sua mãe fazer isso quando seu pai deixara a família no meio de um escândalo. Don também sabia como apagar os aspectos mais sombrios da sua vida, deixando diversos temas sem discussão: os horrores que vira em primeira mão durante a guerra, seu fracasso em progredir na Marinha, sua problemática hospitalização durante a sua missão da Força Aérea no Canadá. Agora que tinham acertado seu passo no Colorado, não estavam dispostos a deixar o ridículo erro do seu voluntarioso filho defini-los. Para Don e Mimi, foi bastante simples concluir que o problema de Jim, da forma como o viam, logo seria resolvido. Ele estava terminando o ensino médio e em breve criaria asas. Talvez ele cursasse um ano de faculdade comunitária para melhorar seu desempenho acadêmico para um programa real de quatro anos. Mas não importava o que houvesse, como Don sempre disse a Mimi; Jim teria que crescer cedo ou tarde. Todos os garotos teriam.

Para Mimi, mudar-se para a Hidden Valley Road significava um sinal do início de seu tão esperado estilo familiar idílico Von Trapp*. Com Donald não morando mais em casa, e Jim prestes a sair, ela sentia que agora todos tinham aquela vida perfeita quase ao alcance da mão. E se o que haviam precisado o tempo todo – Donald, Jim, todos eles – fosse de um pouco mais de espaço para abrir as asas? Ela queria uma casa cheia de música e recrutou os garotos para ajudá-la. Os meninos aprenderam piano num pequeno piano de cauda comprado por uma pechincha de 850 dólares que Don e Mimi encontraram numa loja no centro. John, Brian e Matt, e mais tarde o pequeno Peter, todos tocavam flauta. Nos fins de semana, Mimi colocava uma sinfonia no toca-discos e contava a história por trás dela, explicando a música em detalhes enciclopédicos. Quando os garotos ganharam um gravador de fita, gravavam para ela a transmissão de sábado de manhã da Metropolitan Opera, e Mimi a tocava a semana inteira, alternando-a com cantorias em coro de baladas e canções folclóricas de Burl Ives e John Jacob Niles. No bairro, as crianças Galvin brincavam de chutar lata, atacar bandeira, jogar bola e "o mestre mandou" com as crianças vizinhas – os Skarke, os Hollister, os Turley, os Warrington, os Wood, os Olson. Nos campos e florestas de Woodmen Valley, Mimi ensinou os garotos a identificarem animais selvagens, como o lince que vivia na pequena gruta escura nos penhascos brancos rua abaixo.

À medida que avançavam os anos 1960, os hábitos e as motivações da nova geração se tornaram mais misteriosos e assustadores para os pais dos amigos dos meninos Galvin. Para Don e Mimi, não. Os Galvin continuaram bons católicos da era "Nova Fronteira"** – liberais, socialmente permissivos, mas

---

* Família de meninos cantores do filme *A noviça rebelde*. (N. do T.)
** *New Frontier*: propostas de política interna sugeridas pelo presidente Kennedy. (N. do T.)

domesticamente disciplinados, tolerantes em seu íntimo, mas rigorosos em suas condutas. Rezavam pelo presidente que morrera apenas algumas semanas antes da mudança para Hidden Valley Road e rezavam pelo presidente que tomara o seu lugar; e à medida que escalava o conflito no Vietnã, Don, coronel da Força Aérea, segurava a língua sobre como se sentia. Só mais tarde diria aos seus filhos que os desafortunados que haviam sido mandados para combater no Sudeste Asiático nada mais eram do que, em suas palavras, "assassinos de farda". A maioria de seus filhos ia a festas, tocava *rock and roll* e ia dormir tarde. Enquanto fossem à missa aos domingos, vestidos apropriadamente, tudo era como tinha de ser.

os galvin tinham feito todas as coisas certas de todos os jeitos certos, e agora, como Don sempre confiara que aconteceria, as coisas boas pareciam vir ao seu encontro.

Pouco antes da mudança, Don, cujo vigésimo aniversário do seu serviço militar se aproximava, foi transferido para um novo posto no norad. Seu título era oficial de informação. Era outra tarefa de apresentar relatórios a generais, como aquela que tivera anos antes, só que desta vez a função tinha um elemento de relações públicas, enviando-o para dar palestras em clubes e organizações por todo o país, explicando o centro internacional de controle de defesa que coordenava o primeiro sistema de alerta imediato contra mísseis balísticos e o deslocamento, se e quando chegasse a hora, de armas nucleares localizadas em oitocentas instalações militares separadas nos Estados Unidos e no Canadá. Quando ele voltava para casa, os garotos Galvin, que com seus colegas de escola eram a primeira geração a crescer com a perspectiva de uma possível aniquilação nuclear, empolgavam-se ao escutar indevidamente o pai, depois do jantar, atualizando os generais com os relatórios do fim do dia pelo telefone. De volta ao quartel-general, Don dava *tours* para repórteres e funcionários públicos, frequentemente inserindo menções à sua penca de filhos e a seus amados falcões da Academia. O coronel Galvin "aparentemente era fanático por pássaros", escreveu um colunista do *Daily Star* de Hammond, Louisiana. "Ficava contando ao grupo como treina falcões (para caça) e foi fundamental em fazer com que o time de esportes da Academia se chamasse 'Falcons'."

A melhor de todas as coisas boas aconteceu em 1966, quando Don se aposentou da Força Aérea e começou uma nova carreira encarregado de subvenções, supervisionando programas financiados pelo governo federal para benefício dos estados – primeiro como vice-presidente do Conselho Estadual do Colorado para Artes e Humanidades, e então como primeiro diretor-executivo em tempo integral da Federação dos Estados das Montanhas Rochosas. Esta nova organização contava com sete estados no Oeste americano como membros, de Montana até o Novo México. Em breve, o Arizona seria o oitavo. A Federação era um grupo quase governamental, formado para auxiliar a região a atrair indústria, investimentos bancários, artes e importantes projetos de transportes. Os governadores de cada um dos estados-membros se revezavam na chefia do grupo. Mas o verdadeiro homem no comando, no dia a dia, era Don Galvin. Ele estava colocando em ação simultaneamente seu diploma em ciência política e sua experiência militar como uma espécie de diplomata doméstico – uma ligação entre o governo, o setor privado e estruturas sem fins lucrativos. Os filhos mais velhos que ainda estavam em casa o reverenciavam. "Ele dizia aos governadores o que fazer", disse Richard, o sexto filho, que tinha doze anos quando Don começou esse trabalho. "A gente sabia que ele tinha presença, mas, cara, quando se ouvia sua voz, ela ressoava."

Com a nova carreira, os horizontes de Don – e, por extensão, de Mimi – se alargavam. O que um dia fora uma vida tranquila no Colorado entre os falcões agora parecia um degrau para subir ao palco do mundo. Em Washington, Don fez *lobby* por uma nova estrada de ferro de Albuquerque, no Novo México, para Cheyenne, no Wyoming; por um aqueduto para trazer água para o sul do Canadá ou o Alasca; e pela primeira emissora pública de televisão do oeste dos Estados Unidos. A Federação reunia capital de risco para projetos industriais experimentais, trabalhava para encontrar novos recursos minerais e água, formou um conselho científico consultor para desenvolvimento tecnológico e promoveu o turismo com exposições de arte itinerantes e apoio para as sinfônicas de Denver, Phoenix e Utah, e do Balé Cívico de Utah, que Don rebatizou de Ballet West [Balé do Oeste]. O novo nome, na verdade, foi ideia de Mimi: "*Utah Civic* dá a sensação de mórmons por todo lado", ela disse revirando os olhos. Mas Howard Hughes tinha acabado de chamar sua nova empresa aérea de Air West; quem sabe, se seguissem sua indicação, sugeriu Mimi, algum dia Hughes faria doações?

Com dinheiro da Dotação Nacional para as Artes, Don começou a oferecer estágios para os mais prestigiosos e bem-sucedidos dançarinos, coreógrafos e maestros da Costa Leste. No fim da década de 1960, Don, Mimi e as crianças, que ainda eram pequenas para ficar em casa sozinhas, viajavam a Aspen e Santa Fé para concertos, eventos de arrecadação de fundos, conferências e bailes de gala. E foi assim, com a Federação, que os velhos sonhos de Mimi, de ter uma vida de arte e cultura, e do melhor de tudo, realmente estavam se realizando – primeiro a casa dos sonhos, depois a vida dos sonhos.

Em Santa Fé, os Galvin eram assíduos em festas cuja lista de convidados frequentemente incluía Georgia O'Keeffe – com o chapéu preto que era sua marca registrada, saia longa preta e o cabelo preso numa trança até o meio das costas – e Henriette Wyeth, irmã de Andrew, que exigiu pintar as filhinhas de Don e Mimi, Margaret e Mary, em seus vestidos de tule de organdi que as faziam parecer como se tivessem acabado de sair de um duplo retrato de Gainsborough. Para Mimi, muito pouco podia se comparar à emoção de visitar o rancho de Henriette Wyeth em Roswell, no Novo México, dentro do celeiro onde ela e seu marido, o artista Peter Hurd, pintavam, e ver Hurd levar suas duas menininhas para passear e olhar as laranjeiras e artemísias que faziam a pequena Margaret espirrar. Ou tomar café da manhã na companhia do lendário maestro Maurice Abravanel e a coreógrafa Agnes de Mille (que, como Georgia O'Keeffe, mostrou extraordinariamente pouco interesse nas pequenas Margaret e Mary). Ou observar Don enquanto ele tentava convencer David Rockfeller a financiar o novo projeto de televisão pública da Federação.

O casal também fez novos amigos, como o explorador de petróleo Samuel Gary, cuja prospecção em 1967 no Bell Creek Field em Montana resultou em estimados 240 milhões de barris de petróleo – o maior lençol petrolífero a oeste do Mississipi naquela época. Sam se apoiou em Don e na Federação para construir, a partir de Bell Creek, uma cidade capaz de sustentar centenas de novos operários do petróleo. Se o poço principal de Bell Creek necessitasse de um novo semáforo, bastava Don Galvin dar um telefonema. Durante os últimos anos da década de 1960, os Galvin, com Margaret e Mary a reboque, visitaram os Gary em sua casa no refinado bairro de Cherry Hills, em Denver. Sam e sua esposa, Nancy, tinham oito filhos, e algumas das meninas tinham idades próximas às de Margaret e Mary. As crianças brincavam juntas enquanto os adultos jogavam tênis ou conversavam sobre política. Os Gary adoravam assistir a Don com seus falcões; a fama de Don como falcoeiro da Academia da Força Aérea o precedia. Uma vez, em Colorado Springs, Don e Mimi recrutaram o jovem Donald para ensinar a Sam, Nancy e alguns de seus filhos como usar cordas para subir e descer do penhasco em Cathedral Rock. Outra vez, quando os Gary levaram Don e Mimi para Cedar Springs, no Idaho, para assistirem ao *Lago dos Cisnes*, em seu minúsculo avião particular despressurizado, Mimi ficou tonta durante o voo e desmaiou.

Em casa, Mimi e Don se tornaram convidados regulares em jantares e festas, nos quais Don se exibia com autoridade sobre política, indústria e artes. Todos os olhos se fixavam em seu bem-sucedido marido. Naquelas noites, Mimi sentia ter tudo. Don era bonitão, simpático, inteligente e gostava de flertar um pouco. Suas amigas o chamavam de Romeu.

NADA É DE graça, e não demorou muito para Mimi perceber o preço. Mais do que Don, ela começou a se sentir pressionada pelo mundo. Não tinha educação superior, e nem ela nem Don tinham qualquer riqueza. Na sua linhagem, o avô Kenyon e seus diques pouca importância tinham entre os milionários do novo Oeste. Na melhor das hipóteses, eram a ajuda. Mesmo com toda sua benevolência, Sam e Nancy Gary, seus novos amigos multimilionários, eram lembretes vivos de que o mundo em que Mimi e Don estavam viajando – o mundo da Federação, dos governadores, dos exploradores de petróleo, dos artistas e das dançarinas de renome mundial e dos maestros que eram celebridades – não era absolutamente o seu mundo.

E, é claro, seu mundo não era tão perfeito quanto Mimi tinha desejado. Ela não teria admitido isso para si mesma na época, muito menos comentado com quem quer que fosse. Mas se precisasse de algum lembrete, bastava esperar a visita de seus dois filhos mais velhos. Donald e Jim continuavam a brigar, entre si e com os irmãos mais novos. Toda visita a Hidden Valley Road – Natal, Páscoa, Ação de Graças, outra vez no Natal – terminava em hematomas. Richard se lembrava de ter visto uma vez Donald correr rua abaixo atrás de Jim, alcançá-lo e deixá-lo nocauteado com um soco. Ele nunca tinha visto alguém acertar um soco em outra pessoa com tanta força.

Mimi ficara surpresa consigo mesma ao perceber quanto ficara aliviada que seus dois filhos mais velhos tivessem saído de casa, supostamente porque Donald e Jim já eram, em teoria, quase adultos e capazes de tomar as próprias decisões. Cada vez que vinham para casa, ficava demonstrada essa mentira. Mas ela também tinha consciência de que o mais leve reconhecimento de que nem tudo estava bem na sua família trazia o risco de manchar todo o resto da sua vida – as novas perspectivas profissionais de Don, a posição dos outros filhos, a reputação de todos eles.

E assim Mimi tendia a concordar, na maior parte do tempo, quando o marido dizia o que sempre dizia quando havia algo de errado com os filhos: que os garotos não deveriam ser mimados; que deveriam deixar o ninho, cometer os próprios erros e aprender com esses erros, assumir responsabilidade pelos seus atos, crescer.

E pensava quanto sua vida estava perfeita nos outros aspectos. E quão frágil a felicidade de seu marido sempre lhe parecera. E como às vezes parecia que o mais ligeiro movimento em qualquer direção poderia fazer com que tudo desabasse.

DON

MIMI

<u>DONALD</u>

JIM

JOHN

BRIAN

MICHAEL

RICHARD

JOE

MARK

MATT

PETER

MARGARET

MARY

<u>CAPÍTULO 7</u>

EM 11 DE setembro de 1964, Donald Galvin, iniciando seu segundo ano na Colorado State em Fort Collins, fez sua primeira visita ao ambulatório do *campus*. Ele deu entrada para tratar uma pequena ferida no polegar esquerdo, uma marca de mordida de gato. Não deu explicação nenhuma sobre o que acontecera – nenhum motivo para o gato ter se sentido tão provocado a ponto de morder e não apenas arranhar.

Na primavera seguinte, Donald voltou ao ambulatório. Desta vez, seu problema era mais pessoal e, no entanto, peculiar nos mínimos detalhes. Disse que ficara sabendo que seu colega de quarto pegara sífilis e que estava com medo de pegar a doença por acidente. Donald, que um dia expressara aos pais o desejo de estudar medicina, precisou ser demovido da noção de que poderia pegar a doença de alguma outra maneira que não por relação sexual.

Algumas semanas depois, em abril de 1965, Donald foi ao ambulatório pela terceira vez. Disse que estava em casa, a casa de sua família em Hidden Valley Road, quando um de seus irmãos, não disse qual deles, pulou em cima dele, atacando-o por trás. Com diagnóstico de distensão nas costas, passou a noite na enfermaria.

Aí veio o fogo.

Uma noite, no outono de 1965, Donald entrou cambaleando no ambulatório com queimaduras no corpo. Seu suéter tinha pegado fogo, disse ele, durante uma reunião de torcida. Depois de algum vaivém, ficou claro que Donald tinha pulado direto dentro de uma fogueira. Talvez o tivesse feito para chamar a atenção, ou para impressionar uma amiga, ou como grito de socorro. Ele não foi capaz de dizer.

O PESSOAL DO colégio tirou Donald de suas aulas e o mandou para uma avaliação psiquiátrica. O major Reed Larsen, um psicólogo clínico no Hospital da Academia da Força Aérea, atendeu Donald quatro vezes nos dois meses seguintes. Foi a primeira vez que um profissional de saúde mental examinou Donald, e a primeira vez que os pais de Donald foram forçados a encarar a possibilidade de que nem tudo estava bem com seu primogênito. Mas, quaisquer que fossem os temores que Don e Mimi tivessem em relação a Donald, desapareceram quando o major Larsen voltou com seu relatório: "Nossos achados não mostraram nenhuma evidência de desordem séria de pensamento nem de sintomas secundários a um processo psicótico", escreveu ele em 5 de janeiro de 1966.

Don e Mimi se tranquilizaram, mesmo que a garantia estivesse longe de ser plena. Para começar, o major anotou que uma das sessões de Donald teve lugar com assistência amobarbital, uma espécie de soro da verdade. Entrevistas com amobarbital em contextos psicoterapêuticos não eram inteiramente desconhecidas, mas costumavam ser reservadas para pacientes com dificuldade de comunicação – e, talvez, exibindo sinais da variedade catatônica de esquizofrenia. Ainda assim, o major recomendou a Donald que voltasse à escola, contanto que continuasse a receber ajuda psiquiátrica. "Descobrimos, sim, diversos conflitos emocionais que, eu sinto, são suficientemente perturbadores para o sr. Galvin para explicar seu comportamento errático na escola", escreveu. Esse tratamento poderia ser pago, disse ele, pelo novo programa militar Medicare para dependentes.

O que tanto estaria incomodando Donald a ponto de levá-lo a entrar em uma fogueira? Antes de alguém conseguir encontrar a resposta, ele se lançou de volta na vida do *campus* no começo de 1966, determinado a compensar o tempo perdido. Donald agora queria desesperadamente se conectar com pessoas, sobretudo com mulheres, mesmo que parecesse bastante ingênuo sobre como encontrar uma namorada. A distância que vinha sentindo em relação aos outros parecia ainda mais pronunciada. Mas era atlético e bonitão, e acreditava que ainda poderia se tornar o homem que seus pais achavam que ele podia ser.

Começou a sair com uma colega de classe chamada Marilee. Em poucos meses já falavam até mesmo em casamento. Parecia rápido demais – mas não se, como Donald, você estivesse ansioso para levar uma vida normal, ter sexo sem que fosse considerado pecado, ter uma família como a própria família, estar tudo bem. Mas a família nunca teve oportunidade de conhecer Marilee. Quando o casal rompeu, Donald ficou abalado e guardou a notícia para si enquanto lutava para consertar as coisas. Depois, chegou a gastar 150 dólares com interurbanos para Marilee. Não conseguiu pagar o aluguel, mas também não podia admitir isso aos pais. A solução de Donald foi procurar um lugar onde pudesse morar gratuitamente – um lugar para se esconder enquanto tentava descobrir o que fazer em seguida.

No outono de 1966, Donald achou um velho depósito de frutas, abandonado, perto do *campus* – um recinto com eletricidade e um aquecedor velho, mas sem água. Dormia ali sozinho num colchão, sem saber direito como faria para sair do buraco que cavara para si mesmo. Dias viraram semanas, depois meses – até que, em 17 de novembro, Donald retornou ao ambulatório, relatando, mais uma vez, ter sido mordido por um gato.

Quando os médicos souberam que essa era a segunda mordida de gato em dois anos, no mesmo dia o mandaram para uma avaliação completa com um psiquiatra. E foi ali, finalmente, que a extensão dos problemas de Donald ficou clara. Ele pareceu se abrir a esses médicos de uma forma que nunca se abrira antes, possivelmente para ninguém. As anotações da sua internação mencionam mais "coisas bizarras e autodestrutivas". Donald disse o que tinha feito: "Passado correndo pela fogueira, colocado uma corda no pescoço, ligado o gás, e até mesmo ido a uma funerária para perguntar preços de caixões – sem conseguir dar uma motivação adequada para nada disso".

Um nó de forca, gás, casa funerária. Donald estava fixado na morte, em dar fim a sua vida. A desconexão que sempre sentira não sumiria na faculdade – estava piorando, manifestando-se de formas novas e assustadoras.

Enquanto ficou em observação, a queda livre de Donald continuou. Disse a um médico que tinha a impressão de ter assassinado um professor. Dias depois, compartilhou outra fantasia – desta vez sobre matar outra pessoa num jogo de futebol. Também falou mais sobre seu passado, inclusive com uma nova confissão que os médicos acharam especialmente preocupante. As notas do hospital foram breves: *duas tentativas de suicídio aos doze anos*.

No que tinham consistido exatamente essas duas tentativas, ninguém soube explicar. Não sabiam dizer se Donald, alguma vez, contara a alguém sobre elas – ou, assumindo que houvessem ocorrido, que seus pais ficaram sabendo. Mas o médico que tratava de Donald já ouvira o bastante. Especialmente depois de saber o que de fato acontecera com o gato.

"Ele matou um gato, lenta e dolorosamente", o médico escreveu em suas anotações. "O gato estava vivendo com ele por dois dias e parece que trouxe outro gato (provavelmente macho) que deixou o lugar malcheiroso. O gato o arranhou. Não sabe por que matou o gato nem por que o torturou. Ficou emocionalmente perturbado ao discutir esse comportamento."

Donald ficou mais do que confuso ao fazer tal relato. Estava apavorado.

"Esse rapaz representa risco para si mesmo e possivelmente para outros", o médico escreveu. "Possível reação esquizofrênica."

NO CARRO, DONALD murmurou algo sobre Deus, Marilee e algumas pessoas da CIA que estavam à sua procura. Já em casa, na cozinha, Donald explodiu em pânico – gritando "Abaixem-se! Estão atirando em nós!". Todo mundo ao seu redor correu em volta para ver se o que ele dizia era verdade.

Era fim de 1966, e Don começara seu novo emprego com a Federação dos Estados das Montanhas Rochosas – a nova vida para todos eles, prestes a começar. O médico na Universidade Estadual do Colorado disse que seria impossível Donald continuar na faculdade até receber mais avaliação e tratamento. Don e Mimi foram imediatamente de carro a Fort Collins para verificar o que se passava com o filho. Quando o encontraram, Donald estava lavando o cabelo com cerveja. Resolveram levá-lo para casa. Mas agora que lá estava, não tinham a menor ideia do que fazer com ele.

Donald precisava de ajuda. Mas que espécie de ajuda haveria disponível para ele? Pressupondo que ele estivesse disposto a ir, uma instituição privada como Chestnut Lodge em Maryland ou a clínica Menninger em Topeka – ou, mais perto de casa em Colorado Springs, um hospital chamado Cedar Springs – eram opções caras demais para os Galvin. Os hospitais públicos, por sua vez, eram uma perspectiva aterradora, locais onde a paz era mantida usando drogas neurolépticas e restrições físicas – o tipo de coisa do torturante filme de Samuel Fuller *Paixões que alucinam*, que estreou em 1963. Em 1967, o estado de Massachusetts ganhou as manchetes com um litígio visando impedir a distribuição do documentário de Frederick Wiseman *Titicut Follies*, uma exposição das condições desumanas no hospital estadual Bridgewater, repleta de imagens de internos nus, alimentados à força e agredidos pelas pessoas que supostamente deveriam mantê-los a salvo. No Colorado, o enorme hospital psiquiátrico em Pueblo, a cerca de uma hora de carro de Hidden Valley Road, era mais conhecido por tratar a esquizofrenia com terapia de choque de insulina e uma potente droga chamada Thorazine [clorpromazina]. Don e Mimi teriam de esgotar todas as outras opções antes de concordar em mandar Donald para um lugar como aquele. Um hospital estadual como Pueblo era para casos irremediáveis, não para rapazes sadios como seu filho.

Havia uma alternativa para as brutais instituições públicas, mas que também não era atraente para Mimi. A abordagem psicanalítica advogada por Frieda Fromm-Reichmann e outros era ministrada no hospital psiquiátrico do Colorado em Denver, parte do sistema universitário. Esse hospital estava imerso no ensino da esquizofrenia como desordem psicossocial, focalizando as origens "psicodinâmicas" da doença mental – a mãe esquizofrenogênica.

Mimi e Don podem não ter se inteirado das particularidades dessa abordagem – como um psicanalista iria desejar saber exatamente como Donald foi criado, e se havia algo que poderiam ter feito de maneira diferente –, mas entenderam o limiar que estariam cruzando ao mandar o filho para um hospital psiquiátrico de qualquer espécie.

Mais uma vez, pensaram eles, teriam as coisas realmente chegado tão longe? Afinal, parecia claro que o diagnóstico de esquizofrenia era – e em muitos aspectos continua sendo – mais arte do que ciência. Nenhum dos sintomas, tomados de forma isolada, era especificamente característico da doença, e então os médicos só podiam diagnosticá-la excluindo outras possibilidades. A Associação Psiquiátrica Americana publicara a primeira edição do *Diagnostic and Statistical Manual of Mental Disorders* [Manual diagnóstico e estatístico de transtornos mentais], ou DSM, catorze anos antes. A definição de esquizofrenia ocupava cerca de três páginas e incluía os subtipos originalmente propostos por Eugen Bleuler – hebefrênica, catatônica, paranoide e esquizofrenia simples –, e acrescentava mais cinco: esquizoafetiva, de infância, residual, indiferenciada crônica e indiferenciada aguda. A definição era amplamente criticada: em 1956, um proeminente psiquiatra, Ivan Bennett, chamou a definição de esquizofrenia do DSM de "classificação diagnóstica para a lata de lixo"[1], preferindo, em vez disso, focar em quais drogas poderiam ser úteis no tratamento dos sintomas. Desde então, o DSM mudou sua descrição de esquizofrenia a cada edição subsequente, muitas vezes adaptando-a ao estilo de tratamento predominante. A segunda edição, publicada em 1968[2], adicionava "esquizofrenia aguda", caracterizada por alucinações e delírios, e nada mais. Mas continuaria a não haver consenso sobre o que a esquizofrenia realmente era. Uma doença só ou uma síndrome? Herdada ou adquirida por meio de traumas? Don e Mimi entenderam que, para pessoas na pele de seu filho, ter ou não esquizofrenia muitas vezes dependia das prioridades da instituição onde ele estivesse sendo examinado.

Não se falava em prevenção. Havia pouca discussão de cura. Mas uma coisa parecia verdade: se Donald fosse internado em qualquer lugar que se assemelhasse a um hospital psiquiátrico, as únicas certezas eram vergonha e desgraça, e o fim da educação universitária de Donald, e a carreira de Don maculada, e uma mancha na posição da família na comunidade, e, finalmente, o fim da chance de que seus outros onze filhos tivessem vidas normais, respeitáveis.

E foi por causa disso que, para Mimi e Don, a decisão mais sensata – ou pelo menos a mais realista – era ter esperança de que, de alguma forma, as coisas melhorassem sozinhas. Quanto mais pensavam no assunto, mais decidiam se manter otimistas. Por que *ele não podia* deixar Marilee para trás, reencontrar seu equilíbrio, sair daquele depósito de frutas, voltar aos alojamentos estudantis e melhorar? Eles tinham de acreditar que Donald podia. E então procuraram alguém conhecido em quem confiassem para tratar Donald – que pudesse ajudá-lo a atravessar essa crise, fazer com que voltasse aos estudos, pô-lo de volta nos trilhos.

Sua primeira parada óbvia, pensaram, era voltar ao hospital na Academia da Força Aérea, onde a família Galvin era bem conhecida e onde esperavam ser capazes de ajudar a conduzir o processo a um bom termo. Desta vez, Donald foi examinado pelo major Lawrence Smith, um médico que conhecia bem os Galvin. Estava na Academia desde 1960, coincidindo com Don por três anos, e seguira a carreira de futebol do jovem Donald.

Em 8 de dezembro, o major Smith escreveu uma carta à Universidade Estadual do Colorado em nome de Donald, culpando o que chamou de "agudo desajuste situacional" do rapaz a uma caprichosa confluência de rupturas ruins: sua situação doméstica abaixo do padrão, seu rompimento com a namorada e a tensão dos exames finais. O tom da carta do major era generoso e tranquilizador, cheio de boa vontade. "Concordo que sua reação em dezembro ao ser atendido por vocês foi bastante bizarra", escreveu ele. "Mas sinto que ele se recuperou do incidente, tem percepção da sua situação e, pelo meu melhor conhecimento, provavelmente não voltará a se comportar assim."

Pela segunda vez no espaço de um ano, Don e Mimi garantiram um retorno do filho à faculdade sem escândalo. O major não mencionou o assassinato do gato nem suas fantasias homicidas. Havia uma boa razão para isso: ninguém dissera nada sobre o assunto ao major Smith. Ele nunca conversou com ninguém que tivesse examinado Donald na universidade. Nunca teve a chance de ficar sabendo.

E Donald, é claro, não contou espontaneamente.

DONALD VOLTOU PARA Colorado State logo depois das férias de Natal. O depósito de frutas era coisa do passado. Ele tinha saído do isolamento e estava de volta ao mundo dos seus colegas de classe. Continuou a ser atendido por terapeutas no centro de saúde, apresentando-se para ocasionais avaliações psiquiátricas. Após uma delas, seu avaliador escreveu: "Este aluno não é psicótico."

Mais uma vez, ele parecia ter pressa em ficar bem, ser o filho que seus pais desejavam. Estava até namorando. Naquela primavera, anunciou que havia conhecido uma pessoa, a sucessora de sua antiga namorada, Marilee. Seu nome era

Jean, era alta e tinha ombros largos – uma molecona*, como certa vez Donald a descreveu. Fisicamente, Jean era páreo para Donald, que ainda tinha a constituição de um jogador de futebol americano. Como Donald, era ambiciosa. Queria obter um doutorado, e Donald ainda tinha esperança de se tornar médico.

Ficaram juntos alguns meses antes de Donald contar a seus pais, mais uma vez, que estava noivo. Mimi e Don ficaram divididos. De algum modo, tomaram a notícia como um sinal positivo de que Donald queria dar um novo início ao restante de sua vida. Até mesmo deram a Donald certo grau de crédito por ter suficiente antevisão de planejar um casamento sem uma gravidez forçando isso. Sabiam também, com base na experiência pessoal, que numa situação como essa, quando se é jovem e determinado, objeções da família não significam nada. E Mimi também estava, pelo menos em um aspecto, um pouco aliviada. Ela e Don vinham mantendo os colapsos de Donald em segredo para o mundo, na esperança de que talvez pudessem ser esquecidos. Ela não queria mais nada a não ser que Donald se acertasse na vida. Como poderia se opor à ideia – à esperança – de que Donald pudesse se assentar, encontrar um rumo na vida, tornar-se previsível, estruturado, bem-sucedido, até mesmo feliz? Não era assim que a história devia ser? Rapazes e moças se conheciam, apaixonavam-se e se casavam.

Mas é claro que sabiam que casamento era uma ideia terrível. Todo mundo sabia. Mesmo além de seus problemas pessoais, o casal em si parecia desarticulado pelo menos por uma razão importante. Aqueles que os conheciam avisaram Donald que Jean era muito clara em relação a não querer filhos. Ela planejava seguir no seu trabalho de pós-graduação e ajudar a curar doenças. Filhos simplesmente não estavam em seus planos.

Donald não escutava. A ideia de não ter uma família própria o entristecia tanto que não podia acreditar que aquilo que Jean dizia era verdade.

ALGUNS MESES ANTES do matrimônio, em maio de 1967, Donald estava no meio de uma de suas rotineiras visitas ao psiquiatra do *campus*, falando sobre falcões. Observando um desenho abstrato num cartão, disse que via um penhasco com um buraco. Através desse buraco, havia um ninho – um lugar onde podia encontrar pássaros recém-nascidos para levar para casa e se apossar deles.

---

* *Tomboy*, em inglês, uma menina masculinizada, machona, que se comporta e gosta de coisas masculinas. Achamos que Donald deva ter usado algum termo mais suave para descrevê-la – moleca, molecona. (N. do T.)

Uma passagem misteriosa, obscura, como um canal feito por pássaros, através do qual Donald podia achar uma nova família: o teste de Rorschach mal tinha começado e Donald já estava dando ao psiquiatra material em profusão com que trabalhar.

Donald observou a segunda imagem e pensou em tentação. Viu uma mulher pronta para ter sexo com um homem, e este, segundo as anotações da sessão feitas pelo médico, "sofria de angústia mental sobre ter sexo ou não". O homem finalmente decidiu "manter os próprios valores elevados" e não ter sexo.

A terceira figura fez Donald se lembrar de um amigo, um *beatnik*. "Ele está drogado, eu acho – está inconsciente."

As duas figuras seguintes o fizeram pensar em um pai e um filho. Viu um filho na cama e o pai chegando para lhe dar boa-noite. O pai, disse ele, estava prestes a sair pela porta. Então Donald viu um filho chorando no ombro do pai, pedindo-lhe ajuda. O filho fizera algo errado, disse Donald, e o pai ia dar ao filho alguma orientação.

Quando viu a sexta figura, subitamente se desenrolou um violento drama em sua mente – um homem contemplando vingança e uma mulher tentando demovê-lo. "Ele meio que está escutando, meio que não", disse Donald.

A sétima, para ele, foi outra cena de vingança. Desta vez, um filho estava vingando a morte do pai. O filho, Donald disse, "sente estar certo no que fez, porque a outra pessoa cometeu injustiça com ele e sua família".

Na última figura, Donald viu a si mesmo.

"Estou subindo um penhasco", disse. "Estou no alto, e há falcões mergulhando na minha direção."

DON

MIMI

DONALD

<u>JIM</u>

JOHN

BRIAN

MICHAEL

RICHARD

JOE

MARK

MATT

PETER

MARGARET

MARY

<u>CAPÍTULO 8</u>

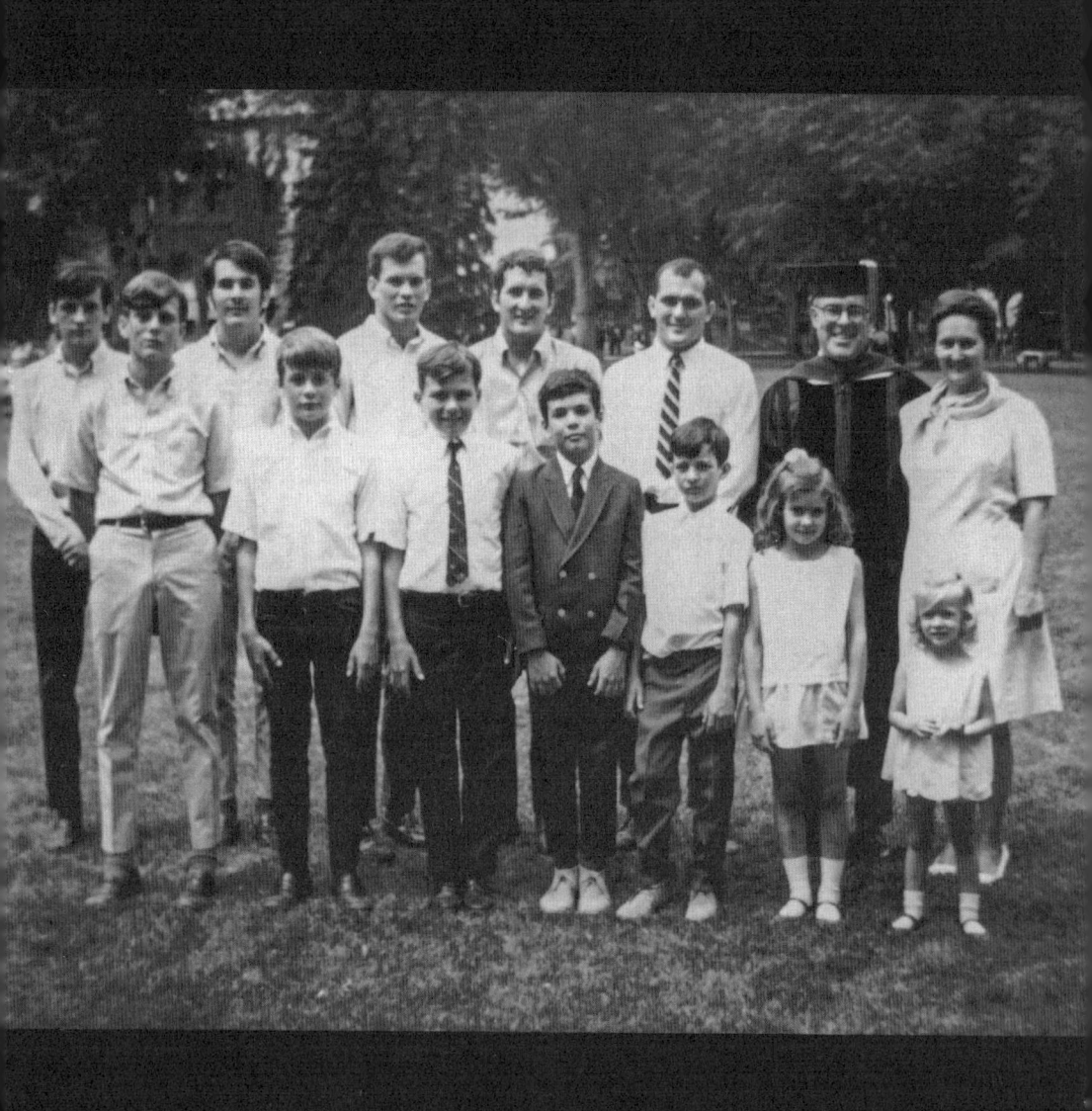

Todos os doze filhos e Mimi com Don, recebendo seu PhD em 1969.

ENQUANTO DONALD SE debatia em Colorado State, Jim, o rebelde segundo filho, passou um ano depois de terminar o ensino médio assistindo a aulas numa faculdade júnior*, reconstruindo seu registro acadêmico. Para surpresa de todos, saiu-se suficientemente bem para, no ano seguinte, 1965, pedir transferência para a Universidade do Colorado, em Boulder. Ninguém deixou de perceber, muito menos Jim, que sua nova escola era melhor que a de Donald. Quando se tratava dele e de Donald, Jim nunca deixava de manter o escore.

Jim estava havia cerca de dois anos em Boulder – uma presença constante em diversos bares da cidade – quando conheceu Kathy. Ele tinha vinte anos, e ela, dezenove. Ele a viu num restaurante dançante chamado Giuseppe's. Estava com um velho amigo de colégio, e Jim pediu para se juntar a eles. Então ligou para ela na casa dos pais, onde ela morava, e começaram a namorar. De imediato, Kathy captou o desprezo que Jim sentia pelos pais. "Eles continuavam tendo filhos e não lidavam com os mais novos", ele disse uma vez. E reclamava sobre quanto detestava seu irmão mais velho – como Donald havia sido o grande herói no ensino médio, e Jim nunca estivera à sua altura. Agora tudo parecia ter ficado para trás, pensou ela, ou pelo menos deveria ter ficado.

Quando Kathy engravidou, Jim não pensou duas vezes em pedi-la em casamento. Para Don e Mimi, esse resultado pode não ter sido o ideal – mesmo que, na verdade, ambos tivessem feito mais ou menos a mesma coisa quando tinham a idade de Jim. Não havia sentido, porém, dizer alguma coisa. Esse era Jim – ele faria o que bem entendesse. E tendo acabado de abençoar a união de Donald e Jean, não tinham em que se apoiar.

A cerimônia ocorreu um ano depois da de Donald e Jean, em agosto de 1968. Eles se mudaram para um pequeno chalé de tijolos no centro e, às vezes, convidavam os irmãos mais novos de Jim para uma visita – mas não Donald, nunca Donald. Enquanto Kathy se dava bem com os outros rapazes Galvin, as coisas eram tensas com a mãe de Jim, cujas visitas pareciam mais inspeções.

---

* Faculdades com apenas os dois primeiros anos do currículo geral universitário. (N. do T.)

"Você não tirou o pó", dizia Mimi, e Kathy retrucava: "Não tenho tempo. Aqui está o meu espanador, se você quiser." Jim adorava isso.

Kathy deu à luz um menino, Jimmy, que era apenas alguns anos mais novo que a caçula de Mimi, Mary. Jim largou a faculdade e começou a atender num bar, muito longe da sua meta de se tornar professor como o pai. Mas isso parecia não ter a menor importância. Agora era um homem de família, superior a Donald, acreditava ele, em todo aspecto concebível. Quando conseguiu uma posição regular atendendo no bar do Broadmoor Hotel, um dos lugares mais chiques da cidade, isso pareceu lhe dar prestígio suficiente para ter a sensação de que tinha vencido.

JIM SE DELEITAVA em ser marido e pai, mesmo que aproveitasse qualquer oportunidade para quebrar os votos maritais. Mulherengo antes do casamento, não tinha interesse em mudar agora.

Uma noite, Kathy notou sua motocicleta na frente de um bar e entrou, foi até a mesa à qual ele e sua paquera estavam acomodados, derramou uma caneca de cerveja nos dois e saiu. Ela queria que Jim ficasse atento – que ele soubesse que ela tinha seu orgulho.

Jim revidou mais tarde, quando estavam sozinhos. Quando Kathy decidiu largar o seu emprego diurno e voltar para a escola para graduar-se como professora, ele arrancou os fios da ignição do carro para impedi-la de ir à aula. "Arranje um emprego", disse ele. Quando Kathy conseguiu uma carona com sua mãe, Jim estava à sua espera quando ela voltou. E bateu na cara dela.

À medida que a violência aumentava, ela percebeu que a pior coisa que podia fazer era ameaçar deixá-lo. Uma vez, quando Kathy tentou fazer isso, ele bateu na sua cara com tanta força que ela precisou de pontos. E nunca conseguiu determinação suficiente para dar continuidade a essa ameaça. Toda vez que estava prestes a ir embora, pensava que talvez as coisas melhorassem, ou que o filho precisava de um pai. Nas poucas ocasiões em que conseguiu coragem suficiente para sair de casa apenas por uma ou duas noites, Jimmy dizia: "Quero papai em casa."

Havia outra razão para Kathy não o deixar. Ela começara a notar que Jim parecia atormentado com algo que não tinha nada a ver com ela – algo que a levava quase a sentir pena dele. Ele ouvia vozes. "Estão falando comigo de novo", dizia Jim. Como a voz ficava tensa de emoção, Jim as descrevia – pessoas a espiá-lo, pessoas a segui-lo, pessoas no trabalho conspirando contra ele.

Jim deixou de dormir. Passava as noites em pé junto ao fogão, acendendo uma boca e a apagando, e depois a acendendo de novo. Nesse estado, agia de forma impulsiva e violenta, não em relação a Kathy ou ao filho, mas em relação a si mesmo.

Uma vez, caminhando pelo centro de Colorado Springs, Jim enfiou a cabeça num muro de tijolos.

Em outra vez, mergulhou num lago, de roupa e tudo.

A primeira estada de Jim num hospital por causa de um episódio psicótico foi na noite de Halloween de 1969, quando o pequeno Jimmy ainda era bebê. Ele foi internado no hospital St. Francis, mas saiu no dia seguinte. Kathy estava apavorada de medo por si mesma e pelo filho. Mas também estava aterrorizada por Jim. Ele ainda era marido dela e pai de seu filho, e deixá-lo agora parecia impossível.

Kathy nunca gostou dos pais de Jim – o próprio Jim parecia preferir desse jeito –, mas sentiu que Don e Mimi deveriam saber o que se passava. Ela mal pôde acreditar na reação deles. Tinha esperado por lágrimas, talvez uma demonstração de compaixão, ou pelo menos de empatia. Em vez disso, Kathy viu duas pessoas tentando intensamente fingir que a conversa não estava ocorrendo – e, quando pressionadas, questionando a premissa da conversa. Tudo realmente acontecia do jeito que Kathy contou? Os pais de Jim nunca chegaram perto de aceitar que seu filho estivesse inteiramente mal, ou mesmo em perigo. Em vez disso, enquadraram o que vinha ocorrendo como um problema conjugal de um casal jovem – algo que Jim e Kathy deviam tentar resolver sozinhos.

A coisa mais notável, pelo menos em retrospecto, poderia ter sido o que Don e Mimi não disseram: que o irmão de Jim, Donald, também vinha exibindo comportamento estranho. Não tinham contado para ninguém acerca de Donald e não iriam começar por ela.

Depois de conversar com eles, Kathy levou Jim para visitar um padre – uma coisa que Don e Mimi tinham recomendado –, mas daí não saiu nada. Uma noite, quando Jim parecia totalmente impotente, Kathy, por fim, levou-o ao hospital da Universidade do Colorado, em Denver. Ele permaneceu ali por dois meses, depois voltou para casa. Jim concordou em ter aconselhamento como paciente externo no Centro de Saúde Mental de Pikes Peak, em Colorado Springs. Um médico lhe prescreveu medicação, e ele estabilizou por tempo suficiente para haver alguma esperança.

Só de vez em quando ele perdia a calma e voltava a bater em Kathy. Uma vez, apareceu um policial, e Kathy se recusou a prestar queixa. Outra vez, um dos vizinhos chamou a polícia, e o policial escoltou Jim para fora da casa. Mas ele acabou voltando. Para melhor ou pior, ele sempre voltava. E nos anos seguintes, Don e Mimi nunca intervieram. "Exceto nas vezes que Jim ia embora e voltava para casa e morava com eles", recordava Kathy, "o que era bom para mim. E aí ele aparecia de novo na minha porta."

NUM DIA DA primavera de 1969, todos os doze filhos Galvin se reuniram em relativa paz e harmonia para homenagear o pai numa cerimônia de formatura na Universidade do Colorado. Aos 44 anos, Don finalmente tinha seu merecido PhD. A foto documentando o dia é uma das únicas na coleção da família Galvin na qual todos os doze filhos e ambos os pais estão retratados. Don está de beca e capelo, o cabelo já ficando grisalho. Mimi está a seu lado num vestido primaveril de cor creme, com uma echarpe amarelo-clara, o cabelo para trás. As meninas, Margaret e Mary, estão na frente dos pais em vestidos brancos combinando. E os dez rapazes estão todos juntos à direita do pai, alinhados em duas fileiras, aprumados como pinos de boliche.

Jim está na fila de trás, o quarto a partir da esquerda, seu cabelo escuro desgrenhado, rosto pálido e suado. Nos anos seguintes, Mimi apontava para o retrato e dizia que esse momento, um dos últimos dias felizes descomplicados da família, foi exatamente aquele em que ela absorveu pela primeira vez a ideia de que Jim estava com profundos problemas – não só um rebelde, como sempre havia sido, mas perdendo a sanidade. Como Donald.

CAPÍTULO 9

<u>1964</u> Instituto Nacional de Saúde Mental, Washington, D.C.

NUM DIA DE primavera durante a Grande Depressão, numa agitada cidade em algum lugar dos Estados Unidos, um casal infeliz, que vivia brigando, trouxe para o mundo quatro meninas idênticas – quadrigêmeas[1]. A imprensa correu para cobrir a história dos nascimentos, e os pais, cujos recursos eram seriamente limitados, permitiram a um dos jornais locais organizar um concurso para dar nome às quatro irmãs. E também aceitaram ofertas de patrocínios de empresas locais de laticínios para usar as meninas para vender leite, e cobravam ingresso de visitantes com esperança de dar uma olhada nos bebês em casa.

Dinheiro não resolveu os problemas da família. Uma das filhas teve um surto psicótico aos 22 anos. As outras vieram em seguida, uma depois da outra. Na época em que tinham 23 anos, todas as quatro irmãs foram diagnosticadas com esquizofrenia. E nas primeiras semanas de 1955, essas quatro mulheres – irmãs quadrigêmeas, de 25 anos com DNA idêntico – foram encaminhadas para o NIMH (National Institute of Mental Health – Instituto Nacional de Saúde Mental) em Washington, D.C.

Os psiquiatras no NIMH compreenderam a rara oportunidade que essas irmãs representavam. Pelos seus cálculos, quadrigêmeos com esquizofrenia tinham a probabilidade de ocorrer apenas uma vez em cada 1,5 bilhão de nascimentos. As mulheres ficaram sob os cuidados de David Rosenthal, um psicólogo e pesquisador no NIMH que, graças em parte às quadrigêmeas, viria a se tornar um dos mais proeminentes pesquisadores em esquizofrenia com foco na genética da doença.

As irmãs permaneceram no NIMH por três anos, e Rosenthal e sua equipe de duas dúzias de pesquisadores as estudaram por mais cinco, protegendo sua privacidade com pseudônimos. Deram-lhes o sobrenome Genain, da expressão grega significando *nascimento terrível*, e primeiros nomes começando com as letras da sigla NIMH: Nora, Iris, Myra e Hester. A cidade onde viviam nunca foi revelada, e seus pais ficaram conhecidos como Henry e Gertrude. E em 1964, o ano em que os Galvin estavam se estabelecendo na sua nova casa em

Hidden Valley Road, Rosenthal publicou *The Genain Quadruplets* [As quadrigêmeas Genain], um estudo de seiscentas páginas de esquizofrenia familiar que se transformaria num clássico do gênero – um estudo de caso que, com sua abordagem escrupulosamente matizada da questão natureza-criação (*nature-nurture*), tornou-se tão referencial para o estudo da esquizofrenia, dizia-se na época, quanto o caso de Daniel Paul Schreber[2].

NA ÉPOCA EM que as irmãs Genain foram para o NIMH, a busca por um marcador físico ou genético para a esquizofrenia tinha saído de moda em círculos psicanalíticos – tornada obsoleta, ao que parecia, por uma nova geração de terapeutas, entre eles Frieda Fromm-Reichmann. Mas, num reduto separado – laboratórios e hospitais universitários, longe do alcance dos psicoterapeutas –, neurologistas e geneticistas passaram as décadas de 1950 e 1960 continuando a pesquisa em busca de um marcador biológico para a esquizofrenia. O padrão-ouro em tal trabalho era o estudo de gêmeos. Não poderia haver maneira melhor, ao que parecia, para testar a força hereditária de qualquer condição do que verificar quantos gêmeos idênticos compartilham da doença, e então comparar os resultados com os índices da enfermidade em gêmeos fraternos. Pesquisadores na Europa e na América conduziram e publicaram muitos estudos importantes sobre gêmeos[3], começando por Emil Kraepelin em 1918 e depois por outros em 1928[4], 1946[5] e 1953[6]. Cada um desses estudos fornecia dados mostrando a existência de um elemento hereditário, ainda que os números não fossem avassaladores. E toda vez, a resposta dos psicanalistas era mais ou menos a mesma: como você pode saber se a doença não foi passada através das famílias porque o ambiente familiar foi o responsável pela doença? Como você sabe que não foram as mães?

No NIMH, David Rosenthal acreditou imediatamente que a mera existência de quadrigêmeas com uma doença mental compartilhada poderia resolver a questão de uma vez por todas. "Quando se fica sabendo que os quadrigêmeos são ao mesmo tempo monozigóticos e esquizofrênicos"[7], escreveu Rosenthal, "mal se pode deixar de se perguntar que prova adicional [...] alguém desejaria ter." Mas ele também sabia que não era tão simples. Em seus escritos sobre o caso, observou que muitos psicoterapeutas, inclusive alguns de seus colegas no NIMH, não foram persuadidos. Os pais das irmãs Genain presumivelmente trataram cada filha de forma muito semelhante: vestiam-nas com a mesma roupa, mandavam-nas para as mesmas escolas, arranjavam-lhes os mesmos amigos. Em cada detalhe haveria a mesma probabilidade, argumentavam eles, de as meninas todas terem esquizofrenia porque os pais as criaram todas da mesma maneira.

Rosenthal e seus colegas trabalharam coletando um histórico da família Genain e descobriram pelo menos um caso de doença mental. A avó paterna das irmãs aparentemente tivera um colapso nervoso quando adolescente, experimentando sintomas que um dos pesquisadores no NIMH acreditava soarem como esquizofrenia paranoide. Mas a genética só conta parte da história de gêmeos idênticos, e as irmãs Genain eram de fato, em certos aspectos, diferentes umas das outras. Nora era a primogênita[8] e uma espécie de porta-voz do grupo, a que melhor tocava piano e tinha o QI mais alto, embora fosse dada a ataques de raiva. Iris, por sua vez[9], era descrita como "vazia", mas ajudava na casa e era uma talentosa esteticista, enquanto Hester era quieta[10], sóbria e recolhida, "descuidada", conforme a descrição de Rosenthal, "num papel de gata borralheira". Myra tinha uma personalidade mais "efervescente"[11], mas, em contraste, algo em seu afeto parecia achatado, como se ela estivesse representando o papel de uma pessoa e não soubesse exatamente como fazê-lo. Desde tenra idade, a mãe das meninas tentara separar Nora e Myra de Iris e Hester[12] porque achava que Nora e Myra eram mais inteligentes do que as outras duas, que ela chamava de "mais bobas".

Aí vinha a pergunta da vida doméstica delas. Quanto mais os pesquisadores descobriam, mais estranha ela parecia – primeiro peculiar, depois apavorante. Tanto o pai quanto a mãe eram abusivos. O pai bebia, tinha casos e diziam que havia molestado duas das filhas. Quando a mãe, por sua vez, descobriu duas das meninas envolvidas em masturbação mútua, separou-as restritamente à noite, deu-lhes sedativos e acabou por forçar ambas a passarem por circuncisão feminina. Na opinião dos pesquisadores do NIMH, Gertrude era o mesmo tipo de mãe que Frieda Fromm-Reichmann e Gregory Bateson haviam descrito – tão controladora e ansiosa que suas filhas devem ter ficado traumatizadas por ela de alguma maneira. "É fácil ver[13] que quanto mais tempo a família permanecia doentia e indisposta, mais prolongadas eram suas gratificações", escreveu Rosenthal. "Sua casa era seu hospital."

No fim, nada na infância das Genain havia passado perto da normalidade – nem sua escolaridade, nem, com certeza, seu desenvolvimento sexual. Até mesmo Rosenthal comparou as experiências dessas meninas com o conceito de "situação extrema"[14] desenvolvido pelo sobrevivente do Holocausto e teórico do trauma Bruno Bettelheim, no qual alguém se encontra subjugado por uma situação inescapável, desprotegido, sempre sob constante risco. "Quase desde o momento em que as quadrigêmeas foram trazidas do hospital para casa, uma atmosfera de medo, desconfiança e suspeita[15] em relação ao mundo externo permeou a casa", escreveu Rosenthal. "As venezianas foram fechadas, uma cerca foi erigida, e as armas mantidas em prontidão, com o sr. Genain patrulhando... O temor de um sequestro estava constantemente com eles... Havia ameaça por toda parte."

A natureza da infância das meninas parecia corromper o experimento. Com certeza os pesquisadores no NIMH teriam tido um experimento mais convincente de natureza-criação se as Genain fossem um pouco mais, digamos, como os Galvin – uma família de classe média, de comportamento mais convencional.

Mesmo assim, Rosenthal se sentiu à vontade, creditando o que aconteceu às Genain a uma mistura de fatores genéticos e ambientais. Ele rejeitou o argumento de que um único gene devia ter causado a doença, mas rejeitou também a crença de que apenas o ambiente devia levar a culpa. Em *The Genain Quadruplets*, Rosenthal se tornou um dos primeiros pesquisadores a sugerir que a genética e o ambiente poderiam interagir entre si para produzir os sintomas da esquizofrenia. E começou a delinear o que o trabalho futuro nesse assunto poderia fazer para quebrar o impasse e mediar um compromisso.

"Devemos ser mais circunspectos[16] e ainda mais precisos na construção da nossa teoria", escreveu Rosenthal. "Aqueles que enfatizam a contribuição genética raramente consideram com seriedade o papel que o ambiente poderia desempenhar, e os ambientalistas tendem a considerar a ideia de que fatores hereditários talvez possam também ser levados em conta." A pesquisa futura, declarou ele, precisava construir uma ponte entre as duas ideias. "Tanto hereditariedade quanto ambiente", escreveu, "são, é claro, assunto de todos."

As conclusões de Rosenthal não satisfaziam nenhum dos lados. No entanto, ele se ateve a essa ideia de natureza e criação se compondo em conjunto. Ele não tinha como saber quanto tempo levaria para que a ideia pegasse. Mas saiu do tempo passado com as Genain determinado a provar que a fonte da loucura poderia não ser a natureza nem a criação, e sim uma combinação fatal das duas.

DON

MIMI

<u>DONALD</u>

JIM

JOHN

BRIAN

MICHAEL

RICHARD

JOE

MARK

MATT

PETER

MARGARET

MARY

<u>CAPÍTULO 10</u>

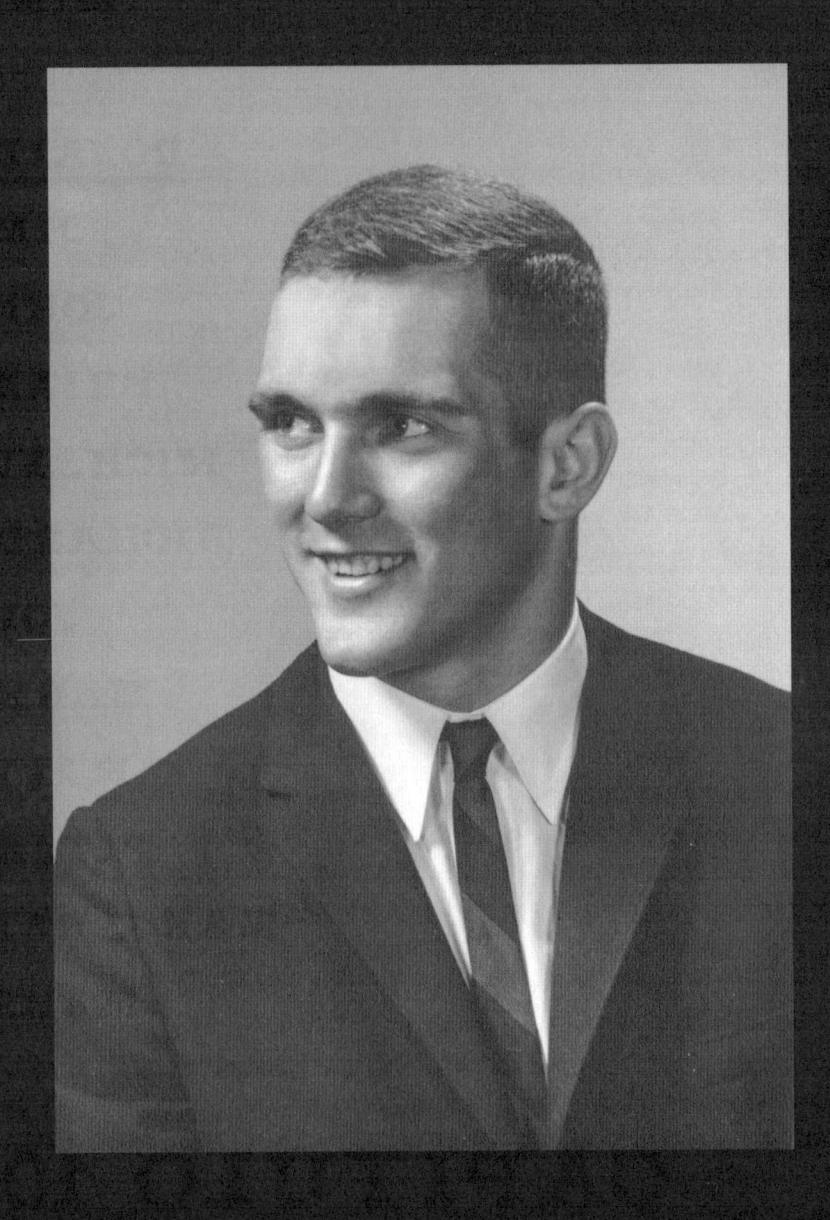

Donald

DONALD CONVERSAVA COM seu psiquiatra se o seu casamento com Jean era feliz ou infeliz.

Num dado momento, falava sobre como haviam se divertido juntos numa viagem de seis semanas acampando no México. No momento seguinte, admitia que as coisas não vinham dando certo desde o dia do casamento. Nos três anos que se passaram desde então – agora era junho de 1970 –, Donald chegou a acreditar que se casara com Jean quando estava numa espécie de ricochete, depois de ter sido rejeitado pela sua noiva anterior, Marilee, e que sua vida agora mal podia ser considerada um casamento.

Era uma história triste, mas Donald não a contava dessa maneira. Em vez disso, mostrava-se teimoso, alienado, crítico, frio e até mesmo levemente paranoide. O médico, um psiquiatra do hospital da Universidade Estadual do Colorado, em Fort Collins, chamado Tom Patterson, notou certa característica ensaiada em Donald, um autocontrole rigoroso que achatava toda sua personalidade, como se ele estivesse tentando manter sob controle algo explosivo dentro de si. "Ele observa cada movimento seu", escreveu o médico.

Tanto Donald quanto Jean estavam agora fora da faculdade, mas ainda moravam em Fort Collins. Donald trabalhava como assistente de pesquisa e tomava aulas em anatomia e fisiologia, ainda sonhando em, um dia, ter uma carreira médica, enquanto Jean terminava seu mestrado. Nesse dia, Donald disse que veio ao centro de aconselhamento do *campus* porque um conhecido recomendara que ele buscasse um grupo de sensibilização para ajudá-lo a se comunicar melhor com sua esposa. Não demorou muito para revelar o verdadeiro motivo de estar ali: Jean lhe dissera que iria deixá-lo em três semanas.

Donald falou sinceramente com Patterson sobre como as coisas tinham estado ruins recentemente. Jean se queixara de que ele era distante a maior parte do tempo, e que durante o resto do tempo era francamente ameaçador. Enquanto numa época era ela que recusava sexo, agora Donald só concordava em ter sexo quando ela exigia, em média uma vez por semana. Faziam as refeições separados e dormiam em quartos separados. Ele assumiu ser retraído perto dela e que às vezes a ameaçava, mas era tarde demais. Jean parecia cheia dele – e agora que teria um trabalho remunerado como assistente num programa de doutorado na Universidade Estadual do Oregon no outono, não precisava mais dele para sustentá-la. "Em outras palavras", escreveu Patterson, "a relação conjugal é um horror, com cada um percorrendo o próprio caminho."

Por mais calmo que Donald parecesse, Patterson sabia tudo sobre os vários outros terapeutas que Donald consultara desde que nos primeiros tempos atravessara a fogueira anos antes. Lembrava-se até mesmo de uma vez ter visto o teste de Rorschach de Donald, como sendo "bastante patológico". Nesse dia em junho, o psiquiatra tentou se aprofundar um pouco mais com Donald, indo além do assunto premente do seu casamento para falar mais sobre si mesmo. A conversa logo se tornou uma aberta sessão de terapia. Donald contou ao médico que, durante anos, não tinha sido absolutamente ele mesmo, e sim um espelho do que outras pessoas queriam que ele fosse. Explicou ter desenvolvido o hábito de ler as expressões faciais, os gestos e as palavras das outras pessoas à procura de dicas do melhor jeito de reagir. Chamou seu louco ímpeto de atravessar a fogueira como um pedido de atenção e admitiu ter mentido em muitos exames psiquiátricos que fizera. Recentemente, disse ele, entrara numa viagem de filosofia oriental; tinha jejuado por quatro dias e se gabou por agora pesar apenas 79 quilos. O médico não se impressionou. Qualquer que fosse a terminologia oriental que Donald estivesse usando agora em sua conversa, o médico simplesmente acreditou que isso o fazia parecer mais disfarçado – não insincero, mas tampouco genuíno. Frequentemente Patterson tinha a impressão de que Donald estava prestes a chorar, mas então se recompunha e parava antes que as lágrimas viessem.

O psiquiatra saiu acreditando que mesmo que Donald tivesse um dia exibido elementos de esquizofrenia paranoide, ou que "tenha feito coisas bizarras ou violentas", talvez agora não estivesse tão longe da realidade. "Ele está em bom contato com a realidade", escreveu Patterson nas suas anotações. "Ele é evasivo e provavelmente não se compromete numa relação profunda com ninguém... Tem baixa tolerância à frustração e desiste facilmente de pessoas ou situações que o ameacem." O médico se perguntou se a emoção represada de Donald seria resultado de ele reprimir seus desejos e necessidades por tempo demais – uma teoria que, estranhamente, quase parecia culpar Jean pelos problemas de Donald. "Ele se rendeu às necessidades, aos desejos dela", escreveu o psiquiatra, "e suprimiu seus próprios sentimentos de forma tão severa que agora tem dificuldade em expressar seu afeto."

Patterson encerrou a sessão convidando Donald a voltar no dia seguinte para conversar um pouco mais. Donald assentiu e, ao voltar, parecia estranhamente transformado – relaxado, até mesmo contente. Disse que ele e Jean tinham conversado e que ela cancelara o prazo de sair ao saber que Donald estava consultando um terapeuta. Eles chegaram a sair juntos para jantar fora, e Jean concordou em tentar uma terapia de casal.

Patterson ficou estimulado, mas, agora que Donald queria algo dele, sentiu-se pronto para pedir algo em troca. Disse que consideraria a possibilidade de conduzir uma terapia de casal com Donald, contanto que Donald lhe desse permissão para examinar seu arquivo e descobrir mais sobre seu histórico psiquiátrico.

Donald ficou um pouco sombrio. Disse ao médico que não acreditava em testes psicológicos. Achava que os testes aplicados a ele eram inválidos, disse, e não tinha certeza de que alguma coisa no seu arquivo pudesse ser útil.

"A terapia pode ser difícil por causa disso", escreveu Patterson. "Será que ele pode ser alcançado sem negação?"

Na saída, Donald cautelosamente concordou em levar para casa um teste de personalidade consistindo em respostas a lápis no papel.

COMPLETE ESTAS SENTENÇAS PARA EXPRESSAR SEUS REAIS SENTIMENTOS.
TENTE FAZER TODAS. CERTIFIQUE-SE DE FAZER UMA SENTENÇA COMPLETA.
EU GOSTO: *falcoaria, sexo, nadar, viajar, esquiar. Comunicar*
CASA DOS PAIS: *é um bom lugar para visitar por um breve período.*
HOMENS: *deveriam ser mais flexíveis no seu jeito de pensar.*
UMA MÃE: *deve zelar pelo desenvolvimento de seus filhos.*
EU ME SINTO: *tenso.*
MEU MAIOR MEDO: *não me prender àquilo que eu originalmente queria.*
NA ESCOLA: *é a melhor época da vida.*
EU NÃO POSSO: *dizer "desisto".*
ESPORTES: *desenvolvem o caráter.*
QUANDO EU ERA CRIANÇA: *ainda sou.*
EU SOFRO: *de autocomiseração (não muito).*
EU FRACASSEI: *em química.*
ÀS VEZES: *não me importo o suficiente.*
O QUE ME MACHUCA: *sobretudo outras pessoas.*
EU SECRETAMENTE: *quero ser feliz quando estou sozinho.*
EU DESEJO: *demais.*
MINHA MAIOR PREOCUPAÇÃO: *decidir o que fazer.*

MAL SE PASSOU uma semana, numa noite de sexta-feira em junho, Donald e Jean tiveram outra briga. Eram de novo os mesmos conflitos de sempre, porém piores, mais tensos do que antes. As coisas ficaram tão mal que Jean saiu do apartamento. Donald foi atrás dela e a encontrou nas proximidades, sentada no chão, perto de um dique de irrigação. Ou ela estava tentando ter algum tempo sozinha, ou estava tentando se esconder dele. Mas, tendo-a encontrado, Donald começou a falar sobre como tinha vontade de afogá-la.

Jean o convenceu a não o fazer. Ambos voltaram ao apartamento, mais ou menos juntos, porém Jean deixou uma coisa clara: ela se mudaria para o Oregon sem ele.

O dia seguinte era sábado de manhã. Donald ainda estava aborrecido com a briga – e com a decisão de Jean de, no fim das contas, abandoná-lo. Tomou um pouco de mescalina, uma experiência que depois ele disse que não só lhe oferecia uma percepção incrível, como o ajudava a descobrir a reação certa, o plano perfeito.

Naquela noite – 20 de junho de 1970 –, Donald foi para casa com duas pastilhas de cianureto, obtidas, provavelmente, de um laboratório na escola. Donald as jogou num copo com ácido clorídrico, agarrou e segurou Jean, tentando mantê-la quieta – os rostos de ambos junto ao copo enquanto o cianureto se diluía no gás.

O plano era os dois morrerem juntos.

DONALD NÃO APARECEU para a consulta seguinte. Quando Patterson abriu o jornal na manhã de segunda-feira, descobriu por quê.

> Polícia de Fort Collins: 10h20, Donald Kenyon Galvin, 24 anos, de 27G Aggie Village, foi autuado para custódia protetiva em relação a uma alegada tentativa de suicídio e possível homicídio. Foi detido esta manhã na cadeia municipal por determinação do procurador distrital. Foi conduzido primeiro para o Centro de Saúde da Universidade Estadual do Colorado para tratamento.

O plano de Donald não deu certo. Talvez tenha afrouxado a força com que prendia Jean, ou talvez, para começar, não a tenha segurado tão forte. Mas ela conseguiu se desvencilhar, saiu correndo histericamente da sala e chamou a polícia. Depois de ler o relato no jornal, Patterson foi se encontrar com Donald no hospital, aonde fora enviado com uma ordem de "confinamento e tratamento" enquanto o escritório do procurador distrital decidia se iria acusá-lo ou interná-lo numa instituição. Para grande alarme do médico, Donald ainda parecia estar sob o efeito da experiência. Enquanto falava, foi ficando eufórico, até mesmo arrogante – um vilão sem máscara de história em quadrinhos, exultando sobre como tinha enganado todo mundo durante anos. Falou da época em que matou um gato, mas agora, em vez de ficar aterrorizado, estava praticamente se gabando. Disse que havia pouco tempo também desmembrara um cachorro numa banheira apenas para aborrecer Jean.

Nada nas notas de Patterson sobre as sessões de Donald sugeria que ele fosse capaz de algo assim. Teria ele coberto deliberadamente o olhar de Patterson ou simplesmente desmoronado sem nenhum sinal de advertência? Teria o médico deixado de perceber algo violento nele? Teria estado propenso demais a ter fé nele?

Isso, pelo menos, havia acabado. Donald teve um novo diagnóstico. "Ele é provavelmente um esquizofrênico paranoide inteligente", escreveu Patterson, "com grandes alterações de humor, da euforia à depressão... Penso que o procedimento de institucionalização é decididamente a coisa certa a ser feita."

* * *

O HOSPITAL ESTADUAL de Colorado em Pueblo é uma coleção de grandes e discretos prédios de tijolos no centro de uma cidade que brotou ao seu redor, em grande parte para acomodar a crescente equipe de profissionais na área de saúde que atendem aos crescentes registros de pacientes. Quando o hospital abriu com cerca de uma dúzia de pacientes[1] em outubro de 1879 sob um nome diferente, Asilo Estadual de Insanos do Colorado, a instituição não passava de uma casa rural, e Pueblo era uma cidade sonolenta numa faixa plana de deserto, a pouco mais de 150 quilômetros de Denver. A instituição ganhou seu nome novo em 1917, tendo àquela altura crescido para atender mais de 2 mil pacientes – cada um ali abrigado com pouca esperança de que pudesse ser liberado algum dia.

Os primeiros pacientes em Pueblo eram sujeitos a uma combinação aparentemente interminável de tratamentos químicos e elétricos destinados a pacificá-los. Na década de 1920, quando o movimento da eugenia ganhou impulso, os médicos de Pueblo esterilizavam pacientes mulheres, apesar de não ter autoridade legal para fazê-lo. Parecia nunca ter ocorrido a qualquer um deles que poderia ser uma má ideia. "Nós a considerávamos uma operação menor"[2], disse o superintendente de longa data do hospital, dr. Frank Zimmerman, anos depois. "Para que elas não produzissem mais deficientes mentais."

Nos anos 1950, o hospital abrigava mais de 5 mil pacientes[3], tomando-se uma pequena comunidade, em grande parte autossuficiente – maior do que a sede do maior condado do estado –, com pais, filhos e netos, todos trabalhando ali ao mesmo tempo. Impossibilitado de depender da legislatura estadual para verbas, o hospital deu um jeito para que os pacientes fizessem os próprios cultivos e operassem uma fazenda de leite, uma fazenda de suínos, uma horta e uma fábrica em que produziam têxteis. Pueblo havia se tornado uma colônia para doentes mentais, onde pessoas ficavam para sempre; os tratamentos mais comuns naqueles dias eram terapia de eletrochoques para depressão, terapia de coma insulínico para esquizofrenia, hidroterapia para pacientes maníacos, e piroterapia (terapia de febre) para sífilis terciária.

Só depois que instituições como Chestnut Lodge mudaram o pensamento acerca da doença mental é que a brutalidade em Pueblo e outros hospitais estatais começou a ser tema de debate em uma cultura mais ampla. Uma das primeiras e mais poderosas exposições foi *The Snake Pit* [*Na cova das serpentes*], um romance semiautobiográfico de Mary Jane Ward de 1946 – posteriormente adaptado para o cinema num filme estrelado por Olivia de Havilland – sobre experienciar banhos escaldantes e terapia de eletrochoques como paciente num hospital psiquiátrico estatal em Nova York. Em 1959, o Hospital Estadual do Colorado em Pueblo também se tornou tema de um livro, uma provocativa história real romanceada chamada *The Caretakers* [Os zeladores], escrita por um ex-funcionário chamado Dariel Telfer. Se deixarmos de lado seus aspectos mais escandalosos, tipo *A caldeira do diabo*, *The Caretakers** apresenta um quadro vívido de algumas das mais correntes práticas de tratamento da época: terapia de choque, Thorazine, tranquilizantes, confinamento em solitária, sódio luminal, amobarbital. Uma descrição espontânea de um personagem sobre um pavilhão de alta segurança no hospital é especialmente reveladora: "São, na maioria, psicopatas[4]. Podem fazer tudo o que lhes vem à cabeça. Querem principalmente sexo, prazer e bebida alcoólica. Precisam ser mantidos ocupados porque quando não têm nada para fazer, ficam mais cruéis que o inferno. Deveriam ser postos para trabalhar, cada um deles. Eu tinha uma no meu pavilhão que teve os seus movimentos restritos por duas semanas. Segundo a ficha dela, havia passado por mais de duzentos tratamentos de choque. Mais de duzentos! Imagine só!"

---

* Embora o livro não tenha sido publicado em português, o filme nele baseado, lançado em 1963, foi exibido no Brasil com o título *Almas nas trevas*. (N. do T.)

Um crítico do *The New York Times* chamou *The Caretakers*[5] de um toque de clarim, exigindo investigação e reforma. Como era de se esperar, em 1962, um grande júri do Colorado emitiu um contundente ataque de trinta páginas[6] ao hospital em Pueblo, revelando muitos dos mesmos problemas que haviam sido retratados no livro de Telfer: negligência e abuso de pacientes; médicos não licenciados (pelo menos um deles bêbado no serviço); pacientes fugindo e correndo soltos na área do hospital. A escola de terapia ocupacional se tornara "o centro de atividade imoral"; uma obscura seção do terreno do hospital onde pacientes se encontravam para ter sexo ficara conhecida como "Bushville" [Bairro do Matinho]. Em um caso, uma doença reportada numa segunda-feira não recebeu atenção até sábado; esse paciente subsequentemente morreu.

A reforma, como se descobriu, dobrava a esquina. O Ato de Saúde Mental Comunitária do presidente John F. Kennedy em 1963 – inspirado, em grande parte, na trágica experiência da família Kennedy com a lobotomia e a internação da irmã mais velha do presidente, Rosemary – ordenava a redução de grandes instituições, como a de Pueblo. Essa era supostamente uma boa notícia, tanto para as pessoas que haviam sido desnecessariamente jogadas em depósitos quanto para os casos mais difíceis, que poderiam precisar de atenção mais individualizada. Mas as coisas não saíram exatamente dessa maneira. Ao mesmo tempo que o governo federal esvaziava grandes instituições para doentes mentais, os médicos em Pueblo tinham aderido com tudo às novas e milagrosas drogas neurolépticas que podiam tratar os doentes sem dispendioso contato pessoal.

Essas drogas, o progresso mais importante no tratamento de psicóticos no século XX, haviam chegado uma década antes, bem fora do campo da psiquiatria. Em 1950, um cirurgião francês chamado Henri Laborit trabalhava num novo tipo de anestesia no campo de batalha que mesclava narcóticos com sedativos e drogas hipnóticas. A droga, que ele chamou de clorpromazina, teve seu primeiro teste em humanos em 1952. Conforme a descrição de Laborit, pacientes sob efeito da sua nova droga desenvolveram uma "quietude eufórica"[7], passando a ficar "calmos e sonolentos, com uma expressão relaxada e desconectada". O próprio Laborit chegou a comparar os efeitos da droga a uma "lobotomia química"[8]. A clorpromazina estreou nos Estados Unidos em 1954 sob o nome comercial de Thorazine.

Nos anos em que os rapazes Galvin estavam virando adultos, o Thorazine vinha se tornando amplamente aceito como uma espécie de droga milagrosa, capaz de acalmar pacientes e tirá-los da psicose quando mais nada, a não ser cirurgia ou eletrochoques, teria tido sucesso. Na época em que Donald foi internado e mandado para Pueblo, em 1970, mais de vinte drogas já tinham entrado no mercado, todas variações do Thorazine. Para hospitais grandes administrados pelo Estado, como Pueblo, a medicação prometia alcançar o que a terapia parecia incapaz de fazer – realizar a visão da era Kennedy de tratamento de saúde mental, interromper o depósito desses pacientes em hospitais e ajudar alguns, até mesmo muitos deles, a deixarem o hospital. Porém, o Thorazine não era cura – a droga atenuava alguns sintomas, mas, na melhor das hipóteses, forçava uma trégua instável com a doença em si. E, desde o princípio, havia questões, a começar pelos efeitos colaterais[9]: tremores, inquietação, perda de tônus muscular, desordens posturais. O que Laborit enxergava como calmo e sonolento, outros viam mais como amordaçado e abafado – um soco levando a nocaute. Alguns pacientes pareciam nunca sair de seu estupor farmacêutico, e se saíssem do efeito da droga em algum ponto, a rodada seguinte de psicose tendia a ser mais aguda do que a anterior. E talvez a maior questão de todas: como funcionava?

Mesmo hoje, ninguém sabe ao certo como o Thorazine e outras drogas neurolépticas fazem o que fazem. Durante décadas, médicos vêm tratando a esquizofrenia farmacologicamente sem uma compreensão clara da biologia da doença. Inicialmente, o melhor que os pesquisadores puderam fazer foi examinar o que a droga faz com o cérebro do paciente e extrapolar teorias sobre a doença com base no que tinham notado. A primeira teoria digna de crédito veio em 1957, quando um neurofarmacologista sueco chamado Arvid Carlsson sugeriu que o Thorazine[10] tratava os sintomas da esquizofrenia bloqueando os receptores de dopamina do cérebro, impedindo muitas das mensagens perturbadas e alucinógenas de entrarem numa espiral fora de controle. O trabalho de Carlsson criou a base para o que se tornou conhecido, entre os pesquisadores da esquizofrenia, como "hipótese da dopamina"[11] – a noção de que receptores superativos, de alguma forma, causavam a doença**. O problema com a hipótese da dopamina foi o surgimento de outra droga neuroléptica, a clozapina, que aliviava alguns dos sintomas da esquizofrenia até melhor que o Thorazine[12], só que funcionava sobre os mesmos receptores de dopamina

---

** Anos mais tarde, Carlsson viria a colaborar no primeiro inibidor seletivo de recaptação de serotonina, ou ISRS, a alcançar o mercado, o precursor do Prozac. O impacto do seu trabalho com dopamina sobre tratamentos da doença de Parkinson lhe rendeu o Prêmio Nobel em 2000. (N. do T.)

aparentemente de modo oposto – aumentando os níveis de dopamina onde o Thorazine os inibia. Se duas drogas antipsicóticas efetivas levavam os níveis de dopamina em sentidos contrários, algo além da hipótese da dopamina tinha de explicar por que funcionavam.

Praticamente toda droga prescrita para psicose, dos tempos de Donald até hoje, tem sido uma variação do Thorazine ou da clozapina. O Thorazine e seus sucessores vieram a ser conhecidos como drogas neurolépticas "típicas", enquanto a clozapina e suas herdeiras eram "atípicas", a Pepsi, enquanto o Thorazine era a Coca-Cola. Como o Thorazine, a clozapina podia ser perigosa: preocupações com pressão sanguínea drasticamente baixa e convulsões foram suficientemente sérias para tirá-la do mercado por mais de uma década. Mesmo assim, as drogas se tornaram o tratamento comum da esquizofrenia, e o grande cisma da psiquiatria apenas aumentou. De um lado da rua, médicos em grandes hospitais estatais diziam que a esquizofrenia requeria drogas, enquanto os terapeutas em contextos mais raros ainda recomendavam psicoterapia.

Como a maioria das famílias, os Galvin estavam à mercê de um sistema que de saúde mental só tinha o nome, sendo forçados a escolher entre opções sobre as quais não tinham embasamento para avaliar. No final, sua decisão foi ditada por dinheiro. Embora o seguro pagasse pelos dependentes do pessoal da Força Aérea, Donald agora tinha 24 anos e não era mais coberto. E então a decisão foi tomada por eles. Pueblo era a sua única opção.

DONALD FOI PARA Pueblo após seis dias na cadeia, esperando o termo de internação sair. Isso lhe deu seis dias para ficar cada vez mais aterrorizado pela perspectiva de ser internado num hospital psiquiátrico. Na sua entrevista de admissão, tentou dizer que tinha uma explicação perfeitamente razoável para o que tentara fazer com Jean e consigo mesmo com o cianureto: havia tomado peiote pela primeira vez algumas semanas antes, disse ele, e depois ouviu dizer que o peiote poderia ter sido LSD. Afirmou que agora estava bem e que deixaria sua esposa ir embora sem nenhuma objeção; ele já estivera assim "nervoso" antes, prosseguiu, quando sua primeira noiva o deixara, e que então também havia superado.

Os médicos em Pueblo foram cautelosos. "Um episódio psicótico deve ser considerado", diziam as notas. "Diagnóstico: neurose depressiva – ou psicótico-depressiva."

No dia seguinte, durante outra consulta com os médicos, Donald agarrou a mesa ao insistir na ideia de que estava bem e pronto para se manter sobre os próprios pés. Não queria ser internado – até aí estava claro. Se por um lado os médicos não necessariamente acreditaram nele, por outro eles não tinham certeza, apesar do incidente com o cianureto, de quão doente ele estava. Donald recebeu um novo diagnóstico: "neurose de ansiedade, moderada para severa, com traços obsessivos."

Na época da chegada de Donald, Pueblo recuara do seu pico de 6 mil pacientes para algo em torno de 2 mil. E ainda assim, com apenas um punhado de médicos reais atendendo os pacientes, o padrão do serviço tinha melhorado muito pouco.

Os membros da equipe que cuidavam dos pacientes eram chamados basicamente de "técnicos psíquicos", pessoas com treinamento básico em enfermagem, mas, muitas vezes, sem diploma na área. Sua principal responsabilidade era ministrar Thorazine, Haldol e outros medicamentos – os substitutos dos cuidados médicos. Os comprimidos eram trazidos para o pavilhão por atacado, e os técnicos psíquicos os passavam para os pacientes, com frequência ao seu critério. "Era como se distribuíssem petiscos", lembra Albert Singleton, que passou décadas como diretor médico do hospital.

Donald recebeu uma prescrição de Tofranil [imipramina], um antidepressivo das primeiras gerações com efeitos colaterais mais agudos do que os inibidores seletivos de recaptação de serotonina, os ISRS, da era Prozac [fluoxetina], e de Melleril [tioridazina], uma droga antipsicótica de primeira geração nos moldes do Thorazine que acabou saindo das prateleiras quando se descobriu que podia causar arritmia cardíaca. E algumas semanas depois, em 15 de julho de 1970, depois de cooperar com seu tratamento, Donald foi liberado de Pueblo. Graças à sua internação psiquiátrica, não enfrentaria tempo adicional na cadeia.

Enquanto estava no hospital, Jean deu entrada no divórcio.

COM DONALD DE volta para casa em Hidden Valley Road, Don e Mimi se defrontaram com uma escolha: deveriam interromper tudo e ficar em casa com o filho doente? Ou darem a ele uma chance de se encontrar e continuarem a viajar como casal em eventos da Federação?

No fim, sentiram que absolutamente não tinham escolha. A Federação não era apenas sua única chance de ter a vida que sempre quiseram. Era a única fonte de renda da família. Se Don e Mimi não mantivessem as aparências – se Don fosse sozinho para Santa Fé ou Salt Lake City e tornasse conhecido o fato de estarem se debatendo sobre a doença de um filho adulto, que esse filho estava em casa e que o casamento dele tinha fracassado –, isso teria levantado tantas outras questões que eles não estavam dispostos a responder que nunca consideraram seriamente mudar alguma coisa.

Em vez disso ajudaram Donald a achar um emprego no departamento de admissões de uma escola de negócios em Denver. Donald foi mandado para Dakota do Norte para recrutar estudantes, deixando a cidade por tempo suficiente para Mimi e Don voarem a Salt Lake City em setembro para uma apresentação de gala do Balé do Oeste, e depois outra vez em novembro para um almoço em homenagem ao embaixador da Argentina Pedro Eduardo Real e sua esposa. "Sentei ao lado do responsável consular da Cidade do México", Mimi escreveu para sua mãe, no papel timbrado do hotel. "Ele, Don e sua esposa conversaram em espanhol e se apreciaram muito." Mimi foi adiante e se gabou por Don distribuir 75 mil dólares para a sinfônica, o balé e outros grupos. "Você deveria ficar orgulhosa do seu bom trabalho em tantas áreas!" Ela terminou a carta falando das meninas: "Mary C. e Margaret querem especialmente ver você. Estão crescendo tão depressa, e este ano talvez seja o último que teríamos aqui para ver você ao mesmo tempo!"

A hospitalização de Donald – seu ataque à esposa, o divórcio, Pueblo, as prescrições – não foi mencionada. Mimi não ousou dizer uma palavra.

A VIAGEM DE Donald a Dakota do Norte não o levou para mais perto do Oregon, onde Jean vivia agora. Mas isso não o impediu de transformar a viagem numa desculpa para percorrer mais de 1.500 quilômetros em direção ao oeste para falar frente a frente com a mulher que estava se divorciando dele. Ele e Jean conversaram por cinco minutos, tempo suficiente para ela lhe dizer que não queria vê-lo. Seu tio Clarke, que vivia não muito longe, foi buscá-lo e o levou para casa.

De volta a Hidden Valley Road, Donald passou a declarar que seu casamento com Jean ainda existia espiritualmente – porque, ele explicou, a igreja nunca tinha assinado o divórcio. Ele anunciou que queria se tornar padre e se candidatou à chancelaria, que mandou algumas pessoas para visitá-lo. Depois de alguns minutos observando Donald falar a mil por hora discorrendo sobre seu sonho de construir uma nova igreja em honra a São Judas Tadeu, o encontro meio que terminou. Donald nunca mais ouviu falar deles.

Uma tarde, Margaret, com oito anos de idade, voltou da escola para casa para encontrar Donald pelado e guinchando. Ela olhou ao redor e viu que a casa estava completamente vazia. Seu irmão tinha carregado cada peça de mobília para fora da casa e as espalhado nos morros em volta. Margaret se lembrava do olhar de aflição no rosto da mãe quando ela lhe disse para ir se trancar no quarto principal – o único cômodo da casa que tinha tranca. Lembrava-se de encontrar a irmã, Mary, de cinco anos, que já estava lá, esperando por alguém para lhe fazer companhia. Alguns instantes depois, a mãe se juntou a elas. Mimi disse que precisavam ficar atentas enquanto esperavam a polícia chegar para levar Donald embora.

Pela porta fechada e trancada, Mimi ouviu Donald berrando dizeres bíblicos, misturados com palavras totalmente sem sentido. Lembrava-se de ter levado uma eternidade para a polícia chegar. Por fim, ouviu o ruído do cascalho na entrada de carros e viu as luzes vermelhas e azuis tremeluzindo contra as paredes do quarto.

Ela se recorda da mãe saindo do quarto para falar com a polícia, dizendo: "Ele é um perigo para si mesmo e para os outros."

E se lembra de sair do quarto principal e ver seu irmão sentado na traseira do carro de polícia – e as luzes vermelhas e azuis sumindo ao longe.

E se lembra dele, cedo ou tarde, voltando para casa.

DON

MIMI

DONALD

JIM

JOHN

BRIAN

MICHAEL

RICHARD

JOE

MARK

MATT

PETER

<u>MARGARET</u>

MARY

<u>**CAPÍTULO 11**</u>

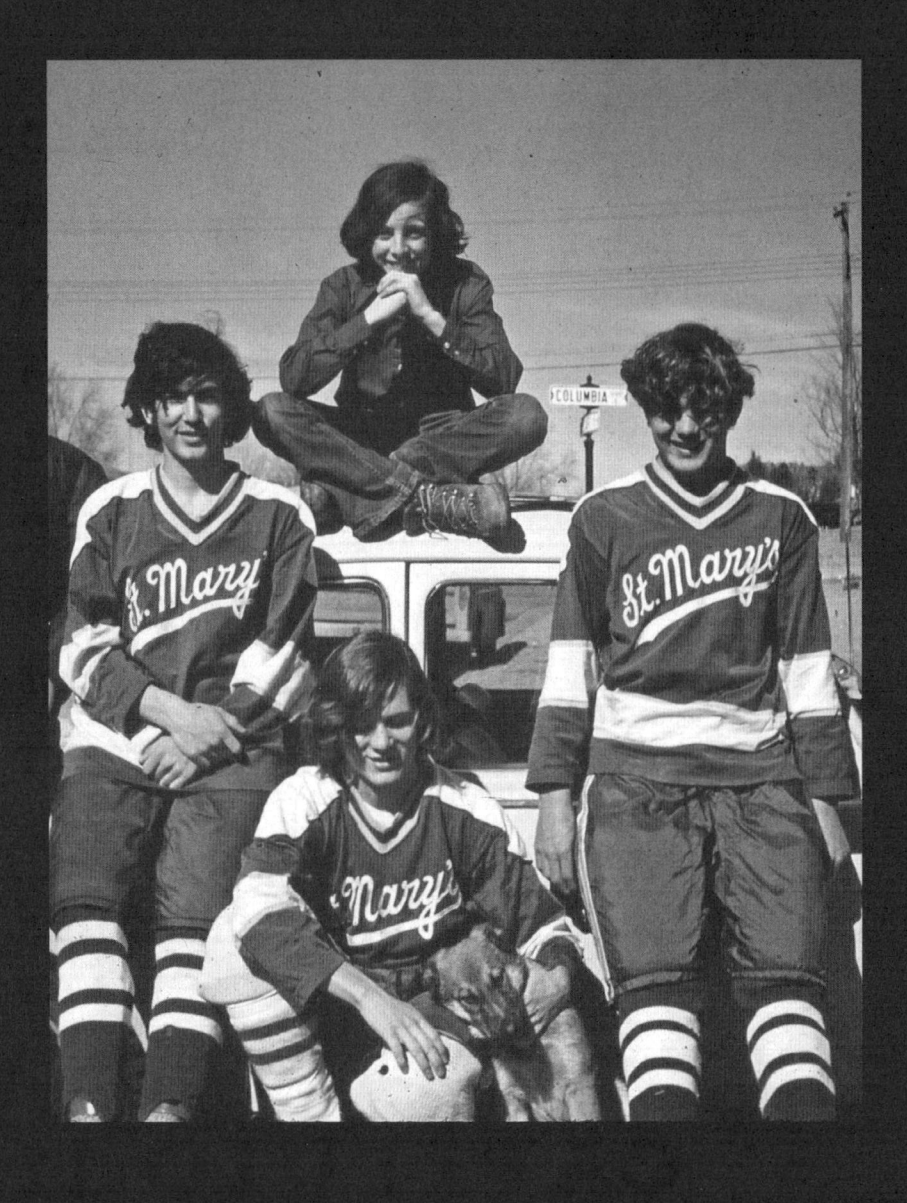

No sentido horário a partir do alto: Peter, Mark, Joe e Matt.

NUMA RELUZENTE SEGUNDA-FEIRA de junho de 1971, um avião a jato pousou no aeroporto de Sardy em Aspen, Colorado, levando setenta membros da companhia de dança Balé do Oeste. Todo verão, a trupe de Salt Lake City vinha a Aspen para um estágio, apresentando-se para um público amigável de abastados proprietários de casas de veraneio. Esse verão foi diferente: o Balé do Oeste ensaiaria e apresentaria seis novas produções em antecipação à turnê europeia de alto verão, com a participação de algumas estrelas convidadas: Linda Meyer, do Balé de San Francisco; Karel Shimoff, do Balé do Festival de Londres; e, do Balé da Cidade de Nova York, um dos melhores dançarinos de sua geração, Jacques d'Amboise.

A porta do avião se abriu. Saíram as três estrelas convidadas, glamorosas e sorridentes. E, pela escada de metal, subiu uma menininha trajando meias brancas até os joelhos, tamancos e um vestidinho de tule, feito a mão pela sua mãe. Margaret Galvin – com apenas nove anos, longos cabelos escuros repartidos no meio e um sorriso travesso – carregava um buquê de flores para Jacques d'Amboise. Ela fazia parte do comitê de recepção, feliz por ter sido escolhida para entregar o buquê em nome do grupo que sustentava o Balé do Oeste havia anos – uma organização dirigida pelo seu pai.

As viagens de Don e Mimi a Aspen pela Federação dos Estados das Montanhas Rochosas eram o paraíso para Margaret. Ela não sonhava com outra coisa a não ser dançar, entrar para o Balé do Oeste quando fosse mais velha; calçava, inclusive, os mesmos tamancos azuis preferidos pelos membros da companhia. Tomava aulas em Aspen durante os meses de verão – três aulas por dia, mais pantomima e sapateado – vestindo uma roupa que sua mãe lhe comprara numa butique de Aspen. Aos doze anos, Margaret estava sendo impulsionada como dançarina, praticando diariamente em Aspen, das sete da manhã às três da tarde, e então indo diretamente aos ensaios, depois para casa para uma breve refeição antes de assistir aos espetáculos à noite. Quando a irmã de Margaret, Mary, já tinha idade suficiente, juntou-se a ela nas aventuras em Aspen, percorrendo Maroon Creek de cima a baixo, procurando cogumelos e subindo na cadeirinha do teleférico até o alto das montanhas de Aspen. Ambas notavam como as pessoas procuravam o pai para conversas e conselhos, e como ele ficava relaxado e confortável quando estava com todas as outras pessoas, raramente sem um martíni na mão. Sua mãe também parecia gostar, mesmo que, em muitas noites, enquanto Mimi passava seu perfume Estée Lauder, se queixasse para as meninas que a família não tinha dinheiro para ela dispor do que precisava para se vestir.

E os garotos? Nos anos antes de Donald ir a Pueblo, ele estivera fora do quadro, casado em Fort Collins, a pelo menos duas horas de carro de Hidden Valley Road. Quando ele adoeceu, às vezes estava em casa, às vezes no hospital, às vezes tentando viver de forma independente, procurando emprego em lojas ou vendendo itens de porta em porta. Enquanto Donald estivesse bem o suficiente para tentar viver em algum outro lugar, essas viagens a Aspen e Santa Fé podiam continuar.

Jim estava casado, morando com Kathy e Jimmy no centro de Colorado Springs. Os garotos seguintes na fila, John e Brian, estavam na faculdade – e os que vinham depois deles, Michael e Richard, estavam no ensino médio e só iam às vezes para Aspen e Santa Fé. O resto do tempo, ficavam em casa e tomavam conta dos quatro garotos menores – Joe, Mark, Matt e Peter – levando-os para os treinos esportivos e certificando-se de que comessem suas refeições. Podiam participar ou não dessas excursões da Federação; preferiam estar no rinque de patinação no gelo ou no campo de futebol.

Mas, para as meninas, essas viagens para longe de casa eram tudo. Margaret podia fingir que fazia parte daquilo o tempo todo. O encanto se quebrava sempre que os irmãos iam junto. *Vocês precisam ficar longe daqui*, pensava Margaret, observando Joe ou Mark ou Matt ou Peter furtando toalhas ou dando "bombas" na piscina. *Aqui é o meu lugar.* O último lugar em que ela queria estar era com qualquer um de seus irmãos – nem em Hidden Valley Road nem onde quer que fosse.

MARGARET ERA PRATICAMENTE uma criança de colo em 1963 quando a família se mudou para Hidden Valley Road, e naqueles primeiros tempos mais felizes, ela existia basicamente como brinquedo para seus irmãos. Cada menino antes dela também passou por essa versão. "Nós éramos a bola de futebol", disse certa vez seu irmão Richard, recordando-se de como era jogado de um lado a outro pela velha sala de estar quando era o caçula. No caso das meninas, primeiro Margaret e depois Mary se tornaram brinquedos de todo mundo.

Fechados dentro de casa, todos os dez garotos a cutucavam, provocavam-na e a lançavam através de sua máquina de surras, pela única de razão de que aquilo parecia fazer passar o tempo. No começo, Margaret ficara animada. Ela adorava os irmãos; era dois anos mais nova que o mais novo, Peter, e dezessete anos mais nova que Donald, o mais velho. Já sendo grande o bastante, Margaret abria caminho no meio do mato no quintal dos fundos e trepava nos pinheiros para espiar os garotos construindo um forte de três andares no alto do morro, com vista para todo o vale. Quando os meninos terminaram o forte, Margaret teve medo de subir nele, mas, quando os irmãos a chamaram de maricas, ela acabou subindo.

Margaret era sensível demais para não internalizar o conflito entre os irmãos – todas aquelas brigas, socos e rixas – mesmo quando não estava envolvida. E em pouco tempo começou a se envolver. À medida que foi crescendo, Margaret se tornou menos uma mascote e mais um alvo, um alvo fácil. No seu caminho de volta da escola para casa, seus irmãos lhe atiravam pinhas ou balões de água do alto do morro. Uma vez em casa, a máquina de surras continuava totalmente operacional – só que agora havia óbvias insinuações sexuais. Uma vez Mark ouviu de seus irmãos mais velhos que ele precisava ficar em cima e "fazer" Margaret. Ela era agarrada e manipulada de forma estranha, agredida duramente de uma maneira que alguns dos meninos podiam ter considerado inocente e divertida.

Teria isso sido abuso? Ou era apenas um punhado de garotos irrequietos sem senso de limites, sem reguladores internos, fazendo brincadeiras físicas entre si e com ela? Margaret passaria anos pensando nisso. Em todo caso, era impotente demais para se envolver em um combate aberto com eles. Queria ser confortada e protegida. Em Hidden Valley Road, sede do torneio de luta 24 horas por dia, essa nunca parecia ser a opção.

Uma generosa parte dos anos de formação de Margaret, e depois de Mary, teve lugar na seção de espectadores do Rinque de Patinação de Broadmoor World, assistindo a práticas e jogos. Os quatro irmãos mais jovens formavam a própria pequena unidade dentro da família maior, praticando todos os esportes juntos, sendo hóquei o melhor deles. Joe tinha modos brandos e era introspectivo. Mark era um prodígio no xadrez, sensível e, ao menos pelos padrões Galvin, sobrenaturalmente bem-comportado. Matt era propenso a fazer pequenas maldades, mas também um talento para cerâmica. Peter, o mais novo, era o grande insurgente da família – mais rebelde do que qualquer um dos outros tinha sido, incapaz de dizer a Mimi e Don algo que não fosse "não".

Mas raramente se passava uma semana sem que um dos quatro irmãos do hóquei fosse mencionado na *Gazette* de Colorado Springs pela sua *performance* nos jogos de hóquei – culminando em um glorioso momento quando três deles estavam todos juntos no ensino médio, todos no mesmo time e jogando juntos, e Joe e Mark deram assistência para um gol marcado por Matt, levando o locutor a gritar: "Galvin para Galvin para Galvin!"

Em casa, os garotos disparavam entre si perguntas de conhecimento sobre práticas esportivas, assistiam a qualquer jogo que estivesse sendo transmitido, brigavam e lutavam. Mesmo quando Matt quebrou o maxilar e o lobo occipital durante um jogo de hóquei e precisou ser levado às pressas para o hospital, passando semanas com uma constelação de pontos e pinos para manter a cabeça grudada, isso também foi típico do estilo Galvin, nada fora do comum. Margaret buscava abrigo com sua mãe na cozinha, ajudando-a enquanto a escutava reclamar sobre os aborrecimentos do dia. Ela ia ao mercado com sua mãe, controlando o segundo carrinho de compras que era necessário para conter mantimentos suficientes para uma família daquele tamanho. E se submetia, obedientemente, às constantes correções feitas pela mãe quanto ao seu comportamento, seu desempenho escolar e suas tentativas de pintar e desenhar.

Na sexta série, uma professora parabenizou Margaret por um trabalho em arte, e algo ficou registrado dentro dela. Só quando estava dançando havia sentido algo parecido – de ser capaz de criar algo a partir de nada, de ter importância, de ser mais do que apenas uma peça de mobília na casa de brinquedos dos irmãos. Ela tinha observado a mãe com suas aquarelas, pintando cogumelos e pássaros. Agora se perguntava se isso seria algo que ela também poderia fazer um dia.

Mas Margaret era um pouco intimidada por Mimi para competir com ela dessa maneira. Sempre queria mais apoio, aprovação e garantias do que sua mãe estava disposta a dar. Então, nesse meio-tempo, colocou tais sentimentos numa prateleira.

DONALD JÁ ESTAVA fora de casa, na faculdade, quando se mudaram para Hidden Valley Road, e só viera para casa para algumas visitas. Depois de ser liberado de Pueblo, sua permanência na casa parecia não ter previsão de terminar – até que melhorasse, talvez, ou pelo menos até que pudesse ser confiável para manter um emprego e morar sozinho. Esse dia parecia muito distante para todo mundo, e para Margaret, que tinha oito anos quando Donald se mudou de volta, cada dia com ele ali implicava um medo novo. Donald liderava massas de uma seita de uma só pessoa – ele mesmo – berrando as Beatitudes, a Ave-Maria e passagens bíblicas. Mais tarde, ia até a loja de arte, comprava algumas molduras de quadros baratas e as montava na parede, emoldurando citações de uma palavra como *sinceridade* por toda a casa. Espremido demais ali dentro, ele caminhava centenas de quilômetros pelo bairro, pelo condado, pelo estado.

Na missa todos os domingos, Mimi pedia aos filhos que rezassem por Donald. Mas, em público, ela sorria, ria baixinho e dizia que sua família de doze filhos era um pouquinho maluca, ou excêntrica, ou adorável – como a família do filme *Do mundo nada se leva*. O máximo que seria capaz de dizer sobre Donald era que ele não era mais o mesmo desde que a esposa o deixara. Aquela mulher não havia sido uma boa escolha para Donald. O casamento estava todo errado desde o começo. Agora ele parecia não conseguir superar. "Ela *não* era uma esposa – *não era*!", dizia Mimi, balançando a cabeça – deixando implícito, sem expressá-lo às claras, que os problemas de seu filho eram resultado de um coração partido.

Quando Mimi insistia no seu perfeccionismo, as meninas passaram a ser as suas mais confiáveis auxiliares. Ambas tentavam ajudar a mãe – levando o lixo para fora, passando pano no chão da cozinha, lavando os pratos, arrumando a mesa, tirando o pó, limpando os banheiros – como se não houvesse um homem doente de 25 anos perambulando pelo pátio ou se contorcendo no chão. A hora do jantar continuou sendo às dezoito horas, e se esperava que quem quer que estivesse em casa sentasse e comesse – mesmo que, no caso de Donald, ele tivesse passado grande parte do dia no seu traje de monge. Mimi também tentava incluir Donald nas saídas da família, mas os resultados eram mistos. Quando ela o levou a um jogo de hóquei, ele se ajoelhou no meio da multidão e começou a rezar. Naquela noite, enquanto estava de boca cheia mastigando um pedaço de carne, anunciou para todo mundo na mesa que estava comendo o coração de seu pai.

A esperança de que as coisas pudessem se reverter para Donald parecia não se concretizar minimamente. Margaret completou nove, dez e onze anos em Hidden Valley Road com Donald dominando tudo na vida doméstica da família. Margaret e Mary se acostumaram com ele trocando golpes com os irmãos que ainda estavam em casa – Joe, Mark, Matt e Peter. Uma vez, Donald pensou que um dos irmãos tinha sumido com seu remédio e tentou sufocá-lo. Noutra, Donald tomou um frasco inteiro de pílulas, e mais uma vez foi preciso chamar uma ambulância. A única pessoa disposta a quebrar o silêncio em torno do problema de Donald era Jim, o selvagem segundo filho, que se deliciava em dar uma passada e dizer o que tinha certeza que todos estavam pensando: *Cale a sua boca. Por que você não vai embora? Por que não sai daqui? O que está fazendo morando aqui na sua idade?*

Jim inventou um apelido para Donald: Gukoide [Gookoid]*. E pegou. A maioria dos irmãos mais novos invocava o apelido mais de uma vez por dia. Provocar Donald dava uma sensação melhor do que evitá-lo, o que lhes tirava toda a energia. Tornar Donald o alvo das piadas lhes dava um senso de poder sobre uma situação para a qual não tinha explicação – e lhes garantia que não eram como Donald, independentemente do que ele fosse.

UMA TARDE, DONALD puxou uma faca para Mimi. Margaret correu para o telefone na cozinha e tentou chamar novamente a polícia – mas, desta vez, Donald se aproximou e arrancou o telefone da parede. Margaret começou a chorar, soluçar. O fio do telefone lhe dera um choque elétrico.

Margaret observou sua mãe assumir o controle – ordenando à filha, mais uma vez, que entrasse no quarto principal e trancasse a porta. Margaret fez o que a mãe mandou, mas grudou o ouvido na porta. Após um tempo que pareceu uma eternidade, ouviu um tumulto na cozinha, alguns berros – vozes de outras pessoas.

Joe e Mark tinham chegado em casa do treino de hóquei. Estavam confrontando Donald, protegendo Mimi – possivelmente, Margaret pensou na época, salvando sua vida.

Donald saiu de casa pisando duro, jurando que nunca mais voltaria para o hospital. Depois disso, Margaret não ouviu nada, exceto o choro da mãe.

---

* *Gook*: gíria para porcaria, imundície. Era um termo muito usado pelos soldados americanos para se referir aos combatentes norte-vietnamitas. (N. do T.)

DON

MIMI

DONALD

<u>JIM</u>

JOHN

BRIAN

MICHAEL

RICHARD

JOE

MARK

MATT

PETER

<u>MARGARET</u>

<u>MARY</u>

<u>CAPÍTULO 12</u>

NÃO FOI SEM alguma dose de satisfação – uma declaração de vitória seria um termo mais apropriado – que Jim se intrometeu para proteger os Galvin mais novos de Donald. Jim frequentemente levava todos os meninos e meninas mais novos para dormirem em sua casa. Levava Mary e Margaret ao cinema, para patinar no gelo e nadar, e também para esquiar nas descidas de Broadmoor e montar a cavalo na Encosta Manitou, uma conhecida atração turística funicular, onde tinha um emprego. Ensinou Margaret como empinar pipa e andar de bicicleta. Todas as crianças eram levadas para uma volta na motocicleta Yamaha 550 de Jim.

Quando as coisas estavam tensas demais em casa, Mimi e Don aceitavam de bom grado que as meninas passassem fins de semana inteiros na casa de Jim e Kathy. Jim lhes parecia agora equilibrado, tendo deixado para trás sua estada no hospital. Kathy se tornou quase uma mãe para as duas meninas, escovando e enrolando seus cabelos enquanto assistiam a *Sonny & Cher*.

Para as meninas, era uma escolha fácil. Preferiam estar com Jim e Kathy se isso significasse evitar Donald. Para seus pais, Jim estava vindo como salvação, tirando parte do peso de seus ombros quando mais precisavam de ajuda.

Jim era tão gentil com as meninas, tão receptivo e acolhedor que quando começou a tocá-las pareceu quase uma coisa normal.

SUAS ABORDAGENS ERAM sempre as mesmas. Era sempre muito tarde da noite. Geralmente estava bêbado, depois do seu turno no bar. A TV estava ligada, Kathy na cama, ele entrava na sala e se deitava ao lado de Margaret no sofá de flores verdes onde ela dormia. Margaret se lembrava do som das bolhas no aquário, e o padrão adamascado verde-azulado do sofá (um presente de segunda mão dado por Mimi), e a cadeira de balanço de vime virada para a cozinha, e os discos enfileirados no chão entre blocos de concreto, e a janela que dava para o quintal em frente a outro duplex, e o som do hino nacional que tocava quando as emissoras de televisão saíam do ar. Ele penetrava Margaret com os dedos e tentava com o pênis, mas nunca conseguia.

Ele começara a ir atrás de Margaret, segundo ela se recordava, quando tinha cerca de cinco anos – por volta de 1967, alguns anos antes da primeira internação de Donald em Pueblo, quando ela começara ocasionalmente a passar a noite na casa dele. Era nova demais para entender o que acontecia como um ato de violência. Manipulação, atenção e predação, tudo se misturava até que, com nada mais para comparar, o que estava ocorrendo parecia um pouco como amor. E assim, quando as ocasionais passadas de noite se transformaram em longos finais de semana, isso pareceu natural para Margaret. Uma vez, ela estava com Jim numa loja que vendia pedras polidas decorativas e passou bastante tempo olhando para uma chamada olho de tigre. Jim a comprou para ela. Durante anos, adorou aquela pedra – até o dia, anos depois, em que ela finalmente percebeu quanto aquilo tudo estava errado.

Os sentimentos de Margaret em relação a Jim começaram a mudar quando ela tinha mais ou menos doze anos, antes de ter sua primeira menstruação. Foi quando ela começou a afastá-lo à noite, rejeitando-o. Mesmo então, não contou a ninguém sobre o que Jim vinha fazendo – menos ainda para sua irmãzinha menor, Mary, que aos olhos de Margaret parecia nova demais para poder saber. O que Margaret não tinha considerado era que Jim se voltaria para Mary assim que Margaret o rejeitasse.

Mary tinha cerca de sete anos, talvez oito, quando teve um momento a sós com sua irmã maior e perguntou se ela também já havia sido incomodada por Jim. A resposta de Margaret foi breve, definitiva – para encerrar a conversa. "Não sei do que você está falando."

Anos se passariam antes que as irmãs voltassem a falar novamente sobre Jim.

AS MENINAS ESTAVAM entre as primeiras pessoas a ver como Jim era, em cada aspecto, tão instável quanto o irmão Donald. Fora o que fazia com elas à noite, ele bebia demais o tempo todo e brigava cada vez mais com Kathy. Se por um lado Jim nunca batia nelas, elas o viram bater algumas vezes em Kathy, acessos repentinos que eram tão autocontidos que era quase como se ele se transformasse brevemente em outra pessoa, e então, depois disso, revertia e voltava a ser Jim. E então Jim começou a ter dificuldade em reverter. Mary se lembrava de ter de sair de casa mais de uma vez com Kathy e Jimmy para fugir dele.

No cálculo de suas mentes pré-adolescentes, bloquear os encontros noturnos com Jim e sua violência em relação à esposa era o preço que Margaret e Mary tinham de pagar para ganhar alguns dias de liberdade da casa em Hidden Valley Road.

Era mais do que isso. Estar com Kathy e Jimmy lhes dava uma sensação de pertencimento que não conseguiam ter em casa, não quando se prestava tanta atenção em outras coisas. Tinham ambas um pavor tão grande de Donald que na competição entre Donald e Jim, Jim vencia. E isso, se não houvesse outra coisa, explicava por que as duas continuavam voltando.

Mas havia outro motivo também.

É igualmente verdade que eram jovens demais para saber com certeza que aquilo que ele fazia não era certo – porque Jim não foi o primeiro irmão a tentar aquilo com qualquer uma das duas.

Uma das primeiras memórias de infância de Mary, mais ou menos de quando tinha três anos de idade, era de Brian a molestando. Margaret também se lembrava de ser tocada inapropriadamente por Brian, mais de uma vez. Brian era tão querido por todos e saíra de casa tão depressa depois do ensino médio que as meninas nunca contaram a ninguém sobre ele.

A verdade sobre os Galvin – o que Mimi e Don nunca viram e nunca puderam se permitir ver – era que, na época em que Jim passou a molestar as meninas, todo mundo na casa em Hidden Valley Road parecia estar operando num mundo no qual não havia consequências.

DON

MIMI

DONALD

JIM

<u>JOHN</u>

<u>BRIAN</u>

<u>MICHAEL</u>

RICHARD

JOE

MARK

MATT

PETER

MARGARET

MARY

<u>CAPÍTULO 13</u>

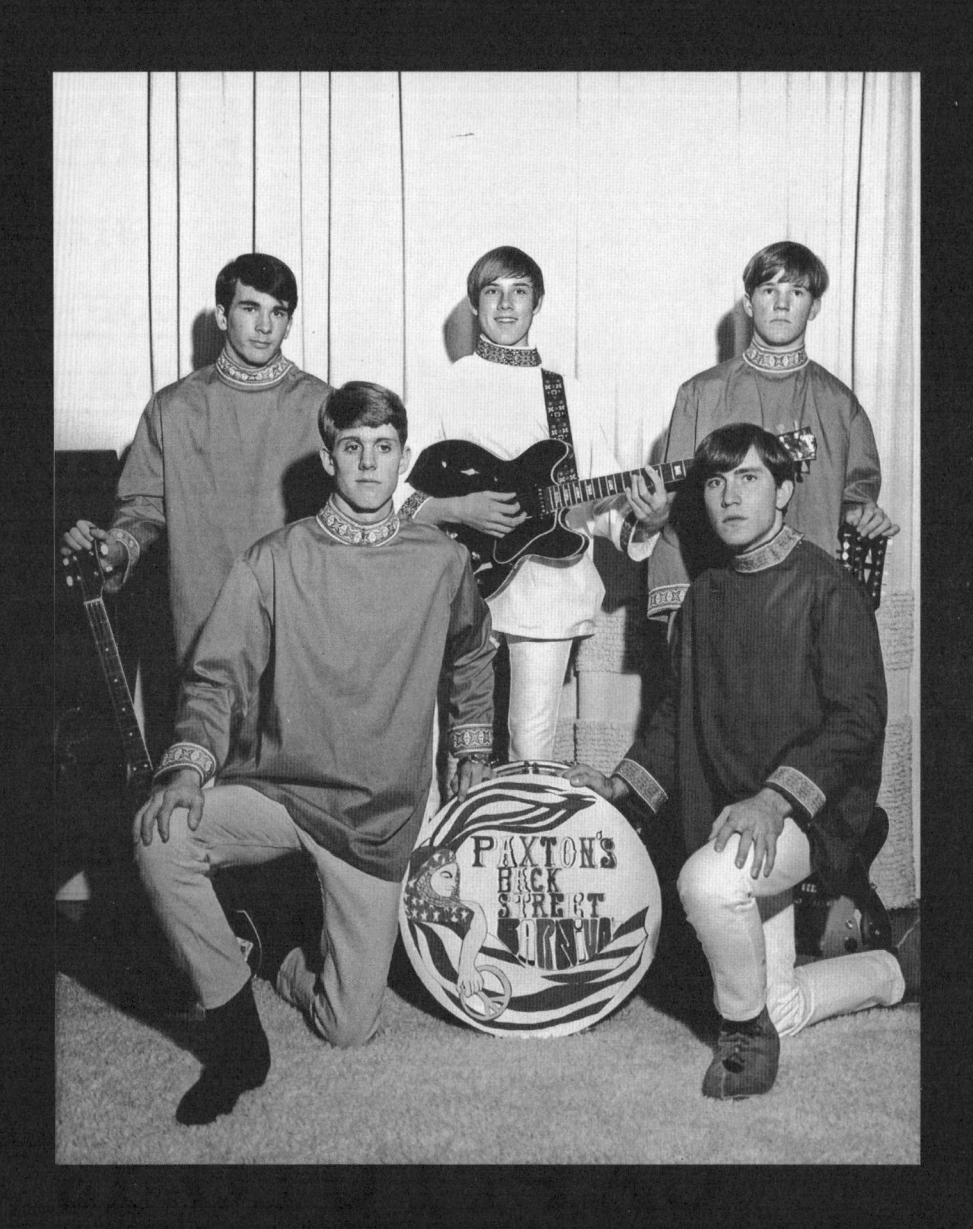

Brian, na extrema esquerda, com sua banda.

SE DONALD HAVIA sido o líder impositor dos rapazes Galvin e Jim, o segundo filho ressentido, o terceiro irmão, John Galvin, fez o melhor que pôde para ficar inteiramente fora da briga. Músico clássico mais dedicado da família, ele praticava intensamente, andava na linha na escola e passava a maior parte do tempo em casa evitando os irmãos mais velhos. Tendo saído de casa no outono de 1968 numa bolsa para o programa de música na Universidade do Colorado em Boulder, John raramente voltava para Hidden Valley Road.

No seu penúltimo ano, no outono de 1970, John se apaixonou e, com alguma apreensão, levou sua nova namorada, Nancy, também estudante de música, para conhecer a família. Desde o instante em que atravessaram a porta, John sentiu que a visita tinha sido uma ideia terrível. Tudo estava muito pior do que era quando ele saíra de casa. A casa toda tinha virado de cabeça para baixo. Quando antigamente todo mundo ficava fora nos campos, fazendo voar falcões e escalando rochas, agora escondiam Donald de vista o melhor que podiam. John viu como sua mãe tinha uma lista de falas preparadas, com o objetivo de contrapô-las às de Donald: muito discurso sobre ser católico, e muito mais citação de nomes importantes e superioridade cultural, as velhas histórias do avô Kenyon, as novas sobre Georgia O'Keeffe. Com Donald conversando com o diabo na lata de lixo ou zanzando, tagarelando e perturbando, viam Mimi no seu pior estado, tentando controlar as oito crianças que permaneciam na casa enquanto negava, pelo menos externamente, que houvesse algo de errado.

John e Nancy tentaram manter as coisas leves. Tocaram para Mimi – o que deixou Mimi deliciada – mazurcas, Chopin, estudos e sonatas de Beethoven até tarde da noite. Mas, de um jeito típico que namorados novos às vezes dão aos parceiros permissão de sentir coisas que eles têm vergonha de sentir, Nancy foi mais vocal em relação ao que estavam presenciando. Ela vinha de uma família pequena – "tamanho normal", nas palavras dela – e não podia deixar de reparar em como a casa em Hidden Valley Road parecia um caos emocional, embebido em bagunça e anarquia. As brigas intermináveis, a ausência de espaço pessoal, quatro conjuntos de beliches, nenhum lugar para alguém ficar sozinho: como esperar que uma mãe conseguisse criar tantos filhos numa panela de pressão daquelas? E aquelas duas garotinhas – como podiam ter alguma privacidade? Como alguém que vivia ali poderia ter algum momento só para pensar?

Quando John olhava para seus pais, via duas pessoas tentando arduamente se apegar a alguma pequena parte do que tiveram um dia. Seus primeiros anos tinham sido preenchidos com tantas promessas, e agora havia tanta coisa errada. Isso, pensava John, ajudava a explicar por que seu pai o chamou de lado numa de suas visitas e sugeriu que ele tentasse ter mais sucesso do que já tinha – desistir da música e estudar política. "Música é uma profissão egoísta", Don disse. "Você passa uma porção de tempo numa sala de ensaios. Não socializa muito. Qual é o bem que você está fazendo?"

As palavras do pai o entristeceram, mas John não ficou surpreso. Sempre estivera convencido de que Don não o tinha em alta conta. Passara grande parte da infância em segundo plano, nunca achou que alguma coisa que fizesse fosse chamar a atenção do pai, muito menos impressioná-lo. John não estava sozinho nessa crença sobre si mesmo. Don Galvin era uma figura titânica na vida de seus filhos – o falcoeiro, o intelectual, o herói de guerra, o oficial de inteligência sigilosa, e agora o conselheiro de governadores e barões do petróleo. Todos os dez rapazes, de uma maneira ou de outra, cresceram acreditando que jamais poderiam ser o homem que ele era.

Assim, ninguém ficou mais chocado do que John quando, no dia do seu casamento com Nancy, em 1971, Don confidenciou para a mãe da noiva: "Ela pegou o melhor da ninhada."

* * *

BRIAN GALVIN – o quarto filho, depois de Donald, Jim e John – era o garoto Galvin de melhor aparência, até mesmo mais bonito do que Donald, o americano típico com seu maxilar quadrado. Seu pai o apelidara de Cavaleiro Negro por causa do cabelo preto liso. Ele corria mais rápido, arremessava uma bola com mais força, e sua habilidade musical natural estava bem além da dos outros, até mesmo do que a do seu aplicado irmão John. Quando Don e Mimi perceberam que Brian era capaz de escutar uma peça de música no rádio e momentos depois a tocar com perfeição no piano – clássica, *jazz*, *blues*, *rock and roll*, qualquer coisa –, investiram em aulas particulares de piano para ele.

Com todo seu talento, Brian também era quieto, quase tímido. Passava um bocado de tempo jogando xadrez com Mark, o oitavo filho, que era seis anos mais novo – e acontecia de ser um prodígio no xadrez. Mas do jeito característico que os filhos contidos conseguem sem esforço atrair mais a atenção dos pais, o distanciamento de Brian, sua mística, fazia com Don e Mimi quisessem agradá-lo ainda mais. Também estavam a serviço do talento de Brian e suficientemente alarmados com os altos e baixos do jovem Donald para receber bem qualquer oportunidade para que os outros rapazes fossem bem-sucedidos. Então, quando Brian e alguns colegas de escola estavam formando uma banda, Don comprou para Brian um baixo Höfner novo em folha, exatamente igual ao de Paul McCartney.

Os rapazes batizaram a banda de Paxton's Backstreet Carnival, com base numa faixa do disco da banda Strawberry Alarm Clock. Tocavam *covers*: Beatles, Doors, Steppenwolf, Stones, Creedence, Zombies. Brian tocava baixo e flauta e era também o líder efetivo da banda, aquele que era capaz de descobrir na hora as complexidades de qualquer canção, esboçar a partitura na cabeça e então ensinar a canção ao resto da banda. Durante as férias de verão, Brian aprendeu sozinho guitarra elétrica e, no outono, já assumira o instrumento também. "De certo modo, ele era, penso eu, o mais talentoso de todos nós", disse Bob Moorman, o líder vocal que tocava órgão, filho do general Thomas Moorman, superintendente da Academia da Força Aérea.

A banda de Brian marcou *shows* por todo o estado: Glenwood Springs, Denver, South Trinidad. Tocaram em formaturas, num baile da Legião Americana, no encontro nacional da Organização da Juventude Católica em Denver, e, embora fossem menores de idade, tinham um *show* regular num bar local chamado vip. Na primavera de 1968, estavam tocando em Denver quando ouviram tiros ao longe – um minitumulto que se seguiu ao assassinato de Martin Luther King Jr. Colorado Springs pode ter sido uma cidade militar na era do Vietnã, mas havia algo bastante inocente em relação à banda que fazia a velha geração lotar em peso os *shows* da Paxton's Backstreet Carnival. O general Moorman tomou algumas medidas adicionais para facilitar a vida deles, mandando verificar as estradas em tempo ruim para garantir que a viagem de carro para os espetáculos fosse segura para os rapazes. Depois das aulas, Brian e seus colegas de trupe iam a pé até a casa dos Moorman, uma residência grande, privada, a pouca distância da Academia da Força Aérea, onde havia mais espaço para ensaiar. A banda se tornou um acessório tão importante da Academia que tocava para dignitários em visita. Quando Lucille Ball gravou um episódio em duas partes para seu novo programa, *Here's Lucy*, na Academia da Força Aérea, ela escutou polidamente a Paxton's Backstreet Carnival e, depois do *show* apertou a mão de todos os membros da banda. O que ela achou deles, guardou para si. E quando Richard Nixon veio fazer um discurso de formatura, cinco agentes do serviço secreto vestindo ternos pretos interromperam um ensaio deles, incapazes de acreditar que houvesse uma banda de *rock* ensaiando na garagem do superintendente da Academia da Força Aérea.

Quando Don e Mimi estavam fora – levando as meninas para Aspen ou Santa Fé –, Brian abria a casa para festas que pareciam atrair todos os alunos dos últimos anos, a maioria deles fumando maconha em volta dos seus irmãos mais novos. Brian também começou a tomar LSD. Mas, para Don e Mimi, ele parecia nunca ser problema. Era tão talentoso! E tão bonito de se olhar. Que Brian pudesse estar sofrendo, sem que ninguém percebesse, exatamente como tinha acontecido com Donald, nunca lhes passou pela cabeça.

Depois da formatura, Brian seguiu John para o programa de música em Boulder. Ficou lá um ano antes de decidir que a faculdade não era para ele. Não havia mais nada que o segurasse ali – a Paxton's Backstreet Carnival deixara de ser uma preocupação –, então fez planos de ir para o oeste, na esperança de fazer música e formar uma nova banda. Um dos últimos *shows* locais de Brian fez história, embora não por causa dele. Em 10 de junho de 1971, a banda abriu o *show* do Jethro Tull em Red Rocks, no anfiteatro construído numa plataforma natural de rochas nos arredores de Denver. Os ingressos do concerto se esgotaram rapidamente, e quando mais de mil fãs apareceram sem ingressos, a multidão excedente foi desviada para certa distância. Algumas dessas pessoas começaram a escalar uma parede entre esse espaço e o anfiteatro. Outras investiram contra o portão. Foi quando a polícia chegou de helicóptero e bombardeou a multidão com gás lacrimogênio.

Durante décadas, esse *show* viveria na memória com uma triste reputação, conhecido como o Tumulto de Red Rocks, a versão de Altamont* em miniatura no Colorado. Vinte e oito pessoas, quatro delas policiais, foram tratadas por ferimentos no hospital local. Richard e Michael Galvin, então com dezesseis e dezoito anos, lembravam-se de assistir ao irmão *rock star* de um local seguro, longe do tumulto. Brian estava na frente do palco, tocando flauta, quando a polícia começou a reprimir – "só ele e um guitarrista", disse Michael – perto o suficiente para sentir o cheiro do gás lacrimogênio, mas focado demais na música para registrar o que se passava.

* * *

---

* Altamont: local do concerto dos Rolling Stones em dezembro de 1969, onde a segurança foi feita pelos Hell's Angels e um jovem negro foi assassinado. (N. do T.)

NO MESMO VERÃO, 1971, Michael Galvin – o quinto filho e o único a aceitar orgulhosamente o rótulo de *hippie* – era um recém-formado aluno do ensino médio sem nenhum plano, e não poderia ter mais prazer em relação a isso. A faculdade não estava na sua agenda. Michael não era uma pessoa ambiciosa, mas, de algum modo, achava o jeito de fazer o que queria na maior parte do tempo, e isso bastava para ele. Altamont, a família Manson, o tiroteio da Kent State University, tudo isso aconteceu, mas o novo mundo dos anos 1960 ainda não tinha perdido sua atração para Michael nem para muitos de seus amigos. Com a Guerra do Vietnã ainda em andamento, ele não era exatamente um objetor conscioso, como alguém que se recusou a se registrar para o recrutamento. O plano de Michael, se é que se podia chamar de plano, era entrar e sair da forma mais fácil de cada situação em que se encontrasse e ver o que aconteceria em seguida.

Aquele verão foi a separação de Michael da sua família, o primeiro passo para se tornar ele mesmo. Primeiro, foi de carona até Aspen, onde todo mundo que ele conhecia estava no meio das leituras de *The Prophet* [*O profeta*], de Khalil Gibran, e *The Teachings of Don Juan: A Yaqui Way of Knowledge* [*A erva do diabo: os ensinamentos de Don Juan*], de Carlos Castañeda. Michael pegou e leu os dois e, de certa forma, nunca os abandonou. Não era sequer o que cada autor tinha a dizer, especificamente, que tocava algo dentro dele. Mas a apresentação de concepções de mundo que não tinham nada a ver com a austera criação católica que ele fora obrigado a suportar. Essas novas ideias desciam facilmente com maconha, haxixe e LSD, mas isso era apenas parte da atração.

De Aspen, Michael foi de carona até Indiana com um amigo e então continuou indo sozinho para o leste, na esperança de chegar a Nova York a tempo do Concerto para Bangladesh no Madison Square Garden. Nunca conseguiu. Em vez disso, parou em Jerusalem, Pensilvânia, onde foi preso por tomar banho num rio. Michael passou onze dias na cadeia antes de um juiz ficar com pena dele e soltá-lo. Em Akron, Ohio, foi preso novamente, desta vez por vadiagem. Diante do juiz, resolveu bancar o importante.

"De onde você é?", perguntou o juiz.

"Sou do planeta Terra", respondeu Michael.

Passou mais alguns dias na cadeia antes de, finalmente, resolver ligar para casa.

"O que você pode fazer por mim?", Michael perguntou ao pai.

"Vou lhe mandar uma passagem de avião", disse Don. De algum modo, conforme Michael se recordava, o fato de o pai atestar por ele foi o suficiente para tirá-lo da cadeia.

contratempos como esse não atingiam muito Michael. "Eu acho que estava levando tudo numa boa", ele se lembraria mais tarde. Ser jogado na cadeia, dormir no parque ou tomar banho de rio era para ele tudo parte da mesma aventura mais ampla de abrir os olhos – uma maior compreensão de que a realidade não era necessariamente o que ele um dia havia pensado, que aquilo que fora criado para acreditar talvez não fosse tudo.

A realidade de estar em casa, porém, jamais esteve de acordo com Michael. Os anos 1960, segundo as estimativas, tinham, de alguma forma, passado direto por Hidden Valley Road. Enquanto outros jovens haviam saído de casa tentando se encontrar, ele e seus irmãos ainda precisavam se vestir com roupas iguais, pelo menos na igreja, trajando gravata e paletó aos domingos. Como os militares, presumia-se que todo mundo devia ser igual, e esperava-se que todo mundo obedecesse. Se um filho Galvin resolvesse em algum momento questionar Mimi – coisa que para Michael se tornara um hábito regular – ela raramente se contentava com menos do que exigira de início.

Mimi, e não Don, era a figura de autoridade que Michael nasceu para solapar. "Meu pai estava na Força Aérea, porém minha mãe era o *cérebro* por trás da Força Aérea", dizia Michael. "Ele ficava fora", trabalhando em dois empregos e estudando para o doutorado. "Ela era nossa disciplinadora. Se éramos obrigados a arrumar a cama com toda perfeição, como num hospital, era por causa dela, não dele." As preleções de Mimi para os rapazes eram épicas, e ela tinha a capacidade de se desligar de qualquer discordância quase infindável. "Ninguém conseguia convencê-la de nada", dizia Michael; com Mimi "era sempre uma via de mão única".

Quando adolescente, a solução de Michael era não voltar muito para casa. Sair com amigos, um baseado na mão, ele gostava de pensar em Don estando em Stanford no fim dos anos 1950 – por volta da mesma época de Ken Kesey, o ícone da contracultura que escreveu *One Flew Over the Cuckoo's Nest* [*Um estranho no ninho*], antes de ser líder de uma banda de vagabundos experimentadores de LSD através dos Estados Unidos. A ideia do coronel Don Galvin, o homem dos falcões, tomando ácido os fazia rirem histericamente. Em casa, Michael ficou mais audacioso, rejeitando o código de vestimenta da família Galvin, cortando os saltos dos seus sapatos Bass Weejuns para ficarem mais parecidos com mocassins. Quando Michael começou a aparecer chapado, seu pai passou a sentar-se com ele para conversar, mas não adiantou muito.

As coisas ficaram tão ruins no outono de 1968, quando Michael estava com quinze anos, que Don e Mimi o mandaram para Jacksonville, na Flórida, para morar com os tios durante o ano escolar – uma chance para ele botar a cabeça em ordem, desenvolver autoconfiança e ser um problema a menos para pais que, embora Michael não soubesse, estavam em plena fase de lidar com os problemas de Donald. Michael levou a Flórida numa boa. Seus primos, todos um pouco mais novos do que ele, acharam seu estilo Era de Aquário fascinante. No novo colégio secundário, não teve problema em fazer amigos. Experimentou LSD pela primeira vez em 22 de novembro de 1968; ele se lembrava da data porque foi a noite em que Jimi Hendrix tocou em Jacksonville. Michael foi ao *show* com um novo amigo, Butch Trucks, que acabara de formar uma banda de *rock* com Duane Allman, e passou grande parte do ano na casa de Butch. No ano seguinte, 1969, a banda de Butch e Duane virou os Allman Brothers.

A essa altura, Michael estava de volta ao Colorado, sujeito às regras e aos regulamentos da família Galvin durante seus últimos anos de colégio. A única pausa na monotonia veio em 1970, quando Hidden Valley Road se tornou um pavilhão psiquiátrico para Donald, perdido e volátil após seu divórcio e hospitalização. Michael não tinha contexto para entender Donald e não era dos mais tolerantes com a paixão escolhida por Donald, a autoritária Igreja Católica. Michael começou a perder a paciência com seu irmão, e seus pais não tinham certeza se a tensão entre ambos era por culpa de Donald ou porque Michael e Donald eram parecidos demais. Em certa medida, sua experiência com Donald, junto aos episódios delirantes de Jim, sacudiu-os, fez com que despertassem. Se dois de seus filhos podiam perder a noção da realidade, estavam prontos para acreditar que o mesmo podia acontecer com Michael.

Foi assim que aconteceu o momento mais formativo até então na jovem vida de Michael, no outono de 1971 – pouco depois da formatura no colégio e de voltar para casa da viagem e das visitas às cadeias locais da Pensilvânia e de Ohio – quando Don e Mimi o mandaram para o Hospital Geral de Denver, onde foi mantido para observação no piso superior da ala psiquiátrica do hospital.

Os médicos receitaram Stelazine [trifluoperazina] para Michael, uma droga antipsicótica intimamente relacionada ao Thorazine. Ele não ficou muito tempo ali, mais ou menos uma semana, antes de decidir que estava no lugar errado. Não era louco – estava "se ligando, sintonizando, caindo fora"**. Sabia que aquele não era o seu lugar. Então saiu.

** *Turn on, tune in, drop out*. Frase produzida pelo médico e pesquisador do LSD Timothy Leary, que se tornou o lema da era *hippie* e da contracultura. (N. do T.)

Esgueirou-se para fora do hospital na primeira oportunidade, foi de carona até a casa de um amigo e ligou para os pais. "Vocês não podem me fazer voltar para lá", disse ele. "E também não vou voltar para casa."

Don e Mimi estavam numa encruzilhada. Michael já tinha dezoito anos, tecnicamente não mais sob o controle deles. Responderam-lhe com uma contraproposta: o que ele achava de ir para a Califórnia visitar seu irmão Brian?

Michael sorriu.

DEPOIS QUE BRIAN deixou o Colorado, seus irmãos ainda ouviam notícias dele de vez quando. Uma vez, Richard recebeu uma carta por correio com um baseado dentro, enrolado numa seda vermelha, branca e azul, junto com um bilhete que dizia: "Curta isso do Jefferson Airplane."

Não demorou muito, alguns meses, para que os irmão soubessem que Brian conseguira o que se dispusera a fazer. Tinha formado uma nova banda, a Bagshot Row, nome de uma rua no condado perto da casa de Bilbo Bolseiro em O *Hobbit*. Era exatamente o tipo de aventura pela qual Michael ansiava. Nada podia ser mais atraente para ele do que uma chance de circular pela Bay Area com um punhado de *hippies* e músicos – com seu irmão, o prodígio bonitão de cabelos escuros, liderando a aventura.

Quando Michael chegou, soube que nem tudo na nova vida de Brian era conforme o anunciado. Brian não tinha conseguido chegar à Bay. Ele e seus colegas de banda estavam alugando uma casa em Sacramento, a uma hora de carro da costa. E Brian trabalhava o dia todo para pagar o aluguel, deixando Michael sozinho boa parte do tempo. O que parecia uma viagem perfeita agora parecia um pouco uma decepção. No entanto, a Bagshot Row era boa – uma banda híbrida de *rock-jazz-blues*, apresentando Brian como flautista solo. Mais uma vez, Brian era o músico que se sobressaía. Mas, diferentemente de seu grupo de escola, essa banda fazia música original e planejava gravar discos. Michael os acompanhou como *roadie* por algum tempo, tirando e colocando na van o órgão Hammond da banda.

Não demorou muito, um mês apenas, para ele se meter em confusão. Só e entediado o dia todo, Michael decidiu que queria ir ver o Oceano Pacífico. Sabia que estava a quilômetros de distância, considerando que estava em Sacramento, no interior do estado; mas tinha o tempo e sabia em que direção era o oeste, e achou que, se conseguisse seguir um dos canais ou rios, chegaria lá. Passou a maior parte do dia andando antes de desistir e começar a voltar para a casa de Brian. No caminho, cortou por dentro de uma área de *trailers* e seguiu uma estrada de terra. No meio da estrada, notou um conector de mangueira de jardim. Pegou-o, colocou na escadinha do *trailer* mais próximo e bateu à porta. Isso chamou a atenção de alguém.

A polícia o pegou a apenas algumas quadras da casa de Brian. Michael ouviu um policial dizer as palavras "invasão" e "tentativa de furto". Ficou estarrecido. Não via como pudesse ter feito algo errado. Achou que estava sendo assediado por ser *hippie*. Ficou bravo e então descobriu que a polícia de Sacramento não era tão indulgente quanto o juiz de Jerusalem, na Pensilvânia.

Na cadeia, Michael soube que a tentativa de furto era uma acusação de crime. Ele nunca estivera numa encrenca com a polícia como essa. Enquanto aguardava a data da audiência, Michael tentou fazer amigos. O sujeito na cela vizinha lhe ensinou como fazer torrada com o pão de forma que vinha nas refeições: pegue o seu papel higiênico, enrole e acenda com os fósforos que você ganha para os cigarros, faça uma fogueirinha e ponha o pão por cima dela. Michael dominou a técnica, e então o pegaram. Foi posto numa solitária – uma cela escura na qual ficou totalmente sozinho. Até ser enfiado ali, Michael não tinha ideia de que um lugar como aquele realmente existisse.

Ficou ali sozinho durante dias antes que lhe fosse oferecida a chance de conversar com um médico. Michael concordou, e o médico que o atendeu conseguiu transferi-lo para a ala médica da prisão. Agora Michael tinha um colega de quarto e uma TV. Parecia uma mudança na direção certa. Mas, em seguida, sua sorte mudou completamente: sem vaga para ele no Hospital Geral de Sacramento, Michael foi informado que seria transferido para Atascadero – o notório hospital psiquiátrico de segurança máxima da Califórnia, que abrigava 2 mil internos.

Pela segunda vez no espaço de um ano, Michael era enviado a um hospital psiquiátrico – desta vez um hospital psiquiátrico num contexto de prisão – e não podia ter mais certeza de que não havia nada de errado com seu cérebro. Foi necessário esse momento – trancafiado com homens que haviam matado suas esposas ou seus gerentes de banco ou seus filhos – para finalmente o sacudir e o despertar. Isso não era uma brincadeira, era a vida real, acontecendo com ele.

Disseram a Michael que estava em Atascadero apenas para observação, mas ninguém lhe dizia quanto tempo deveria ficar. A incerteza era algo igualmente ruim.

Seu pai veio visitá-lo, mas, desta vez, não pôde fazer nada por ele.

Brian também veio, mas o melhor conselho que pôde dar ao irmão menor foi: "A vida é a viagem, não o destino."

Foram cinco meses até que a corte deixasse Michael declarar-se culpado em troca da pena cumprida. Não havia como explicar isso; Michael só podia seguir adiante, sacudir a poeira e deixar a coisa para trás. Seu tempo em Atascadero não deixou de ter seus desvios: Michael conheceu um indígena yaqui – um boxeador que contou uma história sobre seu irmão ter lutado com Sugar Ray Robinson –, mas a coincidência desse encontro se perdeu para ele. Michael concordou com Brian: a vida era a viagem. Mas algumas viagens, concluiu Michael, eram melhores do que outras.

HAVIA UMA COISA da qual Michael tinha certeza: ele não era como Donald. Não era louco. Se precisasse, passaria o resto da vida provando que todo mundo estava errado – inclusive seus pais. O problema aqui, acreditava ele, era um erro de rotulação. Nem todo mundo que via a vida de um jeito diferente tinha esquizofrenia. Se isso fosse verdade, todo *hippie* seria louco.

Para ajudar Michael nesse argumento, ele teve toda a década de 1960 a seu favor. Parecia para muita gente naquela época que qualquer um que se opusesse e dissesse não à autoridade, ou rejeitasse a superestrutura militar-capitalista, arriscava-se a ser rotulado de louco por aqueles que estavam no poder. Com a chegada dos anos 1970, a conversa pública sobre doença mental não dizia mais respeito a Freud ou Thorazine. Dizia respeito a ver o diagnóstico de doença mental como instrumento de conformidade e poder – só mais uma maneira de reprimir o pensamento independente e a liberdade.

Essa era a posição da contracultura, mas suas raízes remontavam ao movimento da antipsiquiatria – uma onda de terapeutas e outros que, mais de uma década antes, haviam rejeitado as premissas tradicionais sobre insanidade como quase completamente absurdas. Na década de 1950, Jean-Paul Sartre argumentara que delírios eram simplesmente uma forma radical de abraçar o mundo da imaginação em vez da "mediocridade existente"[1]. Em 1959, o iconoclasta psiquiatra escocês R. D. Laing, intensamente influenciado por Sartre e outros existencialistas, argumentou em *The Divided Self* [O eu dividido] que a esquizofrenia era um ato de autopreservação por parte de uma alma ferida[2]. Laing notoriamente desacreditou "lobotomias e tranquilizantes[3] que colocam as barras de Bedlam***

*** Fundado em 1247, o Bethlem Royal Hospital – ou Bedlam, como ficou conhecido – é considerado o mais antigo e maior hospital psiquiátrico da História, com seus pacientes sofrendo horrores extremos. Seu nome também passou a ser usado como sinônimo de confusão, bagunça, desordem completa, situação barulhenta etc. (N. do T.)

e as portas trancadas *dentro* do paciente". Acreditava que os pacientes se retraem para a própria mente como meio de fingir alheamento, para preservar sua autonomia; é melhor transformar a si mesmo em pedra, ele disse certa vez, do que ser transformado em pedra por outra pessoa[4]. Em 1961, o sociólogo Erving Goffman[5] publicou seu livro *Asylums* [Asilos], no qual explora a vida em instituições mentais e sai acreditando que a instituição informava a doença dos pacientes, e não o contrário. No mesmo ano, o psiquiatra finlandês Martti Olavi Siirala escreveu que as pessoas com esquizofrenia eram quase como profetas[6] com percepção especial das neuroses da sociedade – na doença mental compartilhada do nosso inconsciente coletivo. E mais uma vez, no mesmo ano, o padrinho da antipsiquiatria Thomas Szasz publicou seu famoso livro *The Myth of Mental Illness* [*O mito da doença mental*], no qual declarou que insanidade era um conceito forjado pelos poderosos contra os privados de direitos[7] – um passo na desumanização e na internação em guetos de todo um segmento da sociedade que pensa de forma diferente.

Um ano depois, em 1962, a antipsiquiatria atravessou a fronteira para a corrente principal com um rolo compressor que tratava a brutalidade de um hospital psiquiátrico dirigido pelo Estado como uma metáfora para controle social e opressão autoritária. *Um estranho no ninho* era a história de Randle Patrick "Mac" McMurphy, um criminoso de baixo nível e renegado de espírito livre que trava uma guerra de esperteza dentro de um asilo de loucos[8], apenas para ser esmagado pelas malévolas forças da autoridade. Mesmo antes de virar filme, *Um estranho no ninho* se tornou um dos mitos fundacionais da contracultura, tão romântico, à sua maneira, e tão poderoso quanto *Sem destino* e *Bonnie e Clyde – Uma rajada de balas* – uma maneira perfeita de explicar o modo como o mundo funcionava nesse momento e expor tudo o que havia achatado e padronizado a cultura da geração anterior.

Recuando ainda mais no tempo, é claro, a ideia de que aquilo que a sociedade considera doença mental compartilha a mesma fonte do impulso artístico e criativo que está conosco há séculos: o artista como iconoclasta e narrador da verdade, o único são num mundo insano. Até mesmo Frieda Fromm-Reichmann, nos anos que antecederam sua morte, em 1957, veio a acreditar num "elemento secundário"[9] na solidão de alguns psicóticos que os torna "mais aguçados, sensíveis e destemidos como observadores". Ela escreveu sobre compositores, artistas e escritores com doença mental, sugerindo que seus talentos brotavam da dificuldade que tinham com comunicação direta, convencional. Como um bobo da corte, escreveu Fromm-Reichmann, as pessoas com esquizofrenia muitas vezes dizem verdades desconfortáveis que o resto de nós prefere não ouvir. Ela se referia à novela de Cervantes *The Man of Glass* [*O licenciado de vidro*], sobre um idiota de aldeia que é tratado com delicadeza pelas pessoas ao seu redor, contanto que elas possam desprezar as dolorosas verdades que ele faz jorrar como delírios malucos. Mas quando o homem se recupera, a comunidade o impede de se manter lúcido, uma vez que precisam levar a sério tudo que ele diz.

No fim dos anos 1960, o movimento da antipsiquiatria não estava mais preocupado apenas com o tratamento dos doentes mentais, nem mesmo com criatividade ou arte – mas com política, justiça e mudança social. Em seu livro de 1967, *The Politics of Experience* [*A política da experiência*], Laing argumenta que pessoas insanas eram sãs o tempo todo – e que chamar alguém de esquizofrênico era, em essência, um ato de opressão. "Se a raça humana sobreviver[10], os homens do futuro, desconfio eu, olharão para trás para a nossa iluminada época como uma verdadeira idade das Trevas", escreveu ele. "Presumivelmente serão capazes de saborear a ironia da situação com mais prazer do que podemos extrair dela. Vão rir de nós. Verão que o que chamamos de 'esquizofrenia' era uma das formas nas quais, frequentemente por meio de pessoas comuns, a luz começava a irromper através das rachaduras em nossas mentes tão fechadas."

MICHAEL CONCLUIU QUE a única coisa errada com ele era a maneira repressiva como havia sido criado. "Houve algum tipo de supressão", ele dizia. Michael acreditava que a conformidade tinha poder corrosivo. Atribuía a isso a culpa de praticamente todos os problemas dos seus irmãos. Mas nem mesmo ele fazia ideia de como ajudá-los. Para ele, os irmãos pareciam apanhados em prisões que eles próprios haviam criado, e ninguém, nem mesmo ele, tinha as chaves das fechaduras.

Em 1972, os autores Gilles Deleuze e Félix Guattari, em sua combinação de Marx-encontra-Freud, *Anti-Oedipus: Capitalism and Schizophrenia* [*O anti-Édipo: capitalismo e esquizofrenia*], chamaram a estrutura familiar de metáfora para a sociedade autoritária[11]. Tanto família quanto sociedade, escreveram eles, mantinham seus membros sob controle, reprimiam seus desejos e decidiam que eram insanos se funcionassem contra os princípios organizadores do grupo maior.

A esquizofrenia se tornara agora uma metáfora. Os teóricos haviam abandonado inteiramente a ideia de doença, fixando-se completamente na revolução. Famílias como os Galvin, nesse meio-tempo, também foram deixadas para trás – danos colaterais numa guerra cultural – esperando por alguém que realmente soubesse como ajudar.

CAPÍTULO 14

CAPITULO 24

<u>1967</u> Dorado Beach, Porto Rico[1]

NUM HOTEL TROPICAL, sob um sol escaldante do fim de junho, David Rosenthal – o pesquisador do Instituto Nacional de Saúde Mental que havia estudado as quadrigêmeas Genain e concluído que hereditariedade e ambiente devem trabalhar em conjunto – se juntou a alguns dos mais proeminentes pensadores em psiquiatria numa reunião de cúpula acadêmica sobre o contínuo debate a respeito de natureza e criação e esquizofrenia. Nada do tipo tinha ocorrido antes, mas agora um encontro parecia necessário.

Na década de 1960, a revolução do Thorazine subira as apostas no debate. Para aqueles que favoreciam a genética, ou a natureza, o impacto de drogas neurolépticas provava, no mínimo, que a esquizofrenia era um processo biológico. Para os terapeutas do lado da criação, o Thorazine e similares eram apenas supressores de sintomas – tranquilizantes glorificados –, e não podia haver substituto para a sondagem dos impulsos inconscientes que deviam ter causado a doença. Essa conferência, então, era uma cautelosa tentativa de quebrar o impasse. Enquanto Rosenthal, como chefe de pesquisa em esquizofrenia do NIMH, era um dos organizadores do evento, o campo da psicoterapia também estava bem representado – por, entre outros, Theodore Lidz, o psiquiatra de Yale e pioneiro no estudo de dinâmica familiar. O título da conferência, "A transmissão da esquizofrenia", estava fraseado diplomaticamente; havia o entendimento de que a palavra *transmissão* não fazia pender a balança para um lado ou para o outro, os biólogos ou os terapeutas verbais. Até mesmo o local – Dorado Beach, Porto Rico – parecia escolhido para aliviar a tensão e, apenas talvez, ajudar a construir uma paz duradoura.

Nos três anos desde a publicação do seu livro sobre a família Genain, Rosenthal vinha abordando a questão natureza-criação de um ângulo diferente. Perto do fim do seu trabalho com as quadrigêmeas, começara a ver com muita clareza as limitações de estudar gêmeos que cresceram no mesmo ambiente. Em vez disso, começou a se perguntar o que aconteceria com uma criança com histórico familiar de esquizofrenia se ela fosse criada longe do seu ambiente familiar. Quem, em outras palavras, teria maior probabilidade de desenvolver esquizofrenia: uma criança geneticamente vulnerável que crescesse entre seus parentes consanguíneos ou uma criança semelhante que tivesse sido adotada e criada por pessoas que não compartilhavam seus genes? Agora, em Dorado Beach, estava pronto para anunciar o primeiro de seus achados. Parecia-lhe que estava aí a prova de que a natureza, e não a criação, ganhava o debate.

Rosenthal e Seymour Kety, diretor de pesquisa do NIMH, encontraram uma amostra populacional para seu estudo na Dinamarca[2] – um país que muitos pesquisadores genéticos vieram a adorar graças à excelente conservação de registros médicos e à disposição para compartilhar esses registros com a pesquisa científica. Eles puderam vasculhar os registros de pessoas que foram adotadas e que desenvolveram esquizofrenia. Então escavaram os registros de saúde das famílias que as tinham adotado, buscando correlações – para eliminar a possibilidade de que um número desproporcional de adotados mentalmente enfermos tivesse sido adotado por famílias com muitos casos de doença mental. Finalmente, compararam seus adotados com um grupo de controle – pacientes de esquizofrenia que cresceram nas próprias famílias. A meta final: ver qual cenário, natureza ou criação, parecia produzir uma incidência maior de esquizofrenia.

A comparação não chegava nem perto. Em Dorado Beach, Rosenthal declarou que a biologia, e não a proximidade de pessoas com histórico de esquizofrenia, parecia explicar praticamente cada caso documentado da doença. Onde a pessoa cresceu, ou quem foram as pessoas que a criaram, parecia não ter nada a ver com aquilo tudo. De forma geral, famílias com histórico de esquizofrenia pareciam ter uma probabilidade mais de quatro vezes maior do que o resto da população de passar adiante a condição para gerações futuras – mesmo que, como sempre, a doença raramente passasse diretamente de pais para filhos.

Essa conclusão dizia muito sobre como a doença perambulava e se insinuava entre as famílias – só isso já teria sido estarrecedor. Mas, em sua análise dos casos de adoção, Rosenthal e Kety também não acharam evidências para apoiar a visão oposta, da "criação" – de que a esquizofrenia poderia ser transmitida de um pai mentalmente insano para uma criança adotada que não compartilhasse a história genética da família adotiva. A esquizofrenia, concluíram, simplesmente não pode ser imposta ou infligida a alguém que não esteja geneticamente predisposto a desenvolver a condição.

Rosenthal pensava que, afinal, tinha resolvido a discussão – e, em boa medida, descreditou a ideia de que uma má conduta dos pais criava a doença. Na conferência, encontrou pelo menos uma alma gêmea: um jovem psiquiatra chamado Irving Gottesman, que, com seu coautor, James Shields, acabara de publicar um estudo que chegava a uma conclusão muito similar[3]. Seu trabalho completo, "A Polygenic Theory of Schizophrenia" [Uma teoria poligênica da esquizofrenia], argumentava que a esquizofrenia podia ser causada não por um único gene, mas por um coro de muitos genes, trabalhando em uníssono com, ou talvez ativados por, vários fatores ambientais. Sua prova envolvia gêmeos, mas com um detalhe: em vez de conceber a doença como obra de um gene dominante ou dois genes recessivos, propunha a existência de um "limiar de suscetibilidade" para doenças genéticas – o ponto teórico além do qual algumas pessoas podem desenvolver a doença. As causas capazes de colaborar para aproximar alguém desse limiar poderiam ser genéticas ou ambientais – um histórico familiar da doença e uma infância traumática, talvez. Mas, sem a massa crítica desses fatores, uma pessoa pode viver a vida inteira com um legado genético de esquizofrenia e não se tornar sintomático.

A teoria de Gottesman e Shields veio a ser conhecida como "hipótese diátese-estresse" – natureza, ativada pela criação. Décadas mais tarde, seu trabalho seria visto como fenomenalmente presciente, o início real do fim da grande discussão que se estendia no passado até Freud e Jung. Vista de certa forma, a hipótese diátese-estresse poderia até mesmo ser interpretada como uma solução de compromisso entre os campos de natureza e de criação: se a teoria se sustentasse, então parecia lógico que o Thorazine e outras drogas neurolépticas, independentemente de como funcionassem, só poderiam ser uma parte de qualquer tratamento duradouro da doença.

Mas, em Dorado Beach, a ideia deparou com a resistência usual. Até mesmo um dos próprios colegas de Rosenthal do NIMH argumentou que uma infância passada em caos e pobreza poderia ser uma causa[4]: quanto maior a cidade, sugeriam novos estudos, mais a classe social tinha relação com a esquizofrenia. Mas esse mesmo colega reconhecia uma questão de causalidade: é a pobreza que causa a esquizofrenia ou a doença mental congênita que lança as pessoas na pobreza?

A mãe esquizofrenogênica também estava de volta. Um orador da Universidade de Helsinki usou seu tempo para pôr no pelourinho mães "amarguradas, agressivas e desprovidas de calor natural"[5], e "ansiosas e inseguras, muitas vezes com traços obsessivos". Ainda assim, o terapeuta de Helsinki não conseguiu explicar por que, se a culpa era da mãe, alguns filhos da mesma mãe caíam na esquizofrenia enquanto outros não. Ele só tinha sua crença de que uma maternidade ruim deveria ser a resposta.

Então veio Theodore Lidz com sua explicação da dinâmica familiar: uma criança pode deixar de amadurecer adequadamente, declarou ele, se "perceber uma criação muito falha em seus primeiros anos[6], ou ficar seriamente traumatizada". O psiquiatra de Yale não citou dados para apoiar sua posição, apenas seu trabalho pessoal com famílias afetadas pela esquizofrenia.

Passou uma semana até que, em 1º de julho, último dia da conferência, coube a Rosenthal, o organizador, sintetizar o estado da área. Ele pisou na ponta dos pés, abrindo com uma piada. A controvérsia hereditariedade-ambiente na esquizofrenia, disse ele, fazia-o se lembrar de um "duelo de nobres franceses"[7], no qual os duelistas "davam um jeito de evitar um ao outro com tanto cuidado para que nunca corressem o risco de se expor a pegar nem mesmo um resfriado". Mantendo-se diplomático, Rosenthal disse que via como sinal positivo o simples fato de todos terem conseguido se reunir. "Esta semana fomos capazes de sentar aqui dia após dia e escutar pessoas expondo ideias tanto compatíveis quanto contrárias às nossas", disse ele, "e, longe de nos contaminarmos com aflição ou pavor, a única coisa que nos contaminou, eu espero, é o espírito da mais séria consideração com os dados e opiniões do outro."

Não haveria uma reconciliação real em pouco tempo. Três anos depois, o chefe da seção de estudos de família no NIMH, David Reiss, também participante em Dorado Beach, ainda se referia aos geneticistas e ambientalistas como "campos em guerra"[8]. Famílias como os Galvin, nesse meio-tempo, continuaram a viver à mercê dos profissionais de saúde mental ainda envolvidos num debate que não chegava nem perto de ajudá-las. Mas havia um bom motivo para esse impasse, um motivo que Rosenthal reconheceu em suas observações finais – um mistério que levaria mais uma geração para começar a ser resolvido.

A boa notícia, disse Rosenthal, era que "todas as dúvidas razoáveis que haviam sido levantadas em anos passados foram agora respondidas, e o argumento da hereditariedade se sustentou convincentemente"[9]. Essa conferência, ele predisse, "poderia ser lembrada como o momento em que os nossos mais proeminentes estudiosos da interação familiar concordaram, aberta e definitivamente, que a hereditariedade está implicada no desenvolvimento da esquizofrenia".

Mas essa concessão apenas serviu para levantar uma questão mais intrigante. "No sentido mais estrito, não é a esquizofrenia que é herdada",[10] disse ele. "Fica claro que nem todo mundo que abriga os genes desenvolve esquizofrenia." A esquizofrenia era decididamente genética, mas nem sempre era passada adiante. Assim, todos saíram se perguntando: como pode ser isso?

"Os genes estão implicados"[11], disse Rosenthal, "produzem um efeito cuja natureza ainda não fomos capazes de imaginar."

DON

MIMI

<u>DONALD</u>

JIM

JOHN

BRIAN

MICHAEL

RICHARD

JOE

MARK

MATT

PETER

MARGARET

MARY

<u>CAPÍTULO 15</u>

NADA PODE SER mais importante para Mimi do que uma comemoração impecável do Dia de Ação de Graças. Ela passava o dia todo cuidando da refeição e, antecipadamente, costumava fazer uma casa de pão de gengibre a tempo para ficar em exibição. Em anos recentes, com Mimi sendo forçada a ignorar as brigas por comida e combates de panos de prato entre os irmãos, cada mês de novembro ainda a enchia de esperança, oferecendo mais uma chance para uma bela experiência.

Nesse ano, 1972, Joseph e os outros três rapazes do hóquei ainda estavam todos em casa com as duas meninas. Donald também estava em casa, vindo de Pueblo. Com o passar do dia, Jim, Kathy e o pequeno Jimmy se juntaram a eles, junto com Brian, Michael e Richard. Só John estava fora, com a família de sua esposa, Nancy. Com tantos Galvin num único lugar, as chances de uma explosão eram altas. As brigas começaram cedo e continuaram até a hora do jantar – os rapazes batendo boca sobre quem pegou mais para comer, quem fez sua parte da limpeza, quem era uma bichinha, quem era um babaca.

Você pegou demais!

E o que você vai fazer em relação a isso?

Você não deixou nada pra mim

Azar seu

Vai pra lá

Você fede

Você é um merda

Foda-se

Seu babaca

Não é a minha vez de lavar os pratos

Você nunca ajuda em nada

Veadinho

Você é uma menininha

Tira fora pra ver

Cresça

Margaret abraçou a si mesma. No Dia de Ação de Graças, cabia a ela, agora com dez anos, passar a ferro a toalha de linho, arrumar os talheres e os guardanapos sobre a mesa. Essas tarefas a mantinham perto da sua mãe e longe dos garotos. Mantendo a tradição da família, havia lugares marcados. Don, o patriarca, ficava na cabeceira leste da mesa, com Donald ao seu lado direito, onde podia ser monitorado de perto. O lugar de Mimi na mesa era no lado norte, com a vista para fora da janela, com Mark, o jogador de xadrez, e o introspectivo Joe por perto, e o rebelde Peter mais perto de todos, para ela poder ficar de olho nele. Margaret sempre se sentava numa das pontas porque era canhota, e a pequena Mary, só com sete anos, não longe dela. Matt se sentava à frente das duas, perto de Jim e Kathy. Mas esse ano ainda não estavam sentados quando o pior aconteceu.

Jim e Donald vinham se estranhando mais do que nunca. Agora brigavam toda vez que estavam na mesma sala. Jim olhou para Donald e viu um adversário enfraquecido, alguém que ele podia finalmente derrotar; e talvez possa ter visto também uma imagem não muito agradável de si mesmo, sofrendo de alucinações exatamente como o irmão. De um jeito ou de outro, Donald precisava ser expurgado, e Jim tinha de ser o responsável por fazê-lo. Donald, nesse ínterim, olhou para Jim e viu uma praga que parecia nunca ir embora. Já havia sido humilhado o suficiente – por uma esposa que não concordara em permanecer casada, por irmãos que não lhe obedeciam do jeito que ele um dia quisera. Ver Jim entrar pela porta e assumir que quem mandava era ele foi, para Donald, o insulto final.

Então os dois brigaram – luta corporal, como nos velhos tempos, na sala de estar, o local de sempre. Donald costumava ter vantagem, mas agora não mais; estivera no hospital e estava enfraquecido pelas drogas neurolépticas. Agora a briga parecia equilibrada. Alguém puxou a pequena Mary para um lugar seguro, e a briga se intensificou.

Não demorou muito para que a luta não pudesse mais se confinar em uma sala.

A sala de estar em Hidden Valley Road se abriu para a sala de jantar. Se alguém quisesse brigar no quintal dos fundos, tinha de atravessar a sala de jantar para chegar lá. Nesse Dia de Ação de Graças, os irmãos começaram a se mover nessa direção. A única coisa no caminho era a mesa.

Donald correu para o lado oposto da sala de jantar. Levantou a mesa, com Jim do outro lado, chegando mais perto. Na memória de Margaret, ele virou a mesa de lado e tudo se espatifou no chão. Na lembrança de Mark, Donald, na verdade, pegou a mesa toda e a jogou em Jim. Em todo caso, o Dia de Ação de Graças perfeito de Mimi estava destruído.

Agora Mimi olhava a casa, a mesa virada no chão, os pratos e talheres espalhados, a toalha e os guardanapos amarrotados numa pilha. Não podia haver manifestação melhor, mais precisa, de seus temores mais profundos do que essa, nenhum modo mais claro de ilustrar como ela então se sentia – que tudo de bom que ela fizera, todo o trabalho, toda a atenção ao detalhe e todo o amor, sim, amor, pela sua família estava em pedaços. Não havia uma cobertura de açúcar para isso. Sua mãe, Billy, se estivesse ali para ver aquilo, teria entendido, sem dúvida, quanto as coisas estavam ruins – quão profundamente Mimi fracassara. Qualquer um teria entendido.

Ela virou as costas para todos e voltou para a cozinha. Foi quando todo mundo ouviu outro barulho, desta vez um pouco mais suave: a casinha de pão de gengibre sendo despedaçada pela mulher que a tinha feito.

"Vocês, garotos, não merecem isso", Mimi disse em lágrimas.

* * *

CORRENDO QUASE COMO uma linha divisória entre as propriedades dos Galvin e dos Skarke na extremidade de Hidden Valley Road, havia uma pequena trilha que não vinha sendo usada, aparentemente, por anos. Um dia, os Skarke compraram uma minimotocicleta Honda 90. Carolyn Skarke, que tinha mais ou menos a idade de Margaret, subia de moto a trilha entre sua casa e a casa dos Galvin para visitar uma de suas outras amigas. A trilha ficava tecnicamente na propriedade dos Skarke, mas nunca ninguém conversara muito sobre o assunto até Carolyn começar a usar a moto para percorrê-la.

Um dia, Carolyn estava descendo o morro na trilha e já tinha quase chegado embaixo, à sua casa, quando, por um lance de sorte, notou um cabo, fino como um arame, esticado sobre a trilha, bloqueando acesso para o beco sem saída de Hidden Valley Road. Ela conseguiu desviar do cabo no último segundo, pouco antes de ficar enganchada. Apavorada de medo, Carolyn contou à sua mãe que, assim que se deu conta do que havia acontecido, marchou para fora de casa, passou pela trilha e foi direto para a casa dos Galvin à procura de Mimi.

Carolyn se lembrava de ter visto as duas mulheres, que sempre tinham mantido uma relação civilizada, do lado naquela estradinha, uma de frente para a outra como um técnico de beisebol diante de um árbitro obstinado.

"Por que você fez isso?", berrou a mãe de Carolyn.

"Não gosto do barulho", Mimi respondeu.

Aquilo era o que a mãe de Carolyn podia aguentar.

"Nós aguentamos todos os *carros do xerife* chegando na sua casa. *E você não gosta de uma Honda 90?*"

Todo mundo sabia que alguma coisa estava acontecendo com os Galvin. Os vizinhos mais próximos tiravam os carros na entrada com cuidado porque sabiam que havia uma boa chance de Donald estar vadiando no beco sem saída, oferecendo preces para todo mundo que passasse de carro. Os garotos mais novos também estavam ficando conhecidos. Matt foi pego surrupiando coisas da casa de um vizinho quando a família chegou a tempo de vê-lo. E Peter tinha desenvolvido um olhar assombrado, ameaçador, que algumas das meninas andavam comentando. Logo, passaram a se preocupar com mais do que apenas o olhar. Uma vez Peter enfiou a cara de uma menina na neve e a segurou lá até ela não conseguir mais respirar, e então insistiu na ideia de que tudo não passara de uma brincadeira.

Praticamente ninguém os visitava mais. As crianças Hefley não tinham permissão de vir brincar lá. E toda vez que algo acontecia na vizinhança – se a caixa de correio de alguém fosse vandalizada, ou uma casa invadida –, muita gente estava pronta a culpar os Galvin.

Mimi criara o hábito de negar tudo. "Meus garotos jamais fariam uma coisa dessas." Ninguém acreditava nela. Ela afundava silenciosamente, deixada sozinha para administrar a situação para a qual não tinha ferramentas, nem treinamento, nem aptidão natural. Tanto ela quanto Don haviam se dedicado à falcoaria porque fazia sentido. Seus filhos não faziam sentido. Haviam tentado instilar procedimentos e rotinas para treinar os filhos. Mas filhos não são falcões.

O que mudou foi que Mimi se tornou amargurada. Se agora um filho saísse da linha, ela não era mais a guerreira feliz – era o general zangado. Seu refrão frequente para Michael ou Matt ou Richard ou Peter, sempre que desobedecia, era: "Vocês são iguaizinhos ao Donald." Ela pode não ter se dado conta de quão letal essa frase podia ser. Acusar os garotos de serem iguais ao Gukoide era provavelmente a pior coisa que ela poderia dizer – um lembrete de que compartilhavam o mesmo sangue daquele homem, aquele estranho, que estava transformando seu lar em um lugar insuportável, que estava arruinando todas suas vidas.

HAVIA PERÍODOS, UMA semana ou um mês, em que Donald mostrava lampejos de lucidez e até mesmo ficava em empregos – apanhador de cachorros, vendedor de terras, operário de construção. Em 1971, trocaram sua medicação para uma droga antipsicótica relacionada, Stelazine [trifluoperazina], e sua aparência mudou drasticamente. "Ele percebeu no espaço de um fim de semana que muito de sua reflexão espiritual era simplesmente sua imaginação, e não realidade", escreveu um psiquiatra de Pueblo chamado Louis Nemser. "Ele descreveu como seu desejo de construir uma igreja estava relacionado ao fato de ele ser mais parecido com o pai da sua ex-mulher – e o desejo mágico de que se [Donald] fosse como ele, ela o aceitaria de volta."

Seu progresso durou vários meses até que, em abril de 1972, depois de outra missão fracassada de ver Jean no Oregon, Donald visitou um padre na chancelaria católica para falar sobre seu casamento. O padre disse a Donald, em termos bastante claros, que sua união com Jean estava agora nula e vazia aos olhos da Igreja – um pronunciamento que o mandou diretamente de volta para Pueblo, onde, o dr. Nemser simpaticamente relatou, "parecia que suas lágrimas não iam parar nunca".

O psiquiatra, pegando uma página de Freud e Frieda Fromm-Reichmann, pareceu acreditar que Donald, de algum modo, era capaz de sair sozinho desse estado – "Parecia que Donald tinha escolhido ficar psicótico de novo", escreveu Nemser – e então decidiu que a equipe deveria fazer o que pudesse para ajudar Donald a escolher com sensatez. Eles deixaram os procedimentos habituais para apoiá-lo, segurando sua mão e lhe dizendo como se sentiam tristes em relação a ele. "Donald começou a se expressar mais livremente em relação a Jean", escreveu, "dizendo que ainda se importava de verdade com ela e tinha esperança de que um dia ela o contatasse, mas que ele se recusava a voltar a contatá-la, já que, toda vez que o fizera, tinha sido um desastre para ele."

Donald se ajeitou para ser novamente dispensado, encontrando uma dica de emprego enquanto estava numa licença de um dia. Seria vendedor de aspiradores de pó – bom dinheiro, horas flexíveis, tudo o que ele poderia razoavelmente desejar. Saiu em 2 de maio de 1972, e o ciclo recomeçou. Desta vez, seu comportamento se tornou tão ameaçador – ameaçando a vida de ambos os pais, disseram eles – que Don e Mimi entraram com uma petição numa corte local para ordenar a volta de Donald a Pueblo em agosto. Quando a equipe decidiu colocá-lo em isolamento, ele tirou as chaves da porta, empurrou o atendente para a sala de isolamento e o trancou lá dentro. No entanto, Donald não tentou escapar. Simplesmente ficou do lado de fora da sala sentado, dizendo que queria ensinar uma lição ao atendente. Os médicos lhe deram uma dose elevada de Thorazine e outra menor de Stelazine.

Gradualmente, ele voltou a sair da psicose e foi dispensado em 28 de agosto com prognóstico cauteloso.

Na primavera seguinte, 1973, Donald foi internado no Hospital Estadual do Oregon depois de, mais uma vez, tentar ver Jean. Suas anotações de internação o descreviam como "muito pouco cooperativo e ingovernável", e "igualmente confuso e desorientado" – dizendo, por exemplo, que não tinha lembrança de alguma vez ter estado naquele hospital, apesar de ser sua terceira passagem por ali.

ENTRE INTERNAÇÕES HOSPITALARES, Donald esteve em casa a tempo de presenciar outro casamento da família, esse um evento menos prazeroso do que o de John um ano antes. Richard, filho número seis, havia sido o estrategista da família Galvin – ambicioso e temerário, empreendedor e mais do que disposto a contornar as regras para obter o que queria. Como calouro na Escola Secundária da Força Aérea, achou um meio de invadir o comissariado da escola aplicando goma de mascar à fechadura da porta. Durante meses, ele e um amigo roubaram *jeans*, comida e qualquer outra coisa em que puderam pôr a mão. Quando foi pego, recebeu uma suspensão de um ano e foi forçado a ir para outra escola secundária, o que deixou seu pai furioso. "Você vai se dar mal se continuar seguindo por esse caminho", disse Don.

Em 1972, Richard estava de volta à Escola Secundária da Força Aérea, completando seu último ano, quando marcou o gol do título na final do campeonato estadual de hóquei. Depois do jogo, uma das animadoras de torcida do time adversário perguntou a Richard se ele ia à festa da vitória. Ele ia, sim, e ela engravidou nessa noite.

O casamento deles ocorreu alguns meses depois, sob certa coação, no Jardim dos Deuses, a maravilha geológica em Colorado Springs. Richard estava chapado de cogumelo durante a cerimônia. Seu amigo Dustin tocou "The Times They Are-a-Changin'", de Bob Dylan, no violão. Ainda assim, tudo parecia estar correndo tranquilamente até que uma voz cortou tudo. Donald tinha trepado no alto das rochas. Agora estava berrando: *"Eu não permito este casamento! Este casamento não é a verdade de Deus."*

Jim e Don subjugaram Donald, e a cerimônia prosseguiu.

EM MAIO DE 1973, Don e Mimi concordaram em tirar Donald de Pueblo novamente. Desta vez durou quatro meses.

Em 1º de setembro, um integrante do escritório do xerife levou Donald de volta para o hospital estadual sob outra ordem de "confinamento e tratamento", solicitada por seus pais. Donald contou à equipe de admissão que tomara seu Stelazine conforme as instruções, mas, quando pediu a Mimi algum Benadryl [difenidramina], ela se recusou a lhe dar; a preocupação dela era de que isso o deixasse sonolento demais para guiar com segurança. Foi quando Donald perdeu o controle, agarrou a mãe pela garganta e começou a sacudi-la. Mais uma vez, foi necessária a intervenção dos outros rapazes para impedir que Donald estrangulasse a própria mãe.

De volta a Pueblo, Donald pediu para ver um padre católico. "Ele nega alucinações ou sentimentos paranoides delirantes", diziam as anotações de conferência da equipe do hospital. "Os únicos problemas que admite são problemas emocionais no âmbito familiar, o que aparentemente inclui brigas físicas." Seu prognóstico, mais uma vez, foi designado como "cauteloso".

Em poucos dias, os problemas de Donald seriam a última coisa em que qualquer um na família estaria pensando.

DON

MIMI

DONALD

JIM

JOHN

BRIAN

MICHAEL

RICHARD

JOE

MARK

MATT

PETER

MARGARET

MARY

CAPÍTULO 16

NUM LAR QUE agora raramente conhecia um momento de paz, uma aparição de Brian, vindo da Califórnia para uma visita à família, foi um bálsamo de boas-vindas, uma interrupção do *páthos* e uma carga de eletricidade – o astro do *rock and roll* pelo menos na versão da família Galvin, voltando para casa. Quando ele apareceu com uma namorada, isso chamou a atenção de todo mundo. O casal conversou com todos na sala de estar dos Galvin, fazendo gravações de fitas que Brian trouxera com músicas da sua banda, Bagshot Row. Ele trouxe sua guitarra e tocou com os irmãos, e a pressão atmosférica da casa mudou completamente. Mimi até deixou o casal dormir junto num quarto no andar inferior – uma concessão especial que mostrava o elevado *status* de Brian na família.

Lorelei Smith, ou Noni para os amigos, era uma californiana nativa – vistosa, animada e sem rodeios, com um cabelo loiro beijado pelo sol e um sorriso amigável. Era três anos mais nova que Brian, e sua infância havia sido bem mais luxuosa que a dele. As paredes do seu quarto de infância em Lodi, uma cidadezinha nas proximidades de Sacramento, eram cobertas por fitas de exposições e competições equestres. Mas havia muita luta e sofrimento na vida de Noni para interessar a Brian, que sempre parecera atraído pelos aspectos mais sombrios da condição humana. Noni mal tinha chegado à adolescência quando sua mãe morreu de uma combinação de pílulas e álcool. Seu pai, um conhecido pediatra da cidade, casou-se com uma mulher do ambiente equestre que era menos de dez anos mais velha que Noni. Noni nunca mais morou com o pai. Passou três anos num internato, e seu último ano de colégio, na casa de sua irmã em Lodi, de modo que pudesse finalizar seus estudos na escola secundária local. Na época em que ela e Brian estavam juntos, Noni encontrou trabalho numa veterinária em Lodi, enquanto tomava aulas numa escola de negócios.

Quase meio século depois, restam poucas pessoas que se lembram de Noni. Seu pai, sua mãe, sua madrasta e sua irmã, todos faleceram. O ex-marido de sua irmã se recorda dela como uma garota alegre, fácil de gostar e charmosa. Ela flutuara pela escola secundária de Lodi apenas por um ano, período insuficiente para deixar uma impressão duradoura. O único membro da geração seguinte que estava vivo na mesma época de Noni é um sobrinho, filho da sua irmã – agora adulto, com quase o dobro da idade que Noni tinha em 1973. Tudo o que esse sobrinho tem é a consciência de que um dia existiu uma moça chamada Noni cujo namorado a baleou e a matou – e que ninguém na sua família foi o mesmo depois disso.

ANTES DE PARTIR para a Califórnia, Brian se entregara a reflexões filosóficas *hippies*. Falava sobre morte, mas não de forma sinistra ou fatalista – mais como se fosse um estado de espírito, uma travessia para outra dimensão. "Para ele, não era um final", disse John, o terceiro filho, que dividiu quarto com Brian por um ano no programa de música na Universidade do Colorado em Boulder. "Era simplesmente ir para outro lugar. Ele sempre me falava sobre atravessar para o outro lado."

Para John, não parecia haver nada urgente ou perigoso demais sobre a maneira como ele falava. "Eram aqueles tempos", disse John. "Os tempos psicodélicos em que vivíamos." Parte disso podia ter sido embalado por drogas; nenhum dos irmãos Galvin tomou mais ácido do que Brian. Mas havia algo sombrio em Brian que nunca pareceu preocupar seus irmãos, ou porque não podiam vê-lo, ou porque não queriam vê-lo, ou porque o achavam romântico.

Na tarde de sexta-feira, 7 de setembro de 1973, o departamento de polícia de Lodi recebeu uma ligação telefônica da esposa do patrão de Noni[1] no Hospital Veterinário Cherokee, preocupada porque Noni saíra para almoçar ao meio-dia e não voltara. Um funcionário atrasando uma ou duas horas mal parece estar no nível de preocupação para levantar uma questão policial – a menos que algo estivesse acontecendo com Noni que todos no consultório soubessem, algo que a tornava vulnerável.

Noni e Brian tinham rompido cerca de um mês antes. Desde então, vinham discutindo. E agora Noni morava sozinha.

O primeiro policial a chegar ao 404 ½ Walnut Street encontrou a porta do apartamento aberta. Entrou e se deparou com o jovem casal no chão, um rifle calibre 22 ao lado. A face de Noni estava coberta de sangue. Ela tinha levado um tiro no rosto. Brian tinha um ferimento de bala na cabeça – um ferimento que a polícia na cena determinou que havia sido autoinfligido.

AS CRIANÇAS MAIS novas – Peter, Margaret, Mary – acordaram ao som do soluçar da mãe.

Embaixo, Mimi acendia velas sobre a mesa da cozinha, e Mark tentava acalmá-la. Don estava ao telefone, fazendo arranjos, tirando Donald de Pueblo para uma saída temporária para que pudesse estar presente no funeral do irmão.

A explicação oficial, pelo menos para os pequenos, foi um acidente de bicicleta. Margaret tinha onze anos e Mary quase oito, jovens demais para saberem que Brian havia baleado e matado sua namorada, e depois apontado o rifle para si mesmo. Muitos dos outros também não souberam da história toda. Alguns acreditaram que o casal havia sido vítima de um assalto que dera errado. Mas provavelmente não teriam pensado, se ouvissem o que a polícia descobriu, que Brian comprara a arma do assassinato numa loja local apenas um dia antes. O que sucedeu em Lodi parecia premeditado.

Anos mais tarde, outros membros da família imaginaram teorias diferentes – que Brian e Noni tinham um pacto suicida, ou que tomaram LSD juntos. Mas o que só Mimi e Don sabiam, e não contaram a ninguém durante muitos anos, era que, pouco antes de morrer, Brian tivera uma prescrição para tomar Navane [tiotixeno], um antipsicótico. Não há registro conhecido do diagnóstico que exigiu a prescrição – mania, ou psicose depressiva, ou psicose induzida por trauma, ou um surto psicótico deflagrado pelo uso habitual de drogas psicodélicas. Os outros filhos nunca ficaram sabendo quando seus pais tiveram a primeira informação sobre isso. Tanto Don quanto Mimi devem ter entendido que uma das condições tratadas por Navane é esquizofrenia. A ideia de outro filho insano – o incrível Brian, justo ele – era tão devastadora para eles que mantiveram sua prescrição em segredo por décadas.

MICHAEL ESTAVA ENTORPECIDO. Estivera a caminho da Califórnia, mas havia parado em Los Angeles, pensando que arranjaria um jeito de ver Brian no norte algum tempo depois. Agora tudo o que conseguia pensar era que Brian precisara de alguém para acelerar algo que já havia sido posto em movimento – e que ele não estivera lá para ajudar. Agora sua ajuda era solicitada novamente: seu pai recrutara Michael para ir com ele à Califórnia trazer o corpo de Brian e achar algo para fazer com todos os seus pertences. Eles se encontraram com a polícia, mas, enquanto um dos oficiais lhes explicava o que pensavam ter acontecido, Michael não conseguiu suportar. Desligou-se e se recusou a ouvir qualquer coisa mais cerca de um segundo depois de ouvir as palavras "assassinato-suicídio".

Mesmo sem saberem da receita médica de Brian, os irmãos mais jovens relacionaram o ocorrido com o que acontecia com seus irmãos mais velhos:

primeiro Donald, depois Jim e agora Brian. A esposa de John, Nancy, foi a primeira a dizer em alto e bom som o que todo mundo estava pensando – que o que se passava com os rapazes Galvin devia ser contagioso. Ela e John deixaram o Colorado e foram para Idaho, onde ambos acharam empregos como professores de música. Os outros filhos começaram a se afastar. Joe, o sétimo filho e o mais velho dos quatro garotos do hóquei, mudou-se para Denver para trabalhar numa empresa aérea logo que se formou no ensino médio. Mark, o seguinte na fila, graduou-se um ano depois e foi para a Universidade do Colorado em Boulder.

Após uma breve licença para o funeral do irmão, Donald retornou a Pueblo – "muito intenso em relação à sua religião", relatou a equipe naquele ano, "extremamente controlado" em termos de afeto, mais uma vez com uma "hostilidade subjacente próxima da superfície". Permaneceu por mais de cinco meses, voltando para casa em fevereiro de 1974 com algumas medicações novas: Prolixin [flufenazina], uma alternativa antipsicótica ao Thorazine; e Kemadrin [prociclidina], uma droga para Parkinson muitas vezes prescrita para atenuar os efeitos colaterais das drogas neurolépticas. Don e Mimi tinham em casa, sem contar Don, apenas seus quatro filhos mais novos: Matt, Peter, Margaret e Mary.

<u>DON</u>

<u>MIMI</u>

DONALD

JIM

JOHN

MICHAEL

RICHARD

JOE

MARK

MATT

<u>PETER</u>

<u>MARGARET</u>

<u>MARY</u>

<u>CAPÍTULO 17</u>

DON PASSARA ANOS construindo distância entre si e os filhos. Mesmo quando começaram a ficar doentes, ele continuou trabalhando, por necessidade, mas também de maneira tal que o afastava dos dramas do dia a dia, como sempre tinha sido. Dois meses após a morte de Brian, adquiriu um título profissional novo, além do seu trabalho na Federação: presidente da recém-formada Fundação de Artes e Humanidades das Montanhas Rochosas.

Mas o que aconteceu com Brian provou ser impossível para qualquer um deles superar, e enquanto Mimi buscava meios de se manter ocupada com as crianças que ainda estavam em casa, Don internalizou tudo. Cedo, numa manhã de junho de 1975, ele estava se aprontando para sair de casa e levar Peter para um treino matinal de hóquei quando desabou no chão.

O AVC (acidente vascular cerebral) hospitalizou Don por seis meses. Ficou com o lado direito do corpo paralisado e parecia completamente desprovido de memória de curto prazo. Embora ele tenha recuperado o controle sobre o corpo, ainda não conseguia se lembrar dos nomes das pessoas e de grande parte do que acontecera em sua vida após a Segunda Guerra Mundial.

Com relutância, Don anunciou sua aposentadoria. A carta de despedida da Federação foi cortês, ainda que num tom um tanto frio. "À luz do seu recente AVC", escreveu o governador responsável, para quem Don fizera todo o trabalho pesado, "penso que a sua decisão de buscar um trabalho que lhe dê maior controle sobre o tempo, viagens e responsabilidade é uma decisão sábia e sensata."

Depois de anos deixando sua esposa tomar conta dos filhos, Don agora precisava de Mimi para cuidar dele. Don sempre achara que os garotos doentes deviam sair de casa e ter tratamento fora. "Deus ajuda a quem se ajuda", dizia ele; se os garotos não estivessem dispostos, não havia mais nada que alguém pudesse fazer. Mas agora Mimi tinha as coisas à sua maneira, sem protestos de Don – em parte porque Don, em sua condição enfraquecida, tinha perdido a autoridade para tomar decisões; e em parte porque tinham deixado Brian ir embora, e vejam o que aconteceu com ele.

Todos os velhos argumentos de Don – que Mimi vinha tratando os rapazes como bebês; que ele acreditava na escola de porradas duras; que aqueles livros de autoajuda que dera aos garotos falavam todos sobre ter iniciativa e se virar sozinho – nunca mais se justificariam. Agora que o pior tinha acontecido, Mimi jamais desistiria de outro de seus filhos doentes.

* * *

COMO O MAIS jovem dos dez irmãos, Peter, com catorze anos, parecia ter tanta autoridade pesando sobre si que optou por desrespeitá-la toda, começando discussões e desafiando ordens sempre que podia. Era tão rebelde – transtorno opositor desafiador poderia ter sido seu diagnóstico, uma ou duas gerações mais tarde – que Mimi criou o hábito de chamá-lo de "delinquente"*, destruindo qualquer coisa que ele fazia que estivesse fora de compasso com o que era esperado. Se isso parecia um pouco severo, Mimi se sentia justificada: justamente quando se tinha a impressão de que as coisas não podiam ficar mais difíceis para a família, Peter parecia sair da linha só para deixar as coisas ainda piores. Porém, o que mais a incomodava, obviamente, era a sensação de que se Peter se afastasse demais do seu curso, iria pelo mesmo caminho de Donald, Jim e Brian.

Peter pode ter tido sempre a atitude de contrariar, mas o AVC do pai – ao qual presenciara, testemunhando-o, impotente, a poucos metros de distância – pareceu desfazer completamente qualquer mecanismo de autorregulação que ele pudesse ter. Foi pego roubando coisas e até mesmo provocando um pequeno incêndio. Então veio a manhã na aula de álgebra da nona série, não muito depois do AVC de Don, quando começou a dizer frases sem sentido para os alunos ao seu redor. Quando a professora tentou fazer com que ele parasse, ele foi na direção dela, sentou-se na beirada da sua mesa e continuou falando. Depois de conseguir fazer com que Peter voltasse ao seu assento, o diretor e o responsável pelos alunos foram até a sala. Trouxeram consigo um terceiro homem, um professor de educação física, caso Peter ficasse violento.

Peter foi internado no Hospital Penrose em Colorado Springs, porém só brevemente – apenas o tempo necessário para os médicos o estabilizarem. De volta em casa, Mimi, ocupada com a hospitalização do marido, decidiu mandá-lo para o acampamento de hóquei conforme o programado. Foi ali que

---

* Mimi chama o filho de "*punk*", num dos sentidos originais da palavra, antes da difusão do movimento com esse nome. O sentido do termo variou bastante desde sua origem. Escolhemos a alternativa que nos pareceu mais pertinente ao contexto. (N. do T.)

Peter desmoronou totalmente, molhando a cama, cuspindo no chão, batendo em outros participantes. Deixou o acampamento direto para o Hospital Brady, uma clínica psiquiátrica privada em Colorado Springs, onde os médicos impediram qualquer pessoa de visitar Peter durante semanas.

No começo de setembro, Mimi finalmente o visitou e o viu vestido só de cuecas, amarrado a uma cama sem lençóis. O quarto todo fedia a urina. Mimi o arrancou de lá imediatamente. Antes de ir embora, Peter recebeu a prescrição de uma pequena dose de Compazine [proclorperazina], uma droga geralmente usada para náusea e vômito.

As opções de Mimi se esgotavam. O hospital psiquiátrico estadual em Pueblo que tratava Donald parecia radical demais para um garoto da idade de Peter. Então a escala seguinte do rapaz, tarde da noite num sábado em setembro de 1975, foi o Hospital da Universidade do Colorado, em Denver. Peter ficou na sala de espera por tanto tempo que começou a urinar. Uma vez admitido, sua fala estava arrastada demais para ser entendida.

"Foi triste notar que, quando o paciente se tornou mais provocativo", escreveu o médico, "sua família achou que esse era o seu nível normal de funcionamento."

NÃO PASSOU DESPERCEBIDO para o médico que tanto Mimi quanto Don, quando Peter ficou suficientemente bem para receber visitas, referiam-se a ele como o último de seus filhos a ficar louco. Não demorou muito, e a equipe do hospital ficou sabendo sobre os outros.

Souberam a respeito de Donald, e uma problemática dinâmica que parecia associada a Peter – quanto mais estranhamente Donald se comportava, mais Peter parecia ser criticado por isso na escola, e mais ressentido ficava com Donald em casa. "É fácil ser número um", Peter costumava dizer, "mas nem todo mundo consegue ser número dez."

E souberam de Jim, que havia sido admitido como paciente na ala de psiquiatria adulta no mesmo hospital, depois de vivenciar o que a equipe identificou como "um agudo estado esquizofrênico amplificado por severa ideação paranoide".

E souberam de Brian e do assassinato-suicídio. E viram por si mesmos que alguma coisa estava errada com Joe, o introspectivo sétimo filho. Quando Joe visitou Peter na ala psiquiátrica, um médico anotou, ele "foi capaz de dizer ao terapeuta do paciente que houve ocasiões no passado em que havia tido sintomas similares aos de Peter".

E aqui estava o que parecia ser o caso número cinco, contando de cima para baixo. Não havia nada no prontuário médico que sugerisse haver algo a ser feito em relação a Joe além de observá-lo atentamente em busca de sinais da mesma psicose que assumira o comando dos outros. Tudo isso confirmava o que Don e Mimi temiam. Algo estava acontecendo com todos os rapazes, um por um – primeiro Donald e Jim, depois Brian, agora Peter e logo talvez Joe –, e não tinham ideia de como impedir isso, se é que havia como.

Saindo à cata de pistas, Mimi e Don imaginaram se o caso de cada irmão havia sido deflagrado por algum tipo de desgosto: os infortúnios maritais de Donald e Jim, a ruptura de Brian com Noni, Peter vendo o pai desabar com um AVC. Mimi também procurou algo nas histórias de suas famílias – um precursor em algum parente distante que poderia ter lhes avisado sobre isso. A mãe de Don tivera depressão uma vez, e o mesmo ocorreu com Don depois da guerra. E quanto àquele episódio emocional que Don tivera no Canadá? Não se chamaria isso de colapso? Seria Don o portador da peste que todos os rapazes, cedo ou tarde, estavam destinados a pegar?

Ou talvez a culpa fosse das drogas. Os garotos que um dia tinham escutado a Metropolitan Opera agora ouviam a todo volume Cream e Jimi Hendrix. Brian, Michael e Richard, todos tinham tomado LSD – até mesmo Joe, com seus modos gentis. Mark, o prodígio do xadrez, era ligado em anfetaminas e outros estimulantes. Até mesmo Mary fumara maconha aos cinco anos, graças a Peter e Matt, que provavelmente a tinham roubado de algum dos irmãos mais velhos. Don e Mimi haviam percebido pelo menos alguma coisa do que se passava naquela época, mas se descobriram com pouco poder sobre tantos rapazes. Nunca teriam predito como as drogas de repente estariam por toda parte – pelo menos não para seus filhos excepcionais.

Agora, para eles, a contracultura se tornava suspeita. Será que aquilo que estava acontecendo com seus filhos poderia ser, de algum modo, apenas outro aspecto dos tempos rebeldes e voláteis nos quais estavam vivendo?

Mas os médicos que atenderam Peter tinham outra teoria.

AS ANOTAÇÕES HOSPITALARES da internação de Peter em 1975 são extraordinariamente duras com Mimi. Um médico escreveu que ela era "relutante em (ou incapaz de) ouvir notícias desagradáveis" e muito adepta de dar a Peter "mensagens misturadas ou duplas" – uma referência, parecia, à teoria do duplo vínculo de uma maternidade ruim – e "tinha êxito em impedi-lo de mencionar áreas conflituosas".

Em sessões de terapia nas quais Mimi se fazia presente, um dos médicos observou, Peter tentava trazer suas alucinações e medos, mas Mimi não permitia que essa conversa continuasse. "Parecia visível que esse papel também havia sido desempenhado pela mãe com os outros irmãos", escreveu o doutor.

Ao mesmo tempo, era inquestionável que tanto Mimi quanto Don estavam preocupados com seu filho, e Mimi era indiscutivelmente uma fonte de conforto para ele. "Às vezes, durante os encontros da família", escreveu o médico, "o paciente deitava a cabeça no colo da mãe e mostrava um sorriso, o que fazia pensar num bebê contente." Para o médico, pelo menos, essa dinâmica – mãe onipotente e bebê dependente – "era a mais confortável para a mãe e seus filhos entrarem".

Num encontro que Mimi jamais esqueceria, ela e Don, sentados junto a uma mesa grande, ladeados por médicos, descobriram-se diretamente na ponta receptora da teoria da mãe esquizofrenogênica. Tudo o que diziam a Mimi contribuía para que ela fosse a causa motora principal nos colapsos mentais de Peter – e, por extensão, de todos os outros. Ambos ficaram atônitos. Mimi primeiro ficou chocada, depois horrorizada e finalmente defensiva.

Ela resolveu nunca mais deixar os médicos da universidade perto de seus filhos novamente. A partir de então, seria Pueblo ou lugar nenhum.

HOUVE UM TEMPO em que Mimi vicejara em estrutura e ordem, mas agora a vida não lhe oferecia nada perto disso. A cada novo garoto doente, ela se tornava mais prisioneira – confinada por segredos, paralisada pelo poder que o estigma da doença mental exerce sobre ela.

Agora a pretensão de normalidade era um luxo. Toda a angústia que ela tentara manter em segredo por tantos anos, não podia mais esconder.

Exatamente o que, mais uma vez, trouxera Mimi Galvin para esse momento? Um filho morto, um assassino; seu marido derrubado por um AVC e incapacitado; dois filhos profundamente doentes em casa, sem ninguém para cuidar deles a não ser ela. Apenas mais um garoto, Matt, de dezesseis anos, permanecia com as meninas, Margaret, de treze, e Mary, de dez anos. Cuidar de todos eles, e de quem mais pudesse adoecer em seguida, era demais para Mimi, ou para quem quer que fosse.

Foi nesse momento que, uma noite depois do feriado de Natal de 1975, o telefone tocou na cozinha dos Galvin. Mimi atendeu. Era Nancy Gary, amiga de Don e Mimi da Federação. A esposa do barão do petróleo.

Nancy não era, em absoluto, a pessoa com quem Mimi mais quisesse falar numa hora dessas. Mesmo ouvindo o tom direto e objetivo de Nancy ao telefone, Mimi sentiu como se ouvisse um eco de sua vida antiga, criticando-a, provocando-a. Ir de jato a Salt Lake ou Santa Fé no avião particular de Nancy e Sam parecia uma vida que ela nunca voltaria a ter – um futuro agora destinado a outra pessoa, mas não ela.

Mas Nancy acabou se revelando a pessoa certa na hora certa. Perguntou a Mimi como ela estava, e, pela primeira vez, Mimi baixou a guarda. Fez uma coisa que nunca se imaginou fazendo: irrompeu em soluços ao telefone com uma mulher que ela mal considerava amiga.

Nancy não era uma pessoa que demonstrasse emoções. Mas se havia alguma coisa que ela fazia bem era usar a fortuna do marido para fazer os problemas desaparecerem.

"Você tem que tirar essas meninas daí", disse Nancy. E então, com a mesma facilidade e rapidez com que ordenava serviço de quarto, acrescentou: "Mande-me Margaret."

MARY GALVIN SABIA que não devia mostrar seus sentimentos. Depois de tudo que tinha acontecido, sua mãe ficava à beira da histeria toda vez que alguma das suas duas garotinhas perdia o controle.

Mas enquanto sua irmã, Margaret – a única pessoa próxima de uma aliada que ela tinha na casa – arrumava as malas para ir embora, Mary chorou mais forte e mais alto do que nunca. Estava visivelmente tão perturbada que seus pais recearam que ela fizesse uma cena quando deixassem Margaret na casa dos Gary. Nem permitiram que ela fosse junto no carro.

Em vez disso, num dia de janeiro de 1976, para sempre gravado na sua memória, Mary, com dez anos apenas, ficou parada na porta de entrada da casa em Hidden Valley Road, gritando incontrolavelmente enquanto levavam embora sua irmã de treze anos, deixando-a para trás com Donald e Peter – e um terceiro irmão, Jim, esperando nos bastidores, oferecendo o que lhe disseram que era um refúgio, mas até mesmo então ela sabia no seu íntimo que não era – e sentindo-se mais abandonada e à deriva e impotente do que jamais se sentira em sua jovem vida.

Segunda Parte

CAPÍTULO 18

<u>1975</u> Instituto Nacional de Saúde Mental, Washington, D.C.

HAVIA MUITOS DIAS em que Lynn DeLisi sentia estar no lugar errado, na hora errada – que não pertencia à ciência, que fora tola em pensar que algum dia tivesse pertencido. Mas o pior pode ter sido o dia em que lhe disseram que ela poderia estar deixando seus filhos loucos.

Esse prognóstico veio, entre todas as pessoas, de um psiquiatra infantil no Instituto Nacional de Saúde Mental, supostamente a vanguarda da pesquisa psiquiátrica americana. Ele disse isso de passagem, no meio de uma palestra. DeLisi era uma das poucas mulheres na sala, uma residente de psiquiatria no seu primeiro ano no Hospital St. Elizabeths em Washington, D.C. E era a única mãe – de duas crianças de colo que, nesse exato momento, estavam em casa sendo cuidadas por uma babá. Como Theodore Lidz, de Yale, o especialista em dinâmica familiar, esse psiquiatra parecia acreditar na ligação entre doença mental – especificamente, esquizofrenia – e a ascensão da mulher que trabalha. Mães, o psiquiatra disse aos residentes, devem dedicar seus primeiros dois anos à vida de seus filhos, ficar com eles e cuidar deles todo o tempo.

DeLisi não pôde evitar de se sentir marcada. De todas as mães na vizinhança de DeLisi na suburbana Annandale, Virgínia, ela era única que deixava as crianças com uma babá enquanto ia ao trabalho, em Washington. Seu marido também trabalhava, é claro, mas recaía sobre ela ajustar-se às demandas de sua residência em torno da maternidade: para evitar chamados noturnos, fizera um acerto especial para compensar as horas estendendo sua residência por um tempo mais longo do que o prazo costumeiro.

Enquanto os outros residentes de primeiro ano permaneciam em silêncio, DeLisi começou a argumentar, exigindo algum tipo de prova. "Onde está a evidência?", disse ela. "Quero ver os dados."

Mas o psiquiatra não tinha dados. Não estava citando estudos, mas Freud.

Algumas semanas depois, DeLisi não conseguia parar de pensar em como o que ele disse com tanta certeza era informado não por experimentação e verificação, mas por conhecimento anedótico e viés. O que aconteceu naquele dia iria influenciar tudo na carreira de DeLisi nos anos seguintes. Numa era em que o tratamento da esquizofrenia se dividia entre duas abordagens – psicoterapia e medicamentos psicoativos –, DeLisi foi atraída por uma terceira via: a busca por uma causa neurológica verificável da doença.

ELA QUERIA SER médica desde criança, nos subúrbios de Nova Jersey. Seu pai, um engenheiro elétrico, apoiou seu sonho e a incentivou; seria o último homem a fazer isso por algum tempo. Primeiro ela pensou em estudar o cérebro e sua relação com doenças mentais na Universidade de Wisconsin, lendo tudo o que podia a respeito dos efeitos neurológicos das drogas alucinógenas. Mas não era o momento ideal. Ela se graduou em 1966, quando a Guerra do Vietnã motivava muitos de seus colegas homens a se candidatarem à escola de medicina para conseguir adiar o recrutamento. As mulheres que se candidatavam com esses homens entravam com uma desvantagem automática: por que uma escola de medicina daria vaga para uma mulher se cada homem recusado poderia ser mandado para a guerra?

Lynn lutou para encontrar um meio de contornar a situação. Tirou um ano de folga após a faculdade básica e achou um trabalho em tempo integral como assistente de pesquisa na Universidade de Columbia, e à noite assistia a aulas de pós-graduação em biologia na Universidade de Nova York. Na biblioteca de ciências, conheceu o homem com quem se casaria, um estudante de pós-graduação chamado Charles DeLisi. Antes do casamento, ela se matriculou na escola de medicina no único lugar que a aceitaria: a Faculdade Feminina de Medicina da Pensilvânia, na Filadélfia. Após seu primeiro ano, inscreveu-se para transferência para faculdades em Nova York, onde Charles ainda estava no curso de pós-graduação. Um entrevistador perguntou se sua família era mais importante para ela do que sua carreira; outro quis saber se ela planejava usar métodos de controle de natalidade. Ninguém a aceitou.

Até mesmo seu marido tinha a expectativa de que ela largasse o curso de medicina e o trocasse por algum programa de pós-graduação menos exigente. Mas ela permaneceu no programa com a ajuda da reitora – uma mulher que se dedicou a estimular mulheres jovens na profissão –, que deu um jeito para que DeLisi assistisse ao seu segundo ano de aulas na escola de medicina da Universidade de Nova York. No ano seguinte, quando o marido de DeLisi conseguiu um pós-doutorado em Yale, eles se mudaram para New Haven; DeLisi se deslocava de trem percorrendo todo o caminho novamente para aulas na Faculdade Feminina de Medicina na Filadélfia. Quando engravidou do seu primeiro filho, a reitora novamente apareceu para ajudá-la, conseguindo que ela assistisse a aulas em Yale pelo ano final inteiro.

DeLisi se graduou na escola de medicina em 1972. Mais uma vez, mudaram-se por causa do trabalho do marido, agora para o Novo México, onde Lynn começou em clínica geral, tratando trabalhadores imigrantes pobres. Ali deu à luz seu segundo filho, e quando o marido recebeu uma oferta de trabalho em Washington, candidatou-se a residências ali. "Eu tinha interesse por esquizofrenia porque era uma doença real do cérebro", lembrava-se ela. "Não se tratava de uma mera ansiedade cotidiana. Era uma doença neurológica efetiva." Estando perto do NIMH, DeLisi pensou, ficaria ao lado de pessoas que tinham o mesmo entendimento.

Ela levou algum tempo para encontrar essas pessoas. Ainda que o St. Elizabeths tivesse alas cheias de pacientes esquizofrênicos, o estudo da esquizofrenia com enfermidade física não estava na moda, pelo menos entre os supervisores do seu programa de residência. Um dos problemas era prático: os pacientes nunca pareciam melhorar. Melhor era passar a carreira trabalhando em depressão, transtornos alimentares, de ansiedade, ou doença bipolar – algo com um lampejo de esperança, que às vezes respondia à cura tradicional da terapia verbal.

Depois havia o problema mais profundo – o mesmo debate natureza-criação que dividira o campo por décadas. O programa de DeLisi era realmente dirigido por psicanalistas, não por médicos psiquiatras, como tivera esperança que fosse. Durante sua residência, pessoas como ela que se interessavam por esquizofrenia tinham autorização de fazer seu terceiro ano em Chestnut Lodge. O velho posto de comando de Frieda Fromm-Reichmann ainda estava em funcionamento, a alguns quilômetros estrada abaixo no subúrbio de Maryland, e os terapeutas ali ainda consideravam traumas de infância como sendo uma das principais influências no desenvolvimento de doença mental séria. E o mesmo achavam muitos dos professores de DeLisi no St. Elizabeths.

DeLisi continuou lendo o que podia achar sobre a biologia da esquizofrenia e continuou vendo o mesmo nome afiliado ao NIMH: Richard Wyatt, um neuropsiquiatra que explorava não a terapia, mas os efeitos da doença mental sobre o cérebro em si. O laboratório de Wyatt ficava do outro lado da cidade, em relação ao programa de psiquiatria NIMH, no edifício William A. White, uma estrutura de tijolos vermelhos com mais de um século de existência no *campus* do St. Elizabeths, com espaço suficiente para abrigar pacientes para estudos de longo prazo. Em 1977, perto do fim da sua residência no St. Elizabeths, DeLisi foi procurá-lo para tentar uma bolsa. Wyatt foi menos que encorajador. Ele veria o que poderia fazer, disse a ela, mas geralmente pegava seus bolsistas direto de Harvard. E mais, disse ele, ninguém iria acreditar que uma mãe de dois filhos pudesse lidar com as exigências do emprego.

Desta vez, DeLisi não ficou zangada, apenas abatida. Mesmo tendo arranjado a prorrogação do seu tempo de residência, trabalhara dobrado para, mesmo assim, conseguir terminar em tempo. Era, em cada detalhe, tão boa quanto um homem, fosse de Harvard ou de qualquer outro lugar. Quantos homens no laboratório de Wyatt tinham filhos? Será que alguém já questionara isso?

Os mentores de DeLisi em seu programa de residência não conseguiam entender por que ela estava tão deprimida. Se realmente quisesse estudar esquizofrenia, disseram eles, por que não passar o último ano de residência em Chestnut Lodge?

Aí veio a surpresa que faria deslanchar sua carreira. Wyatt voltou com uma oferta. Se ela quisesse, poderia completar a residência com um ano em seu laboratório. Ele pegaria um funcionário extra, de graça, então não era exatamente uma imposição. Se ela se saísse muito bem, explicou, poderia continuar ali no ano seguinte como bolsista. Nada de promessas, mas ela poderia se inscrever.

"Posso fazer você entrar pela porta dos fundos, se você quiser", Wyatt disse.

NOS TRÊS ANDARES do edifício William A. White, Wyatt tinha laboratórios separados para bioquímica cerebral, neuropatologia e eletrofisiologia; um laboratório do sono e um laboratório no qual alguns de sua equipe reuniam cérebros pós-morte para estudo; e até mesmo um laboratório de animais, onde outros faziam experimentos com transplantes de tecido cerebral. O interesse básico de Wyatt era isolar fatores bioquímicos que afetavam a esquizofrenia: marcadores de plaquetas sanguíneas e linfócitos e proteínas de plasma que pudessem deflagrar psicoses e alucinações. Havia enfermarias de pesquisa com seres humanos, cada uma contendo entre dez e doze pacientes, encaminhados de todo o país para testar medicamentos experimentais. Esses pacientes eram atendidos por bolsistas de pesquisa como DeLisi.

A maioria dos pesquisadores de Wyatt se aproveitava da nova tecnologia de imagens por tomografia computadorizada (TC) para procurar anomalias no cérebro de pacientes esquizofrênicos. Esses pesquisadores já estavam encontrando evidência física suficiente da esquizofrenia no cérebro humano para fazer com que muitos voltassem totalmente as costas para o ambiente como causa ou contribuição para a doença. Em 1979, a equipe de Wyatt publicou uma pesquisa[1] demonstrando que pessoas com esquizofrenia tinham mais líquido cefalorraquidiano nos ventrículos cerebrais – a rede de lacunas no tecido do sistema límbico do cérebro, onde estão localizados as amígdalas e o hipocampo. Tratava-se da parte do cérebro responsável por, entre outras coisas, manter um senso de consciência dos arredores. Quanto maior o ventrículo, mais resistente o paciente parecia ser em relação a drogas neurolépticas como Thorazine. Aqui estava mais uma prova de que a doença era física, não ambiental. Ou, como disse um dos coautores do estudo dos ventrículos, um psiquiatra do St. Elizabeths chamado E. Fuller Torrey: "Se pai ou mãe ruins causassem alguma dessas doenças, estaríamos todos numa enorme, enorme encrenca."

O único problema era que não havia como dizer se ventrículos aumentados eram uma causa ou um efeito – algo com que os pacientes nasciam ou uma condição que desenvolviam depois do aparecimento da doença, talvez até mesmo como efeito colateral da medicação. Isso, pensara DeLisi, era onde a genética poderia se mostrar crucial. Mas a questão do estudo da genética da esquizofrenia em 1979 era que a maioria dos pesquisadores a considerava pouco mais do que uma expedição de busca. A esquizofrenia era como Alzheimer ou câncer – claramente produto de mais de um gene, talvez dúzias de genes trabalhando juntos – e, portanto, complexa demais para análise genética, dado o estado rudimentar da tecnologia para essa busca naquela época. Era por isso que o laboratório de Wyatt focalizava métodos mais acessíveis – imagens por ressonância magnética (MRIs), escaneamento por tomografia computadorizada (TC), e mais recentemente tomografia por emissão de pósitrons (PET). Assim, por algum tempo, DeLisi também trabalhou com isso.

O período que passou com Wyatt não foi sem tensões, ou mesmo sem conflitos. DeLisi se lembra de sentir intensa pressão para produzir resultados que levassem a um estudo merecedor de prêmio. Mais de uma vez, sentiu-se explorada, como quando lhe pediram que assumisse a culpa pelo erro de um colega homem porque ele estava em vias de ser promovido. Ela disse não; tinha aversão em concordar com os rapazes, mesmo quando recusar não lhe servia bem politicamente com Wyatt. "Foram dois anos até que ele falasse comigo da mesma forma que falava com os homens no laboratório", comentou DeLisi. "Eles invadiam o escritório e falavam com ele, e eu nunca conseguia algum tempo para falar."

Finalmente, mais ou menos na mesma época que DeLisi refutou com êxito uma hipótese havia muito tempo sustentada por Wyatt referente à eficácia de uma droga específica no tratamento da esquizofrenia, ele comentou, envergonhado, na presença de todos os homens, que ela os superara. "Foi legal da parte dele ter dito", observou DeLisi. "Mas não deixou os homens nada felizes."

NO COMEÇO DO seu trabalho no laboratório de Wyatt, DeLisi foi abordada por um dos velhos importantes do NIMH. David Rosenthal, ainda ativo como psicólogo de pesquisa, decidiu que era hora de fazer um estudo de atualização das quadrigêmeas Genain, a ser publicado vinte anos após o primeiro. Agora as irmãs estavam com cinquenta anos, todas as quatro ainda vivas. Desta vez, seriam trazidas para uma bateria de novos testes biológicos, para ver o que mais tinham em comum.

DeLisi ficou contente pela chance de estudar raízes físicas da doença. Gostava de estar na companhia das irmãs, observando uma delas dizer algo e a seguinte repetir um instante depois, e então a terceira, e a quarta. Ela conduziu TCS, eletroencefalogramas (EEGs) e exames de sangue e urina. Mas, para DeLisi, o verdadeiro impacto de passar algum tempo com quatro irmãs idênticas com variações da mesma doença foi que ela passou a ficar mais interessada do que nunca em estudar genética.

O único pesquisador da esquizofrenia no NIMH que examinava meticulosamente a genética era Elliot Gershon. Em 1978, Gershon tinha sido coautor[2] de um artigo que esboçava a melhor maneira de verificar um marcador genético para a doença mental. Sua ideia era estudar famílias com mais de um membro com a doença. Gershon chamava essas famílias de "famílias multiplex". A chave, dizia ele, era focalizar não só as pessoas doentes da família, mas todo mundo – idealmente mais de uma geração. Se os pesquisadores pudessem, de alguma forma, encontrar uma anormalidade genética que parecesse apenas nos membros doentes de uma família e não nos membros saudáveis, ali estaria ela: a prova genética pela esquizofrenia.

DeLisi foi procurar Gershon e trouxe à tona as irmãs Genain. Aí estava uma família, as queridinhas da ala de esquizofrenia do NIMH, carregadas até a borda com a doença, de volta à cidade e prontas para serem outra vez totalmente examinadas. "Que tipo de estudos você faria?", ela perguntou.

A resposta de Gershon a deixou absolutamente surpresa: "Não quero fazer parte disso", ele respondeu.

DeLisi indagou por quê. E percebeu como a pergunta não tinha base logo que ele respondeu:

"Você só tem um N igual a um", Gershon disse – apenas um conjunto de dados, sem nenhuma variação. "Não vai encontrar nada realmente significativo."

Como as quatro irmãs tinham o mesmo código genético, não haveria nada para comparar ou contrastar. Era por isso que Gershon não via sentido em estudá-las. Famílias eram o lugar a ser olhado, disse ele – mas o tipo certo de família, com misturas variadas dos mesmos ingredientes genéticos da fonte. Quanto mais filhos afligidos, melhor.

Se DeLisi estava disposta a rastrear famílias como essas, disse Gershon, talvez isso fosse algo que ele poderia respaldar.

DON

<u>MIMI</u>

DONALD

JIM

JOHN

MICHAEL

RICHARD

JOE

MARK

MATT

PETER

MARGARET

<u>MARY</u>

<u>CAPÍTULO 19</u>

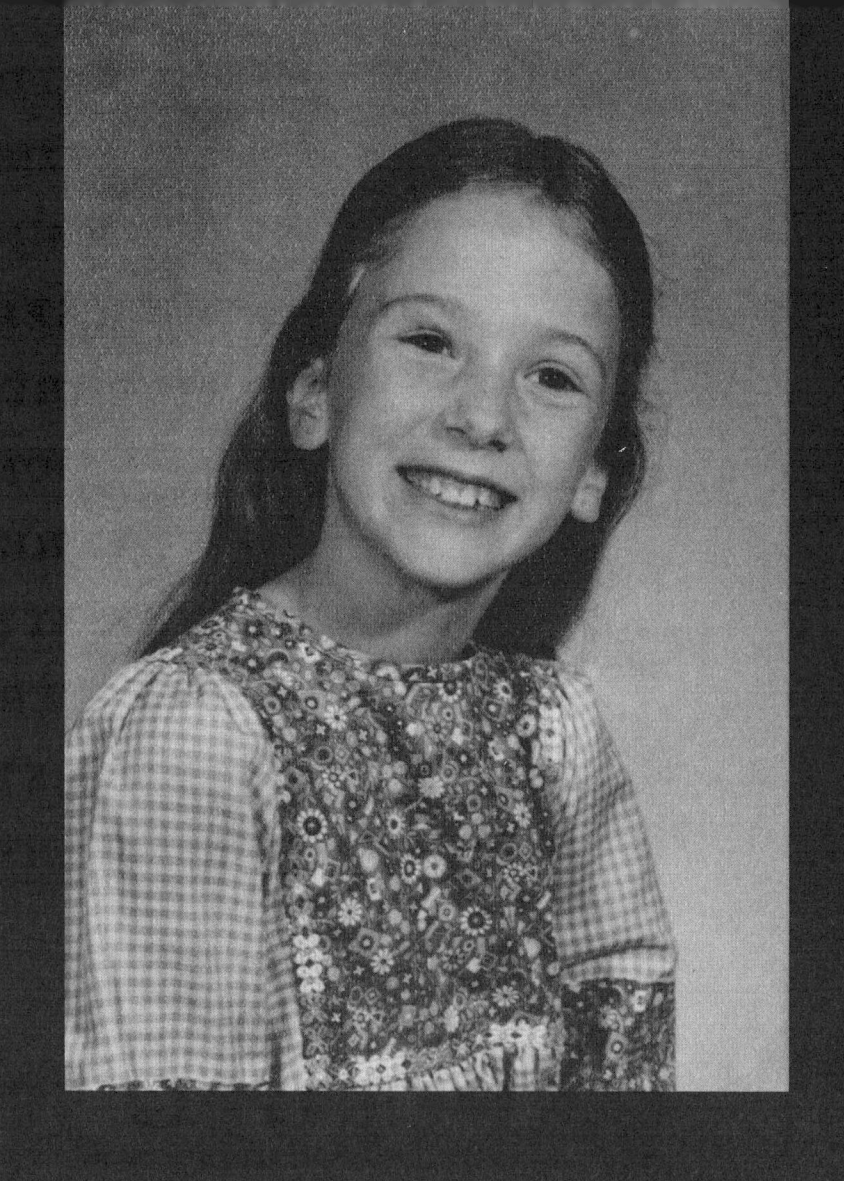

UMA DAS PRIMEIRAS memórias de Mary Galvin – de quando ela tinha mais ou menos cinco anos, em 1970 – era de estar na cama tarde da noite, tentando dormir, e ouvir seu irmão mais velho, Donald, chegar em casa do hospital, lamentando-se no corredor diante da porta do quarto dos pais.

"Estou com tanto medo", dizia ele. "Não sei o que está acontecendo."

Ela se lembra de seus pais tentando conversar com ele, dizendo-lhe que tudo ficaria bem – que achariam um médico e descobririam o que estava errado.

E se lembrava de Donald fugir correndo de vez em quando – mais frequentemente para o Oregon, a fim de encontrar Jean – e seus pais terem de descobrir onde ele estava, e depois lhe mandar passagens de avião ou de ônibus.

E se lembrava de Donald novamente à noite, desta vez aterrorizado, gritando para todos se porem em segurança. Havia pessoas na casa, dizia ele, pessoas tentando machucá-los.

Ela se lembrava de acreditar nele. Por que ele mentiria?

MARY ERA DIFERENTE da irmã mais velha. Margaret era meiga, empática e emotiva; assistia às dificuldades da família e as internalizava, com muita dificuldade de suportar a dor. Mary, por sua vez, pode ter sido igualmente vulnerável, mas também era mais prática, esperta e, talvez agora por necessidade, independente. Na primeira série, fora a única criança a levantar a mão em favor de George McGovern e não de Richard Nixon na eleição presidencial simulada de sua classe. Mais tarde, quando foi pega com um cigarro na escola, sua mãe perguntou o que deveriam fazer a respeito, e Mary disse: "Instalar avisos de Não Fumar."

Quando Margaret deixou a casa, levada para Denver com Nancy e Sam Gary, Mary ricocheteou entre a fúria e o silêncio. A ausência da irmã a corroía. Não conseguia entender por que ela fora deixada para trás. Seus pais tentaram lhe explicar que ela não tinha idade suficiente para a escola particular que Margaret frequentava ali, mas isso não significava nada para Mary. Não mudava o fato de ter ficado sem fôlego com a rapidez com que tudo acontecera.

Na quinta série em 1976, Mary era totalmente só – assistindo às brigas entre os irmãos que ainda estavam em casa. Peter testava todos à sua volta, em ciclos de entrada e saída do hospital, e em constante choque com Matt, o último dos garotos do hóquei que ainda morava em casa. Donald se mudara para o quarto de Margaret, ao lado do de Mary; a ideia era distanciá-lo dos outros rapazes, que dormiam no andar de baixo, mas isso simplesmente fazia com que Mary tivesse mais dificuldade em evitá-lo. Quando não estava dormindo sob efeito dos remédios, Donald ficava andando, gesticulando e falando consigo mesmo. Mary ficava constrangida, brigando com ele. Quando isso não funcionava, ela pedia. E quando isso também falhava, ela caía em prantos, mas nunca perto de outra pessoa. Passava horas no seu quarto, organizando e reorganizando seu guarda-roupa e as gavetas da escrivaninha, perdida em pensamentos, numa tentativa de ter algum senso de controle.

No mundo exterior, quando entrou no ensino médio, Mary era toda sorrisos – socialmente popular, passando mais tempo na casa de amigas do que na sua. Sabia que outras crianças não tinham mais permissão de vir a sua casa. Ela tampouco queria estar lá. Então se apegou a uma rotina que a mantinha longe de Hidden Valley Road pelo máximo de tempo possível – da escola para o futebol à tarde e então, à noite e aos sábados no estúdio de balé no Colorado College; longas visitas para a família Hefley, que tinha um cavalo com uma baia que sempre precisava de limpeza; qualquer lugar menos em casa.

A mãe de Mary, depois de se mostrar tão vulnerável para Nancy Gary e permitir que a família Gary recebesse Margaret, tentara retornar à sua velha forma, adotando uma expressão corajosa e animada em público. Com Mary, Mimi demonstrava a importância de não falar sobre o assunto, de fingir que nada estava acontecendo – de não chorar, não se zangar, não trair a mais leve emoção. O mesmo tipo de equanimidade forçada era esperado de todos os filhos. Indo de carro da escola para os treinos, ou até a livraria Chinook em Colorado Springs, ou para tomar chá com os Crockett ou os Griffith, Mimi não dava a Mary nenhuma explicação de por que os irmãos eram do jeito que eram e o que elas poderiam fazer para ajudar. O máximo que dizia era que os problemas de uma menina de onze anos não representavam nada em comparação com aquilo que os irmãos estavam passando.

Quando Mary se sentia impotente, achava um lugar privado em Woodmen Valley onde podia se esconder, a algumas centenas de metros da casa, do outro lado do morro em relação ao quintal. As crianças, às vezes, chamavam o lugar de Fairy Rocks [Rochas de Fadas]. Mary fantasiava que Fairy Rocks era o seu lar – fingindo preparar o jantar ali, ir para a cama e acordar ali na manhã seguinte, sozinha e livre.

O PAI DE Mary a levava consigo para a piscina comunitária da Academia, onde tentava algumas braçadas para ajudar na reabilitação do AVC. Agora Don já reconhecia as pessoas, mas sua memória de curto prazo ainda estava comprometida, e ele parecia destinado a nunca se recuperar totalmente. Se antes costumava ler dois ou três livros por dia, agora, em vez disso, assistia a esportes na televisão, um aparelho que antigamente nem queria em casa. Seus dias de falcoaria estavam no passado. E retornar ao trabalho era impossível. Sam Gary lhe passara alguns bicos de consultoria na indústria petrolífera, mas Don não esteve à altura da tarefa.

Com o fim da pensão militar de Don, não havia entrada de dinheiro. A tensão de cuidar tanto de Donald quanto de Peter era impossível de negar. Mas sempre que Don tentava sugerir que Donald e Peter deveriam morar em outro lugar, a resposta de Mimi era sempre a mesma: "E para onde eles iriam?" A essa altura, era uma pantomima inútil: Mimi era a responsável, ambos sabiam disso. Porém, mesmo que aquilo que o pai dizia não adiantasse nada, para Mary significava algo o fato de ele dizer. Pelo menos ele se manifestava, defendendo os filhos saudáveis em detrimento dos doentes.

Mary ficava sentada com o pai enquanto ele assistia ao golfe na TV e o examinava – sua memória funcionando com a metade da rapidez, sua energia esgotada –, a única pessoa a ver sua situação claramente, a afeiçoar-se por ela, a tomar seu partido. Sozinha com o pai, Mary lhe perguntava por que ainda era um católico devoto – por que, depois de tudo o que tinha acontecido, ele ainda acreditava em Deus. Para ela, não era uma pergunta abstrata; ela ainda tinha de ir à missa todo domingo e queria saber qual podia ser o sentido de continuar fazendo isso agora.

Don lhe disse que houvera muitos momentos em sua vida em que ele também teve dúvidas. Foi por meio das próprias leituras e do próprio intelecto, dizia ele, que encontrara um caminho de volta para Deus.

Ele não incentivava Mary a fazer o mesmo. Sabia que ela não era uma pessoa que pudesse ser forçada.

ÀS VEZES PARECIA a Mary que sua família havia sido dividida em duas: não os loucos e os sadios, mas os que ainda estavam em casa e aqueles que tinham saído. Entre aqueles que ainda estavam em casa, seu irmão Matt era o treinador de futebol dela e também uma espécie de guardião, de defensor. Certa vez, Mary escreveu uma redação escolar sobre ele, consagrando-o como sua maior referência. Mas, na primavera de 1976, Matt se formou no ensino médio e também saiu de casa. Então ficou oficial: apenas Mary e dois irmãos doentes, Peter e Donald. Mas Hidden Valley Road continuou sendo a principal escala para todos os rapazes doentes, sua única opção confiável quando não eram bem-vindos em nenhum outro lugar – até mesmo Jim, quando estava numa fase ruim com Kathy.

Era total responsabilidade da mãe de Mary escolher os tratamentos certos, procurar uma solução, proteger a todos. Mimi ainda acreditava profundamente num milagre. E, por algum tempo, pensou ter encontrado um, cortesia de um farmacologista de Princeton, Nova Jersey, chamado Carl Pfeiffer. A jornada de Pfeiffer através da medicina era pouco ortodoxa e, às vezes, profundamente estranha. Nos anos 1950, foi um entre um punhado de farmacologistas escolhidos pela CIA[1] para conduzir experimentos com LSD em prisioneiros que davam consentimento. Seguiu adiante e se tornou presidente do departamento de farmacologia da Emory University, mas então deixou a academia tradicional na década de 1960 e começou a publicar um fluxo de artigos, todos desprovidos da testagem-padrão duplo-cego e todos baseados na fervorosa crença de que a química do cérebro dependia de um equilíbrio muito particular de vitaminas para manter a pessoa mentalmente balanceada – combinações de suplementos que ele estava preparado para fornecer a qualquer um, por um preço.

Em 1973, Pfeiffer fundou o Brain Bio Center, uma clínica privada que se tornou seu quartel-general por várias décadas. Mimi, que andava lendo tudo que pudesse sugerir meios de melhorar a química do cérebro de uma pessoa, soube de Pfeiffer apenas alguns anos depois que ele montara seu negócio. Quando entrou em contato com ele, o farmacologista ficou mais do que ansioso para viajar ao Colorado a fim de conhecer a mãe de doze filhos que estavam ficando loucos. Após sua visita, convidou os Galvin para irem a Nova Jersey para uma investigação completa.

Todo mundo que ainda estava em casa arrumou as malas e viajou para o leste, para Princeton. Mary se lembrava de alguém examinando suas unhas em busca de pontos brancos, e que lhe disseram ter uma deficiência de zinco, e sua mãe atenta a cada palavra do farmacologista, tomando nota de tudo. Pfeiffer disse a todos que foram ao Brain Bio Center que aquilo que a maioria das pessoas considerava doença mental provavelmente podia ser atribuído a déficits nutricionais. Até mesmo Marilyn Monroe e Judy Garland, disse Pfeiffer, estariam vivas hoje se tivessem ajustado seus nutrientes sanguíneos. Um hospital psiquiátrico era apenas, conforme escrevera uma vez, um "tanque de contenção"[2]. Isso deve ter soado como música aos ouvidos da mãe, que, a cada momento, sentia-se julgada pelos médicos – e pelo marido – que sugeriam que seus garotos estariam melhor em instituições.

De volta em casa em Hidden Valley Road, Mimi fez a mão uma caneca de cerâmica para cada filho. Toda manhã, sem falta, enchia os recipientes cor de abacate com suco de laranja para ajudar a engolir as pílulas do dr. Pfeiffer. A caminho da escola, Mary se sentia enjoada, o estômago ardendo em fogo por causa do suco e das vitaminas. Ela começou a esconder as pílulas no bolso na saída de casa e as jogava no mato tão logo ela estivesse fora do campo de visão.

EM MARÇO DE 1976 – dois meses depois que Margaret saiu de casa – um patrulheiro rodoviário estadual do Colorado notou um homem de cabelo escuro caminhando para o leste pela Rodovia 24, exatamente no meio da estrada, pisando sobre a dupla linha amarela e falando sozinho enquanto os carros passavam correndo por ele dos dois lados. Quando o policial pediu a Donald que fosse para o acostamento da estrada, ele se recusou. Quando tentou prendê-lo, Donald começou a agarrar e empurrar. Foram necessários vários policiais além de alguns bombeiros locais para subjugá-lo. Na cadeia de Colorado Springs, a polícia descobriu que ela não vinha tomando sua medicação por vários meses.

A polícia o transferiu para Pueblo, onde, a essa altura, Donald já era bem conhecido. Os médicos descobriram que ele acabara de voltar para casa em Hidden Valley Road em janeiro, depois de algum tempo longe. Havia ido mais uma vez ao Oregon para encontrar Jean, só para ouvir, desta vez, que ela entrara para o Corpo da Paz. Permaneceu algum tempo no Oregon, trabalhando num barco de pesca de camarões. Ao voltar, Mimi e Don concordaram em recebê-lo, mas só se ele fosse regularmente para o Centro de Saúde Mental Pikes Peak em Colorado Springs, para sua medicação. ("Eles também estão envolvidos com vários outros filhos homens da família", segundo um relatório de Pueblo.) Donald concordou, mas então recusou, tornando-se o que os médicos de Pueblo denominavam problema de gerenciamento. "Ele e a família concordam que não deveria estar morando em casa", diz o relatório, "por causa da sua idade e da sua má influência sobre os outros filhos da família".

Ele nega que estava tendo alucinações, mas virava a cabeça frequentemente e olhava para o lado como se estivesse ouvindo uma voz. Ele tem muitas preocupações religiosas e fala constantemente sobre símbolos que atravessam sua mente. Um dos símbolos que descreveu era de um bebê sobre o qual o resplendor de Deus estava irradiando. Em diversos momentos durante a entrevista, ficou muito tenso e expressou sentimentos hostis, tais como jogar longe o meu bloco de notas...

Após alguns dias, Donald ainda parecia confuso, inquieto e agressivo – ou, nas palavras da equipe, "pronto para agressão física, destrutivo, beligerante, suicida, hiperativo, superfalante [e] pomposo". Foi fichado por "masturbar-se abertamente" e "expor-se", e também por circular pelos alojamentos femininos e, uma vez, pelo chuveiro das mulheres. Os médicos em Pueblo acalmaram Donald com Prolixin, mas ele continuou a relatar consistentemente acerca dos símbolos e signos que passavam como flashes em sua mente.

Ainda assim, foi considerado estável o bastante para ser liberado e voltar para casa em abril.

NOS FINS DE semana, o filho de Jim, Jimmy – sobrinho de Mary, embora fosse apenas cinco anos mais novo do que ela –, e Mary formavam um pequeno grupo diurno de apenas dois membros. Jim dizia a Don e Mimi que os levaria para a igreja, e em vez disso faziam algo divertido – iam patinar no gelo ou passear no parque. Agora, mais do que nunca, os sábados e domingos com Jim e Kathy haviam se tornado algo com que seus pais contavam. "Se houvesse uma crise", disse ela, "mamãe ligaria para Jim e Kathy virem me buscar."

Kathy passou a ser uma espécie de mãe substituta para Mary. E isso fazia de Jim, nesse cenário, o pai.

Jim vinha à procura dela à noite, quando ela visitava a casa, desde que Margaret fora embora, quando Mary tinha dez anos. Ele a penetrava com seus dedos e a forçava a sexo oral, e ela o tolerava em parte como negação, e em parte por confusão. Permanecia passiva com base no mesmo cálculo que sua irmã usara: porque amava Kathy; porque qualquer coisa era melhor do que estar em casa; porque parte dela se acostumou a não resistir, a interpretar esses atos como afeto.

As coisas mudaram quando Mary entrou na adolescência. Jim nunca tinha parado de bater em Kathy, mas agora Mary começava a ver isso de um modo diferente de quando era mais jovem. Ela tinha como racionalizar aquilo como algo diferente do que era – algo feio, assustador e errado. Mas não podia abandonar Kathy, e assim, mesmo então, continuou voltando. E continuou a suportar Jim pela mesma razão.

Uma parte dela entendeu que aquilo precisava acabar. Ela sabia que seu corpo estava mudando, assim como o da sua irmã mudara. Sentiu Jim escalando com ela, procurando um jeito de chegar a alguma coisa. Pensou no que significaria se Jim tentasse ir até o fim com ela – que isso significaria que ela poderia ter um bebê.

Ela fez o melhor para não pensar nisso. Mas essa informação ficou ali assentada. Podia ignorá-la, mas não para sempre.

DON

MIMI

DONALD

JIM

JOHN

MICHAEL

RICHARD

JOE

MARK

MATT

PETER

<u>MARGARET</u>

MARY

<u>CAPÍTULO 20</u>

HAVIA UM JARDINEIRO que aparava a cerca viva, uma senhora que fazia todo o serviço de lavanderia, e um *chef* alemão para preparar bife com batatas para o jantar. Havia sete pessoas ao todo no pessoal da casa, sem contar os pilotos para o avião e os instrutores para aulas particulares de esqui.

A família Gary vivia em Cherry Hills, um bairro isolado nos limites meridionais de Denver, a um mundo de distância do agitado centro da cidade. Em torno da casa havia um rancho completo com cavalos. A garagem abrigava um Porsche e uma Mercedes, e a área dos fundos tinha uma enorme cama elástica. Do lado de dentro, à direita do portão de entrada, umidade e cloro irradiavam de uma piscina de cor turquesa, com um escorregador em espiral e um teto em forma de bolha. As paredes de todos os corredores eram preenchidas com quadros: um Modigliani, um De Kooning, um Chagall, um Picasso. No quarto de brinquedos havia uma balança gigante e uma casa de bonecas em tamanho real, com camas-beliche para quem passasse à noite. O quarto de Margaret tinha um colchão de água. Isso a deixou espantada, até que tentou dormir nessa cama. Demorou algumas noites até ela criar coragem suficiente para pedir uma cama comum. Eles fizeram a troca.

Margaret veio a conhecer Trudy, a governanta, uma segunda mãe para todas as crianças Gary e seus amigos, e Katie, a lavadeira, que devolvia suas roupas limpas e dobradas, colocando-as no seu quarto todo santo dia útil. E veio a conhecer os oito filhos dos Gary, fazendo amizade com Suzy, que era alguns anos mais jovem que ela e um pouquinho encrenqueira, e Tina, alguns anos mais velha e um pouco certinha demais. Margaret acompanhava a família em viagens para Flórida Keys e Vail, onde tinham um imóvel num condomínio na rua principal da cidade, e ela podia entrar em qualquer loja e comprar qualquer coisa que precisasse: roupas de esqui, novos esquis da Olin Mark IV, bilhetes para o teleférico, até mesmo guloseimas da loja de doces quando acabavam de esquiar. Nancy Gary nunca ia às lojas; as lojas vinham a ela. Logo, Margaret estava vestindo as mesmas camisas Lacoste e calças de rúgbi que as outras crianças.

No alto verão, a família toda ia de avião para sua casa em Montana, uma obra em estilo moderno com uma parede inteiramente de vidro, oferecendo uma brilhante vista através do lago Flathead, da Área Selvagem Bob Marshall, sujeita à proteção federal. Nos cem acres da família, havia uma enseada com um barco a motor para esqui aquático, *tubing* e um Hobie Cat para velejar, uma quadra de tênis com uma casa de hóspedes onde ficavam os tenistas profissionais, um pomar de cerejas aberto para colher livremente e um estábulo para montaria. Os cavalos eram transportados de Denver. Os criados também iam junto, fazendo todas as camas e servindo todas as refeições. Em Montana, Nancy Gary funcionava como uma espécie de CEO das atividades dos filhos, nomeando Trudy, a governanta, como conselheira chefe de campo, programando as aulas de tênis, de montaria e de esqui aquático de cada filho. Sam Gary, ainda dirigindo um império petrolífero, fazia viagens de ida e volta entre Montana e Denver no seu avião, para ensinar esqui aquático aos filhos. Ficava sentado na beirada da doca com as pernas penduradas, e as axilas das crianças enganchadas nos seus pés, até que o barco desse a partida, puxando as crianças para a frente.

Os pais de Margaret diriam que lhe deram a escolha de permanecer em casa – de não se mudar para a casa dos Gary. Mas, para Margaret, nunca houve realmente escolha. Era-lhe oferecida a chance de apresentar sua renúncia como ajudante da mãe: nunca mais tirar o pó da gaiola, aspirar o pó da escada, dar comida aos pássaros, trazer mantimentos ou fazer torradas de dois filões inteiros de pão para o café da manhã. Já dissera adeus às danças de verão em Aspen e Santa Fé; elas tinham acabado a partir do AVC do pai e da renúncia dele ao cargo na Federação. Aqui estava uma chance de dizer adeus à presença obrigatória aos jogos de hóquei, beisebol e futebol; adeus a quatro anos de Escola Secundária da Academia da Força Aérea ou, pior ainda, ao St. Mary's; adeus à ginástica, onde ela nunca se dera bem com o técnico; adeus à pista, onde sempre havia alguém mais rápido do que ela; adeus ao grupo de animadoras de torcida, do qual sentiria menos falta do que tudo.

Era-lhe oferecida a chance de fugir dos irmãos Donald e Peter, que podiam explodir a qualquer momento. E do outro irmão no fim da rua, em cuja casa ficava regularmente, e que vinha procurá-la tarde da noite.

Foi este último motivo – Jim – que serviu para firmar sua decisão. Quando era honesta consigo mesma, todo o resto era apenas uma desculpa.

E por ser esse o motivo, juntar-se aos Gary nunca lhe deu apenas a sensação de ser uma coisa. Não importava quanto se divertisse, nunca deixava de encarar aquilo pelo qual estava passando como espécie de expulsão, ou exílio.

Como era possível, ela se perguntava, que Jim continuasse sendo um membro importante, até mesmo respeitado, da família enquanto era ela que estava sendo mandada embora?

O DÉCIMO QUARTO aniversário de Margaret em fevereiro de 1976 veio pouco depois de Nancy arrancá-la de Hidden Valley Road. Em casa, era típico Margaret ganhar algo modesto – um par de patins de gelo, um rádio da Spencer Gifts. Aqui, havia uma mesa coberta de relógios e botas Frye, e um guarda-roupa inteiro para complementar sua bolsa de estudos na Kent Denver School, a mesma escola particular exclusiva frequentada pelos próprios filhos.

Margaret penou para acompanhar as aulas em Kent. Todos os jovens tinham os próprios carros, as próprias contas bancárias, as próprias mesadas e verbas para roupas, as próprias memórias de viagens para o exterior com suas famílias como referência nas aulas de história mundial. Enquanto Margaret ia à missa e ajudava sua mãe a alimentar uma família de catorze, todo mundo na Kent School parecia ter aprendido a fazer cerâmica e camisetas de *silkscreen*. Pareciam tão mais artísticos e inventivos do que ela, tão livres com seus impulsos. Ela foi cortada de testes para peças de teatro, tirou um C no seu projeto de redação criativa. Suas esculturas pareciam as de Giacometti. Passou a maior parte do seu primeiro ano dividida entre gratidão e terror, obcecada sobre o que as pessoas pensavam dela. Dizia a si mesma que as garotas que a deixavam isolada não passavam de esnobes, ao mesmo tempo que se comparava com elas.

Um dos primeiros livros que Margaret precisou ler na sua nova escola foi *Great Expectations* [*Grandes esperanças*]. O livro acabou sendo um soco direto demais para Margaret, que, como Pip, via-se como receptora de caridade de um benfeitor misterioso. No caso de Margaret, o mistério só se aprofundava por causa de quanto os Gary eram amigáveis, quanto pareciam dispostos a compartilhar o que tinham. Sua dinâmica com a família que a recebeu a deixava confusa e desorientada. Certa vez, num simples dia típico em Montana, Nancy estava cortando um bolo de chocolate e começou a fazer brincadeiras fingindo cortar mais um pedaço para Margaret, ou para os outros, ou para ela mesma comer, e fez isso com outra fatia, e mais outra, e outra, tudo fingindo que estava tentando distribuir as fatias por igual. Margaret riu. Foi engraçado. Mas, com o tempo, veio a compreender que o bolo não era dela, era apenas uma dádiva, e nunca seria outra coisa além disso.

SAM GARY TINHA aproximadamente a mesma idade de Don Galvin. Como Don, cresceu em Nova York, só que, em vez dos subúrbios do Queens, Sam cresceu na Park Avenue. Serviu na Guarda Costeira depois da guerra e, numa noite de folga, conheceu Nancy num baile em Greenwich, Connecticut. Em 1954, apenas alguns anos depois de se estabelecerem em Colorado Springs, os Gary se mudaram para Denver, em meio ao *boom* do petróleo.

Como Don, Sam era amigável, fácil de gostar, sossegado, a modéstia em pessoa. Mas enquanto Don tinha um ar professoral, Sam era empreendedor, um vendedor nato. A principal imagem de Nancy sobre seu marido nos anos 1950 era dele sentado em uma cadeira de balanço na varanda da frente de alguém, jogando conversa fora com o dono de um pedaço de terra onde ele queria perfurar. "No final, Sam dizia: 'Que tal arrendar os seus quarenta no norte?', ou algo assim, e eles diziam: 'Claro.' Então ele era bom mesmo. Ele é bom com as pessoas."

E era também uma pessoa que assumia riscos com naturalidade. Durante anos, fora conhecido em Denver como Dry Hole Sam [Sam Buraco Seco]*, um explorador impetuoso com aptidão para perfurar em todos os lugares errados. Em meados do anos 1960, quando todo mundo no negócio de exploração de petróleo estava perfurando em Wyoming, Sam começou a perfurar um pouco ao norte da divisa estadual no canto sudeste de Montana. Sam perfurou 35 buracos secos. Ele jurou que abandonaria todo o projeto mais de uma vez, mas mudava de ideia e voltava a perfurar. Em 1967, Sam fez outro contrato para perfurar 40 mil acres de terra que todos os outros no negócio tinham certeza de não haver nada embaixo. Acabou como dono da maior parte do projeto, disse ele mais tarde, "em parte porque não consegui vender para ninguém". E obteve uma boa mão para ajudá-lo a conseguir o direito de perfurar nessa terra do seu amigo na Federação, Don Galvin.

O principal papel de Don na Federação tinha sido aparar as arestas entre os reguladores em Washington, D.C., e os empreendedores que queriam investir em negócios no Oeste americano. Quando Don precisava de apoio para um programa artístico ou cultural, Sam era uma das pessoas às quais se voltava. E quando Sam precisava de investidores para seu mais recente projeto maluco, Don o ajudava a fazer alguns desses contatos. E mais crucialmente para Sam, Don passava adiante toda e qualquer informação que ouvia em Washing-

---

* Trata-se de um gíria da área petrolífera, referindo-se a alguém disposto a correr o risco de uma perfuração que não dê petróleo, um buraco seco. (N. do T.)

ton sobre arrendamento de terras federais e quando estava programado para expirar. Em 29 de junho de 1967, um dos novos poços – a 36ª tentativa de Sam – jorrou petróleo no Bell Creek Field em Montana. Sam se programou para mais quatrocentos novos poços, mantendo 30% de participação. E foi assim que, primeiro devagar e depois rapidamente, ele se tornou um dos homens mais ricos nas Montanhas Rochosas. Nem Don nem Sam jamais disseram explicitamente que Don direcionara a Sam o fatal arrendamento de terra que o deixara rico. Mas, se antes haviam sido amigos casuais, tornaram-se mais próximos depois que Sam achou petróleo.

Com o tempo, Margaret aprendeu que havia recintos protegidos na vida dos Gary nos quais ninguém podia jamais penetrar. Eles, assim como os Galvin, lidavam com a doença de sua própria família, distrofia miotônica, uma doença genética incurável que vai acabando com os músculos do corpo. Quatro dos oito filhos de Nancy e Sam começaram a mostrar alguns sintomas quando ainda eram jovens e acabariam morrendo do distúrbio quando jovens adultos. A diferença era que, apesar dos problemas, Sam e Nancy pareciam determinados a viver suas vidas com um inocente senso de aventura, reunindo a família e os amigos para excursões de mochila pelas montanhas e viagens de esqui. O dinheiro ajudava: sua nova riqueza lhes permitia carregar pelo menos parte do fardo com leveza, e também compartilhavam o que tinham. Margaret não era a única criança que os Gary tinham recebido. Havia um garoto que conheceram numa viagem ao México e outra menina de Denver. Sam era aberto em relação à sua filosofia de vida – como, mesmo tendo trabalhado duro, também se sentia afortunado, e assim sentia a necessidade de ajudar os necessitados quando podia.

Um quinto filho do casal foi tratado durante uma época na clínica Meninger, que era particular e especializada em esquizofrenia. Era uma opção que Nancy e Sam deviam saber que Don e Mimi jamais poderiam se permitir. Mas é claro que havia limitações para o seu auxílio. Não iriam ajudar todos os Galvin, então pegaram uma menina – aquela com idade suficiente para cursar a Kent Denver School.

Mesmo durante os momentos mais confortáveis de Margaret ali, seus pensamentos – agora seu maior inimigo – se voltavam para a natureza da caridade. Sua mente começou a fazer jogos do tipo "e se...", que faziam com que ela se sentisse mais e mais como se estivesse pisando em ovos. E se Sam nunca tivesse pedido ao seu pai para ajudá-lo a achar aqueles contratos do governo para explorações malucas? E se Sam tivesse desistido de perfurar em busca de petróleo na 35ª tentativa e nunca tivesse feito sua fortuna? E se ela nunca tivesse sido tirada de casa? E o fato de tudo isso ter ocorrido – seria porque Sam e Nancy realmente queriam fazê-lo, porque realmente gostavam dela? Ou porque se sentiam culpados?

INEVITAVELMENTE ELA ACABOU externalizando seus sentimentos. Começou roubando pequenas coisas para compensar o fato de sentir que não tinha nada em comparação com todos os outros. Quando se apossou do cofre-porquinho de Suzy, Trudy a surpreendeu, mas não foi castigada. Isso passou a ser só mais uma coisa da qual Margaret se sentia culpada, de se sentir em dívida com os Gary, e os Gary não levarem em conta por senso de generosidade.

Mas, lentamente, ela assimilou. Depois de anos de viagens pelo campo, por rios e expedições nas montanhas de San Juan, ela se tornou exímia esquiadora em estilos nórdico e alpino, e uma andarilha e mochileira de sucesso. Os rapazes da Kent School a ignoraram até o dia em que viram que ela era boa atleta. Tornar-se benquista pelos garotos não a deixou mais próxima das meninas, mas já era algo. Seu primeiro namorado em Kent foi alguém com popularidade suficiente para lhe abrir portas socialmente. Com ele, ela passou da maconha ao ópio, a droga predileta em Kent na época. Provou cocaína num concerto de Eric Clapton em Red Rocks. E desmaiou depois de muitos biscoitos de haxixe num *show* de Kenny Loggins na Universidade de Denver.

Também fez sexo com esse namorado. Depois do que passara com Jim, isso deu a sensação de uma tentativa de se sentir normal, de se sentir amada. Gastou mais energia do que admitiu rechaçando a vergonha da doença de sua família e tentando esquecer tudo o que Jim lhe fizera.

Não contou a nenhum de seus amigos de colégio que um de seus irmãos tinha morrido, ou que três outros eram assíduos nas portas giratórias dos hospitais psiquiátricos. Para que esses segredos se mantivessem como segredos, Margaret nunca podia explicar por que viera viver com os Gary. Tinha uma fala preparada sobre a oportunidade educacional que Kent lhe ofereceu e como era afortunada por ter essa chance. Encobrir a verdade pode ter feito com que parecesse falsa para algumas de suas colegas de classe. Mas era o que precisava fazer para atravessar o dia, construir algum tipo de vida em relação à qual não se sentisse mal, sobreviver.

Ao mesmo tempo, Hidden Valley agora era e não era o seu lar. A família de Margaret parecia separada dela – o que a deixava aliviada, mesmo provocando espasmos de culpa. Quando seus pais vinham no dia de visita, passando pelas

Mercedes com seu Oldsmobile pré-histórico, Margaret corava de vergonha. Agora via as roupas da mãe de maneira diferente. Retornava a Hidden Valley Road apenas nos feriados, que tinham a tendência de ser os piores momentos para visitar, com todos os Galvin doentes espremidos juntos em casa. Num ano, Matt teve de ir ao hospital com uma concussão depois que Joe o fez dar uma cambalhota para trás no pátio. Quando a cabeça de Matt bateu no concreto e o sangue começou a jorrar, isso só pareceu agitar os irmãos ainda mais. Mal fazendo uma pausa, outra briga eclodiu no andar de baixo, obrigando Don a acabar com ela. Justamente Don, entre todas as pessoas, que embora ainda estivesse se recuperando das sequelas do AVC, ficou furioso demais para não tentar fazer algo para conter o caos.

Margaret se lembrava da porta de madeira para a garagem quebrada em pedaços e do fantasmagórico silêncio quando a briga finalmente terminou – só depois que a ambulância veio recolher Matt.

EM 1976, MATT se matriculou em Loretto Heights, uma faculdade local particular em Denver, não longe dos Gary, para estudar artes plásticas. O nono filho de Mimi e Don – um dos garotos do hóquei, quatro anos mais velho do que Margaret – era ceramista, e dos bons. Até mesmo Mimi dizia isso. Ele também recebeu incentivo de Nancy Gary, que servira na diretoria de Loretto Heights. Os Gary disseram a Matt que ele era bem-vindo para aparecer alguma hora.

Um dia, Matt levou para a casa dos Gary um vaso que tinha feito, para lhes mostrar o que era capaz de fazer. Margaret ouviu uma comoção embaixo, e Matt subiu, completamente nu. Havia tirado toda a roupa, pegou o vaso e o quebrou em pedaços. Com alguns dos outros, pelo menos houve alguns sinais de alerta. Mas o colapso de Matt foi atordoante. Era como se aquilo que vinha lentamente se apoderando dos irmãos estivesse agora ganhando velocidade.

Aí estava o velho mundo de Margaret se chocando com seu mundo novo – um lembrete de que ela não pertencia àquele lugar e de que nenhum lugar era seguro. Era só uma questão de tempo, sentia ela, até que seus amigos da Kent School ficassem sabendo da verdade sobre sua família – sobre ela.

DON

MIMI

DONALD

JIM

JOHN

<u>MICHAEL</u>

RICHARD

JOE

MARK

MATT

PETER

MARGARET

MARY

<u>CAPÍTULO 21</u>

"HÁ UM FORTE sinal telepático aqui"[1], o homem magricela disse, anunciando com um sorriso fácil ao grupo de *tie-dye** ao seu redor. "Se vocês ficarem quietos por um tempinho, vão poder sentir."

Stephen Gaskin era um ex-fuzileiro[2] naval de um metro e noventa[3], com um cavanhaque loiro, e uma longa cabeleira, emaranhada e rebelde, descendo até os ombros. Tendo deixado para trás seus anos militares, ele se instalou no mundo, tornando-se uma espécie de profeta. Gaskin conquistara seus primeiros seguidores em San Francisco no fim dos anos 1960 com uma série de palestras chamada "Aula de Segundas à Noite"[4], na qual regularmente lotava um salão de festas de 2 mil lugares com discursos sobre viagens de ácido, atividade sobrenatural e a maneira certa de buscar transformação social pacífica. Na década de 1970, decidiu levar a Aula de Segundas à Noite para a estrada, e ele, com cerca de quatrocentos seguidores, viajava pelo país num comboio de sessenta ônibus que lhes rendeu atenção nacional da mídia. A placa do comboio dizia tudo: NA ESTRADA PARA SALVAR O MUNDO[5]. Depois de vagar pelo continente ida e volta, a nova comunidade de Gaskin – uma tribo nômade de brandos revolucionários – pagou perto de 120 mil dólares[6] por 1.700 acres de terra nas florestas de Summertown, Tennessee, ali se estabelecendo na primavera de 1971. Em poucos anos, a Fazenda, o nome que Gaskin deu, tornou-se a maior comuna do país[7].

Michael Galvin chegou pela primeira vez à entrada da Fazenda em 1974, em parte como *hippie* à procura de uma nova forma de viver, e em parte porque não lhe restavam opções. A tragédia de Brian e Noni abatera todo mundo na família, mas foi ele quem acompanhou Don no reconhecimento do corpo, e foi ele quem ficou ali enquanto o policial explicava em termos frios, clínicos, o que havia acontecido com seu irmão – e com aquela pobre moça. Ele ainda acreditava

---

* O termo também é usado em português. Muito difundido nas décadas de 1960 e 1970 e atrelado ao movimento *hippie*, refere-se à técnica de tingimento que consiste em amarrar as roupas e mergulhá-las em tintura, obtendo efeitos irregulares e sempre diferentes uns dos outros.. (N. do T.)

que, numa realidade alternativa, poderia ter ajudado o irmão – como, se tivesse ido direto para Sacramento sem desvios até Los Angeles, poderia ter chegado a tempo de fazer alguma coisa. O que, exatamente, ele não sabia dizer.

Mimi e Don devem ter sentido quanto estava sendo difícil para Michael. Resolveram mandá-lo para o Leste, para Nova York, a fim de ficar com um tio, irmão de Don, George, que trabalhava como condutor na ferrovia de Long Island. Os pais de Michael pensaram que ele poderia achar emprego como responsável pelos freios. Quando Michael foi reprovado no teste de conhecimento de motores, foi procurar sua avó materna – a mãe de Mimi, Billy, que então morava em Nova Jersey – que veio com outra ideia.

NO AUGE DA sua popularidade, a Fazenda atraiu uma população de 1.500 pessoas[8]. Michael deve ter sido o único que parou no portão de entrada num Buick dirigido por sua avó. Antes de o deixarem entrar, Michael foi informado das regras. Proibido demonstrar raiva. Proibido mentir. Proibido dinheiro privado. Proibido comer produtos de origem animal. Proibido fumar tabaco. Proibido álcool. Proibidas drogas psicodélicas artificiais, como LSD. Proibido sexo sem compromisso (Stephen Gaskin era licenciado pelo estado do Tennessee para celebrar casamentos[9] e o fazia frequentemente, preferindo casar dois casais entre si[10] naquilo que chamava de "casamento a quatro"). Michael disse sim a tudo.

Apesar do endosso sincero de Gaskin ao sexo tântrico[11] e ao abundante suprimento de cogumelos alucinógenos[12] cultivados no local, Michael descobriu que a Fazenda não era um lugar onde se permitia qualquer coisa. O comportamento era sempre policiado, muitas vezes pelo próprio Gaskin, que costumava se queixar de que, ao longo do dia, só tinha tempo para resolver os conflitos dos outros[13]. E para um punhado de antiautoritários, os habitantes da Fazenda tinham um líder cuja regra nunca era questionada. Gaskin controlava[14] que drogas as pessoas tomavam, quem dormia com quem, e como o dinheiro funcionava na comunidade (cujos membros abriam mão de dinheiro vivo, carros, propriedades, até mesmo heranças, em prol da causa). Gaskin ficou conhecido por aplicar punições chamadas "trinta diárias"[15], durante as quais se esperava que os Fazendeiros botassem a cabeça em ordem. "Um cavalo esperto corre sob a sombra do chicote"[16], disse ele uma vez. Exigia que algumas pessoas fizessem voto de castidade, embora ele mesmo tivesse três esposas que dividia com dois outros homens – seu próprio "casamento a seis"[17]. Uma das esposas, Ina May Gaskin, viria a revolucionar o parto natural nos Estados Unidos com um livro publicado em 1975, *Spiritual Midwifery* [*Obstetrícia espiritual*]**. Quatro ou mais bebês[18] nasciam na Fazenda todo mês, mantendo Ina May e suas parteiras em treinamento constantemente ocupadas. "Fazendeiros", ela dizia, eram "um tipo especial de *hippie*: eles trabalhavam"[19].

Michael descobriu que não se importava com o trabalho. De uma maneira estranha, ele meio que sentia necessidade de trabalhar. Gaskin sempre insistia na ideia de que a Fazenda não era um culto, mas um coletivo – um projeto de demonstração para uma maneira diferente de viver. Suas palestras mencionavam os ensinamentos do iogue tibetano Milarepa[20], cujo próprio mestre o lançou nas profundidades do desespero para moldar seu caráter. A chave não era desligar-se como um estereótipo de *hippie*, porém notar o que estava acontecendo ao seu redor – ouvir o sinal. "Se você se acostuma demais e não presta atenção, é como viver ao lado de uma cachoeira", dizia Gaskin. "Pessoas que vivem ao lado de cachoeiras não as ouvem."[21]

As prédicas de Gaskin nas manhãs de domingo, sessões de medição em massa assistidas por toda a comunidade da Fazenda, eram mais significativas para Michael do que qualquer missa católica de que já participara. Michael recebeu validação e confirmação de coisas das quais apenas suspeitara – que a ciência só descreve o mundo físico, não questões do coração. Ele adorava como Gaskin sempre dizia "faça o fechamento": se você deixa alguém no ar, certifique-se de voltar a essa pessoa e de que está tudo entendido entre vocês dois. Em Hidden Valley Road, nunca houvera fechamento, apenas rivalidades entre irmãos empilhadas uma em cima da outra. Mesmo as tentativas de seu pai de fazer com que todos vivessem em harmonia nunca deram certo. Em vez de limpar o ar, iam assistir a um jogo de futebol. Seria possível haver outro jeito de viver?

Os momentos mais intensos para Michael tinham lugar numa tenda chamada Rock Tumbler[22] [Derrubador de Rochas]. Montado distante da comunidade, o Tumbler era o lugar onde homens que Gaskin considerava opositores demais eram mandados para dissecar os problemas um do outro – *Precisamos conversar. O que você está fazendo? Por que você está fazendo isso?* – até que, assim rezava a teoria, suas arestas eram aparadas. Gaskin distribuía "*feedback* construtivo"[23] para membros da Fazenda que estivessem "numa viagem" – tensos ou zangados demais, ou com falta de empatia, ou preguiçosos demais. "Você é a única

---

** Embora a tradução formal seja "obstetrícia", o termo *midwifery* não tem caráter tão técnico. Uma alternativa melhor seria "procedimentos de parto". (N. do T.)

variável[24] nessa situação sobre a qual tem controle", ele dizia. "Se você não está curtindo o tempo todo, descubra por que não está curtindo e conserte."

Michael nunca experimentara nada parecido antes. Tudo na sua família tinha sido tão de cima para baixo, tão ditatorial, como uma hierarquia de dominação que convidava os irmãos mais velhos a vitimarem os mais jovens. Aqui havia um líder, é claro, mas a comunidade agia em consenso pra fazer com que todos fossem responsáveis, e cavoucar, cavoucar até que questões inconscientes na raiz do problema se tornassem conhecidas de todos.

Era uma inquirição estilo Watergate: A negação, a supressão e o encobrimento de um problema eram tão ruins quanto o problema em si.

Michael acabou adorando o Tumbler. Tudo na Fazenda lhe dava sensação de integridade – pessoas progressistas, bem-intencionadas, sendo boas entre si. Mas enquanto estava lá, o desprezo pela sua própria família apenas se intensificou, às vezes sobrepujando tudo de positivo que estava sentindo no momento. Não havia superado o fato de que seus pais, um dia, quiseram interná-lo. Ele sabia que não era insano; que sistema, que família o mandaria dessa maneira para o hospital? Don e Mimi eram tão repressivos que ele estava convencido de que eram parte do problema.

Passados oito meses, Michael e seus companheiros de Tumbler tinham se tornado isolados – tanto que quando Gaskin ordenou que desmontassem a tenda e voltassem a viver mais perto do núcleo das coisas, Michael entrou na tenda para pegar uma sacola que tinha deixado lá, e quando a abriu no novo alojamento viu milhares de minúsculos ovinhos de besouro, extravasando pela abertura.

Michael tomou isso como um sinal de que seu tempo na Fazenda podia estar terminando. Foi até Gaskin e disse que precisava ir embora. Havia um ônibus partindo para Albuquerque, então pegou o ônibus, levando consigo um conjunto novo de ferramentas para viver.

SIMPLESMENTE AINDA NÃO estava pronto para ir para casa. Um velho amigo estava indo para o Havaí. Michael se juntou a ele, achando uma passagem aérea de Los Angeles por 130 dólares. Ficou lá por cerca de um ano, encontrando trabalho de curto prazo como instalar placas de *drywall*, vivendo de cupons de alimentação, ficando completamente sozinho, sem sua família nem a família substituta da Fazenda.

Ele foi um pouco adiante para atravessar o seu pesar. E estava prestes a se mudar para as Filipinas com um novo amigo quando sua mãe, ao telefone, disse que sentia sua falta e que queria lhe mandar uma passagem de avião.

Aí estava a chance de pôr em ação as lições da Fazenda para a família que deixara para trás. Michael voltou para casa em Colorado Springs e se matriculou numa faculdade comunitária para aprender a desenhar projetos de mecânica. Mas ele voltou a ter mais conflitos do que previra. Donald estava lá, e Michael se viu enfurecido por ele – por que ele não fazia escolhas que lhe fossem úteis? Já tinha chegado longe demais para ser salvo? As coisas agora estavam ainda piores do que quando foi embora. Peter também estava doente. O pai havia sofrido um AVC. Tudo parecia mais fora de controle do que ele se lembrava. E ninguém ouvia algum conselho seu. Ele queria que todos comessem arroz integral e meditassem, e eles não queriam nem saber disso.

Michael foi embora desanimado. O que seria necessário para seus irmãos fazerem o que ele conseguiu fazer? Quando aprenderiam a trilhar o próprio caminho? Quando notariam os estrondos da cachoeira ao seu redor?

DON

MIMI

DONALD

JIM

JOHN

MICHAEL

RICHARD

JOE

MARK

MATT

PETER

MARGARET

<u>MARY</u>

<u>CAPÍTULO 22</u>

MARY NUNCA PAROU de fazer campanha para visitar Margaret. Seus pais a deixavam passar fins de semana em Denver a cada tantos meses, quando os Gary não tinham viajado para alguma de suas outras casas. Quando chegou o verão, os Gary também pagaram para Mary passar duas semanas em Geneva Glen, um acampamento com pernoite que fazia os participantes passarem por diversos cenários imaginários elaborados – os Cavaleiros da Távola Redonda, tradições americanas nativas. Pela primeira vez na sua vida, Mary, longe da família e de Jim, teve permissão de baixar a guarda, remover um pouco a máscara e esquecer o que se passava em casa. No fim da sua primeira viagem, no verão de 1976, Mary ligou para casa, implorando para ficar. Os Gary pagaram pela sua permanência durante as oito semanas inteiras. E ela voltou todo verão até a faculdade.

Por algumas semanas no final de cada verão, os Gary abriam sua casa em Montana para um batalhão de crianças, incluindo amigos e primos. Mary estava lá para isso. Ela e Suzy Gary eram almas gêmeas malévolas, roubando goles das cervejas de Sam. Ainda confundia Mary o fato de Margaret conseguir viver nesse mundo o tempo todo, enquanto ela precisava implorar e rogar pela chance de uma visita. Mas quando Mary ficou mais velha e se misturou um pouco mais com os Gary, ela e Sam começaram a ter conversas mais longas sobre seu futuro. Toda vez que Mary dizia querer fazer algo por um bem maior, a resposta de Sam era sempre a mesma: "Se você quer fazer algo desse tipo, vá ganhar algum dinheiro e distribua."

Ambas, Mary e Margaret, amavam as viagens para Montana. Mas enquanto para Margaret Montana era mais um lugar onde ela nunca se sentia realmente em casa, para Mary era saborear como a vida podia ser se não precisasse nunca estar em casa.

MATT CONTROLOU OS semáforos em Colorado Springs por um bom tempo. Então anunciou que era Paul McCartney.

Depois do seu colapso na casa dos Gary, Matt largou seu programa de cerâmica em Loretto Heights em 1977 e voltou para casa, agora com Donald e

Peter. Mary – de doze anos e a única criança sã morando em casa – não tinha mais Matt como protetor. Agora ele era parte do problema, um risco. Certo dia, Peter estava sendo uma peste para Mary, e Mary pediu ajuda para Matt. Seus pais não estavam lá; tampouco Donald. Os dois irmãos se confrontaram na sala de estar, da mesma maneira que Donald e Jim costumavam fazer. Uma vez que começaram a voar socos, o pretexto da briga deixou de ter importância. Matt e Peter perderam ambos o controle, cada um acessando algo primal, que Mary não tinha visto antes. Ela tinha certeza de que iriam matar um ao outro.

Só havia um movimento estabelecido nessas situações, um movimento que Mary agora conhecia muito bem. Correu para o quarto de Don e Mimi, trancou a porta atrás de si e chamou a polícia. Foi quando Matt se voltou contra ela; a última coisa que ele queria era a polícia na porta. Ela ficou ali sentada, tremendo, telefone na mão, enquanto Matt, o irmão que um dia ela tinha mais admirado, tentava derrubar a porta.

A polícia chegou antes de Matt conseguir alcançá-la. Levaram Matt embora para o hospital. Para Mary, foi a primeira vez que se sentiu responsável pela hospitalização de um dos seus irmãos. E ficou surpresa, depois de tantos anos sentindo raiva deles, de ainda ter se sentido culpada por isso.

E também ficou surpresa por não ter desejado, na realidade, que um machucasse o outro – que, depois de construir tanto ressentimento em relação a eles, ainda se importava.

A primeira admissão de Matt em Pueblo foi em 7 de dezembro de 1978. Cinco dias depois, Peter se juntou a ele ali, para sua terceira visita a Pueblo naquele ano. Nesse mesmo ano, Donald também continuava com seu ciclo de entrar e sair de Pueblo – três irmãos Galvin em alas separadas do mesmo hospital, e não seria a última vez.

Daí por diante, quando Mary estava sozinha com Matt e Peter, trancava-se no quarto dos pais até mais alguém chegar em casa.

Peter era o irmão mais próximo de Mary em termos de idade, apenas quatro anos mais velho. Agora em casa, Peter era uma parede de *nãos* – recusava qualquer ajuda e desafiava qualquer conselho. Nunca achou que precisasse de cuidados médicos. Como consequência, não acreditava que necessitasse da sua dose de Prolixin a cada três semanas.

Em 1978, ano em que Peter completou dezoito anos, o pessoal de Pikes Peak já conhecia bem toda a família, sobretudo Mimi, que se tornara uma feroz defensora de cada um dos filhos. Entre suas visitas, Peter ficava em Hidden Valley Road só enquanto aguentasse, ou até que se tornasse demais para os pais conseguirem lidar e aí o mandavam embora. Então ele acampava debaixo de uma ponte por dias a fio ou pegava carona até Vail e vagabundeava pela rua principal.

Naquele ano, Peter entrou e saiu de hospitais meia dúzia de vezes. Uma residência de apoio chamada CARES House em Colorado Springs o aceitou brevemente, mas, quando Peter saiu sem permissão, a equipe disse que ele não era bem-vindo de volta. Em 2 de julho, uma discussão com seus pais sobre tomar Prolixin acabou com Peter destruindo quatro janelas panorâmicas. Mais tarde, Peter explicou que, "na verdade, não queria entrar numa discussão, mas simplesmente aconteceu". Mais uma vez, seus pais o enxotaram de casa; agora ele tinha idade suficiente para ser mandado para o hospital psiquiátrico em Pueblo.

Durante três permanências em Pueblo, a equipe pôde ver ambos os lados de Peter. Ele podia ser charmoso – "um jovem agradável, alerta, orientado e bem-criado, que se comportava apropriadamente em situação de entrevista". Mas, quando a conversa se voltava para sua família, "seu estilo geral era acentuadamente pomposo e paranoide" e depois "beligerante" e "muito hostil". Peter anunciou que tivera uma entrevista de emprego no Túnel Eisenhower; depois disse que resolvera começar a trabalhar como instrutor de esqui por algumas semanas; aí mencionou que, havia pouco tempo, fizera um trabalho de dublê de esquiador para o programa de TV *As Panteras*. Às vezes, o pessoal de Pueblo precisava colocá-lo sob restrições físicas; então, quando as restrições eram removidas, ele resolvia deixar o hospital. Uma vez, chegou até Ordway, uma minúscula cidade de mil habitantes, cerca de 80 quilômetros a leste de Pueblo, onde pulou sobre um carro e tentou saltar para cima de um caminhão em movimento e quase foi atropelado. Em outra ocasião, disse que era um agente do Serviço Secreto, trabalhando para a rainha da Inglaterra. "Atualmente, Peter está tão desestruturado e psicótico", dizia um relatório, "que entrevistá-lo é infrutífero e improdutivo".

Talvez pela primeira vez, os médicos, impressionados pela "sua irritabilidade, suas exigências, sua branda hiperatividade e sua tendência de manipulação", suspeitaram que o problema de Peter provavelmente não era esquizofrenia de jeito nenhum, e sim distúrbio bipolar. Se fosse esse o caso, o diagnóstico revisto causaria um conjunto inteiramente novo de problemas: Peter não era tão confiável para tomar lítio regularmente, a droga mais prescrita na época para essa condição. Lítio é uma das poucas medicações psiquiátricas que são perigosas mesmo numa *overdose* leve; Peter não só teria de seguir o regime da droga, como também concordar em ter seu nível de sangue monitorado, o que não parecia provável. Enquanto permanecesse no Prolixin, parecia mais ou menos tudo bem. Então decidiram ater-se à esquizofrenia como diagnóstico, concluindo que "a distinção provavelmente não tem nenhuma importância prática neste momento".

Ao longo dos anos seguintes, Peter receberia prescrições de drogas para tratar a esquizofrenia, quando era bem possível que estivesse sofrendo de um distúrbio totalmente diferente.

QUANDO DONALD NÃO estava em casa ou recebendo tratamento de paciente externo no Centro de Saúde Mental Pikes Peak em Colorado Springs, ainda tinha o hábito de andar mais de 300 quilômetros por semana. Empregos vinham e iam embora, mas caminhar continuava sendo sua grande constante, junto com visões religiosas e pregações. Só de vez em quando suas perambulações o metiam em alguma encrenca. Ele foi levado de volta para Pueblo em setembro de 1978, depois de um bate-boca com um atendente numa loja de artigos esportivos. Durante aquela permanência de quase três meses, anunciou planos de deixar o país no Natal e desistir da sua cidadania.

Donald retornou a Pueblo um ano mais tarde, após ter uma discussão com um enfermeiro em Pikes Peak. Foi aí que começou a falar sobre várias estrelas no céu lhe mostrando onde encontrar elementos particulares no solo que estavam envolvidos com o que ele chamou de "química de faca rochosa". Acreditava que precisava achar esses elementos, macerá-los com um martelo e comer o pó.

Donald teve alta em 7 de janeiro de 1980, só para ser novamente internado em março – sua sexta visita ao hospital estadual em Pueblo em dez anos –, depois que Don e Mimi perderam a paciência com ele e lhe disseram para arranjar o próprio apartamento. No pavilhão do hospital, Donald berrou sobre Jesus, e sua receita de Thorazine foi aumentada diversas vezes, com pouco efeito. Foi dispensado em junho, uma vez estabilizado com uma droga antipsicótica chamada Loxitane [Loxapina].

Porém, voltou novamente em novembro. Parou de tomar a medicação e vinha ficando acordado dezoito horas por dia, perambulando nu pela casa, gritando a plenos pulmões. Jean estava de volta em seus pensamentos. Ele se referia a ela como sua esposa. E também falava sobre revólveres e facas.

Mimi e Don, de acordo com o relatório do hospital, estavam com medo do filho mais velho. "Eles querem que Donald receba a forte mensagem de que o amam", diz o relatório, "mas não podem aceitá-lo até que esteja estabilizado sob medicação."

JOHN, O PROFESSOR de música, estava em Idaho. Richard, que já fora o estrategista da família, tentava começar um negócio em Denver. Os irmãos do hóquei que não tinham adoecido, Mark e Joe, também se encontravam a horas de distância, em Boulder e Denver – ali, mas não bem ali, podendo evitar o pior. Mark, um dia o prodigioso mestre de xadrez da família, estava profundamente magoado com o que acontecera com seus colegas do time de hóquei, Matt e Peter. Joe, dirigindo um caminhão de combustível no aeroporto, vivia sossegado, mesmo parecendo exibir alguns dos sinais de advertência da psicose – uma desconexão da vida cotidiana, problemas em entender indícios sociais básicos.

E havia Jim.

A regra mais importante da casa era bastante clara: a última coisa que Mary deveria algum dia fazer era falar sobre isso. Mas ela via o que se passava com sua família. Estava zangada com isso, até mesmo uma pequena parte dela se preparava para ser a próxima. À medida que foi ficando mais velha, Mary parou de esconder sua frustração. Estava com quase treze anos – não era mais uma menininha, e não deviam mais brincar com ela. À noite, batia nas paredes agora livremente, sem se desculpar, tentando fazer com que Donald ficasse quieto.

E também notou outras mudanças. Durante o dia, percebia uma crescente distância entre sua mãe e seu pai. Era como se Mimi tivesse se tornado agora a cuidadora de Don, e nada mais. Uma vez sua mãe até deixou a casa por algumas semanas, ficando com sua irmã, Betty, no leste, deixando Mary sozinha com o pai e os irmãos. Outra deserção, outro abandono.

Mimi deve ter notado como Mary se sentia – reconhecido a raiva dentro dela, talvez até mesmo se identificado com essa raiva – e começou a levá-la para saídas de compras no centro da cidade, somente as duas, e a reuniões de chá com suas amigas. Sem dizer explicitamente, Mimi trabalhava para agradar Mary – para que Mary soubesse que ela também a amava. Apesar de si mesma, Mary se descobriu apreciando esses momentos com sua mãe, longe dos outros. Enquanto pensava que tudo o que queria era ir embora, o que realmente queria, talvez, era esse senso de proximidade – um amor descomplicado, livre de mistério, livre de perigo.

DON
MIMI

DONALD
<u>JIM</u>
JOHN
MICHAEL
RICHARD
JOE
MARK
MATT
PETER
MARGARET
MARY <u>LINDSAY</u>

<u>CAPÍTULO 23</u>

MARY TENTARA SEGUIR Margaret para a Kent School. Quando sua inscrição para a sétima série foi negada, ela ficou furiosa. *Eu não posso entrar na Kent? Minha irmã está na Kent!*

No início da oitava série, em 1978, Mary disse ao seu pai que queria ir para um colégio interno. Don se aconselhou com Sam Gary. Sam perguntou a Mary se um lugar como sua *alma mater*, Hotchkiss, em Connecticut, poderia atraí-la. Tecnicamente, Sam havia sido expulso de Hotchkiss, mas agora tudo estava perdoado.

Mary não hesitou. Já vinha fazendo tudo o que podia para ficar fora de casa. Se entrasse numa escola celebrada, impecavelmente refinada a 3 mil quilômetros de distância, havia a chance de não precisar voltar nunca mais.

Mary se candidatou para Andover, Exeter, Hotchkiss e Taft. Foi aceita em todas elas. Escolheu Hotchkiss porque parecia a mais bonita, a mais distante de uma cidade. A região montanhosa dos Berkshires parecia uma substituta razoável para as montanhas do Colorado – o melhor que ela podia fazer.

Os estudos de Mary foram pagos por uma bolsa financiada por outro ex-aluno. Os Gary assumiram outros custos, como transporte. Depois de três anos procurando uma saída, Mary fizera por merecer seu bilhete.

ESTA NOITE SERIA diferente. Mary sabia que teria de ser.

Ela tinha treze anos. Jim, 31, ainda casado com Kathy, ainda dirigindo o Manitou Incline. Atrás da estação do funicular no alto da montanha havia um chalé mofado com um par de colchões velhos e sacos de dormir. Como gerente da rampa, Jim tinha uso irrestrito desse chalé. Eventualmente, em vez de hospedar seu irmãos e irmãs mais novos em casa, ele os convidava para lá, no alto da rampa, onde podiam ficar sozinhos.

Desta vez, numa noite fria da primavera de 1979, Mary estava lá com Matt. Jim convidara os dois para acampar fora, fumar maconha e tomar cerveja. Quando ficou tarde, ela adormeceu num quarto do chalé, os rapazes no outro. Matt estava apagado, mas a luz ainda estava acesa, então Mary fingiu que dormia, seu comportamento habitual quando sabia que Jim viria à sua procura – dissociando-se, fingindo que não estava acontecendo, pelo menos não com ela.

Mas essa noite não podia passar por aquilo. Mary ficara menstruada. Temia mais ficar grávida do que a fúria de Jim por ser rejeitado.

Pela primeira vez, quando Jim veio ao seu encontro, ela perdeu o controle, dizendo coisas que não esperava dizer. *Me deixe sozinha. Saia de perto de mim. Eu odeio você.*

Jim a atacou assim mesmo. Penetrou nela, uma coisa que nunca conseguira com a irmã de Mary. Ele gozou. E nunca conversou com ela sobre isso depois daquele dia. E passou a evitá-la totalmente.

Houve, é claro, várias semanas de pavor de que pudesse ter engravidado. Quando ficou claro que não estava grávida, Mary esperou sentir alívio. Ela tinha feito: havia rechaçado o irmão, se protegido, dado um jeito para que ele nunca mais fizesse aquilo de novo. Ficava quase delirante ao pensar nisso.

Mas então, de forma inesperada, parte dela achou absolutamente dilacerante a possibilidade de Jim de desaparecer da sua vida. Tentou ignorar esse sentimento, mas não havia erro. Estava desolada. Parte dela acreditava de fato, como toda criança acredita, que aquilo era amor.

AGORA ELA ESTAVA quase livre. Jim não estava mais na sua vida. Em breve, Peter, Matt e Donald também já não estariam. Seu futuro era todo seu. No fim da oitava série, não muito depois de ter sido aceita em Hotchkiss, Mary foi convidada para uma festa de ensino médio pelo irmão mais velho de uma amiga. Ela disse sim imediatamente.

Mary disse à mãe que iria dormir na casa de uma amiga. Deixou de fora a parte sobre a festa. Quando ela chegou, o irmão mais velho já estava lá, com dois outros sujeitos, tomando coquetéis Seven and Seven**. Mary se juntou a eles.

Os rapazes convidaram as duas moças para sair, para um local bem badalado a fim de beber um pouco mais. A amiga disse não; precisava ficar em casa para cuidar das irmãs menores. Mas Mary aceitou e entrou no carro com eles. Quando chegaram de volta, a amiga de Mary e as irmãzinhas estavam todas dormindo. Mary estava tão bêbada que mal conseguiu cambalear de volta para dentro da casa.

---

* Drinque extremamente popular entre os jovens na década de 1970, composto de gim, uísque e Seven Up. (N. do T.)

Os rapazes, buscando privacidade, acharam um *closet* grande, abriram a porta e conduziram Mary para dentro dele. Um de cada vez, entraram atrás dela.

Mary acordou algumas horas mais tarde sem ter ideia de onde estava. Abriu a porta do *closet* e achou o caminho até a sala de estar. A luz do dia fluía pelas janelas. Mary estremeceu. Estava combinado que sua mãe viria buscá-la. Saiu tropeçando e esperou na calçada, segurando a barriga, tentando entender o que havia acontecido.

O plano era sua mãe levá-la a uma consulta no dentista. "Não posso ir", Mary disse, assim que entrou no carro. "Estou passando mal." Mimi deve ter percebido que a filha andara bebendo – afinal, era sua décima segunda adolescente –, mas não disse nada.

Foi no caminho de volta para casa que tudo voltou de súbito, como uma enchente – dois rapazes se revezando, um terceiro tentando impedi-los, sem muita convicção. Mary quase vomitou em cima de si mesma. Um castigo merecido, ela pensou na época, para uma garota que fora tão ruim. Tinha mentido para sua mãe, se embebedado, incapaz de fugir.

Desapontada demais pela vergonha para jogar a culpa em outra pessoa que não ela própria, Mary não contou a ninguém o que acontecera. Calculou que, cedo ou tarde, todo mundo que conhecia ficaria sabendo. E fez uma promessa a si mesma naquele dia: na hora que partisse para Hotchkiss, nunca mais viveria em Colorado Springs.

Nunca mais haveria rapazes adolescentes dentro de um *closet*.

Nunca mais haveria Jim no chalé, no alto da Manitou Incline.

Nunca mais haveria Donald ou Matt ou Peter ou qualquer um a não ser ela, e somente ela.

* * *

AINDA ERA SIMPLES orientação. Cedo demais para ser rotulada, era sua esperança. Tudo o que queria era que ninguém em Hotchkiss a considerasse uma pessoa fora do comum. Então uma professora que acabara de conhecer leu o crachá com seu nome e franziu o cenho.

"Já existe uma Mary Galvin nesta escola", disse ela. "Qual é o seu nome do meio?"

Mary não respondeu de imediato. Sabia que seu nome dizia mais sobre ela do que queria que alguém soubesse. Esquecendo, por um momento, como ser chamada de Mary Christine ajudara, aos olhos do irmão Donald, a torná-la a sagrada virgem mãe de Cristo. Ali sentada com todos aqueles filhos e filhas do privilégio, sentindo o espírito WASP** da Costa Leste naquele lugar, Mary percebeu que seu nome católico gritava *ela não é uma de nós*.

Num lampejo, pensou em outro nome. Thomas Lindsey Blayney era o seu bisavô do lado materno. Lindsey era um erudito e uma eminência para a família – o gentil e sábio Don Galvin da sua geração. Lindsey permanecera em estreito contato, escrevendo para Don e Mimi e adorando seus bisnetos.

Lindsey pareceu a Mary um nome adequado para uma escola preparatória – um nome melhor, um nome para Hotchkiss. Enganou-se na ortografia, um erro que tinha a virtude de tornar o nome só seu. Ela precisava fazer alguma coisa, algum tipo de gesto que apagasse tudo o que se passara com ela nos primeiros treze anos da sua vida.

"Lindsay", disse Mary.

E daquele momento em diante Lindsay foi seu nome.

** WASP: White Anglo-Saxon Protestant. (N. do T.)

CAPÍTULO 24

1979 Centro Médico da Universidade do Colorado, Denver, Colorado

ROBERT FREEDMAN E Lynn DeLisi nunca trabalharam no mesmo laboratório, nem sequer no mesmo hospital ou instituição de pesquisa. Eram apenas dois entre centenas de pesquisadores no mundo que investigavam a esquizofrenia. Suas especialidades também eram diferentes – duas abordagens diferentes do mesmo problema. Enquanto DeLisi queria rastrear os componentes genéticos do distúrbio, Freedman estava à caça de uma compreensão fisiológica da doença. Ela queria saber de onde a esquizofrenia provinha; ele queria saber como ela funcionava.

Nenhum dos dois imaginava que, um dia, seus caminhos se cruzariam no estudo de uma família extraordinária – e que aquilo que aprenderiam a partir dessa família os ajudaria a descobrir um novo conhecimento sobre a doença.

Enquanto o caminho de DeLisi para uma carreira em medicina foi repleto de desvios, o de Freedman havia sido mais ou menos sem entraves. Graduou-se em Harvard em 1968, dois anos depois de DeLisi se formar na Universidade de Wisconsin, e entrou imediatamente na Escola de Medicina de Harvard. Como aluno de graduação, Freedman fora atraído para a ideia de que a mente humana podia sintetizar sua própria realidade inteiramente separada. "Simplesmente me parecia que se houvesse alguma doença que fosse exclusivamente humana e filosófica, seria a esquizofrenia", dizia ele. Ao mesmo tempo, Freedman era fascinado pelo corpo físico, em particular pelo funcionamento do sistema nervoso central. Depois da escola de medicina, ele dirigiu sua carreira para o estudo do cérebro, partindo da crença de que devia haver um jeito melhor de aprender por que as drogas neurolépticas como Thorazine faziam o que faziam.

Freedman compreendeu, a partir de uma nova torrente de pesquisa, que as pessoas com esquizofrenia podiam ter dificuldade em processar toda a informação recebida pelo sistema nervoso central de forma eficiente. Essa "hipótese de vulnerabilidade"[1] – uma atualização, ou elaboração, da hipótese de diátese-estresse de Gottesman em 1967[2], introduzida por uma equipe de pesquisadores de Harvard e Columbia em 1977 – buscava um meio-termo entre natureza e criação, sugerindo que certos traços genéticos comprometiam diretamente as funções sensoriais e processadoras de informação do cérebro, tornando-o especialmente vulnerável a qualquer número de gatilhos ambientais. Para tais pesquisadores, esses gatilhos – qualquer coisa, variando de uma desilusão amorosa à pobreza crônica, até abuso infantil traumático – não causavam esquizofrenia, mas forneciam "uma oportunidade para a vulnerabilidade germinar e se transformar em desordem"[3]. E essa vulnerabilidade, muitos pensavam, era realmente uma questão com "filtragem sensorial"[4], ou a capacidade (ou incapacidade) do cérebro de processar corretamente a informação que entra. Um distúrbio de filtro sensorial era a explicação mais comum para a esquizofrenia vivenciada por John Nash[5] – o matemático laureado com o Nobel retratado em *Uma mente brilhante* – que era capaz de detectar padrões que ninguém mais conseguia, e ainda assim era propenso a delírios e visões de seres que queriam capturá-lo. Ambos os aspectos da personalidade de Nash eram considerados produto da mesma hipersensibilidade.

Os neurônios falam entre si por meio de sinapses cerebrais, as junções entre células nervosas que são essenciais para o envio de mensagens através do sistema nervoso central. Muitos pesquisadores vieram a desconfiar que os John Nash's do mundo não eram capazes de podar suas sinapses da mesma forma que a maioria das pessoas*. Alguns esquizofrênicos, pensavam eles, podiam se tornar sensíveis a sons de distração e se sentir inundados por informação demasiada – da maneira que, às vezes, Peter Galvin parecia sentir, ou Daniel Paul Schreber, nos idos de 1894. Outros podiam se tornar hiper-reativos, defensivos, até mesmo paranoides – como Donald Galvin, misteriosamente inspirado a tirar toda a mobília da casa em Hidden Valley Road. Havia ainda os que podiam ser incapazes de escolher e determinar em que focar com alguma confiabilidade – vendo alucinações e ouvindo vozes, como Jim Galvin.

O filtro sensorial era apenas uma teoria. Mas, uma vez que Freedman chegou ao assunto, em 1978, como pesquisador do Centro Médico da Universidade do Colorado em Denver, começou a desenvolver um método aparentemente simples para mensurar a filtragem sensorial – e, por extensão, medir indiretamente a vulnerabilidade do cérebro à esquizofrenia. Freedman perce-

---

* Em 1982, Irwin Feinberg, da Universidade da Califórnia, em Davis, codificou essa ideia como a "hipótese da poda sináptica".[6] A esquizofrenia, propôs ele, frequentemente aparece pela primeira vez durante ou logo depois do final da adolescência por causa de "um defeito no processo de maturação [do cérebro]", no qual "sinapses demais, de menos ou erradas são eliminadas".

beu que os outros pesquisadores que estudavam o filtro sensorial – medindo as reações dos sujeitos dos testes a várias luzes, sons e coisas similares – atropelavam uma parte importante do processo. Como neurofisiologista, Freedman entendia reflexos físicos e sua relação peculiar, mesmo contraintuitiva, com o cérebro. Ele sabia que havia neurônios – células cerebrais – que ordenavam a pessoa a mover os músculos. Para andar, por exemplo, o sistema nervoso central necessita de ambos os tipos de neurônios para ação e inibição. Senão, todo mundo estaria caindo o tempo todo. Por que não haveria de ser a mesma coisa, raciocinou Freedman, para o ato de pensar?

E se o problema com os pacientes de esquizofrenia não fosse a falta de capacidade de responder a tantos estímulos, e sim a falta de capacidade de *não responder*? E se o cérebro não estivesse sobrecarregado, mas carecesse de inibição – forçado a lidar com tudo o que estivesse indo na sua direção, a cada segundo do dia?

Em 1979, trabalhando no seu laboratório em Denver, a pouco mais de uma hora de carro da casa da família Galvin em Hidden Valley Road, Freedman desenvolveu um método de mensurar a inibição indolor para os pacientes: um pequeno eletrodo era colocado no couro cabeludo do sujeito do teste, e esse eletrodo media a atividade elétrica na forma de ondas. Ondas mais arduamente maiores significavam que o cérebro estava funcionando mais arduamente para processar a informação; ondas menores significavam que o cérebro estava agindo menos. Freedman concebeu um experimento. Media as reações dos sujeitos de testes quando ouviam exatamente o mesmo ruído – um clique – tocado duas vezes, apenas com um pequeno intervalo entre os toques, geralmente meio segundo.

Qualquer cérebro assim chamado "normal", um cérebro sem esquizofrenia, registrava uma onda cerebral grande reagindo ao primeiro clique, seguida de uma onda menor reagindo ao segundo. O cérebro normal aprende com o que percebe. Não precisa começar do zero se ouve a mesma coisa duas vezes. Pessoas com esquizofrenia, porém, não conseguiam isso. Teste após teste, conduzidos no laboratório de Freedman em Denver, seus cérebros mostravam duas ondas de igual tamanho para os dois cliques. Era como se tivessem de reagir tudo de novo ao segundo clique – mesmo que tivessem acabado de ouvir exatamente o mesmo clique uma fração de segundo antes.

O teste do duplo clique não testava a esquizofrenia em si. Testava o filtro sensorial, que era um aspecto potencial da esquizofrenia. O que tornava o resultado tão empolgante era que uma deficiência na filtragem sensorial podia muito bem ser genética – e, portanto, ser rastreada através de gerações. Freedman sentiu como se estivesse próximo de uma importante descoberta revolucionária, não só para a compreensão da esquizofrenia, mas para o seu tratamento: e se ele conseguisse isolar a irregularidade genética que fazia com que as pessoas reagissem dessa maneira ao teste do duplo clique? Se conseguisse isso, e se essas pessoas fossem efetivamente diagnosticadas com esquizofrenia, então ele teria provado a existência de um gene relacionado com a doença e aberto a porta para um remédio genético.

Ninguém jamais fizera uma coisa dessas, embora muitos tivessem sonhado em fazê-lo. Era uma estratégia bastante comum para outras doenças: com a diabetes, por exemplo, pode haver dez ou vinte genes diferentes em jogo, mas a primeira geração da medicina tratando o diabetes mirou apenas um dos genes.

O que seria preciso, pensou Freedman, era a identificação de um gene. O que poderia ajudá-lo nessa busca, pensou, era um grupo grande – uma família – com uma incidência extraordinariamente grande de esquizofrenia.

Onde Freedman haveria de encontrar essa família, ele não fazia ideia. Mas devia haver em algum lugar. Provavelmente mais perto do que ele imaginava.

DON

MIMI

DONALD

JIM

JOHN

MICHAEL

RICHARD

JOE

MARK

MATT

PETER

<u>MARGARET</u>

<u>LINDSAY</u>

<u>CAPÍTULO 25</u>

Lindsay, à esquerda, e Margaret

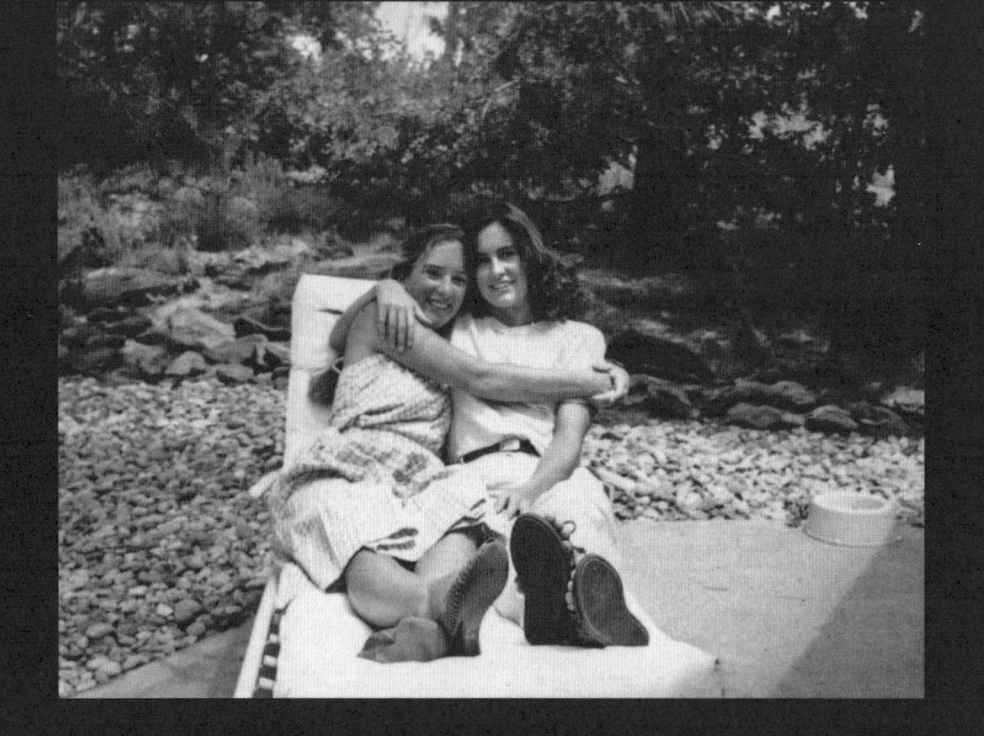

AS IRMÃS GALVIN eram lindas, com longos cabelos castanhos, olhos vívidos, sardas e maçãs do rosto salientes. Quando entraram na casa dos vinte anos, chegaram até a fazer alguns trabalhos de modelo, para anúncios impressos e revistas; Lindsay posou para esquis, no alto de uma cordilheira, o cabelo flutuando sobre uma parca púrpura. Tiveram namorados, um monte deles. E drogas – basicamente maconha –, mas nenhuma das duas parecia sentir muito prazer com elas. Drogas eram mais úteis para encobrir o passado e tentar substituí-lo por alguma outra coisa.

Quando pequenas, as irmãs nunca se conectaram de verdade. Margaret, antes de sair de casa, estava ocupada demais procurando algum outro lugar para estar, sem tempo para entreter uma irmã três anos mais nova. Lindsay, abalada pela partida de Margaret, tinha ciúmes da irmã mais velha, zangada por Margaret ter conseguido ir embora, e ela, não. Mas tudo isso mudou assim que as irmãs se viram num curso similar, longe de Hidden Valley Road. *Eu amo tanto aquela garotinha*, Margaret escreveu no seu diário na faculdade, *e ela deve saber – nós temos uma ótima relação de irmãs – é incrível que sejamos tão unidas.*

Lindsay, por sua vez, escreveu a Margaret um poema sobre a conexão que tinham agora.

> Ela não está ali para passar cada dia
> Ela se tornou parte de mim
> Ela construiu, abriu, me achou
> Olhou dentro de mim, me achou
> Tornou-se parte de mim
> Ela escala montanhas
> Eu a sucedo
> Ela inspira o ar, eu expiro
> A natureza preenche seu coração
> E extravasa para o meu
> Ela é parte das montanhas, do ar, das árvores e das plantas
> Ela é parte de mim

Oh nós
Ela chora enquanto eu rio, e ri enquanto eu choro
Sua alegria, minha tristeza
Minha tristeza, sua alegria
Eu sinto sua dor, o prazer dela sente por mim
Ser duas como uma só em dois lugares diferentes juntas
Oh nós

    Muitos dos seus familiares começaram aos poucos a chamá-la pelo seu nome novo. Alguns, como sua mãe, jamais o fariam. Mas, para Lindsay, estava tudo bem. O nome novo não era para eles. Era para sua nova vida. Porém, mesmo em sua nova roupagem – adotando uma persona, ou tentando adotar –, Lindsay se sobressaiu em Hotchkiss desde o começo. Tinha surgido na nona série num colégio onde a maioria dos alunos surgia na décima, o que foi suficiente para que os alunos começassem a falar. Qualquer um que chegasse fora da sequência devia estar passando por algo estranho. Ela tinha sido expulsa de outro colégio? Seu pais estavam se divorciando? Ou havia algum outro drama de que pudessem apenas desconfiar?
    Lindsay também se sobressaía de outras maneiras. Ela se vestia como se fosse aluna de uma escola preparatória para a faculdade, com saias xadrez e blusas de colarinho. Não sabia que as moças de Hotchkiss curtiam a onda *hippie*. Crescera com a política liberal de seu pai e agora ouvia alguma de suas colegas comentando que qualquer pessoa que vivesse às custas do dinheiro do bem-estar social estava simplesmente vivendo às custas dos outros. Encontrou alguns adultos que lhe eram simpáticos, um professor de inglês e uma professora de filosofia, que não se importavam quando ela invadia suas salas e irrompia em lágrimas, chorando, *Como elas podem pensar uma coisa dessas?* E elaborou uma estratégia de sobrevivência. Obviamente, não iria para viagens de compras em Manhattan com ninguém. Não iria a Paris nas férias de primavera. Em vez disso, tornou-se atleta – de futebol, principalmente, e *lacrosse** –, e isso lhe bastou para atravessar o tempo que passou lá.
    Lindsay vinha praticando mascarar suas emoções por tanto tempo que já era algo natural para ela. Mas essa *performance* – um sorriso permanente e um ar de segredo pessoal – cobrava um pequeno preço. Não estava conseguindo tirar só

---

* Jogo semelhante ao hóquei no gelo ou sobre patins, mas jogado sobre uma superfície gramada. (N. do T.)

notas A, como esperava. Mas, como todos os alunos de Hotchkiss, leu *Walden*, e o transcendentalismo de Thoreau era uma tônica para ela, reafirmando sua necessidade de estar fora, na natureza – como, entre todas as pessoas, sua mãe. O fato de agora finalmente estar tão longe de Mimi só a fazia perceber quanto tinha em comum com ela; e isso era, para dizer o mínimo, uma surpresa.

Uma parte de Lindsay não achava que ela merecia desfrutar de Hotchkiss – que podia fingir não ter preocupações, mas, na realidade, esse estado de espírito sempre estaria fora do seu alcance, reservado para os outros. De vez em quando, algo a fazia lembrar exatamente de quão diferente ela era. Quando ela e uma amiga foram assistir a uma exibição de *Um estranho no ninho* no *campus*, Lindsay não aguentou dez minutos. Saiu do auditório em lágrimas. A amiga ficou preocupada. Quando Lindsay murmurou algo sobre como havia doença mental em sua família, a amiga não fez mais perguntas.

LINDSAY ESTAVA EM Hotchkiss em 1982 quando Joe – o mais velho dos quatro rapazes do hóquei, o delicado, consciencioso sétimo filho, nove anos mais velho que ela – teve seu surto psicótico.

Os médicos que o conheceram quando ele visitou Peter uma década antes tiveram pressentimentos de que algo estava errado. Mas Joe parecia estar em ordem para o resto da família, ou pelo menos o suficiente para morar sozinho e trabalhar. Depois do ensino médio, Joe achou trabalho no aeroporto em Denver, e de tempos em tempos levava Mary para esquiar, a tirava de dentro de casa, ajudando-a a se sentir normal por algum tempo. Então conseguiu um emprego com a United em Chicago, trabalhando no manuseio de bagagem; acabou se mudando para lá e se apaixonou pela filha de um médico. O casamento parecia iminente até que Joe teve recusada uma promoção no trabalho. Para ele, isso pareceu ser o estopim de muitos insultos que suportara enquanto trabalhava lá, inclusive uma lesão no joelho que o vinha incomodando e pela qual nunca prestara queixa. Ele começou a mandar cartas ameaçadoras para seus patrões. Quando a United o demitiu, Joe mandou mais cartas de ameaças, desta vez para a Casa Branca.

Em pouco tempo, Joe perdeu tudo – seu carro, seu apartamento, sua noiva. Então começou a ver coisas. Primeiro Donald e Jim, depois Brian e Peter, agora Matt e Joe – seis dos doze perdidos.

Lindsay ficou derrubada, tudo começando de novo. Pegou um voo para Chicago para se encontrar com os pais, que estavam a caminho para ver Joe no hospital. O que ela viu a deixou horrorizada. Joe estava drogado, mal respondia. Ocorreu a ela que nunca havia visitado nenhum dos irmãos em Pueblo – nunca vira antes o que acontecia com Peter, Donald e Matt quando não estavam em casa. Pela primeira vez, começou a pensar não só sobre o comportamento deles, mas sobre o tipo de tratamento médico que tinham à disposição.

Joe retornou a Colorado Springs, juntando-se a Peter, Donald e seus pais na casa em Hidden Valley Road. Agora ouvia vozes o tempo todo. Uma noite, desceu correndo no meio da noite uma rua no centro da cidade, gritando a plenos pulmões: "Os lobos estão me atacando!" Foram necessários dois soldados de um metro e oitenta para dominá-lo. Passou grande parte de maio de 1982 no hospital estadual em Pueblo.

Michael, o *hippie*, ex-aluno da Fazenda, que agora morava nas proximidades, ficou tão chocado quanto todo mundo com a rapidez da transformação de Joe. Ainda desconfiava de que se seus irmãos tivessem tido uma criação menos repressiva, nunca teriam ficado birutas. Concluiu que talvez Joe ainda não tivesse ido tão longe – e que talvez pudesse ajudar a trazê-lo de volta. Foi até a casa dos pais para ver Joe e passou a noite dirigindo com ele, tentando fazê-lo extravasar quaisquer ansiedades que tivesse, tentando atingir alguma parte do irmão que ele mantinha oculta. *Nós precisamos conversar. O que você está fazendo? Por que está fazendo isso?* Levou Joe para um campo na área da Academia da Força Aérea. *Ei, desembuche!* Michael se lembrava de ter dito, muitas e muitas vezes.

Nada funcionou. Seu irmão não reagia, estava confuso e, na maior parte do tempo, mentalmente em outro lugar. Michael pensou que assim é que devia ser conversar com um alcoólatra – alguém amarrado demais ao seu estado corrente para imaginar alguma outra forma de ser. Não conseguia parar de pensar que a doença mental era uma escolha, e que Joe estava fazendo a escolha errada.

Se Michael ficou frustrado, Lindsay, de volta ao colégio interno, ficou surpresa de ver seu ressentimento diminuindo, sua raiva desaparecendo. Como Margaret, sentira-se marginalizada na sua escola particular exclusiva – mas Lindsay parou de pensar que a solução devia ser negar a existência da família. Em vez disso, descobriu certa proximidade com seus irmãos doentes. Eles sofriam o ostracismo da sociedade. Às vezes ela também sentia isso.

* * *

MARGARET VIAJARA PARA O leste no outono de 1980 para começar seu ano de caloura no Skidmore College, no norte do estado de Nova York, a duas horas de carro de Lindsay na Hotchkiss. No Skidmore, Margaret experimentou parte do mesmo choque cultural pelo qual passara na Kent e que sua irmã vivenciava agora. Suas colegas de classe liam o *Times* e o *Journal* todo dia. Provinham de famílias cultas da Costa Leste, à sombra de Nova York. O coração de Margaret estava nas atividades externas – acampar, fazer caminhadas, escalar, pedalar, canoagem. Por meio de uma amiga, Margaret teve seu primeiro contato com o departamento de artes plásticas. Ela sabia que as artes plásticas tinham tudo o que ela desejava, porém a vida de artista era uma extravagância que ela não podia se permitir.

Margaret era uma estudante que estudava e trabalhava, servindo e limpando mesas após seus colegas deixarem a cafeteria. Ela não tinha mais o benefício do colhão financeiro de ser um membro agregado da família Gary e começava a perceber que os últimos anos que vivera sob a generosidade dos Gary eram, em alguns aspectos, uma ilusão. No fim do seu ano de caloura, Margaret decidiu se transferir para a Universidade do Colorado em Boulder. A Universidade do Colorado era suficientemente barata para ela conseguir viver com o subsídio estudantil federal, Pell Grants. Em Boulder, tinha amigos. E ainda ficava a uma distância bastante segura de casa – longe demais para uma locomoção rápida, suficientemente longe para ela pedir para não ir se não estivesse com vontade de visitar.

Toda decisão que Margaret tomava era, de certa forma, orientada em torno da possibilidade de evitar ir para casa. Lá era o lugar onde Peter urinava no chão porque havia um diabo debaixo da casa. Lá era o lugar onde Donald ainda resmungava e delirava sobre sua ex-esposa, uma década após o divórcio. Lá era o lugar onde Matt estava se acalmando, depois do surto psicótico na casa dos Gary. E lá era o lugar onde Jim ainda era bem-vindo para aparecer sempre que quisesse.

Em Boulder, Margaret tinha aulas com muitas das suas antigas amigas da Kent, as ricas que viajavam para a França ou Portugal no verão. Ela fazia o que podia para ter dinheiro suficiente para, pelo menos, divertir-se domesticamente. Ela servia sorvetes no Steve's Ice Cream e tinha um segundo emprego, semirregular, comercializando cogumelos para um fornecedor bem mais velho – um sujeito que se encantara por ela, mas que nunca fez nenhum gesto para tentar seduzi-la. Com um velho namorado da Kent School, ela assistiu a cerca de cinquenta *shows* do Grateful Dead, por todo o país, a maioria deles encharcada de coca e ácido. Margaret queria se sentir forte, capaz e independente. Mas uma parte dela vivia esperando para ser salva – para a impedir de, um dia, ter de se envolver com algo mais profundo.

Por que é que eu ainda vou para casa? Minha cabeça sente que vai ficar tão enrolada que nunca mais vai parar de girar. Não consigo entender nem lidar com meus irmãos, especialmente Matt, Peter, Joe e Donald. Estou em lágrimas neste momento porque não sei lidar com nada disso... A vida são meramente as raízes permanentes que a família amarra ao nosso redor. Minha família me deprime, retarda o meu progresso de muitas maneiras. Estou presa com insanidades que ninguém deveria passar a vida tentando ignorar...

Diário de Margaret, 3 de abril de 1983

Nesse verão, Margaret estava viajando pelo leste seguindo o Grateful Dead quando se viu perdendo o pé da situação de uma maneira que jamais tinha sonhado. Chris era aluno do último ano em Skidmore quando Margaret estava lá e a viu, então. Na faculdade, ele era conhecido como Hot Knives – o nome de uma técnica em que você pega um punhado de haxixe e o esmaga entre duas facas em brasa e depois inala a fumaça. Quando Chris a viu novamente, numa festa em Connecticut, ele agiu.

Chris era alguns anos mais velho do que ela, com um intelecto ágil, agressivo. Seu pai era um executivo do petróleo, e Chris, uma figura carimbada no iate clube da família, velejando barcos a laser em campeonatos pelo mundo todo. Pagou a passagem de Margaret para que ela fosse vê-lo de novo em agosto no Maine. Foram de barco para as ilhas perto de Georgetown e Boothbay, tomaram Bloody Marys e daiquiris de mirtilo, comeram lagosta e levaram mais dezenove lagostas de volta para Connecticut, onde ele a apresentou ao seu pai. No dia seguinte, viajaram a toda velocidade para Manhattan no BMW dele, para fazer compras na Saks Fifth Avenue e na Bloomingdale's. Para Margaret, Chris não era só uma cara nova. Era toda uma narrativa nova.

Nunca pensei que iria conhecer um homem com tanto a oferecer, e a parte chocante é que ele quer compartilhar isso comigo.

31 de agosto de 1983

Ela voltou em setembro. Ele pegou um voo para vê-la no Colorado, em outubro, e também no Dia de Ação de Graças. E na véspera do Ano Novo estavam juntos mais uma vez em Manhattan, vestidos brilhantemente, festejando o *réveillon* no Rainbow Room. Ambos já estavam meio altos de champanhe, coca e fumo quando, nos primeiros momentos de 1984, Chris se inclinou na direção dela, com ar conspiratório.

"Você consegue guardar um segredo?"

"Consigo."

"Você casa comigo?"

"você não vai se casar com esse cara. Isso é ridículo."

Quem disse isso foi Wylie, um colega de classe de Margaret em Boulder, outro interesse amoroso, ou pelo menos ele achava que fosse. Enquanto Chris era um marinheiro competitivo, Wylie passava os meses mais quentes pintando casas. Wylie era equilibrado e tinha uma fala mansa Mas essa notícia e o anel no dedo de Margaret o pegaram de surpresa.

Só que ela falava sério. Ninguém mais tomava conta dela – nem sua família nem os Gary. Chris estava pronto. Viagens para Alemanha, Creta e Egito já estavam todas planejadas.

Lindsay entendeu tudo. Ela devia ser a única outra pessoa no planeta que realmente entendia do que Margaret fugia. Era a chance da irmã de ter uma família nova.

Mimi e Don também aprovaram. Cientes da riqueza da família de Chris, hipotecaram a casa para dar a mais fina festa de casamento que poderiam oferecer. Mimi fez todos os vestidos ela mesma, com um padrão Oscar de la Renta, seda rosa com babados em cima e embaixo.

Marcaram a data para agosto. Tudo o que Margaret precisava fazer agora era achar um caminho para seus irmãos – todos os nove – até o altar sem fazer uma cena.

nos meses que antecederam a cerimônia, Peter foi preso em Vail por solicitar fundos na rua para algo que ele chamava de uma sociedade beneficente de câncer. No hospital, pediu aos médicos um colete à prova de balas para se proteger. A polícia de Vail, disse ele, tinha ciúmes dele e queria pegá-lo. Por fim, Peter acabou voltando para Hidden Valley Road com Mimi e Don, ficando na cama, sem tomar banho, sobrevivendo com café e cigarros, alternando entre longos períodos de silêncio e ocasionais ataques explosivos. Uma vez, trancou Mimi fora de casa e pôs seu remédio no café da família.

Dois dos outros irmãos do hóquei, Joe e Matt, entravam e saíam de Pueblo ao mesmo tempo. Joe estava preocupado com as imagens católicas, como seu irmão Donald, mas nunca chegou a ser tão ameaçador quanto Donald já havia sido; as vozes na sua cabeça não eram tão maléficas, ele dizia, mas eram chatas, incomodavam. As fantasias de Matt eram mais paranoides, o que lhe dificultava permanecer estável por muito tempo. Entre permanências no hospital, uma vez foi preso por vagabundagem em Colorado Springs e liberado em condicional.

Donald vinha vivendo de forma mais ou menos pacífica em casa desde sua última visita ao hospital estadual em 1980. Agora, quem todos mais temiam era Jim.

Mais cedo naquele ano, depois de dezesseis anos de casamento, Kathy finalmente abandonara seu marido abusivo. Durante anos, trabalhara e criara o filho, Jimmy, enquanto manobrava entre os altos e baixos de Jim. Seus amigos todos sabiam a respeito dele – sua doença mental e o abuso –, e, mesmo assim, Kathy nunca tomou nenhuma iniciativa até a primeira vez que o viu bater no filho. Jimmy estava com catorze anos. Jim nunca encostara a mão nele antes. O garoto viu Jim prestes a bater em Kathy e se meteu entre os dois, enfrentando o pai pela primeira vez, tentando proteger a mãe. Quando Jim socou seu próprio filho na barriga, Kathy chamou a polícia. E foi embora de casa com Jimmy logo depois.

Agora Jim morava sozinho, ainda tomando doses de droga neuroléptica como paciente externo para manter seus sintomas sob controle. Mas trabalhava menos e bebia mais. Ninguém na família sabia do que ele seria capaz.

Alguns dias antes do casamento de Margaret, Jim apareceu na casa de Hidden Valley Road, onde Lindsay estava hospedada com um namorado para o fim de semana. Quando Jim chegou, Lindsay não estava em casa, mas o carro do namorado, sim. Outros na casa assistiram a Jim furar os quatro pneus, berrando obscenidades a plenos pulmões. Depois, foi embora.

Todo mundo que estava hospedado na casa foi forçado a evacuá-la, para que Jim não os encontrasse. Se antes havia ainda alguma dúvida, a mínima que fosse, na mente de Lindsay de que Margaret estava certa em começar uma vida nova com Chris, agora já não existia mais. Parte dela desejou ter um bilhete de saída semelhante.

O JANTAR DE ensaio foi no clube de campo Jardim dos Deuses. Pelo menos duzentas pessoas assistiriam à cerimônia na igreja, seguida de uma recepção no pátio da nova casa de um amigo, em Old North End, a parte mais chique de Colorado Springs.

Wylie ligou para Margaret na noite anterior à cerimônia, com uma derradeira oferta. Estava em Massachusetts com sua família: "Eu lhe mando uma passagem para cá e você não casa com ele", disse.

Margaret chorou durante horas. Lindsay colocou um pacote de gelo no seu rosto para diminuir o inchaço. Margaret sabia que não estava fazendo a coisa certa, prestes a se casar com um homem que mal conhecia. Mas qual era a alternativa? Pegar um voo para encontrar Wylie? Chorar no ombro dele? Dizer que um de seus irmãos a molestara durante anos – e que outro tinha se matado – e que havia mais quatro em casa iguaizinhos a eles?

Para Margaret, não havia escolha. Wylie queria dela mais do que ela podia dar a qualquer um – um olhar honesto, sincero, para a própria vida. Com Chris, ela nunca mais precisaria pensar na sua família.

DON

MIMI

DONALD

JIM

JOHN

MICHAEL

RICHARD

JOE

MARK

MATT

PETER

MARGARET

<u>LINDSAY</u>

<u>CAPÍTULO 26</u>

ELA NÃO TINHA imaginado que sentiria tanta falta das montanhas.

Lindsay se formou na Hotchkiss em 1984, entre os 25% melhores da classe. Poderia ter encontrado uma faculdade mais longe de casa do que Boulder. Mas o Colorado, ela ficou espantada de perceber, a chamava – não Hidden Valley Road, exatamente, mas alguma coisa no estado que lhe dava a sensação de lar. Agora que tinha voltado, queria escalar cada pico mais alto que via, o tempo todo. E por um breve período, pôde comungar novamente com o lugar, até que seus medos habituais voltassem.

Na Universidade do Colorado, tirou apenas notas A sem precisar se esforçar muito e, mesmo assim, em momentos de solidão, era tomada por pânico. Tinha vida social, namorados, festas, drogas – nada abafava sua ansiedade. Descobriu-se lendo cada livro de autoajuda que podia encontrar, tentando descobrir por quê.

Quando provou cogumelos alucinógenos pela primeira vez, pensou que era assim que devia ser a esquizofrenia: absolutamente aterradora. Ela não precisava de cogumelos para ter medo. Tinha preocupações de sobra sem eles.

Ela foi se cansando de fingir que nada estava errado. Procurava ajuda, mas não tinha certeza de onde encontrar.

"ME FALE SOBRE a sua família", disse a terapeuta do *campus*.

Lindsay começou a falar. E aí aconteceu algo. Quando ela começou a explicar que tinha dez irmãos mais velhos e que seis deles tinham esquizofrenia, o olhar na face da terapeuta mudou.

A princípio, pareceu que ela não acreditava em Lindsay – que ela estaria inventando tudo aquilo. Então Lindsay viu o que se passava de fato. A terapeuta se perguntava quanto daquilo tudo estava na cabeça de Lindsay. Imaginou que a louca era Lindsay.

A sessão não deu em nada. Quem haveria de escutá-la? Quem acreditaria nela?

Naquele outono, Lindsay começou a se encontrar com um rapaz, alguém que ela conhecia havia anos. Tim Howard era sobrinho de Sam e Nancy Gary.

Como Lindsay, vinha visitando a casa dos Gary em Montana a vida toda – outra das muitas crianças que Sam e Nancy recebiam. Como muitos garotos, Tim ficava extasiado com as irmãs Galvin – ambas impressionantes, ambas atléticas sem esforço. Agora ele e Lindsay estavam juntos na faculdade no Colorado.

Lindsay e Tim estavam namorando por alguns meses quando ambos acabaram como convidados dos Gary, em Vail, durante as férias escolares, ficando no apartamento da família na rua principal. Chegou uma hora em que os dois finalmente tiveram um lugar só para eles – todo mundo estava esquiando ou fazendo compras – e estiveram em vias de deitar juntos.

Lindsay não conseguiu.

Tim perguntou qual era o problema.

Lindsay olhou para ele.

Não era um namorado zangado exigindo sexo. Era um rapaz, quase um ano mais novo do que ela, que tinha uma queda por ela havia quase uma década – um rapaz que genuinamente gostava dela, que não a julgaria. Ele já sabia um pouco sobre sua família, mesmo que não conhecesse alguns dos detalhes mais pesados. E era Tim, não um estranho. Talvez não houvesse pessoa mais confiável a quem contar.

Lindsay estava em lágrimas ao se abrir. O que, de início, desconcertou Tim. Ela sempre lhe parecera tão durona – uma *shtarker*, como Sam frequentemente a chamava; era um termo em iídiche para uma garota de fibra, alguém que sabia como fazer as coisas acontecerem. Mas ele permaneceu no quarto com ela. Ele escutou.

Ela parou um pouquinho antes de revelar a identidade de Jim. Não disse quem abusara dela, e ele não perguntou. Quando Lindsay parou de falar, ele se debateu sem saber o que dizer.

"Eu não sei o que fazer", disse Tim finalmente. "Mas sei quem saberia."

Os dois se vestiram e saíram do apartamento quando Tim viu Nancy Gary ao longe, indo na direção deles junto com o fluxo principal dos que passavam. Tim deixou Lindsay e correu ao encontro de sua tia. "Posso falar com você um minuto?"

Lindsay ficou ali parada, em meio à neve, enquanto Tim e Nancy conversavam. Mal se passou um momento e Nancy se afastou de Tim e marchou na direção de Lindsay. Ela e Lindsay entraram e conversaram um pouco mais.

* * *

LOUISE SILVERN SE lembrava de ter conhecido Lindsay inicialmente em 1984, escutando a bonita e autocontrolada moça de dezenove anos falar sobre sua família e o que tinha acontecido com ela. A descrição que Lindsay deu da família, e da experiência minuto a minuto de crescer naquela casa, era, com certeza, de longe a história mais traumática que já ouvira de um paciente. E quando Lindsay chegou à parte sobre o fato de a terapeuta do serviço de saúde da faculdade não ter acreditado nela, lembrava-se de ter se sentido ultrajada. A primeira tarefa, Silvern sempre achara, era não fechar a porta para um paciente.

Existe uma narrativa, ou um mito, de que a nossa sociedade se envolve em trauma e terapia particularmente na esteira de um abuso infantil que não pode ser falado. O mito começa com uma criança incapaz de falar e levanta voo quando o terapeuta certo é suficientemente sensível e gentil para levar a criança a se abrir. Esse é o molde estabelecido pela dra. Fried, a Frieda Fromm-Reichmann substituta em *I Never Promised You a Rose Garden* [*Nunca lhe prometi um jardim de rosas*]. Uma vez que a criança solta tudo, o trauma desaparece como um sonho ruim. O paciente está bem, como que curado – aliviado, sem cargas e pronto para abraçar novamente o mundo. Em livros e filmes, a descoberta ocorre numa sessão tensa, irada, cheia de lágrimas, talvez tarde da noite, depois que uma pequena crise deflagra algo no paciente que este tentou manter engarrafado por anos.

No caso de Lindsay, o mito não chegava a meia verdade. Em Silvern – sua segunda terapeuta, com consultório em Boulder e indicada por Nancy Gary –, Lindsay encontrou uma ouvinte profissional que, com sensibilidade e delicadeza, criou o espaço seguro de aceitação necessário para Lindsay assumir o controle da sua própria história.

Onde o mito cai por terra é com a ideia de um momento de descoberta súbita. Para Lindsay, esse momento de descoberta foi mais como uma infiltração, ocorrendo gradualmente, ao longo de 25 anos, produto de trabalho constante, intenso, em sessões que podiam chegar a três vezes por semana. Enquanto Lindsay ia às aulas, tirava apenas notas A, tinha namorados e ia esquiar e escalar, ela se escondia durante uma hora por semana, às vezes duas ou três, para contar à sua terapeuta os segredos da família. E ainda que tenha levado um tempo extremamente longo, Silvern garantiu que o ritmo permanecesse sem pressa. Ao contrário dos terapeutas de cinema, ela não queria parecer exageradamente ansiosa pelo resultado de cada sessão. Esse tipo de pressão pode transformar a paciente numa foquinha amestrada, fazendo somente aquilo que sente ser a expectativa da terapeuta. No pior dos casos, essa pressão pode ser retraumatizante.

Como primeiro passo, ela fez muito pouco além de escutar Lindsay com atenção por várias sessões, atentando aos temas mais opressivos, ou "fragmentadores" para ela, os quais a levavam a se fechar totalmente. Fragmentar-se, explicou ela, era estar tão separada de elementos difíceis de si mesma que essas dificuldades só se tornavam mais fortes, mais insistentes, mais destrutivas. A solução, ou o objetivo, era ajudar Lindsay a encontrar as próprias forças e então as desenvolver para ajudar a si mesma a lidar com os temas desafiadores – "integrar", nas palavras de Silvern, as partes difíceis de sua psique no restante da sua vida, em vez de criar um cordão de isolamento.

Lindsay queria ir mais rápido, é claro. Queria ter o problema resolvido – que alguém, qualquer pessoa, mandasse a preocupação embora. Mas, para o bem de seus irmãos, e seu próprio bem, também queria respostas de Silvern sobre a natureza da doença mental – as causas. Trauma e abuso podiam causar insanidade? Seria possível que Peter ou Joe ou Matt estivessem em Pueblo por causa de algo que Jim tivesse feito a eles?

Parecia uma explicação bastante ordenada. Mas se isso fosse verdade – e, com toda certeza, nenhum estudo jamais havia sugerido que abuso causa esquizofrenia –, significaria que Lindsay também corria risco.

Depois de todo esse tempo, ela ainda ficava aterrorizada ante a possibilidade de ficar mentalmente doente. Silvern deixou claro para Lindsay quanta coragem seria necessária para superar esse medo.

LINDSAY PAGAVA AS sessões ela mesma. Quando não podia pagar, Silvern anotava o valor da sessão numa conta à parte. Lindsay continuou pagando durante anos após a graduação, finalmente acertando a dívida depois de começar seu próprio negócio com quase trinta anos.

Ela nunca pediu aos pais que pagassem. Tanto Mimi quanto Don rejeitavam toda a ideia de terapia. *Para que cavoucar tudo isso de novo? Deixe o passado no passado.* Exatamente a reação que, no começo, a deixara envergonhada, com medo de lhes contar o que Jim lhe fizera.

Silvern focou em fazer com que Lindsay contasse sua história – recuperar o passado nos próprios termos. Tratava-se de algo mais do que simplesmente encarar a realidade. Era algo que dizia respeito a remover todos os filtros que lhe haviam sido impostos. Crianças, explicou Silvern, baseiam-se nos adultos ao redor delas para interpretar o que se passa com elas. Usam os sistemas construídos pelos pais: isso é bom e é ruim; essa pessoa não é confiável e essa pessoa é alguém com quem se pode contar. Vergonha e culpa são modos como as crianças, em geral, processam esses traumas quando os adultos à sua volta falham com elas.

O exemplo A para Lindsay era, é claro, Jim.

Jim ainda estava na vida de todos eles, um membro assumido da família Galvin, presente nos feriados, aparecendo em Hidden Valley Road sempre que Lindsay vinha de visita, até mesmo morando um tempo de volta em casa quando Kathy o deixou. Agora de volta ao Colorado, Lindsay trabalhava duro para se obrigar a ficar bem com isso, comparecendo a eventos como o casamento de Margaret como se tudo estivesse normal. Mas Jim só estava ficando mais volátil, agora que sua esposa e filho se encontravam fora do quadro. E Lindsay se cansava de fingir.

Lindsay perguntava à sua terapeuta: *Como posso ficar perto dele? Como posso ir para casa, sabendo que ele vai aparecer a qualquer momento? Se eu me recusar a ir para casa, posso lidar com o aborrecimento que isso iria causar?*

Silvern ajudava Lindsay a fantasiar o que ela poderia fazer com sua raiva em relação a Jim. Lindsay pensava em matá-lo – pensava muito – e então se culpava por pensar nisso. Mas sua maior preocupação, maior até que confrontar Jim, era ter de contar à mãe. E se Mimi não acreditasse nela? *Então*, ela pensava, *eu seria de alguma forma mais uma louca*.

Ela estava encalhada no mesmo dilema que experimentara quando criança: se você ficasse brava, você era instável. Se chorasse por ter tirado um B numa prova, talvez fosse hora de você ir para Pueblo.

O pai de Lindsay permanecia idealizado para ela – pelo menos na sua cabeça, seu único aliado que restava em Hidden Valley Road, apesar da sua fragilidade. Mas ela e Silvern falavam muito sobre a maneira particular que Mimi tinha de silenciar Lindsay. Ela não dizia "cale a boca". Era mais uma coisa do tipo "você acha que tem problemas?". Mimi atacava as emoções de Lindsay solapando-as, desconsiderando-as, invalidando-as.

Sentimentos eram algo que provocava medo na família Galvin, dizia Silvern. Houvera muitos horrores fora de controle para que fosse diferente.

SILVERN CHAMAVA RESILIÊNCIA de "esse maravilhoso termo para algo que não entendemos". Resiliência é o tema de numerosos estudos acadêmicos, é claro, e se alguém conseguisse descobri-la, com toda certeza correria para engarrafar a solução. Pela experiência de Silvern, às vezes era questão de sorte que a pessoa tivesse o temperamento certo para absorver traumas de uma forma que lhe permitisse estar aberta a experiências novas, passar pela vida com uma couraça.

Mas há vários tipos de mecanismo para lidar com as situações, alguns mais autolimitadores do que outros. Lindsay foi uma criança durona, vestindo uma máscara de autoconfiança e obstinação que lhe serviu bem durante a infância, e eventualmente essa máscara se fundiu com sua face real. A questão era quanto essa máscara ainda funcionava bem para ela agora; hipervigilante, desconfortável com o fracasso, aterrorizada em se apresentar aos outros como algo menos do que perfeito.

Silvern disse a Lindsay que quando alguém lida com as situações aumentando sua couraça, esta poderá impedir seus movimentos mais tarde. A pessoa tem um caminho mais estreito para ir adiante – uma vida mais cerceada, claustrofóbica. Sua esperança para Lindsay era ela acabar num lugar onde estivesse disposta a confiar em novas pessoas, deixar cair a couraça sob as circunstâncias certas.

Para chegar lá, Lindsay teria de aprender a reconhecer o estresse pós-traumático em tempo real, enquanto estivesse acontecendo para ela – de modo que fosse capaz de reconhecer, por exemplo, que uma discussão acalorada com uma amiga numa noite se devia, pelo menos em parte, à cena de estupro num filme que tinham acabado de assistir.

CHEGOU UM MOMENTO em suas sessões em que Lindsay resolveu falar sobre o que lhe acontecera na festa na oitava série, a noite no *closet*. Primeiro, foi vaga em relação ao fato – "houve um incidente com alguns rapazes".

Silvern sabia que Lindsay precisava ir no próprio ritmo. Primeiro, ela precisava elaborar toda a culpa de si mesma.

Ela mentiu para sua mãe. Foi a uma esta quando não deveria ter ido. Será que não mereceu o que aconteceu depois?

Vamos lá, disse Silvern. Não.

Ela estava pedindo para se aproveitarem dela?

Não, disse Silvern.

Ela estava enviando algum tipo de sinal sexual, como vítima de abuso do seu irmão, igualando sexo a afeto de algum jeito equivocado? Ela estava pedindo por aquilo?

Não, claro que não.

Por que ela simplesmente não saiu do *closet*?

Porque havia três rapazes lá dentro com ela.

E então Silvern se arriscou e usou a palavra.

"Eles estupraram você", disse Silvern.

Lindsay não ficou escandalizada. Se ficou alguma coisa, foi aliviada. Alguém dava um nome ao que tinha acontecido.

A definição dos termos foi como um copo de água fria jogado na sua cara. Abuso sexual era abuso sexual. Estupro era estupro. Ser vítima era ser vítima. Ela não conseguiu fugir do *closet* naquela noite pela mesma razão de não ter conseguido sair da cabana de Jim do alto do Manitou Incline: porque alguém com mais poder estava violando sua confiança, vitimando-a, impossibilitando-a de fazer qualquer outra coisa além daquilo que queria que ela fizesse.

Em seguida veio o cuidadoso desembrulhar dos detalhes. Quando as particularidades de todo incidente estavam completamente fora de questão, agora recitar todas as pavorosas minúcias ajudava Lindsay a recuperar o senso de controle. Os detalhes reforçavam quão irrealistas tinham sido algumas de suas noções jogando a culpa em si mesma. (Irrealistas, porém compreensíveis – crianças geralmente não têm como processar traumas além de sua própria experiência, e assim, com muita frequência, culpam a si mesmas.) E articular tudo isso na frente de Silvern – notar como era possível que alguém que realmente se importava com ela ainda ver suas forças e respeitá-la, saber quem ela era, mesmo sabendo de tudo o que ela passara – foi uma novidade para Lindsay. De um jeito que ninguém na sua família jamais seria capaz, Silvern deu a Lindsay um lugar onde ela podia ter suas próprias emoções e expressá-las regularmente.

Conversar com sua terapeuta sobre ser estuprada por aqueles rapazes foi, por si só, um passo tremendo que Lindsay deu. E também uma prova de figurino perfeita para o que tinha de vir depois. Ela teria de ser igualmente transparente com sua família quanto fora com sua terapeuta. Só que, desta vez, o assunto seria Jim.

* * *

ELAS ESTAVAM NO carro, Lindsay e sua mãe, indo para a casa da amiga de Mimi, Eleanor Griffith. Pararam diante da casa. Estacionaram e caminharam lentamente para a entrada. Viram que Eleanor ainda não tinha chegado em casa.

Estavam sozinhas, mãe e filha, um momento só delas. Foi então que Lindsay resolveu falar no assunto.

Lindsay já vinha se abrindo mais com Mimi, escrevendo-lhe da faculdade longas cartas filosóficas sobre a família e a doença. Escreveu sobre como era crescer perto de Donald, e como ninguém reconhecia a dor que aquilo lhe causava. Escreveu sobre o estado de medo em que ela vivia naqueles anos. A reação de Mimi era sempre a mesma. Reconhecia o que a filha contava e então a instava a seguir adiante – perdoar – sempre a lembrando que havia alguém cuja vida estava pior. Era um soberbo jiu-jítsu materno: dizer da boca para fora que se relacionava com a experiência da filha quando, na verdade, obliterava tudo, esvaziava-a de todo o significado, apagava-a por inteiro.

De forma que não deve ter sido surpresa para Lindsay quando, paradas ali em frente à casa dos Griffith, começou a contar para a mãe que tinha sido sexualmente abusada pelo seu irmão Jim incontáveis vezes ao longo de vários anos – e sua mãe respondeu dizendo que, quando era menina, o mesmo tinha acontecido com ela.

NA VERSÃO OFICIAL da infância encantada de Mimi em Nova York – a história com a qual criou suas filhas e que relatava orgulhosamente para amigas e vizinhas –, o padrasto de Mimi, o pintor Ben Skolnick, foi seu tutor em música e arte. Enquanto sua mãe trabalhava no negócio de vestuário em Manhattan, seu padrasto a ajudava a apreciar cultura de uma forma que ninguém fizera antes. Tudo isso era verdade. Ele tocava Tchaikovsky para ela no toca-discos. Quando precisou ficar de cama com o tornozelo torcido, ele sugeriu *Carmen*.

Mas também era verdade que Ben bebia, e também era verdade que tomava liberdades com Mimi. Quando a Lord & Taylor começou a linha A de saias da mãe de Mimi, ela não conseguia fabricá-las com suficiente rapidez e começou a passar mais noites durante a semana na cidade – deixando Mimi em casa com o padrasto. Foi então que Ben Skolnick fez seus avanços sobre ela.

Mimi foi deliberadamente leve nos detalhes, e Lindsay não a pressionou. Mas estava claro que ele a molestara, tocando-a de forma inapropriada.

Ao contar isso a Lindsay, esta sentiu que alguns dos fios soltos da história da infância da mãe começavam a se ligar. Compreendia agora por que o casamento entre a mãe de Mimi e Ben não durou – por que viveram separados depois da guerra. E Mimi disse uma coisa que, num instante, fez Lindsay pensar na mãe de forma totalmente diferente. Mimi disse que, por fim, contou à mãe sobre quando Ben começou a assediar sua irmãzinha, Betty.

Lindsay sabia algo sobre a coragem que aquela menina deve ter tido naquela situação para falar abertamente – de pôr em dúvida sua própria credibilidade para salvar a irmã. Se sua mãe realmente tinha feito isso, então Lindsay não devia conhecê-la tão bem quanto achava que conhecia.

A conversa com Mimi pode ter sido o momento mais complicado emocionalmente na vida de Lindsay. Parte dela se sentiu derrubada pela franqueza da mãe, e após ouvir sua história, sentiu-se mais perto da mãe do que nunca. Mas, ao mesmo tempo, Lindsay sentiu que lhe havia sido negado algo – mais uma vez sua própria desgraça era superada pela desgraça alheia. Mimi estava falando da própria experiência, passando por cima dos detalhes do que Lindsay dizia sobre Jim. Lindsay precisava que Mimi tomasse o seu partido, lhe dissesse que o que Jim fizera era errado.

Porém Mimi não fez isso. Ela nunca tomava partido de um filho sadio contra um doente e não ia começar agora. Em vez disso, Mimi começou a falar sobre como Jim tinha uma doença mental.

Lindsay enrubesceu. Para ela, esquizofrenia não era desculpa para o que Jim fizera com ela. Com certeza nenhum pesquisador ou psiquiatra da corrente predominante diria que eram os delírios psicóticos de Jim que o tornavam pedófilo.

Mas Mimi não estava disposta a separar as duas questões. Lindsay, embora tivesse esperado por isso, ficou profundamente magoada. O que tornava tão difícil para sua mãe empatizar com qualquer pessoa que não fossem seus garotos? Era como se ela tivesse usado toda sua compaixão com os filhos doentes, até mesmo Jim, não deixando mais nada para os outros.

Mas, naquele dia, Lindsay estava pronta. Disse à mãe que nunca mais concordaria em ficar no mesmo cômodo que seu irmão.

* * *

JIM NÃO DEVERIA estar ali. Seus pais haviam lhe garantido que ele não estaria.

Lindsay estava de volta a Hidden Valley Road, de visita para um jantar de domingo depois de uma longa ausência – sua primeira vez de volta desde a noite diante da casa dos Griffith. Ambos os pais estavam em casa. Joe também estava, medicado e sóbrio, e, ao contrário de seus outros irmãos doentes, agudamente cônscio de sua própria doença. Uma noite tranquila para os Galvin, até que Jim entrou.

Seu pai lhe pediu para ir embora imediatamente. "Jim, seu lugar não é aqui, por favor, vá para casa."

"Por que meu lugar não é aqui?"

Mimi disse alguma coisa.

Lindsay mordeu os lábios. Não adiantou. Ela explodiu. Levantou-se e começou a gritar.

"Seu babaca de merda! Você me assediou sexualmente!"

Jim não estava em boa forma. Sua esposa e filho o tinham abandonado, estava pesadamente medicado – e, por um dos efeitos colaterais da medicação, bem a caminho de se tornar obeso. Mas não reconhecia nada e estava mais do que disposto a retaliar. Pegou um violão que estava por perto e o quebrou ao meio. Chamou Lindsay de mentirosa e começou a gritar e berrar.

"Não é verdade! Você está imaginando coisas!"

Mas Jim podia ler o que se passava na sala. Viu que ninguém lhe dava ouvidos. E então viu seu pai dizendo-lhe para dar o fora e que nunca mais queria vê-lo de novo.

Jim foi embora. Lindsay passou o resto da noite em lágrimas. Seus pais a deixaram sozinha, voltando para a cozinha para lavar a louça. Joe a confortou. "Você não está mentindo", disse ele, afagando-a. "Eu sei que você não está mentindo."

Foi nisso que Lindsay mais pensou nos anos que se seguiram – como seu irmão Joe acreditou nela e também como seu pai tinha acreditado.

Novos equipamentos de imagem[1] *– incluindo tomografia axial computadorizada (*CAT*) e tomografia por emissão de pósitrons (*PET*) – têm demonstrado diferenças fisiológicas no cérebro de alguns pacientes de esquizofrenia. E agora, usando essa e outra tecnologia, o* NIMH, *sob a direção da psiquiatra Lynn DeLisi, está tentando identificar um marcador genético em famílias onde mais de um membro sofre de esquizofrenia...*

Tanto familiares saudáveis quanto enfermos são necessários para o estudo. Pacientes continuarão a ser tratados pelos seus médicos regulares, e os participantes serão pagos.

Participantes interessados podem ligar para a dra. Lynn DeLisi: 496-3465.

The Washington Post, 20 *de julho de* 1984

CAPÍTULO 27

DO SEU ASSENTO junto à longa mesa de madeira feita a mão na cozinha em Hidden Valley Road, Lynn DeLisi viu de imediato o fardo que Mimi vinha carregando todos esses anos.

Seu marido estava em casa e era frágil. Podia ajudar com os serviços domésticos e até mesmo guiar, mas a cada noite ia para cama imaginando se se lembraria do que lera no dia seguinte.

Donald, o filho mais velho, agora também ficava em casa mais ou menos o tempo todo. Três outros filhos doentes, Joe, Peter e Matt, perambulavam entrando e saindo de casa, entre o hospital e o lar e seus próprios apartamentos, que inevitavelmente acabavam largando ou dos quais eram despejados. Até mesmo Jim, de vez quando, também ia para lá e para cá, antes que Don o notasse e exigisse que ele fosse embora.

A violência nesses dias era um pouco menos frequente. Todos estavam ficando mais velhos e eram medicados mais consistentemente. Cabia a Mimi mantê-los todos ativos, administrar seus cuidados, levá-los para os compromissos, ministrar seus remédios.

Frente a tudo isso, DeLisi ficou perplexa pelo bom temperamento que a matriarca Galvin exibia. "Você não pode ficar desolado *todo dia*", Mimi gostava de dizer.

NOS ANOS QUE antecederam a entrada de DeLisi na casa dos Galvin, ainda não havia uma teoria única da esquizofrenia que fosse universalmente aceita. O mecanismo preciso da doença permanecia um mistério, e muitas das mesmas batalhas natureza-criação prosseguiam. Mas, sem nenhum grande alarde, algumas coisas vinham mudando lentamente.

Após três décadas, a teoria da mãe esquizofrenogênica perdia força. Em 1982, um psiquiatra australiano chamado Gordon Parker publicou uma resenha de pesquisa sobre mãe esquizofrenogênica no *The Journal of Nervous and Mental Disease*[2], concluindo que, ainda que mães distantes e controladoras, sem dúvida, existissem, não havia evidência de que apresentavam maior probabilidade do que outras de terem filhos com esquizofrenia. No ano seguinte, Chestnut Lodge – a instituição que, sob a direção de Frieda Fromm-Reichmann, ignorava firmemente todos os chamados para tratar a esquizofrenia como distúrbio biológico – vivenciou uma reversão dramática. Thomas McGlashan, que entrara no hospital como terapeuta na década de 1970, veio a público com um estudo dos registros de casos de todo paciente tratado entre 1950 e 1975[3]. Sua conclusão: apenas um terço dos pacientes de Chestnut Lodge tinha melhorado moderadamente ou se recuperado. Se, como acreditavam os psicanalistas de Chestnut Lodge, o caminho certo de terapia pudesse curar quase todo paciente psicótico, um sucesso de 33% não era algo de que se orgulhar – principalmente quando a indústria farmacêutica vinha alegando uma taxa de sucesso muito mais alta no tratamento dos sintomas da psicose. "Frieda [...] embarcou num grande experimento", disse McGlashan na época. "Os dados estão aí. O experimento fracassou."[4]

Após décadas de debate, o pensamento sobre esquizofrenia parecia se consolidar em torno da natureza física da doença. No programa *The Phil Donahue Show*[5] em 1983, o psiquiatra do NIMH E. Fuller Torrey, promovendo a publicação de *Surviving Schizophrenia [Esquizofrenia]**, um dos mais populares e influentes livros sobre a doença daquela década e além, mostrou à audiência imagens de tomografias computadorizadas de cérebros saudáveis, contrastados com cérebros com ventrículos dilatados de pacientes esquizofrênicos. "Aqui vocês estão olhando para a doença cerebral"[6], disse Torrey. Num estudo publicado no mesmo ano[7], Torrey e seus colegas da equipe de Richard Wyatt haviam descartado os medicamentos neurolépticos como a causa desses ventrículos dilatados; era a doença, não a medicação, que parecia criar essa diferença. Qualquer um que não conseguisse agora reconhecer que a esquizofrenia era física, brincou ele, devia estar um pouco atrasado com suas leituras. "Infelizmente há um segmento da comunidade psiquiátrica que lê apenas a *National Geographic*"[8], Torrey disse. "Eles ainda não tiveram essa notícia."

Essa era agora a era da psiquiatria biológica, com a psicofarmacologia não muito atrás. O mais recente DSM[9] – o DSM III, publicado em 1980 – restringira os critérios de diagnóstico da esquizofrenia para se parecer menos como a síndrome que era do que com uma doença específica. Com base nesses novos critérios, considerou-se que até mesmo Joanne Greenberg, autora de *Nunca lhe prometi um jardim de rosas*, tenha sido diagnosticada erroneamente em Chest-

---

* No Brasil, o livro recebeu o título de *Esquizofrenia*. Não confundir com outro livro com o nome *Sobrevivendo à esquizofrenia*, de outro autor. (N. do T.)

nut Lodge. A adolescente delirante definitivamente não tinha esquizofrenia[10], uma equipe de pesquisadores declarou, em 1981, que ela simplesmente sofria de um episódio de distúrbio de somatização, outrora conhecido como histeria – alucinações fugazes acopladas com dor física aguda, mas temporária. Para começar, a paciente-estrela da esquizofrenia pode nem ter tido essa doença.

Era um pouco cedo, porém, para declarar vitória na guerra natureza-criação. Com a terapia verbal presa nas cordas, as drogas neurolépticas estavam em ascensão. Essas drogas mudaram a vida de milhares de pessoas, ajudando-as a criarem algum espaço entre si mesmas e os delírios. Na imaginação popular, e mesmo entre muitos médicos, os neurolépticos eram considerados reveladores, como a insulina para diabetes. Mas como podia ser isso se a esquizofrenia em si continuava sendo furiosamente misteriosa, e as próprias drogas podiam ser prejudiciais fisicamente? As drogas provocavam obesidade em alguns pacientes, outros ficavam rijos e desajeitados, e havia ainda os que ficavam praticamente catatônicos – com drogas que haviam sido saudadas como milagreiras. Para aqueles com doença mental crônica, o sucesso havia sido definido a um ponto em que começava a se parecer muito com o fracasso.

Os únicos beneficiários reais, sem ambiguidades, das drogas eram, obviamente, as empresas farmacêuticas – todas elas ainda desenvolviam variações da mesma droga original, Thorazine, que fora criada na década de 1950. E desde então, sua própria eficácia parecia sufocar a inovação. Por que toda droga nova lançada no mercado era ou uma versão de neurolépticos como Thorazine, ou neurolépticos atípicos como clozapina – sem uma incômoda terceira classe de droga para estimular o progresso?

Pela primeira vez, grandes números de famílias de pessoas com distúrbios mentais se manifestavam, formando organizações de defesa e movimentos de direitos dos pacientes, tentando entender como suas filhas, filhos, irmãs, irmãos, esposas e maridos, imersos em seu esforço e sofrimento, sentiam ficar num meio-termo – sem serem alcançados pela psicoterapia tradicional e, no entanto, apenas pacificados pelas drogas. Para muitos pacientes que se sentiam mal servidos pela terapia de drogas, a decisão de tratar a esquizofrenia como uma doença física os pusera sob o jugo de um tratamento que não tinha esperança de cura. Seu dilema era real, e doloroso, sem uma resposta clara. Aqueles que rejeitavam as terapias farmacêuticas argumentavam, como R. D. Laing e outros no movimento da antipsiquiatria tinham feito na década de 1960, que nem toda sociedade anestesia seus pensadores desajustados. Mas, para a maioria das pessoas com um ente querido diagnosticado com esquizofrenia, era quase impossível testemunhar o que eles estavam passando e ver outra coisa além de sofrimento – e ainda mais difícil pensar o que, além de drogas poderosas, poderia ajudar.

Até que a doença pudesse ser mais bem compreendida – quando o código da esquizofrenia fosse decifrado e produzissem uma terapia adequada capaz de levar à cura –, esses pacientes, incluindo os Galvin, eram, infelizmente, cativos do mercado.

DELISI COMEÇOU POR coletar o material genético de famílias com esquizofrenia como pesquisadora no laboratório de Elliot Gershon em 1984, quase uma década depois dos seus primeiros dias de tentativa no NIMH. O que outrora parecia impossível nos seus primeiros anos estava agora tentadoramente ao alcance. Avanços na biologia molecular agora tornavam mais fácil copiar rapidamente milhares de milhões de vezes um pedaço de DNA – permitindo que o código genético, que uma vez havia sido o grande campo inexplorado da biologia humana, fosse sondado em profundidade pela primeira vez. Com essas novas ferramentas, pesquisadores em outros lugares já tinham isolado o gene de uma doença: a fenilcetonúria, PKU [Phenylketonuria], que causa incapacidades intelectuais. Outros iam atrás da doença de Huntington. Mas esses distúrbios estavam muito longe da esquizofrenia, a qual, quase todo mundo concordava, devia ser obra não de um único gene defeituoso, mas de muitos. Uma doença tão complexa quanto a esquizofrenia provavelmente tinha uma conformação genética que ninguém conseguia enxergar com as ferramentas disponíveis naquela época. A ideia de percorrer o país coletando DNA de famílias foi considerada por muitos de seus colegas em outros laboratórios no NIMH como empreitada inútil.

Porém, DeLisi estava mais segura do que nunca de que famílias com numerosos casos continham as respostas. Ela não se importava que os outros a considerassem fora de padrão. "Lynn pensava segundo linhas que outras pessoas não pensariam", recorda-se Gershon. "Ela era capaz de ir em diferentes direções."

DeLisi achou sua primeira família sem ter de sair do hospital. Um paciente que Gershon vinha tratando na sua clínica tinha um irmão que havia sido diagnosticado com esquizofrenia. DeLisi descobriu que os pais dos irmãos, Jim e Carol Howe, estiveram entre os fundadores da Aliança Nacional para os Mentalmente Enfermos (agora conhecida como Aliança Nacional sobre Doença Mental (National Alliance on Mental Illness – NAMI), uma organização de defesa que começou em 1979 em Minnesota e vinha se expandindo com novas filiais por todo o país. Se quisesse encontrar famílias rapidamente, pensou DeLisi, a NAMI seria uma aliada perfeita.

DeLisi entrou em contato com sedes regionais da NAMI e lhes solicitou que anunciassem o estudo dela nos informativos da instituição. As famílias que se apresentaram geralmente tinham duas ou três pessoas com esquizofrenia; uma ou duas famílias chegavam a ter quatro. Quando mais gente passou a responder, DeLisi contratou uma servidora social para visitar famílias que ela não conseguiria conhecer pessoalmente. Mas, quando ouviu falar da família Galvin de Colorado Springs, DeLisi soube que precisava pegar um avião para lá e vê-los pessoalmente.

Quando passou pela porta da casa em Hidden Valley Road, não pôde deixar de reconhecer uma amostra perfeita. Essa podia ser a família mais mentalmente doente dos Estados Unidos.

DELISI PEDIU A todos da família Galvin, mesmo àqueles não diagnosticados com doença mental, que participassem das entrevistas psiquiátricas para confirmar ou descartar um diagnóstico para cada um deles. Depois, colheu amostras de sangue na esperança de notar algo na composição genética da família que pudesse indicar uma propensão à doença mental. Alguns familiares podiam ser portadores sem ter desenvolvido a doença, acreditava ela; os marcadores poderiam estar presentes em todos.

Todos os irmãos doentes participaram sem muito alarde; Mimi facilitara o trabalho de DeLisi do mesmo modo como sempre supervisionara meticulosamente os cuidados a todos os filhos enfermos. Entre os seis irmãos que estavam bem – todo mundo concordou, exceto Richard – o sexto filho, que um dia fora o adolescente estrategista, agora investidor em mineração em Denver –, que ainda ficava nervoso demais com a doença da família para se envolver em algum dos tratamentos dos irmãos. (John, o terceiro filho, agora professor de música em Idaho, teve seu sangue colhido em sua cidade e enviado ao laboratório de DeLisi.)

Lindsay e Margaret saíram com um sentimento de esperança de que a pesquisa pudesse conduzir, algum dia, a uma descoberta revolucionária. Enquanto isto, o olhar no rosto de Mimi era praticamente beatífico. A descoberta mais importante, na opinião dela, já tinha ocorrido. Havia décadas ela esperava que alguém como Lynn DeLisi viesse bater à sua porta. Agora ela finalmente estava ali.

A PRIMEIRA VISITA de Robert Freedman a Hidden Valley Road aconteceu logo após a de DeLisi. Nesse dia – e em visitas subsequentes de vários dos Galvin ao longo de muitos anos ao laboratório de Freedman, em Denver – ele e sua equipe da divisão de pesquisa psiquiátrica do Centro Médico da Universidade do Colorado gravaram as ondas cerebrais dos Galvin, colheram seu sangue e aplicaram questionários. À medida que foi conhecendo a família, Freedman se maravilhou com o fato de Mimi ter mantido os rapazes em casa por um tempo muito mais longo do que a maioria das famílias. "Ela era encantadora", disse ele.

Freedman ficou perplexo com a decisão de mandar uma das filhas, Margaret, morar com outra família. Como as coisas deviam ser horríveis na casa, pensou ele, para Mimi e Don chegarem a considerar uma decisão tão drástica. Ele viu que a saúde de Don declinava e que havia um punhado de rapazes doentes. Mas, acima de tudo, ficou impressionado, como DeLisi ficara, pela determinação de Mimi de cuidar de todos eles. "Naqueles dias, as medicações tornavam os rapazes muito rijos e sem reação. Então ficavam sentados como pedaços de pau, não conversavam, e cabia a ela administrá-los. Ela gerenciava uma pensão."

DeLisi havia dado a Freedman dicas sobre os Galvin, sabendo que ele vinha procurando famílias para testar sua teoria do filtro sensorial. Freedman passara o começo dos anos 1980 cuidando dos seus estudos do duplo clique, projetados para medir a capacidade do cérebro de filtrar informação. Continuava a acreditar que o filtro sensorial era um mecanismo no cérebro, algo genético que tornava certas pessoas suscetíveis à esquizofrenia. E sentia que se aproximava. Em 1984, pouco tempo antes de conhecer os Galvin, havia estudado[11] as capacidades de filtragem de pacientes de esquizofrenia e membros de suas famílias diretas e descobriu que metade desses familiares tinha o mesmo déficit de filtragem que os membros diagnosticados com esquizofrenia. Aqui se encontrava outro sinal de que estava no caminho certo – evidência de que a filtragem sensorial era hereditária.

Por que alguns dos irmãos com problemas de filtragem sensorial acabavam manifestando sintomas de esquizofrenia e outros não ainda era um mistério. O passo seguinte de Freedman era tentar localizar a parte específica do cérebro responsável pelo filtro sensorial. Graças a DeLisi, ele tinha agora acesso a uma família com uma inimaginável, avassaladora, profunda manifestação de esquizofrenia.

EM FEVEREIRO DE 1986, meses depois da sua primeira visita aos Galvin, DeLisi usou dados da família para confirmar[12] o que a equipe de Richard Wyatt no

NIMH havia descoberto sobre a correlação da esquizofrenia com o grande tamanho dos ventrículos cerebrais. Um ano mais tarde, usou os dados num estudo testando um possível elo entre esquizofrenia e antígenos leucocitários humanos[13] (HLA – *human leukocyte antigens*), um complexo de genes envolvidos na regulação do sistema imune. Esse elo não foi provado. Ainda assim, a base de dados de famílias com múltiplos casos começara a contribuir com o corpo de conhecimento sobre a doença. No que dizia respeito a DeLisi, esse era só o começo.

Ela enviou as amostras sanguíneas dos Galvin para o Instituto Coriell para Pesquisa Médica, uma instituição em Camden, Nova Jersey, que preserva enormes coleções de linhas de células de várias doenças. Isso permitia a possibilidade de outros usarem o DNA da família como recurso em dezenas, eventualmente centenas de futuros estudos, conduzidos em laboratórios ao redor do mundo. DeLisi se manteve firme em sua crença de que, se pudesse encontrar um marcador para a esquizofrenia embutido nos dados genéticos de uma família como os Galvin, a esquizofrenia poderia, um dia, se tornar como uma doença cardíaca, uma enfermidade com referências específicas e fatores de risco passíveis de serem medidos. Em 1987, DeLisi foi recrutada pela Universidade Estadual de Nova York em Stony Brook, que lhe ofereceu uma docência e um programa próprio para dirigir. Ali ela continuou a pesquisar famílias com casos múltiplos. Já tinha quarenta famílias, incluindo os Galvin. Com uma verba do NIMH, ampliou essa lista constantemente, acabando por chegar a mil famílias – mais do que qualquer outra pessoa tinha conseguido reunir.

Aí vieram vários anos de seca. Estudos familiares estavam gerando resultados impressionantes em outras doenças, inclusive detecção precoce de câncer de mama e doença de Alzheimer, mas não houve grande novidade para a esquizofrenia. Em 1995, DeLisi publicou dois estudos extraídos do seu próprio conjunto de dados sobre famílias. O primeiro parecia confirmar[14] que os mesmos genes responsáveis pela esquizofrenia estão ligados a outras doenças mentais como depressão ou distúrbio esquizoafetivo. O segundo fracassou em achar um elo entre esquizofrenia e distúrbio bipolar[15], pelo menos em um cromossomo específico no qual o distúrbio bipolar parecia enraizado. DeLisi se manteve confiante de que alguém, em algum lugar, pudesse achar uma impressão digital genética nesse conjunto – e demonstrar que a natureza, não a criação, determinava essa condição. "Não estou certa de que o ambiente tenha absolutamente algum efeito"[16], disse ela a um repórter em 1999.

O trabalho de DeLisi ainda tinha apoiadores. "É fundamental que evitemos uma desilusão prematura"[17], escreveu em 1993 Kenneth Kendler, da Faculdade de Medicina da Virgínia. "O cérebro humano é muito complexo e bastante difícil de acessar." Mas Daniel Weinberger, um dos velhos colegas do laboratório de Richard Wyatt no NIMH, começou a desconfiar que pesquisar famílias era um beco sem saída. "Mais de 90% dos parentes de esquizofrênicos[18] não têm esquizofrenia de acordo com os atuais critérios de diagnóstico", ele disse a um repórter em 1987.

Weinberger tinha um ponto a seu favor. As probabilidades de irmãos na mesma família[19] compartilharem a condição são, de fato, baixas. Por outro lado, o irmão de alguém com esquizofrenia ainda tinha dez vezes mais chances[20] de ter a doença do que uma pessoa numa família sem a doença. Em comparação com as possibilidades de herdar muitos outros distúrbios, essas chances eram extraordinariamente elevadas – mais elevadas até mesmo que cardiopatias ou diabetes[21]. Desse ponto de vista, pareceria tolice *não* continuar examinando famílias.

NO NIMH, A busca por mais sinais físicos de esquizofrenia continuava, mesmo que a direção dessa pesquisa parecesse quase sem objetivo. O laboratório de Wyatt usava imagens por ressonância magnética para examinar gêmeos, dos quais um dos irmãos tinha esquizofrenia, comparando o tamanho do hipocampo deles. E, com toda certeza, em 1990 encontraram diferenças. O hipocampo do cérebro de pessoas com esquizofrenia era menor do que o daqueles que não tinham a doença[22]. Esse achado, como a descoberta de uma década antes referente a ventrículos cerebrais dilatados, parecia revelar algo de novo sobre como a doença funcionava: o hipocampo ajuda a pessoa a lembrar onde está em determinado momento e é menos desenvolvido no gêmeo que, diagnosticado com esquizofrenia, tem menos apreensão da realidade.

"Estávamos voando alto nesse assunto", lembra-se Daniel Weinberger, que foi coautor de ambos os estudos. "Mas havia uma sensação de incômodo no fundo da minha mente." Tudo o que essa pesquisa cerebral estava fazendo, pensou ele, era confirmar diferentes versões da mesma ideia: que um cérebro esquizofrênico é fisicamente diferente de um cérebro normal. Para aqueles que tratavam de pacientes esquizofrênicos no dia a dia, isso dificilmente seria uma surpresa. "A gente podia conversar com as pessoas esquizofrênicas por cinco minutos", Weinberger disse, "e sabia que o cérebro delas não podia estar funcionando da mesma maneira."

Os estudos por meio de ressonância magnética pareciam menos valiosos com o passar do tempo – meras peças do cantinho de um quebra-cabeça muito maior. Weinberger suspeitava que o único motivo de os pesquisadores gostarem tanto deles era o fato de terem ferramentas para fazê-los. "Uma das coisas que sempre têm caracterizado a pesquisa psiquiátrica é o velho ditado: 'Procurar as chaves perdidas onde está a luz.' Tudo tem sido assim: 'Bem, temos esta ferramenta. Temos um martelo, então vamos procurar pregos.' E acabaríamos encontrando algo, porque essa é a natureza da fenomenologia – encontrar coisas." Se eram indícios promissores ou pistas falsas, ninguém sabia com certeza.

Em 1987, Weinberger publicou uma teoria[23] que veio a modificar a forma como praticamente todo pesquisador pensava a doença. Até então, pesquisadores da esquizofrenia tinham se fixado na pós-adolescência como o momento em que ela aparece. Imagens encefálicas confirmavam isso: o lobo frontal é a última parte do cérebro humano a amadurecer na adolescência, e estudos com imagens de ressonância magnética de cérebros de muitos esquizofrênicos mostram problemas com a atividade no lobo frontal. Mas, com sua nova teoria, Weinberger sugeria que os problemas no cérebro começavam discretamente muito mais cedo na vida. Ele reformulou a concepção de esquizofrenia como um "distúrbio de desenvolvimento", no qual anormalidades que os pacientes possuíam no nascimento, ou até mesmo no útero, deflagravam uma cadeia de eventos que, em essência, faziam o cérebro descarrilar gradualmente ao longo do tempo. Tudo o que os genes faziam, disse ele, era estabelecer um modelo para o desenvolvimento e a função do cérebro. O resto acontecia depois, em tempo real, com o auxílio do ambiente.

Se Weinberger estivesse certo, a fase adolescente do amadurecimento cerebral era simplesmente o capítulo final da história. O cérebro vai tendo dificuldades durante a gestação, o nascimento e a infância, só que ninguém nota nada até a fase final de construção, quando o cérebro está maduro. Vista dessa forma, a investida da esquizofrenia parecia um pouco com uma bola de boliche que rola ligeiramente para a esquerda e para a direita no instante em que sai da mão do jogador e atinge a madeira na pista. Por poucos metros, a bola parece estar indo bem, em linha reta. Só mais perto dos pinos é que fica claro que ela vem gradualmente saindo de curso – desviando tanto que acerta apenas um dos pinos laterais, ou cai totalmente na canaleta. Em 1957, Conrad Waddington, da Universidade de Edimburgo, propôs uma metáfora semelhante para explicar as variadas direções que as células tomam quando se desenvolvem e se multiplicam. Ele visualizou um punhado de bolas de gude rolando por uma ladeira – um caminho de obstáculos com um elaborado sistema de lombadas e sulcos. Cada bola acaba fazendo um trajeto diferente ao descer pela ladeira. Essa ladeira é o que ele chamou de "paisagem epigenética"[24] – parte arquitetura, parte acaso**.

Essa ideia fazia sentido intuitivo para Weinberger. Para todos nós, a adolescência é um período crucial de faxina doméstica para cérebros que vinham trabalhando arduamente por mais de uma década de extrema expansão e renovação. A exigente fase para o desenvolvimento do cérebro explica, por exemplo, por que adolescentes precisam de mais sono, ou por que, após a adolescência, é mais difícil para a maioria das pessoas aprender uma língua ou recuperar-se de lesões cerebrais. Faz todo sentido, então, que se os genes da pessoa exibem um potencial para desenvolver esquizofrenia, esse seria o momento em que esse potencial se realiza. No mínimo, a hipótese de desenvolvimento de Weinberger explicava por que, por exemplo, se um membro de um par de gêmeos idênticos tem esquizofrenia, a chance de o outro também apresentar essa condição é de cerca de 50% – mas cada um ainda tem uma chance igual de passar a doença para gerações futuras. "O risco é passado adiante"[25], escreveu o geneticista do Trinity College Kevin Mitchell, "independentemente de a pessoa ter efetivamente desenvolvido essa condição."

Se você vai ter a doença ou não, isso depende, ao que parece, do que ocorre uma vez que a bola de boliche é largada na pista.

Nos anos seguintes, à medida que a pesquisa genética cresceu em escopo e ambição, a hipótese desenvolvimentista foi sendo adotada por outros cientistas. Para combater efetivamente a doença, a sugestão dessa teoria era de que ela fosse tratada antes que as pessoas pareçam doentes. Isso, parecia na época, exigiria isolar a composição genética da esquizofrenia. Outros estavam aderindo a DeLisi e Freedman na busca por mutações genéticas que, à sua maneira, pudessem finalmente contar toda a história.

** O modelo da "paisagem epigenética" desenvolvido por Waddington em 1957, ao mesmo tempo famoso por si só, não deve ser confundido com o uso mais recente do termo *epigenética*, ou a ideia de genes ativados pelo ambiente.

DON

MIMI

DONALD

JIM

JOHN

MICHAEL

RICHARD

JOE

MARK

MATT

PETER

MARGARET

LINDSAY

CAPÍTULO 28

NA ÉPOCA EM que os pesquisadores do NIMH e de Denver vieram a Hidden Valley Road, Donald se tornara mudo e vago, o peso aumentando, os movimentos rígidos. Ele, de certo modo, desistira de achar um emprego ou até mesmo de caminhar pelas redondezas como costumava fazer. Com exceção da hora das refeições, era um eremita. Por mais doloroso que fosse para Mimi ver isso, ter Donald em casa também lhe era útil, tanto no aspecto prático quanto o profundo: ele a acompanhava quando ela ia à mercearia fazer compras e nos afazeres da casa, e lhe dava um senso de propósito.

Donald conseguiu ficar fora de Pueblo por sete anos, fazendo, em vez disso, visitas regulares a Pikes Peak para doses de Mellaril [cloridrato de tioridazina], um antipsicótico, e Lithobid [carbonato de lítio], uma droga de lítio de absorção lenta que visa à mania. De tempos em tempos, ele tentava ir morar numa pensão, mas nunca durava muito. Foi durante uma dessas estadas, por volta do Natal de 1986, que ele se descompensou completamente. Foi internado em Pueblo pela oitava vez em janeiro, recusando-se a responder a quaisquer perguntas sobre seu estado conjugal (o casamento fracassado com Jean ainda pesava, talvez) e fazendo pregações da Bíblia. Num desenvolvimento novo, também falava de como certos lituanos o procuravam tentando fazer-lhe mal.

Donald contou à equipe que parara com sua medicação porque seu relógio havia parado. Indagado sobre sua mãe, referiu-se a ela como "a mulher do meu pai". Mimi, ele decidira, não era realmente sua mãe porque fora trocado no hospital – era filhote de um polvo. Pressionado a explicar sua relação com a família, Donald falou ter conversado com os seus pais sobre arranjar um carro. Indagado sobre possuir habilitação, disse que tinha uma carteira de motorista de "Cachinhos Dourados e os Três Ursos" do Colorado.

Em algumas semanas, estava estabilizado sob novos medicamentos e voltou para casa, para Mimi e Don. No começo da primavera de 1990, após vários anos vivendo a maior parte do tempo sossegado em seu quarto, Donald ouviu que Peter, após algumas tentativas fracassadas de morar sozinho, poderia voltar a viver em Hidden Valley Road. Donald achou que Peter iria reclamar seu quarto e resolveu tomar uma atitude. Deu telefonemas para o Exército e a Força Aérea, pedindo-lhes que o deixassem estacionado na Groenlândia. Anunciou que preferia comer no seu quarto a comer na cozinha; então foi ao mercado e comprou polvo cru e o levou para o seu quarto, deixando-o apodrecer. Foi aí que Mimi notou que Donald vinha faltando às aplicações de suas doses de Haldol Decanoato. Quando ele se recusou a tomar suas duas doses diárias de Kemadrin [prociclidina], seus pais o mandaram de volta para Pueblo.

"Minha família e eu acabamos de romper relações por problemas financeiros", anunciou Donald ao chegar ao hospital estadual. "Eu não quero morar na mesma casa que Peter."

JIM ESTAVA MORANDO sozinho, sobrevivendo à base de Proxilin. Para aqueles que o viam de relance, ele parecia sofrer de depressão – desfigurado por anos de drogas neurolépticas, obeso e frágil. Seu coração estava fraco, seu peito doía ao respirar, e ainda assim sua paranoia e alucinações nunca sumiram completamente. Enquanto Jim agora era um proscrito total, sua mãe ainda o via. Afinal de contas, ele era seu filho, e ela nunca podia fechar inteiramente a porta para qualquer um deles. As moças nunca perguntavam sobre ele, e ela procurava não o mencionar nas conversas.

De todos os irmãos doentes, Joe era aquele que Margaret e Lindsay consideravam pungente em seu sofrimento. Tendo morado com Matt por algum tempo e depois no próprio apartamento da Seção 8*, financiado pelo governo federal, Joe sabia que via coisas onde não existiam. Citava a história chinesa e como vivera na China numa vida anterior, mesmo reconhecendo o quanto isso era estranho. Uma vez, apontou para o céu com empolgação e disse a Lindsay que as nuvens estavam rosadas, e que havia um imperador chinês falando com ele a partir da sua vida passada. "Estou tendo uma alucinação", ele disse, ainda meio acreditando. "Você não está vendo?"

Joe estava bem o suficiente para morar sozinho num apartamento em Colorado Springs, mas não para se sustentar. Quando seus benefícios do serviço de saúde não puderam mais cobrir suas despesas, ele acumulou tantas dívidas no cartão de crédito que dificilmente conseguiria sair. Entrou com um pedido de falência própria com a ajuda de Michael. O irmão lhe disse que ele não conseguiria outro cartão de crédito, mas, de todo modo, Joe acabou conseguindo.

---

* Serviço que autoriza auxílio financeiro público para inquilinos de baixa renda. (N. do T.)

E disse que precisava ter um cartão de crédito com o logotipo dos Broncos**. Joe já fora magro e bonitão, mas agora ganhara um tremendo peso, e sua obesidade agravava cada pequeno problema. Sua visão era falha; ele desenvolveu pré-diabetes. Aí vieram alguns dos mesmos problemas de Jim: dor no peito, delírio, estresse, pânico. Mas Joe ainda mantinha seu senso de humor, ou parte dele. Conversava com Michael sobre meditação transcendental o tempo todo, fazendo planos de tentar ir para a Índia. Ele era, sob pequenos aspectos, ainda ele mesmo. "De certa forma, ele tinha a capacidade de fazer a separação", conta Lindsay. "Ele era aquele que dizia mais ou menos assim: 'Só quero que isso pare'."

Joe nunca deixou de querer uma conexão com sua família, mandando cartões de aniversário com temas religiosos e gastando o dinheiro que não podia gastar em presentes. Certa vez, uma das filhas adultas de Michael se queixou de falta de dinheiro para os livros da faculdade, e no Natal apareceu um envelope na sua caixa de correio. Dentro havia quinhentos dólares, com um bilhete dizendo "para livros". Todo mundo concordou: ninguém além de Joe teria feito uma coisa dessas.

SEGUNDO MATT, o ex-ceramista e segundo mais jovem dos quatro irmãos do hóquei, sua vida sofreu uma reviravolta no dia em que sua mãe decidiu mandá-lo para um psiquiatra, após seu colapso adolescente na casa dos Gary. "Ela me levou para o Centro Médico da Universidade do Colorado em 1977", disse ele uma vez. "Eles me puseram numa ala de psicóticos, mas isso não me torna mentalmente doente."

Matt estava ficando mais grisalho na meia-idade, mais pesado como Jim, Joe e Donald, assim como mais cheio de pelos, com uma barba espessa, e mais ranzinza, com a postura impositiva de um Hell's Angels. Os melhores amigos de Matt eram veteranos do Vietnã e sujeitos sem-teto que, como ele, viviam às custas dos pagamentos da seguridade social e de cupons de habitação da Seção 8. Os médicos de Matt souberam que ele vendia seus remédios na rua com mais frequência do que os tomava.

Matt entrou e saiu de Pueblo até 1986, quando os médicos trocaram sua medicação para clozapina. Praticamente depois da primeira dose, ele notou uma diferença. E começou a comparecer infalivelmente a todos os compromissos de saúde mental. Disse à família que sentia como se tivesse despertado

---

** Time de futebol americano sediado em Denver, Colorado. (N. do T.)

de um pesadelo. Não achava mais que era Paul McCartney. Sendo um neuroléptico atípico que funcionava de forma ligeiramente diferente de neurolépticos como Thorazine, a clozapina também se revelou útil para Donald e Joe, mas que aparentemente teve pouco efeito para Peter. "Quando funciona", disse Albert Singleton, o diretor médico de Pueblo, "a diferença entre a clozapina e outras drogas é como a diferença entre uma aspirina Bayer e oxicodona."

Enquanto tinha carro para guiar, Matt preenchia seu dia fazendo pequenos serviços para seus amigos. Dessa maneira, sentia-se útil, e de fato era. Foi voluntário numa cozinha de comida para veteranos sem-teto durante anos; muitas das pessoas a quem servia eram seus amigos. O centro de atendimento a veteranos lhe mandou uma vez uma carta de agradecimento pelo seu serviço. "O seu pouquinho de responsabilidade com outras pessoas o mantém ativo", observou seu irmão Michael certa vez. "Penso que isso é verdade para todos nós."

Mesmo com uma droga melhor, Matt ainda era capaz de afundar em longas crises de autopiedade, ventilando reclamações contra todo mundo da família e o governo. Nas suas sessões mensais no Centro de Saúde Mental de Pikes Peak, em Colorado Springs, fazia o melhor que podia para convencer os médicos de que não precisava mais de medicação. Todo mês, ficava decepcionado. Mas, diferentemente de Peter, que simplesmente parava de tomar os remédios, a principal reação de Matt era se queixar – convencido de que o mundo inteiro conspirava contra ele e de que sua família o abandonara. Só quando estava extremamente zangado é que seu controle da realidade voltava a se perder um pouco. Então se convencia de que seu tratamento médico era não só desnecessário, como também a causa de grande número de eventos mundiais.

"Quanto mais eles me drogam, mais pessoas acabarão mortas", disse Matt certa vez. "Se você tem assistido às notícias ultimamente, tipo 480 pessoas morreram em quatro acidentes de avião distintos. Oito mil pessoas morreram num terremoto no Himalaia; 150 homens na Nigéria foram baleados; 22 pessoas mortas numa igreja; 22 pessoas mortas num desastre de avião. Parem de me drogar, ou essas coisas vão continuar acontecendo."

"EU SOU O profeta do qual vocês tanto ouviram falar!"

Em novembro de 1985, Peter Galvin – 25 anos, magro feito um pedaço de pau, sua robustez de jogador de hóquei sendo coisa do passado – foi visto rezando no meio de uma rua no centro de Colorado Springs. Alguns dias depois, a polícia deparou com ele, desta vez aborrecido e hostil. Quando lhe disseram que, muito provavelmente, iria parar no hospital estadual, Peter perdeu a compostura, ameaçando brigar com qualquer um que tentasse levá-lo. Quando um policial o abordou, Peter disse que rasgaria sua carótida. E então atacou.

Seria sua oitava internação em Pueblo. Ele chegou irado e, na hora da refeição, recusou-se a comer. Durante a observação, as contradições de Peter se tornaram bem conhecidas pela equipe. "É interessante observá-lo funcionando", escreveu um psiquiatra. "Ele diz que vai tomar sua medicação, mas, quando confrontado por ter se recusado a isso recentemente, ele diz: 'Você tem razão, eu recusei', como se essa inconsistência não significasse nada para ele."

Os médicos em Pueblo resolveram mandar Peter ao tribunal para enfrentar a acusação de agressão logo que se estabilizou. Até então, foi posto na CARES House, a residência supervisionada que anos antes o expulsara. Peter tentou fugir, trepando e saindo pela mesma janela quatro vezes em quatro dias, e voltando para Hidden Valley Road. A cada vez, Mimi o punha no carro e o levava de volta, só para vê-lo entrando pela porta no dia seguinte.

Depois de anos questionando seu diagnóstico, os médicos finalmente começaram a lhe prescrever lítio, seguindo a teoria de que seus sintomas se alinhavam mais com distúrbio bipolar. Mas lítio só funciona se a pessoa o toma. Mimi e Don já vinham lutando para arbitrar os confrontos entre Peter e Donald. Agora, Peter também se recusava a tomar tanto o lítio quanto Prolixin e, de acordo com uma comunicação de Mimi incluída no relatório médico, "não comia nem bebia, ficava na cama, não falava, fitando os membros da família, totalmente sem reação, com ocasionais explosões". Conclusão da médica: "A mãe sente que Peter está tentando passar fome e tem um desejo de morte [...]. Além disso, mais ou menos na época de Halloween, ele ficou explosivo a ponto de ser violento com um irmão mais velho." Este seria Donald, o único outro irmão ainda morando na casa. "A família sente que a ameaça é iminente, a cada minuto, e a mãe está 'mortalmente temerosa dos resultados'."

Os médicos estavam procedendo conforme a premissa – ou, talvez, o desejo – de que em algum lugar poderia existir a combinação perfeita de medicamentos para trazer Peter de volta a alguma linha basal administrável. Numa reunião em Pueblo, Mimi disse achar que Peter ficava melhor com uma combinação de lítio e Prolixin, mas Don expressou preocupação com um tremor que Peter parecia ter desenvolvido sob Prolixin. Os médicos sugeriram outra droga para bipolaridade chamada Tegretol [carbamazepina] em adição ao lítio. Peter concordou, embora, para os médicos, ele ainda parecesse irritável e paranoide.

Peter disse ao psiquiatra da equipe que queria escrever um livro sobre sua vida. Disse que ia para o Tibete para estudar artes marciais, que havia sido crucificado e ressuscitara, e que estava coberto com o sangue de Cristo. Às vezes, irrompia a cantar. "Estou curado. Estou bem", disse ele em maio de 1986, em Pueblo pela nona vez. "O padre me ungiu e curou todo meu corpo... Acredito que quando você é ungido com óleo, essa é uma causa para arrependimento, e você fica curado *sem* medicação."

Dois meses mais tarde, em julho, ele entrou na sala para uma entrevista carregando uma Bíblia, vangloriando-se de ter convertido vários dos seus colegas pacientes ao cristianismo na noite anterior. Mas disse também ter ciência de portar uma doença e de que o lítio tinha o objetivo de evitar que ficasse "hiper demais, que trabalhasse 24 horas por dia, como eu fazia com três empregos diferentes". Sem o lítio, disse ele, "meu sangue bombeia realmente depressa".

Foi mais ou menos nessa época que Peter se sentou para uma avaliação que pareceu desprender algo novo de dentro dele, algo que não havia discutido antes. Ele começou irreverente, como de hábito. Indagado sobre seu estado conjugal, disse "Eu me divorciei dos Estados Unidos". Indagado se tinha algum treinamento vocacional especial, disse "Eu sou a Federação", uma referência à velha organização do pai. Indagado se tinha alguma alergia, citou lítio e Prolixin.

Aí vieram algumas perguntas sensíveis sobre saúde mental.

Você tem ouvido vozes?

"Vozes de Deus. Ele me diz para obedecer aos mandamentos e amar uns aos outros."

Você tem tido ideias suicidas?

"Sim, porque se pegar na mão uma faca ou uma colher, vou engoli-la. Uma vez tomei um frasco inteiro de lítio."

Você já machucou alguém?

"Sim, todo tipo de gente."

Você alguma vez esteve envolvido em abuso físico ou sexual?

"Sim", Peter disse. "Fui abusado quando criança pelo meu irmão. Não vou dizer qual deles."

* * *

OS IRMÃOS QUE não tinham adoecido faziam o melhor possível para seguir adiante em suas vidas, com graus variados de sucesso.

John, o dedicado estudante de música clássica, achou que Boise era totalmente inexpressiva, no meio do nada, quando se mudou para lá na década de 1970. Então foi praticar pesca com mosca pela primeira vez e notou que não havia ninguém no seu caminho. Foi quando soube que tinha achado um novo lar. John era, a seu modo, a corporificação da natureza dual da família Galvin: gostava de ambientes externos, mas também era estudioso; atlético e competente, mas atraído para uma vida mental. Era o único irmão Galvin a utilizar aquelas aulas de piano da infância e receber um salário fixo, lecionando música a alunos de escolas primárias. Suas viagens para casa no Colorado com sua esposa, Nancy, também professora de música, eram tão infrequentes, dizia John, porque o custo das visitas era demais para uma família de professores.

Mas também era mais conveniente não visitar. O que se passava com seus irmãos deixava John e Nancy completamente aterrorizados. Toda viagem de volta ao Colorado tinha um jeito de justificar esses temores. Uma vez, deixaram seus dois filhos pequenos na casa por algumas horas e voltaram para ver luzes piscando na entrada. Tinha havido outra explosão com os irmãos doentes, e Mimi levara as crianças de John e Nancy para o *closet* até a polícia chegar. As crianças estavam bem, mas as visitas de John e Nancy se tornaram menos frequentes, e eles nunca mais ficaram para passar a noite em Hidden Valley Road.

Para alguns de seus irmãos e irmãs, parecia que John tinha abandonado totalmente a família. Mas a verdade, conforme John a via, era que ele se sentia distanciado dos outros – que lhe fora roubada a possibilidade de ter uma família pelo caráter desagradável da doença. Quando chegou a hora de contarem aos filhos que tinham meia dúzia de tios mentalmente doentes – e que talvez a família tivesse uma herança genética que poderia afetá-los algum dia –, John e Nancy não disseram nada. Seus irmãos doentes nunca foram assunto de conversa em casa. Seu filho e sua filha não saberiam muita coisa sobre a doença da família até chegarem a vinte e poucos anos.

Michael, egresso da Fazenda, constituíra uma vida para si em Manitou Springs, a cidadezinha amiga dos *hippies* vizinha de Colorado Springs. Casou-se e teve duas filhas, depois se divorciou. Ganhava a vida com uma ou outra coisa – ajudando a cuidar de idosos, pequenos consertos domésticos, ocasionalmente um *show* de violão clássico. Continuou cético em relação ao tratamento médico formal de seus irmãos – ainda ferido pelo próprio diagnóstico errado anos antes, ainda desconfiado de qualquer impulso conformista, ainda pensando e esperançoso de que seus irmãos doentes tinham o poder de cair fora daquilo.

Richard, o reabilitado estrategista adolescente, tinha em si mais do avô Kenyon de Mimi: pretensioso, inquieto, impulsivo. Tudo isso era em grande parte uma fachada, é claro: a morte de Brian fizera com que ele se perguntasse se seria uma questão de tempo até ele também enlouquecer. "Fiquei cagando de medo", disse ele. "Durante vinte anos, eu me anestesiei, na esperança de que isso não fosse acontecer. Bloqueei totalmente a minha família." Seu matrimônio adolescente, incitado por uma gravidez, resultara num casamento de vida curta. Richard trabalhou para manter vínculos com seu filho após o divórcio, mas também passou grande parte dos seus vinte anos indo a festas, tocando *jazz* num clube noturno e dividindo sua cocaína com seus irmãos e irmãs mais novos quando eles lhe pediam. Evitava cada vez mais ir para casa, sendo informado das crises mais recentes quando a visitava no Dia de Ação de Graças ou no Natal. "Eu ouvia aquelas histórias horrendas – 'Oh, meu Deus, você não vai acreditar no que Donald acabou de fazer', ou o que Jim acabou de fazer, ou o que Matthew, Peter ou Joseph acabaram de fazer."

Com vinte e poucos anos, Richard foi contratado por uma companhia de mineração que era ligada, pelo menos indiretamente, às famílias Koch e Hunt do ramo petrolífero. Passou muitos anos trabalhando essas conexões para conseguir diferentes apresentações e reunir investidores para projetos de mineração ao redor do mundo. Richard nunca quis que seus problemas de família manchassem suas perspectivas de carreira, então manteve distância. Só de vez em quando o que sucedia com os irmãos chegava a ele e era registrado. Em 1981, quando Ronald Reagan levou um tiro, aconteceu de Richard ter como conhecido um parente próximo de John Hinckley Jr. Ele ouviu falar do FBI avançando sobre a família de Hinckley, juntando fatos, fazendo perguntas. O pensamento entrou na cabeça de Richard antes de ele ter a chance de impedir: quanto tempo levaria até ele ouvir uma batida na porta como aquelas?

Em meados da década de 1980, disse Richard, comprou uma mina que se tornou uma área do Superfund*** logo depois que ele assumiu o controle. O litígio com o proprietário anterior levou duas décadas e custou a Richard 3 milhões de dólares para resolver; aí veio uma falência. O tempo todo ele continuou a fazer outros negócios e a se gabar do seu sucesso para os irmãos. Quando os pesquisadores genéticos vieram examinar a família, Richard fez o mínimo, dando algum sangue e sentando-se para uma entrevista, mas de-

---

*** Superfund é um programa ambiental federal do governo dos Estados Unidos com o objetivo de identificar e limpar os sítios mais poluídos do país. (N. do T.)

pois disso se manteve distante dos esforços médicos. Ele se encontrava com sua mãe sozinha, apresentando-se como uma distração bem-vinda para Mimi – um visitante animado que conseguia tirar sua mente dos problemas. Para sua surpresa, assim como para de todos, descobriu-se apreciando uma relação calorosa com Mimi – anos depois de enxergá-la como severa disciplinadora, assim como seus irmãos.

Mark, o oitavo filho, um dia parecera o mais brilhante dos rapazes, capaz de vencer seus irmãos no xadrez já com dez anos. Quando criança, havia sido o pacificador da família, aquele que tentava apartar as brigas. "Penso que eu era uma espécie de anjinho da mamãe", disse ele uma vez. "Talvez ela fosse menos dura comigo do que com meus irmãos. Eu era incapaz de fazer algo errado." Porém a perda de tantos irmãos pesou muito para Mark. Ele saiu da Universidade do Colorado em Boulder, casou, teve três filhos e nunca voltou para a faculdade. Divorciou-se e casou novamente, e acabou por encontrar um trabalho estável como gerente da livraria da Universidade do Colorado. "Penso que o que ele fez foi concluir que precisava tirar toda a pressão de si e levar uma vida bem simples", disse Lindsay. "Essa foi a solução dele."

Mark se manteve em estreito contato com suas irmãs e seus pais, e era dado a instantes de forte sentimento, muitas vezes propenso a chorar quando pensava nos velhos tempos. Ele pode não ter pegado a doença da família, mas ela essencialmente o deixou isolado. Joe, Matt e Peter eram seus companheiros de time, aqueles com quem ele passava todos os momentos quando garoto. Eles eram os irmãos do hóquei, e todos os outros da família eram pouco mais que coadjuvantes. Quando começaram a ter seus surtos psicóticos, um depois do outro, foi como se as três pessoas mais importantes no mundo de Mark tivessem sumido da face da Terra.

O PATRIARCA DA família Galvin estava agora na casa dos sessenta anos, mas muito mais envelhecido pelo seu AVC, além de algumas preocupações de saúde mais recentes. Na década de 1980, Don recebeu seu primeiro diagnóstico de câncer: um carcinoma mais ou menos do tamanho de uma moeda no alto da cabeça. O câncer se espalhou, e ele passou por três tratamentos ao longo de quinze anos, inclusive uma dissecção do seu peito para tirar tecido canceroso de 45 nódulos linfáticos, uma operação na próstata e remoção de pólipos do cólon. Na década de 1990, tomava medicação para hipertensão; a partir desse ponto, a insuficiência cardíaca estava apenas dobrando a esquina.

Longe estavam os dias de viajar pelo mundo em nome dos militares e defender o país com o NORAD, e ir de avião para reuniões e festas com políticos na Federação dos Estados das Montanhas Rochosas. Agora em casa o dia todo, Don colecionava mapas do Alasca e ficava sentado horas planejando expedições paras encontrar falcões com velhos amigos da falcoaria. Os planos eram uma fantasia. Os tornozelos de Don estavam muito inchados, seu coração, coagulado demais, sua mente, muito comprometida para uma viagem dessas. Porém, Don conversava ao telefone com esses amigos e lhes escrevia cartas e cartões, apegando-se à ideia da falcoaria como uma abreviação do homem que havia sido, enxergando-se entre as fileiras de reis, ornitólogos e naturalistas que transformavam o ato de domar uma ave selvagem em algo sublime. Sem isso, talvez não tivesse absolutamente nada.

Não bastava que tudo o que Don um dia construíra na vida – sua erudição acadêmica, sua posição militar, seu conhecimento e prática – agora pareciam não significar nada. Onde antes ele olhava para seus filhos após um dia de trabalho e imaginava ser parte de algo importante, o orgulhoso líder de uma tribo histórica, agora ele só podia olhar com perplexidade para tudo o que tinha acontecido. Don repassava álbuns de fotos com suas visitas, sorrindo e apontando para fotografias de um ou outro filho doente, mencionando ironicamente quanto cada um recebia mensalmente do governo em benefícios. "Este aqui recebe 493 dólares, mas *este* recebe 696..."

Lindsay às vezes se perguntava se seu pai ficara desapontado com todos eles – sentindo que até mesmo os seis que haviam escapado da doença mental tinham, de algum modo, falhado com ele. Vez ou outra, John, Michael, Richard, Mark, Margaret e Lindsay acreditavam, cada um deles, que jamais estariam à altura do homem que seu pai fora um dia. Todos tinham as mesmas expectativas e todos achavam que não haviam correspondido.

DON
MIMI

DONALD
JIM
JOHN
MICHAEL
RICHARD
JOE
MARK
MATT
PETER

<u>MARGARET</u>

LINDSAY

<u>CAPÍTULO 29</u>

AS IRMÃS GALVIN estavam juntas em Boulder, sentadas na sala à noite, quando Lindsay finalmente trouxe o assunto. Era, na sua opinião, um risco. Ainda se lembrava da outra vez que o mencionara a sua irmã, como ela se fechara.

Desta vez foi diferente. Desta vez, Margaret disse: "Você também?"

Margaret não tinha lembrança de Lindsay alguma vez ter perguntado antes sobre Jim. Isso mostra quão determinada ela estava em viver como se absolutamente nada tivesse acontecido. Mas agora ambas estavam prontas. Compararam os detalhes do que Jim fizera – traumas paralelos, cada um acontecendo sem que a outra soubesse. No começo, ficaram espantadas com a semelhança de suas experiências, como se estivessem percebendo uma gêmea que tivesse estado ali o tempo todo.

Então as duas se sentiram um pouco esgotadas – cheias de pavor e até mesmo arrependimento de chegarem a ter dito alguma coisa. Falar no assunto o tornava ainda mais real.

Com o tempo, isso também deu lugar a um simples e grato alívio – o simples fato de saber que mais alguém sabia do que falavam e sentia a profundidade da dor. E o fato de viverem na mesma família e compreenderem o que havia ocorrido da mesma maneira foi uma rara dose de sorte para ambas. Depois de anos primeiro se evitando mutuamente e então tateando uma à a outra, cada irmã não querendo estourar a bolha da outra, Lindsay e Margaret descobriram que eram capazes, afinal, de se oferecerem conforto mútuo.

Durante anos, as irmãs falaram sobre tudo. *Você se lembra disso? Será que isso realmente aconteceu? Lembra-se daquela noite?* Cozinhavam juntas, exercitavam-se juntas e desconstruíam a infância juntas. Foi o período em que estiveram mais próximas, ligadas por uma missão de entender o que se passara com elas.

Fizeram-se mutuamente a promessa de que se ocorresse a uma delas algum ímpeto suicida, a outra seria avisada.

Lindsay contou a Margaret sobre o auxílio que recebia agora – como falara com Tim, que conversara com Nancy Gary, que a ajudara a encontrar a terapeuta certa. Margaret escutou cuidadosamente. Lindsay recomendou um livro: *The Courage to Heal* [*A coragem para curar*]. Margaret prometeu que o leria.

O CASAMENTO DE Margaret com Chris mal tinha durado um ano. Passaram a lua de mel na Grécia e depois no Cairo, onde tiveram um guia pessoal arranjado pelo pai de Chris, o executivo do petróleo. Não muito depois de voltarem, Margaret descobriu que estava grávida. Ela não tinha planejado e, agora que acontecera, não sabia o que pensar. Quando Chris exigiu que ela fizesse um aborto – e ameaçou deixá-la com o bebê se ela se recusasse –, ela soube muito bem que os dois não tinham motivo para ficar casados.

Ela foi adiante com o procedimento, e o casamento acabou abruptamente quando Chris deu entrada no divórcio – nove meses depois que Margaret descobriu a gravidez, um período de tempo que não passou despercebido por Margaret. Ela se mudou de volta para Boulder, morando perto da irmã e tentando terminar a faculdade e recomeçar a vida. Formou-se em 1986, mas não antes de outra relação desigual, desta vez com um alpinista comerciante de cogumelos, com músculos retesados, costas largas e olhos azuis penetrantes que era capaz de queimar um baseado toda manhã antes de ir para Colorado Canyon passar o dia. Algum tempo depois da graduação, Margaret mandou esse namorado passear. Que alívio, ele disse; na sua opinião, as duas irmãs Galvin eram estraga-prazeres.

> A lua deve estar em Escorpião... Estou tentando desesperadamente me sentir melhor, e o desespero está me matando. Meus sentimentos estão amortecidos, e minhas reações para situações não têm sido as melhores. Talvez seja porque eu não tenha reagido o suficiente. Não sei.
>
> Diário de Margaret, 23 de abril de 1986

Margaret encontrou uma reabilitação ambulatorial, consultando-se com um conselheiro uma vez por semana. Em vez de fumar maconha toda manhã, ela saía para corridas pelo monte Flagstaff. Achou um emprego numa lojinha de miudezas decorativas no Pearl Street Mall, começou a praticar ioga e contemplou novas maneiras de pensar, frases como "entrar na maciez de mim mesma". Às vezes lhe ocorria que era como fazer um novo amigo.

Mas, diferentemente da sua irmã, Margaret não tinha desejo real de mergulhar nos problemas da família ou buscar uma terapia mais profunda. Queria ser delicada consigo mesma. Saía para acampar e pedalar nas montanhas em Moab, Utah, cativada pelas imensas rochas vermelhas ao seu redor. Pedalou mais de 150 quilômetros ao longo da trilha White Rim dentro do Parque Nacional Canyonlands – quatro dias e três noites. O *Nutrition Almanac* [*Almana-*

que de nutrição] se tornou sua nova bíblia; fazia quase todas suas compras na Alfafa's, a única loja de comida saudável no Colorado naquela época. Aos poucos foi se sentindo capaz de olhar de perto algumas das coisas das quais vinha fugindo por anos. A dor de lidar com seu casamento fracassado. O resíduo de anos de abuso sexual de Jim. As questões não resolvidas com toda sua família.

Ela e Lindsay se tornaram companheiras de quarto num lugar novo, o apartamento onde dividiam o aluguel. *Somos realmente sortudas de ter uma à outra*, Margaret escreveu no seu diário em 1987, *e precisamos nos lembrar sempre disso*. Wylie veio para o Colorado de visita. Ele era o cara estável, aquele que a conhecera antes do casamento e combinava mais com ela. Trabalhava na seção de comércio da Bolsa Mercantil de Chicago. E queria ficar com ela. Sempre quis.

Margaret ainda temia que ficar com Wylie significasse ser honesta em relação a tudo sobre si mesma. *Ele é bem bacana*, ela escreveu no diário, *mas me envolve com autorrevelações, e isso faz com que eu me retraia*.

MARGARET CONFRONTOU JIM alguns anos depois que Lindsay o fez. Enquanto Lindsay o fizera pessoalmente, ainda que por força das circunstâncias, Margaret o fez por telefone, a uma distância bastante segura.

Jim negou tudo, da mesma forma como procedera com Lindsay. E quando Margaret se abriu com sua mãe em relação a Jim, Mimi reagiu da mesma forma como reagira com Lindsay: contou sua própria experiência com seu padrasto e então deu a Jim o pequeno benefício da dúvida porque ele estava doente.

Margaret ficou tão brava que mal pôde funcionar durante semanas. Ela agora balançava a uma grande altura; podia despencar de um lado ou de outro. Se continuasse com medo, constrangida e envergonhada da sua família, achou que jamais sairia viva daquilo. Mas não tinha certeza de nenhum outro modo.

Agora Wylie estava ali para Margaret. Ela necessitava de alguém em quem pudesse confiar e que ficasse ao seu lado enquanto recalibrava o que sexo e intimidade significavam para ela. Os dois moraram juntos em Chicago por alguns anos e então se mudaram de volta juntos para Boulder. Casaram-se em 1993 e começaram uma família enquanto ela continuava a buscar um caminho para seguir em frente.

Margaret encontrou uma terapeuta, recomendada pela de Lindsay, e suplementava a terapia com incontáveis regimes nutricionais, exercícios e terapias alternativas – sendo estas uma especialidade urbana de Boulder. Praticou arteterapia com uma conceituada professora da Universidade Naropa e meditação com um instrutor budista. Foi treinada no Processo Hoffman, um amálgama de recolhimento baseado em misticismo oriental, Gestalt e terapias de grupo, nas quais se envolveu em visualização criativa – transformando seu turbilhão num dragão, depois tentando matá-lo. Por alguns anos, encontrou consolo no Brainspotting, uma terapia de trauma de vanguarda que se concentra em controlar os movimentos oculares no meio da visualização criativa. Uma ramificação da mais conhecida terapia de Dessensibilização e Reprocessamento por Movimentos Oculares ou EMDR [*Eye Movement Desensitization and Reprocessing*], o Brainspotting visa ajudar o paciente a reviver eventos traumáticos, só que agora com um senso de controle e segurança. ("A criança cuja memória ativamos está sendo nutrida", dizia sua terapeuta, Mary Hartnett.) Nas sessões, rastreando e focando sua visão, Margaret passou por todo o catálogo de memórias traumáticas, começando pelos itens menores: Jim cortando os pneus do carro de Lindsay na véspera do casamento, Donald pelado no meio da sala na casa vazia, toda a mobília levada para o pátio, Matt tirando a roupa na casa dos Gary. Gradualmente, guiada pela sua terapeuta, ela foi tomando o rumo dos traumas maiores: o abuso sexual de Jim, o assassinato-suicídio de Brian. Durante as sessões, Margaret às vezes chorava por uma hora e meia, lamentando a perda da vida que poderia ter tido se eles tivessem sido todos normais. Então ia direto para a cama e dormia a noite toda.

Ao repensar sua vida, Margaret continuava voltando à sua mãe: por que Mimi teve todos aqueles filhos? Por que protegia os doentes às custas dos saudáveis? Por que punha as filhas em risco mandando-as nos fins de semana para ficar com Jim, que ela sabia ser insano? Lentamente, fez o melhor que pôde para ver sua mãe de outra maneira. Começou a pensar que Mimi não havia sido capaz de ver o abuso sexual bem debaixo do nariz porque ela, Mimi, nunca reconhecera realmente o próprio abuso. Poderia ser essa também a razão de Mimi continuar tendo um bebê depois do outro, sem senso de limite, sem senso de escala ou proporção? Sua mãe estivera apostando na família – fugindo do passado e tentando construir algo ideal. Algo sem falhas.

Pela primeira vez em muito tempo, talvez a vida toda, Margaret sentiu uma proximidade da sua mãe, como sobrevivente. Estava chegando mais perto da cura. Mas, com exceção da irmã, necessitava manter distância da família para conseguir isso.

DON

MIMI

DONALD

JIM

JOHN

MICHAEL

RICHARD

JOE

MARK

MATT

<u>PETER</u>

MARGARET

<u>LINDSAY</u>

<u>CAPÍTULO 30</u>

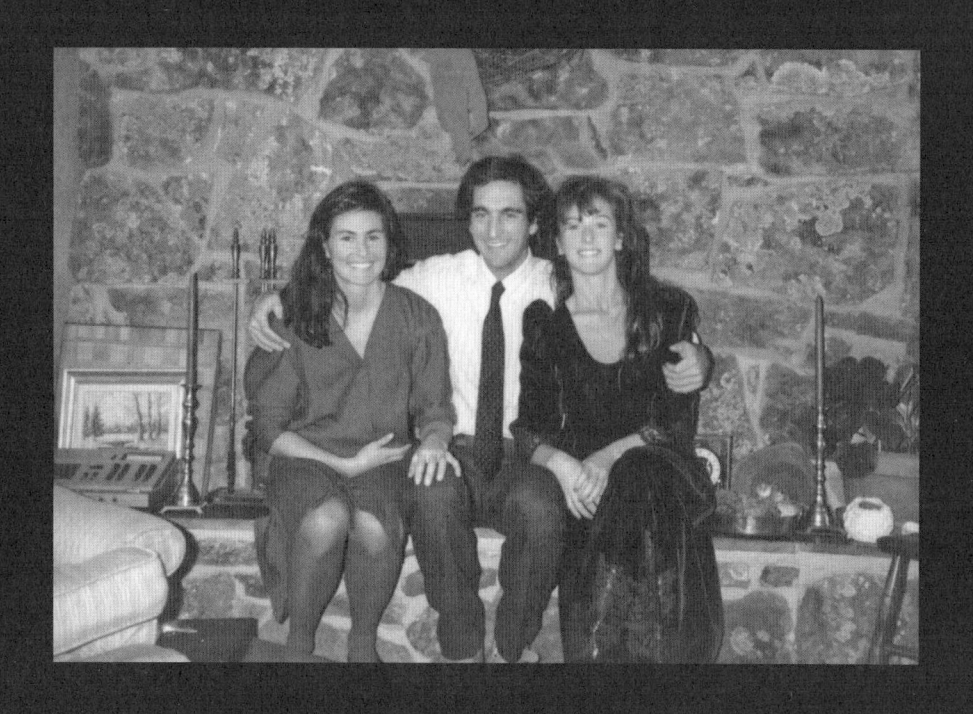

Margaret, Peter e Lindsay, numa visita a Hidden Valley Road.

LINDSAY FOI ATÉ a cadeia em Boulder e deu uma longa e cuidadosa olhada no irmão. Peter estava com 31 anos, mas ainda podia se passar por um garoto de faculdade do Colorado, com sua face corada e roupas estilo Eddie Bauer* – jaqueta esportiva, meias de lã, botas de caminhada. Ele era, em muitos aspectos, o mesmo espírito rebelde que fora quando garoto – esperto e conversador, charmoso e sempre metido em encrenca, brigando com os pais, fazendo bate-volta entre Hidden Valley Road e o hospital. Mas esse padrão vinha se intensificando, e Peter parecia perdido, agora incapaz de modular-se até mesmo um pouco, enquanto Lindsay, afinal, encontrava-se num momento da vida em que ela se considerava capaz de ajudá-lo.

Em casa com Don e Mimi, Peter tinha acessos de fúria, tendo uma vez quebrado a maioria das janelas da casa. Numa das idas ao Hospital Penrose – onde, uma vez iniciada a abstinência do álcool, sentia insetos rastejando pela pele e via larvas caindo do teto dentro da sua boca –, foi fichado por "ser sexualmente inapropriado com as enfermeiras da ala" e até mesmo tentar agredir uma delas. No mundo externo, Peter vivia nas ruas ou morava com conhecidos; uma vez, depois de ser detido por refletir uma luz nos olhos dos motoristas quando passavam por ele ao lado de uma estrada, anunciou que era piloto e que precisava salvar a cidade. Em seus momentos mais fantasiosos, jurava que ia dirigir a Federação dos Estados das Montanhas Rochosas, exatamente como o pai fizera – reivindicando o trono para a família.

Peter fora a Boulder quando decidiu, no meio de uma internação no hospital em Pueblo, ordenada pelo tribunal, sair de lá e pegar uma carona para visitar suas irmãs. Meteu-se em apuros assim que chegou. Em 18 de maio de 1991, foi visto furtando um maço de cigarros numa 7-Eleven. Quando alguém da loja foi atrás dele, Peter se sentou na frente da entrada, recusando-se a sair dali. Dois policiais chegaram, e quando um deles perguntou seu nome e data de nascimento, Peter respondeu "1851", antes de ensaiar uma fuga. Quando os policiais tentaram impedi-lo, ele entrou em pânico e distribuiu socos, acer-

---

* Famosa marca de roupas para crianças e adolescentes. (N. do T.)

tando o rosto de ambos. Mais tarde, Peter diria que simplesmente tentou fazer com que o largassem. Mas o policial o algemou, acusando-o de agressão em segundo grau a um oficial de polícia.

Depois que Lindsay o visitou na cadeia, o tribunal transferiu Peter para Pueblo, depois de volta para a cadeia, em setembro, com a recomendação de que fosse considerado incapaz e que o caso criminal não prosseguisse. Lindsay aproveitou esse momento: conseguiu tirar Peter mediante fiança e o levou para casa. Ela tinha um plano. Pensava que o apoio de uma irmã, combinado a alguma terapia, poderia ajudar a botar Peter na linha, interrompendo o ciclo giratório "casa-Pueblo". Ele era o irmão Galvin mais jovem, o que fez Lindsay imaginar que haveria mais esperança para ele do que para os outros, que talvez ele ainda não tivesse ido longe demais. Capturado dentro da rede de dutos institucionais desde os catorze anos, Peter parecia a Lindsay ser pouco mais que uma vítima – tanto do sistema quanto da família Galvin.

Lindsay contou para sua mãe. Esperava que Mimi se sentisse ameaçada em seu território, ferida, desafiadora, defensiva. Em vez disso, estava temerosa.

"Oh, Mary, você não vai querer levar isso adiante."

"Tenho de tentar", replicou Lindsay. "Quer dizer, se eu não tentar, sempre vou ficar na dúvida."

LINDSAY VINHA SE consultando com sua terapeuta, Louise Silvern, por sete anos. Depois da faculdade, pôs para funcionar sua graduação em *marketing* na Área de Esqui de Eldora, ajudando a organizar eventos como o Campeonato Mundial de Esqui Alpino. Em um ou dois anos, tornou-se diretora de vendas da área de esqui, coordenando e montando eventos corporativos para o *resort*. Enquanto trabalhava em Eldora, conheceu seu namorado, Rick, com quem se casaria alguns anos depois. Ela agora estava pronta para uma relação mais profunda, finalmente capaz de imaginar aquele tipo de vida para si. E em 1990, com apenas três anos de experiência, Lindsay usou seus contatos do *resort* de esqui para se estabelecer sozinha, criando uma empresa de planejamento de eventos corporativos. O maior momento na casa dos seus vinte anos pode ter sido quando levou Don e Mimi para almoçar e, discretamente, pagou a conta.

Lindsay era capaz de trabalhar o tempo todo, sem perder energia. Mas nunca desfrutava do sucesso por muito tempo. Havia sempre algo um pouco errado, algo que precisava ser ajeitado. Finalmente, em sessões com sua terapeuta, ela compreendeu quanto se sentia culpada pelo cruel acidente do destino que a poupara, mas vitimara seus irmãos. Porém, acima de tudo, estava tão contente com o que a terapia vinha fazendo por ela que não podia deixar de imaginar se a melhor coisa para todos os seus irmãos não seria parar de mandá-los para Pueblo – e oferecer-lhes o mesmo tipo de ajuda que mudara sua vida.

A nova ideia de Lindsay – manter os rapazes fora de Pueblo – estava interligada com críticas mastodônticas à sua mãe. Lindsay tinha convicção de que, durante toda sua infância, Mimi usara a ideia de Pueblo como um porrete para manter os rapazes mais velhos sob controle – para invalidá-los, infantilizá-los, mantê-los prisioneiros das próprias falhas. Porém, mais do que tudo, em relação ao tratamento dos irmãos, Lindsay acreditava, de forma muito semelhante à de Michael, que faltava uma peça do quebra-cabeça e aquilo que sua terapeuta lhe dera – a chance de contar a própria história e recuperar-se – nunca se tornara acessível aos rapazes de Hidden Valley Road.

Ela acreditava que seus irmãos tinham sido mal atendidos, até mesmo penalizados, por uma profissão que parecia não fazer nada além de lhes dar drogas. Por mais bem-intencionado que fosse prescrever neurolépticos, para Lindsay as drogas pareciam apenas outro tipo de lobotomia – uma forma de armazenar as almas das pessoas. E se houvesse outro jeito? E se alguém perguntasse a seus irmãos o que eles achavam que precisavam e realmente escutasse a resposta?

De modo mais amplo, Lindsay queria um novo papel na família. Agora que a necessidade de evitar Jim não a mantinha mais a distância, ela acreditava que o passo seguinte na sua recuperação, no processo de assumir controle sobre a própria vida, seria tentar voltar e ajudar aqueles que pareciam ter sido deixados para trás.

Por que não fui eu? Lindsay às vezes pensava. *Eu devo algo a ele por não ter sido eu.*

MARGARET NÃO ESTAVA no estado de espírito para ajudar Lindsay com seu novo projeto. Disse que a ideia parecia muito improvisada para ela – uma coisa mais do instinto do que do conhecimento. E tinha razão.

Mas a verdade era que Margaret também tinha medo. Ela era mais próxima de Peter em termos de idade do que Lindsay. Quando criança, ela fora alvo de grande parte das brincadeiras, provocações e agressões dos quatro irmãos do hóquei, inclusive Peter. Agora, Peter quebrava janelas e batia em policiais? A simples ideia de estar perto dele fazia com que ela se sentisse exposta. Sua reação foi completamente contrária à de Lindsay: *Eu não quero isso na minha vida. Não posso ter isso na minha vida. Não quero nem estar perto disso.*

Lindsay não conseguiu entender a reação da irmã. Ela queria estar no olho do furacão, mesmo que parte dela sofresse por causa daquilo. Estava morrendo por uma chance de confrontar seus pais, de lhes mostrar como tinham se equivocado, como haviam lidado mal com tudo – queria ser a senhora do seu destino de uma forma que nunca fora quando criança.

Onde Margaret queria reconstruir o senso de infância normal, de recuperar o que tinha perdido, Lindsay resolvera nunca mais ser criança.

LINDSAY SE TORNOU a tutora oficial de Peter, designada pelo Estado – um bocado de papelada para uma moça de 26 anos com emprego em período integral. Mas agora ela podia administrar os cheques dos benefícios de Peter, agendar sua terapia e inscrevê-lo para receber moradia federal da Seção 8. Trabalhou durante meses com o escritório do xerife de Boulder para limpar a ficha criminal de Peter. Ele retornou a Pueblo em dezembro de 1991 por seis meses, depois voltou para Boulder com o plano de ficar sob os cuidados da irmã.

Lindsay levava Peter a todos os seus compromissos, fazendo com que começasse terapia na Universidade do Colorado em Boulder, onde a terapia não era cobrada, e introduzindo-o no Centro de Saúde Mental de Boulder, que acreditava em complementar medicação com terapia. Participaram de sessões juntos, e ela viu como Peter parecia contente de ter um lugar onde seus sentimentos eram reconhecidos, onde faziam com que se sentisse uma pessoa digna e merecedora de simpatia por tudo o que passara.

Ela ficou sabendo mais sobre a condição do irmão. Enquanto a maioria dos pacientes esquizofrênicos ou bipolares acabava desistindo e se rendendo ao sistema, Peter nunca parou de brigar contra ele. Isso não foi uma grande surpresa para ela. Mas o que mais a interessou foi o motivo. Os médicos de Peter diziam que um grande número de pacientes reclama por serem obrigados a fazer qualquer coisa, e Peter estava entre os raros que miravam as questões sistêmicas no cerne de seus problemas, manifestando-se contra uma estrutura médica que ele acreditava estar impedindo-o de melhorar, ou pelo menos de fazer o que se sentia no direito de fazer. Como resultado, resistia ainda mais – e acabava mais doente, talvez, do que estaria em outras circunstâncias.

Tal descoberta deu a Lindsay ainda mais certeza do que nunca de que fazia a coisa certa assumindo Peter. Cuidar dele em Boulder podia quebrar o ciclo de resistência e doença, e ajudá-lo a recobrar um senso de controle sobre a própria vida. Ela e Peter tinham agora uma missão compartilhada – uma maneira para que ambos, juntos, pudessem dizer *Nossa família importa. Não nos varram para debaixo do tapete. Por que a vida não pode ser diferente para a nossa família?*

O NAMORADO DE Lindsay, Rick, levava Peter para esquiar e patinar no gelo, e o músculo da memória de Peter foi acionado e relaxou em si mesmo, seu corpo subitamente se reconectando com os anos que passara jogando hóquei com os irmãos. "Era como se fosse um outro cara", lembrava-se Rick. "Seu tom de voz, sua confiança. Seu encanto estava no gelo." Foram momentos felizes, encorajadores, quando Peter parecia disposto e capaz de estender o braço de volta no tempo e reclamar parte da pessoa que fora um dia.

Lindsay tinha a impressão de que Peter queria desesperadamente provar a todos, inclusive a si próprio, como podia estar bem – como não estava perdido. E Lindsay imaginava enxergar melhorias. Peter era desbocado, impulsivo e exigente, mas também bem-humorado e charmoso. Como regra geral, não tinha delírios. Sabia a realidade. Era capaz de manter um emprego simples.

Um dos administradores do caso de Peter em Boulder observou que ele parecia dedicado a se tornar parte da solução – consciente do sistema de saúde mental ao seu redor e de suas deficiências, e dedicado a ajudar a melhorar o sistema. Lindsay o levou para uma reunião do CAMI, a Colorado Alliance for the Mentally Ill [Aliança do Colorado para os Mentalmente Enfermos], onde Peter falou de forma comovente sobre suas altercações com a polícia e a necessidade de um treinamento especial para que houvesse sensibilidade em relação a pessoas como ele, para não parecerem ameaçadores e não as provocarem.

Lindsay acreditava que Peter via como ela e Margaret tinham conseguido atravessar suas infâncias vivas e bem, e ele começou a pensar que também podia.

Períodos bons como esse duravam algum tempo – um mês, talvez mais – até Peter ficar tão confiante a ponto de interromper sua medicação prescrita. Aí ficava acordado a noite toda, falando depressa, mal fazendo uma pausa para respirar, girando nas mesmas fantasias sobre como ia administrar a Federação do pai. Pegava a bicicleta e pedalava até o alto do Boulder Canyon e voltava, depois ia mais uma vez, e mais uma, e mais outra. Ainda ansioso, voltava-se para a bebida, a maconha ou algo mais forte para se automedicar. Então passava o dia todo na Pearl Street Mall, a principal rua de pedestres em Boulder, sentado com os moradores de rua, tocando o gravador e, muitas vezes, trazendo seus novos amigos para uma festa no apartamento de Lindsay.

Era então que os responsáveis pela lei voltavam a se envolver no seu caso. Em vez de Pueblo, ele ia para um hospital estadual em Dever chamado Fort Logan, até estar novamente bem o suficiente para Lindsay trazê-lo para casa.

UMA NOITE EM Pearl Street, Peter levantou os olhos do seu gravador de música e viu um garotinho a observá-lo. Ao lado do menino estava um homem que ele reconheceu. Peter sorriu.
"Oi, dr. Freedman!"
Robert Freedman conhecia bem a família a essa altura, tendo testado o filtro sensorial da maioria dos irmãos em seu laboratório em Denver. Mas não sabia que Peter estava em Boulder. Agora, quando Peter ia parar em Fort Logan, Freedman fazia questão de tratá-lo e informar Lindsay de como seu irmão estava se saindo. Após várias visitas, Lindsay começou a ouvir Freedman usar o termo *quebradiço* para descrever seu irmão. Isso significava que a menor coisa – uma noite maldormida, uma dose de medicamento não tomada – podia causar outro surto psicótico.

Freedman lhe disse que isso era resultado de anos de desobediência – não só se recusar a tomar a medicação, mas ter recebido prescrição de remédios errados ao ser diagnosticado primeiro com esquizofrenia, depois com transtorno esquizoafetivo e, finalmente, com transtorno bipolar. Todo o conceito de descumprimento parecia culpar os pacientes, mas especialmente dolorosa para Lindsay era a sensação de que talvez fosse tarde demais para ajudar seu irmão – de que, por anos, Peter talvez nem sequer tivesse recebido a medicação correta. Se é que, de fato, havia um remédio certo.

Pior ainda, quando olhava para seus outros irmãos, Lindsay via como anos de medicamentos supostamente corretos também os tornavam quebradiços – frágeis, mais retraídos, menos capazes de lidar com a mais leve variação da rotina. Saiu pensando que todos seus irmãos eram amaldiçoados se os tomassem e amaldiçoados se não os tomassem.

O EXPERIMENTO DE Lindsay começava a parecer um fracasso. Nada que fazia conseguia tirar Peter daquela porta giratória por muito tempo. Freedman a advertiu de que, com o tempo, seu irmão continuaria a piorar, e que os melhores médicos para ele não estavam em Fort Logan, mas de volta em Pueblo.

Com Freedman, Lindsay descobriu que alguns pesquisadores acreditavam que uma predisposição genética à esquizofrenia – uma vulnerabilidade, conforme articulado pela hipótese desenvolvimentista de Daniel Weinberger

– podia ser deflagrada por um fator de estresse ambiental. Talvez não houvesse nada que Lindsay pudesse ter feito para ajudar Peter com seu fator de estresse específico, qualquer que tenha sido ele.

Mas quando pensou numa mescla de natureza e criação, Lindsay concluiu que, assumindo que tivesse a mesma vulnerabilidade genética que seus irmãos, ela era prova viva de que o ambiente importa: após vivenciar seu próprio trauma, obteve o tratamento apropriado e nunca ficou doente da forma como eles ficaram. Seu trauma foi abuso sexual, mas cada um dos irmãos tinha o seu: Donald quando sua esposa o deixou, Brian quando ele e sua namorada romperam, Joe quando sua noiva o deixou, Matt depois de duas significativas lesões na cabeça (uma do hóquei, a outra quando bateu a cabeça no chão do pátio durante uma briga com Joe).

O trauma de Peter parecia bem fácil de identificar: aos catorze anos, assistira ao pai ter um AVC; sua primeira hospitalização ocorrera poucas semanas depois disso. Mas havia outra coisa. Como agora estavam mais próximos, Lindsay perguntou a Peter se, como ela e Margaret, Jim alguma vez abusara dele sexualmente. Peter disse que sim, mas não entrou em detalhes.

Lindsay não ficou exatamente surpresa. Parecia que Jim tinha tomado liberdades com toda criança mais nova ao seu redor. Mas não tinha sido esse também o seu drama? Assim, sem mais nem menos, depois de anos de esforços, Lindsay estava de volta se perguntando o que havia nela – a química do seu cérebro, seus genes, seu mergulho profundo na terapia – que evitara que ela terminasse exatamente como Peter.

DON

MIMI

DONALD

JIM

JOHN

MICHAEL

RICHARD

JOE

MARK

MATT

PETER

MARGARET

LINDSAY

CAPÍTULO 31

LINDSAY E MARGARET nunca deixaram de admirar como, para tanta gente fora de Hidden Valley Road, sua mãe, já com idade avançada, parecia quase uma santa na sua devoção à família. "Apesar de algumas enfermidades físicas, ela não parece deixar que isso a derrube", um médico de Pueblo anotou em 1987. "Sua atitude é de que precisa continuar em frente e de que as coisas vão acabar se ajeitando de alguma maneira."

Em encontros com médicos em Pueblo ou do Centro de Saúde Mental Pikes Peak para pacientes externos, ou no Hospital Penrose, ou na instituição CARES, onde as vezes seus filhos ficavam, Mimi nunca deixava de impressionar, entretendo os médicos com histórias sobre ópera, Georgia O'Keeffe, seu avô e Pancho Villa. "Ela era sempre muito agradável", lembrava-se Honie B. Crandall, uma psiquiatra que, como diretora médica de Pikes Peak, tratou de quase todos os irmãos Galvin em uma ou outra ocasião. "Nunca a vi perder o controle ou ser desagradável. Mas ela sempre dizia 'Você tem que deixar tudo de lado e agora fazer assim. Venha cuidar disso'." Mimi era novamente uma guerreira feliz. Só que a guerra tinha mudado.

Sozinha com seus filhos doentes, a paciência de Mimi era um pouco mais curta do que os outros poderiam pensar. Reclamava da falta de higiene de Matt, irritava-se com a insolência de Peter e brigava com Joe por ganhar tanto peso. Tinha um pouquinho mais de paciência com Donald, ainda o filho que lhe era mais próximo. Depois de muitos anos tentando morar numa casa em grupo, Donald desistira e retornara a Hidden Valley Road, aparentemente em definitivo. "Ele simplesmente não podia tolerar estar com outras pessoas doentes", explicava Mimi – não o seu filho excepcional. As mãos de Donald tinham agora um tremor; os médicos o diagnosticaram com discinesia tardia, um efeito colateral comum de drogas antipsicóticas, causando rigidez involuntária e movimentos bruscos. A explicação de Donald para o tremor era de que ele o adquirira porque seu pai "nos fazia ficar em posição de sentido porque queria que fôssemos médicos".

Muita coisa do que Donald dizia num dia qualquer ainda não tinha nenhuma ligação compreensível com a realidade. Mas, com o benefício das mesmas medicações que o desaceleravam, Donald tinha períodos de lucidez. Num dia bom, ele e Mimi saíam para observar pássaros, e Donald ficava levemente mais animado quando via algo – "Olha, aquele é de cauda vermelha!" ou "Olha lá uma águia!" – e tinha reminiscências de treinar falcões com seu pai. Mimi o levava em cada visita para ver outros parentes – seu acompanhante do dia, geralmente sentado quieto ao seu lado até a hora de ir embora. Ainda assim, com o passar dos anos, Mimi começou a ficar cansada do lado mais agitado de Donald. Ela tinha de esconder o álbum de fotos da família para impedir que Donald arrancasse as páginas e as destruísse. Ele jogou no chão e destruiu uma grande estátua de S. José que estivera na sua lareira durante anos. Numa ida ao banco com Mimi, disse a um caixa que queria abrir uma conta e mudar seu nome. Porém, na maior parte dos dias, Donald não saía do quarto. Até mesmo no Natal, cumprimentava todo mundo com um abraço e então se recolhia para um esconderijo. Uma das netas de Mimi certa vez o encontrou quando tinha cerca de cinco anos: "Mimi" – muitos dos netos, adoravelmente, a chamavam pelo primeiro nome, seguindo o exemplo de Margaret e Lindsay –, "Donald está sentado no banheiro."

Mesmo nesses momentos, o coração de Mimi se condoía por Donald. "Os feriados são extremamente duros", dizia ela. "Todo mundo se reunindo e discutindo seus destinos, o que vão fazer e quantos filhos têm, e assim por diante. É uma época bem difícil." Difícil também para ela, ao ser lembrada de tudo que um dia tivera esperança para ele. Quando olhava para Donald, muitas vezes Mimi usava como referência o garoto que ele fora antes de adoecer. "As pessoas diziam 'Ah, ele tem muito bons modos'. Mal sabiam elas."

Em conversas, Mimi começou a citar um livro que lhe haviam dado, chamado *Saints, Scholars, and Schizophrenics* [*Santos, eruditos e esquizofrênicos*], sobre comunidades na Irlanda onde os mentalmente enfermos recebiam cuidados e eram até mesmo tratados como pessoas com percepções especiais de um mundo que, de outra forma, não era percebido. O simples fato de saber que tal lugar existia era um conforto para ela – a sugestão de que poderia haver algo distintivo em relação a Donald e os outros, para compensar, de alguma maneira sutil, o que foi perdido.

Quando a doença começou a se apossar da família, a vida de Mimi também mudou. Foi como se um futuro inteiro com o qual ela um dia contara, como o sol se levantando toda manhã, simplesmente não veio a ocorrer. Ela nunca se queixava de nada disso diretamente. Mas, às vezes, quando as duas filhas vinham visitá-la, notavam uma nova amargura em Mimi. As histórias que contava mudaram: seus monólogos não eram somente sobre Howard Hughes e Jacques d'Amboise. Eram sobre como ela tinha desejado que seu marido, pai delas, fosse advogado, mas ele insistia numa carreira militar; como ela sempre quisera morar na Costa Leste, mas Don a levara pelo país e até o Colorado; como nunca tinha pensado que teria doze filhos, mas Don queria doze, então tiveram doze. Ela fez o que uma esposa faz, dizia ela, até mesmo se converter ao catolicismo, pois esse era seu papel. Ela servira a todos, dizia, enumerando os grandes sacrifícios que fizera para cumpri-lo.

Nos piores momentos, culpava o lado da família de Don pela doença. O filho de um dos irmãos de Don parecia agora ser desequilibrado, talvez bipolar. Era uma questão de tempo, ela continuava, até que a ciência provasse que o que se passara com seus filhos era uma doença herdada do lado Galvin.

Isso atingia tanto Lindsay quanto Margaret como algo mesquinho, cruel. Seu pai era uma sombra do homem que tinha sido, passando a maior parte do tempo diante da televisão. Quando o assunto de algum dos rapazes doentes vinha à tona, ele parecia incapaz de ainda encarar a situação de perto. E seu queixo tremia quando alguém falava sobre o que Jim fizera às moças. Ele quase chegava, pelo menos na estimativa de Margaret, a assumir responsabilidade. Mas não era mais tão distante quanto havia sido um dia. Estava dilacerado. Por que jogar a culpa nele agora?

Alguma coisa incomodava Mimi – e tinha a ver com suas filhas. Ela sabia que, aos olhos das duas, ela era tanto a vilã quanto a heroína da família: uma mãe em negação, negligenciando impiedosamente suas filhas porque era ligada demais aos filhos doentes, e uma mãe que manteve a família reunida, cuidando sozinha de tantos filhos doentes. Mimi sentia que era julgada. Frustrava-se com o fato de que, por mais que tivesse feito e assumido, as últimas pessoas a apreciá-la pareciam ser alguns de seus próprios filhos. Só lhe restava tolerar isso por muito tempo.

NA DÉCADA DE 1990, Mimi teve uma revelação que ela nunca havia imaginado – algo devastador que, quanto mais pensava no assunto, fazia terrível sentido. Aparentemente sem mais nem menos, Donald confiou à sua mãe que, quando adolescente, fora vítima de abuso sexual. E quando Mimi perguntou o nome do abusador, a resposta foi um homem que ela tinha considerado um amigo íntimo.

No fim dos anos 1950, quando não passava de um menino, Donald havia sido o primeiro dos filhos Galvin a servir de coroinha na igreja St. Mary para o padre Robert Freudenstein – o mesmo padre que instruíra Mimi no catolicismo e a batizara. Nos anos em que Freudy era próximo da família, confidente tanto de Mimi quanto de Don, o jovem Donald também era muito próximo dele. Quando Donald tinha dezesseis anos, ficou uma semana nas pradarias com Freudy, guiando o carro do padre depois que ele perdera sua carteira de motorista. Agora Donald contava ter sido molestado por ele.

Mimi não fazia ideia de como reagir. Tinha agora quase setenta anos; quantos horrores mais ela ainda teria de aguentar? E Donald sempre falava tanto, quase tudo sem nenhum sentido. Ela tentou ignorar. Mas Donald continuou a reiterar, no seu jeito monocórdio, inexpressivo, que era verdade. E agora a crise do abuso sexual na Igreja Católica estava em todos os noticiários. Com base nos casos publicados, parecia que a maioria das pessoas vinha se apresentando décadas mais tarde, exatamente como Donald, tendo sido silenciadas pela vergonha e, em alguns casos, pela intimidação.

O padre Freudenstein nunca chegou ao noticiário dessa maneira. Mas Mimi não conseguia parar de pensar nisso. Pensar que isso tinha acontecido com seu filho quando ela supostamente devia protegê-lo a deixou mais deprimida do que estivera em anos – desde, talvez, a morte de seu filho Brian. Quanto mais pensava em Freudy, mais via como ele fora invasivo, como se fizera indispensável para ela, como ela viera a confiar nele para ficar sozinho não só com Donald, mas como todos os filhos mais velhos. E quanto mais ficava sabendo sobre padres e garotos jovens, mais Mimi começava a se perguntar quantos de seus filhos poderiam ter sido vitimados.

Primeiro, parecia que não havia nada a ser feito. Tanto tempo se passara, e Donald era Donald – diagnosticado com esquizofrenia, fortemente medicado por décadas. Mas Donald repetia o que tinha dito para qualquer um que perguntasse. Jamais hesitava. Os outros irmãos tinham memórias variadas de Freudy. Enquanto John se recordava de ser provocado por ele, Michael e Richard se lembravam de gostar dele. Richard guardava a lembrança de Freudy levando seus irmãos mais velhos – Donald, Jim, John e Brian – para caminhadas em Glenwood Springs de dois dias. "Mamãe e papai ficavam aliviados", disse Richard. "Tinham um padre de confiança."

Foi Richard que, inteiramente por acaso, ficou sabendo mais sobre Freudy. Um parente próximo da namorada de Richard, Renée, um homem chamado Kent Schnurbusch, contou ao casal que conhecera o padre quando era adolescente em 1966; ele havia sido aliciado por Freudenstein, disse, e fez sexo com ele. Anos depois, Kent participou de uma reunião da seção da Rede de

Sobreviventes dos Abusados por Padres [SNAP – Survivors Network of Those Abused by Priests] no Colorado e mencionou o nome de Freudenstein. Dois homens diferentes disseram ter ouvido falar de Freudy; ele era *gay*, contaram ambos, e sofria de alcoolismo, o que por si só já podia explicar por que era transferido com tanta frequência para paróquias pequenas e nunca ascendera nas fileiras da Igreja. Freudy havia se aposentado do sacerdócio em 1987 e passara seus últimos anos em sério declínio antes de morrer, em 1994.

Kent decidiu ir à chancelaria e fazer sua queixa, e ver o que mais poderia descobrir sobre o padre que se aproveitara dele. A reunião foi tão breve que lhe tirou o fôlego. Em vez de reagirem contra Kent, os padres da chancelaria simplesmente lhe perguntaram quanto ele esperava receber por danos. Ele não estava preparado para isso. Não estava lá pelo dinheiro, e sim para um fechamento da situação. Pediu 8 mil dólares, e a chancelaria lhe deu 10 mil.

Quando Kent contou isso a Richard e Renée, ficou tão atônito quanto o casal pelo fato de o padre ter conhecido tão bem todos os garotos Galvin, poucos anos antes de suas experiências com ele. Kent tinha dezoito anos quando conheceu Freudy – um adolescente, como era Donald quando foi passar uns dias nas pradarias como seu chofer.

Quando Mimi ficou sabendo da história de Kent, o que era apenas uma possibilidade passou a ser, para ela, uma certeza. Aí estava a corroboração, e até mesmo sinais, de um *modus operandi*. Não tinha importância para ela que o nome de Freudy não tivesse aparecido nas listas tornadas públicas pelo supervisor de abuso e grupos de defesa, ou que ele nunca tivesse sido mencionado em qualquer processo judicial público. Tudo se encaixava, no que dizia respeito a ela. Quem sabia quantos incidentes não se tornaram públicos, e que padres desgraçados tiveram seus pecados varridos para debaixo do tapete? Mimi veio a acreditar que Freudenstein inspecionara seus garotos como caixas de cereal no supermercado até encontrar aquele que mais lhe agradou. "Ele escolheu a minha família como caça", disse ela. "Ele sabia que era uma família cheia de garotos."

A partir daí, Mimi adotou o padre Freudenstein como uma nova explicação global para tudo – a grande razão pela qual as coisas deram tão errado na sua família. Não fazia sentido, dizia ela, que o padre tivesse abusado sexualmente de Donald, que, por sua vez, abusava fisicamente dos irmãos, e que pelo menos um deles, Jim, passou a abusar sexualmente das irmãs? E se Jim também tivesse sido molestado pelo padre Freudenstein? Isso não explicaria por que ele se tornara pedófilo? Talvez toda a esquizofrenia na família – que Mimi, até agora, acreditava no íntimo que devia ser genética – tivesse sido posta em movimento pela tensão dessa cadeia de abuso? Olhem como Donald e Peter se tornaram ambos hiper-religiosos no âmago da sua doença; poderia isso ter sido realmente coincidência, ou foram as imagens católicas no ar, prontas para terem um novo propósito na esteira do trauma?

Mimi obviamente saltava para diversas conclusões. Abuso sexual não causa esquizofrenia; isso é certo. Até mesmo uma torrente de abuso sexual como a que Mimi imaginara ainda não era capaz de responder à questão maior: por que tinha havido tanta doença mental na sua família? Lindsay compreendia como Mimi fundia duas das coisas, o abuso sexual e a doença mental, e achava que sabia por quê. Jogar a culpa no padre Freudenstein tivera, pelo menos para Mimi, a virtude de tirar dela uma parte da culpa – contanto que você não se detivesse demais numa questão: com que frequência mãe e pai precisam tirar os olhos dos filhos para que um padre mal-intencionado tenha um acesso tão irrestrito aos meninos?

Mimi renunciou à sua fé. Disse aos filhos que se recusava a um enterro católico, queria ser cremada. Agora estava virando as costas para tudo aquilo. O tempo se esgotava. Ela queria que o mundo soubesse quem era o responsável.

ALGUM TEMPO DEPOIS que Donald lhe contou sobre o padre Freudenstein, Mimi decidiu, em meio ao seu habitual refrão de que tinham sido a família perfeita até a doença mental se abater, tornar-se mais aberta em relação ao passado, compartilhando com suas filhas informações que ela nunca antes sonhara em discutir. O que nenhuma das filhas esperava era que essas revelações fossem sobre seu pai.

Mimi começou entrando em detalhes sobre episódios durante seu casamento que, segundo acreditava, ofereciam uma perspectiva diferente sobre Don. O primeiro ocorreu em 1955, disse ela, pouco depois da transferência da família de Colorado Springs para o Canadá, quando Don acabou no Hospital Walter Reed em Washington, D.C., sofrendo de uma forte e profunda depressão, conforme as palavras de Mimi. Ele também teve um episódio mais brando posteriormente, quando viviam no norte da Califórnia – algo como um ataque de pânico. Don passara tantos anos em casa, tornando-se mais e mais abatido após uma enxurrada de problemas de saúde – todos tinham visto isso. Agora Mimi dizia acreditar que Don tinha um histórico de depressão clínica, durante a vida inteira.

Nem Lindsay nem Margaret acreditaram nela, pelo menos de início. Parecia outra das formas de Mimi para desviar o assunto, uma cortina de fumaça de negação para manter as críticas longe de si – e talvez até mesmo jogar retroativamente a culpa da doença dos rapazes nos genes de Don. Mas, mesmo sem querer, as irmãs começaram a pensar no pai de uma forma diferente. E se o distúrbio de estresse pós-traumático da guerra tivesse se infiltrado em tudo o que seu pai fez durante a infância dos filhos? Teria ele passado adiante seus próprios traumas aos garotos? E a pergunta mais preocupante de todas: poderia Don ter sido a fonte da onda de violência na família que culminou no que Donald fez com Jean, e Brian com Noni – e Jim com elas? Tanto Margaret quanto Lindsay tinham passado muitos anos focando a mãe e tudo que ela fazia e deixava de fazer. Aqui havia um novo conjunto de perguntas que nunca lhes havia ocorrido.

As irmãs estavam ainda menos preparadas para o próximo anúncio da mãe. Mimi disse que, nos anos anteriores ao AVC tinha havido muitas outras mulheres na vida de Don – pelo menos seis, na sua conta. A primeira fora em Norfolk, Virgínia, logo depois da guerra, quando Don viajava para cima e para baixo pelo Atlântico no USS *Juneau*. Mimi contou a Margaret e Lindsay que ela supostamente também deveria ter ido em uma dessas viagens, com Donald e Jim, que ainda eram pequenos. Essa, disse ela, foi a viagem em que Don conheceu a esposa de um oficial superior e começou um caso. Se Mimi tivesse podido fazer essa viagem, explicou ela a Margaret, esse caso talvez nunca tivesse acontecido. Mimi descobriu mais tarde, e eles foram transferidos para longe de Norfolk. Mas Don não poderia ser contido para sempre.

Isso surpreendeu as irmãs. Mas, estranhamente, essa nova visão do pai também preenchia uma lacuna na sua compreensão da relação entre ele e a mãe. Muitas coisas do que tinham visto em casa faziam mais sentido agora. Por exemplo, como o pai, no auge de seu poder, sempre parecia estar em outro lugar. E aqueles jantares na casa dos Crockett, onde as esposas dos vizinhos chamavam o pai de Romeu. Quanto mais pensavam nisso, mais os casos amorosos explicavam grande parte da sua infância – até mesmo, talvez, a busca de Mimi por um lar perfeito.

Mimi revelava tudo isso agora para mostrar às filhas que Don era humano, não perfeito, merecendo o mesmo escrutínio que ela ou qualquer outra pessoa. Agora era Mimi que elas queriam entender melhor. Por que ficara com Don o tempo todo? Tinha ficado porque queria – ou porque, depois de ter tido os filhos que ele quis ter, não lhe restava outra escolha? Por que concordara em ficar à mercê do marido, enquanto ele possuía a liberdade de fazer o que lhe aprouvesse?

Margaret pensou num quadro de sua mãe, agora em posse de Lindsay, retratando Pinóquio pendurado numa corda presa no bico curvo de um falcão. Para Margaret, a pintura era uma justa metáfora para os verdadeiros sentimentos da mãe – obrigada a cuidar de doze filhos, enquanto o marido sempre estava em outro lugar. Perguntou-se se todos esses traços que atribuía à mãe – a incapacidade de estar verdadeiramente presente ou de ser vulnerável – na realidade não seriam mais do pai. Podia-se dizer o que fosse de Mimi, mas ela nunca foi embora. Nunca deixou de tentar.

CAPÍTULO 32

1998 Centro Médico da Universidade do Colorado, Denver, Colorado

DURANTE TODA A década de 1990, a maioria dos membros da família Galvin morando no Colorado – Mimi e Don, Lindsay, Margaret, Richard, Michael, Mark e os irmãos doentes, Donald, Joe, Matt e Peter – ia a Denver e se submetia a longos dias de testes no laboratório de Robert Freedman. Sempre que Freedman tinha a chance de discutir sua pesquisa, sua descrição do filtro sensorial e da vulnerabilidade de cérebros esquizofrênicos terem dificuldade em podar a informação fazia sentido, pelo menos para Lindsay. Ela pensava em como, às vezes, um de seus irmãos ficava especialmente sensível a algum ruído de fundo, como o zunido de um ventilador.

Freedman nunca pensara nos seus experimentos de eletrofisiologia cerebral – o teste do duplo clique que media as habilidades de filtragem sensorial do paciente – como um teste à prova de erro para a esquizofrenia. Ele os via como uma das muitas estratégias potenciais para dar uma olhada dentro do cérebro dos seus sujeitos de testes. Com os Galvin, Freedman descobriu que muitos membros da família não conseguiam inibir o segundo clique, inclusive alguns familiares não doentes, como Lindsay, mas alguns conseguiam. O passo seguinte foi ver se aqueles que falhavam em inibir compartilhavam algum traço genético que outros não possuíam.

Isso pôs Freedman em território não familiar. Ele era um sujeito dedicado ao sistema nervoso central, não um geneticista como Lynn DeLisi. "Eu estava atrasado na genética", disse ele. "Lynn estava muito à frente."

Do que ele entendia era função cerebral. Compreendia como o hipocampo – aquela faixa de matéria encefálica em forma de cavalo-marinho localizada em ambos os lobos cerebrais, o esquerdo e o direito – é a parte do cérebro que ajuda com consciência situacional, percebendo em cada momento onde você está, por que está ali e como chegou lá. Tinha visto, e seus testes de duplo clique haviam confirmado, como esse processo requer não só neurônios, ou células cerebrais, para introduzir a informação sensorial, mas interneurônios inibidores que apagam instantaneamente da lousa do cérebro a informação situacional. Sem os interneurônios inibidores, acabaríamos sempre processando a mesma informação de novo – desperdiçando tempo e esforço, moendo nossas engrenagens, ficando desorientados e, talvez, ansiosos, paranoides e até mesmo delirantes.

Agora, Freedman se perguntava se haveria algo no nível celular que esses interneurônios ligavam e desligavam – um mecanismo que não estava funcionando adequadamente nos irmãos que adoeceram. Uma seção do laboratório de Freedman começou a testar as células cerebrais de ratos e descobriu que o circuito liga-desliga para os neurônios inibidores era controlado por um elemento crucial de uma célula no hipocampo chamada receptor nicotínico $\alpha 7$ (ou alfa-7). O nome é complicado, mas sua razão de ser é mais ou menos direta. O receptor $\alpha 7$ é um comunicador-mestre, enviando mensagens de neurônio para neurônio de modo que o circuito possa funcionar apropriadamente. Mas, para poder fazer seu trabalho, esse receptor necessita de um componente chamado acetilcolina, que se comporta como um neurotransmissor. Freedman se perguntou se pessoas com esquizofrenia teriam receptores $\alpha 7$ defeituosos, ou simplesmente careciam de acetilcolina suficiente para fazer com que os receptores funcionassem como deveriam. Se Freedman estivesse certo, isso significava que, para alguns dos irmãos Galvin, a máquina que deveria impedi-los de enlouquecer poderia, essencialmente, estar sem combustível.

Para provar isso, Freedman precisava passar de ratos a humanos. E assim, no fim dos anos 1990, ele embarcou em um dos primeiros estudos genéticos da sua carreira. Coletou dados de nove famílias, incluindo os Galvin – 104 pessoas no total, inclusive 36 pacientes esquizofrênicos. Entre os membros das famílias que responderam mal ao teste do duplo clique, Freedman procurou um padrão genético comum. Com base na análise de amostras de tecidos, Freedman foi capaz de rastrear a localização precisa e onde ocorria o problema do receptor – um cromossomo que abrigava um gene chamado CHRNA7, que o corpo usa para fabricar o receptor $\alpha 7$.

Em 1997, Freedman identificou o CHRNA7[1] como o primeiro gene a ser definitivamente associado à esquizofrenia[2]. Ele e seus colegas tinham feito história, e o mais importante, ele estava um passo mais próximo de entender como a esquizofrenia funcionava. Agora ele precisava descobrir o que havia de errado com esse gene. E já tinha uma pista importante: o cérebro das famílias que estava estudando, inclusive os Galvin, tinha cerca de metade do número de receptores $\alpha 7$ em relação a um cérebro típico. Os receptores presentes funcionavam perfeitamente bem. O problema era que careciam de acetilcolina suficiente para ligar o interruptor para criar mais receptores iguais a eles.

MARGARET SE LEMBRA de champanhe sendo estourado ao entrar no laboratório de Freedman. Ela e Wylie estavam lá para se aconselhar sobre se Margaret deveria ter filhos. Freedman e sua equipe tinham acabado de fazer sua descoberta do CHRNA7, e o médico estava feliz em fazer uma pausa na comemoração para explicar o que essa nova informação poderia significar para os Galvin.

A última coisa que Freedman queria fazer era desencorajar Margaret e Wylie de ter filhos. Ainda que irmãos e irmãs de pessoas com esquizofrenia apresentem uma probabilidade bem mais alta que a normal de ter esquizofrenia – na realidade, uma chance dez vezes maior –, o mesmo, segundo ele, não vale para pais e seus filhos, ou tios e suas sobrinhas e sobrinhos. A explosão genética na família de Margaret, afirmou ele, não era necessariamente um indicador de algum supergene que afetaria gerações sucessivas. A esquizofrenia tem um jeito de desaparecer em famílias e depois reaparecer, e não havia razão para acreditar que os filhos de Margaret estavam fadados a ter algum distúrbio mental.

Embora parecesse difícil imaginar que seu risco era tão baixo quanto o de qualquer outra pessoa, era exatamente isso que Freedman estava dizendo. Mas o que seu laboratório acabara de revelar sobre o gene relacionado à esquizofrenia? Freedman encheu uma lousa enorme com informações sobre o local no cromossomo no qual os dados da família de Margaret ajudaram a indicar um ponto problemático. Nada sobre aquela irregularidade genética podia ser usado para predizer esquizofrenia, disse ele. Tudo o que ele podia fazer era oferecer um mapa do que precisava ser tratado quando aparecesse. E ele tinha uma ideia muito boa de como fazê-lo.

A DESCOBERTA DE Freedman não se dava num vácuo. Dezenas de outros pesquisadores vinham concluindo outros estudos de mutações de outros genes em outros cromossomos. Até o ano 2000, pelo menos mais cinco áreas problemáticas viriam a ser isoladas[3], com muitas outras ainda por vir.

O receptor $\alpha 7$, no entanto, sobressaía-se na multidão por causa da sua relação especial com a nicotina. Ninguém vivencia isso mais vividamente do que fumantes habituais: a nicotina tem um modo de turbinar os efeitos da acetilcolina de que esse receptor necessita para funcionar, e fumantes – ou os receptores $\alpha 7$ em seus cérebros – gostam quando a acetilcolina é turbinada. Essa é a sensação que os cigarros podem dar aos fumantes – a maneira que a nicotina tem de trazer foco à mente por curtos períodos, ou de acalmá-los. Poderia ser apenas uma coincidência, perguntou-se Freedman, o fato de muitos pacientes esquizofrênicos – Peter Galvin entre eles – não gostarem de fumar cigarros? Por breves momentos, a nicotina pode lhes oferecer pelo menos algum alívio dos seus delírios. Se Freedman conseguisse amplificar esse efeito – reproduzi-lo em laboratório, embalá-lo em frascos e mandá-lo a todo mundo diagnosticado com esquizofrenia – conseguiria tratar os sintomas da doença de forma mais efetiva e menos prejudicial do que o Thorazine?

Primeiro, ele precisava de mais provas. Em 1997, Freedman concebeu um experimento[4]: deu nicotina a pessoas com esquizofrenia, geralmente muitos pedaços de goma de mascar Nicorette, e então mediu suas ondas cerebrais com o teste do duplo clique. Com certeza, as pessoas com esquizofrenia que mascaram três pedaços de Nicorette passaram no teste com distinção. Responderam ao primeiro som e não ao segundo, exatamente como pessoas sem esquizofrenia. Os efeitos não duraram mais depois que a nicotina se esgotou, mas, ainda assim, Freedman estava estarrecido.

Seu estudo mereceu aplausos de muitos de seus colegas, inclusive Richard Wyatt, o antigo chefe de Lynn DeLisi no NIMH, que classificou o experimento com Nicorette como "importante e empolgante"[5] e a promessa da nicotina como "intuitivamente muito forte". Freedman mergulhou de cabeça na nicotina. Fez planos para desenvolver uma droga que fizesse o que a nicotina faz com o receptor $α7$, só que melhor – tão bem que pacientes de esquizofrenia poderiam achar alívio de seus delírios não por minutos, mas por horas, até mesmo dias. Conseguiu financiamento para um experimento de uma droga com a NASARD [National Association for Research on Schizophrenia and Depression – Associação Nacional para Pesquisa sobre Esquizofrenia e Depressão] (agora conhecida como Brain and Behavior Research Foundation [Fundação de Pesquisa Cerebral e Comportamental]), um grupo apoiado por doadores que tem o mesmo papel que Sociedade Americana de Câncer para a doença mental. "Pensamos que talvez pudéssemos fazer uma nicotina melhor", disse ele.

Freedman encontrou uma substância natural chamada anabaseína que imitava a função da nicotina. Um pesquisador na Flórida vinha cultivando uma versão sintética sem nenhuma ideia sólida de qual poderia ser o uso da droga. Ele disse a Freedman que esperava havia dez anos que alguém como ele o procurasse. Freedman cultivou a droga, chamada DMXBA (abreviatura de 3-2,4 dimethoxybenzylidene anabaseiner [3-2,4 anabaseína dimetoxi-benzilideno]), e começou a testá-la. A droga tinha os mesmos efeitos da nicotina no teste do duplo clique. E quando, em 2004[6], ele testou a droga num grupo de pacientes com esquizofrenia num estudo controlado de duplo clique, os resultados pareceram milagrosos. Uma moça que recebeu a droga real, não o placebo, disse a Freedman que vinha tendo problemas para terminar um conto que estava escrevendo, mas agora era capaz de se concentrar o suficiente para concluí-lo. Outro disse: "Não estou notando as minhas vozes." A mãe de um terceiro disse a Freedman que, pela primeira vez, seu filho era capaz de absorver o cenário ao seu redor – de ter prazer em observar coelhos no quintal, sem se distrair com as próprias alucinações.

Em um ano, várias empresas farmacêuticas diferentes estavam trabalhando duro, criando versões da sua droga. Não podiam simplesmente comprar a dele porque sua patente, de propriedade da Universidade da Flórida, já existia havia bastante tempo: nenhuma companhia queria comprar uma patente que estava prestes a expirar. "Não há muito incentivo financeiro para usar uma droga com a qual estávamos trabalhando em testes clínicos", disse Freedman, "então elas precisaram ir à luta e fabricar o próprio medicamento."

Como consultor não remunerado, Freedman contou a cada farmacêutica as propriedades da droga, na esperança de que elas projetassem as próprias versões usando os princípios sugeridos por ele. Algumas farmacêuticas chegaram bem longe. Uma delas, a Forum Pharmaceuticals, trabalhou em testes que foram interrompidos depois que sujeitos em excesso tiveram constipação. Outra, a AbbVie, a divisão de pesquisa dos Laboratórios Abbott, chegou até a terceira fase de experimentos clínicos com uma droga baseada na DMXBA com resultados mistos, e aí interromperam a pesquisa. O problema, na visão de Freedman, era que as farmacêuticas insistiam em uma única dose diária. O time de Freedman tentara isso, mas descobriu que sua droga só funcionava quando administrada em três ou quatro pequenas doses no decorrer do dia. A Abbott achou que nunca conseguiria comercializar uma droga que precisava ser tomada com tanta frequência, com um cronograma tão rigoroso. (Pensemos em Peter Galvin, pulando constantemente seu regime de droga, só para ter um novo surto psicótico.) A dose única diária deles também fracassou. "Penso que os farmacologistas da empresa eram inteligentes o bastante para saber de tudo isso", disse Freedman, "mas é o pessoal da área comercial que determina como fazer as drogas. E assim, de certa forma estavam destinados ao fracasso."

Freedman viu a experiência como uma lição objetiva de como funcionam as empresas farmacêuticas. "Foi decepcionante, porque acho que poderiam ter obtido uma droga boa a partir do que vinham fazendo." Depois de toda a promessa, ele estava de volta ao ponto onde tinha começado. Para acionar o receptor $\alpha 7$ e fortalecer a capacidade do cérebro de processar informação, Freedman teria de achar outro caminho.

CAPÍTULO 33

2000 Universidade Estadual de Nova York em Stony Brook

JÁ FAZIA UMA década que Lynn DeLisi conhecera a família Galvin e ainda estava firmemente colecionando famílias, ainda coletando DNA na esperança de encontrar uma anormalidade genética que ajudasse a explicar a esquizofrenia. Não vinha tendo muita sorte, assim como ninguém. Em 1994, o periódico *The New English Journal of Medicine*[1] publicou um levantamento das pesquisas sobre esquizofrenia concluindo que pouco se descobrira sobre a doença e que não fora feito nenhum progresso no seu tratamento. Tudo o que os médicos podiam fazer, ao que parecia, era o que vinham fazendo durante anos: prescrever medicação e esperar pelo melhor. Isso, para uma doença que o editor da revista *Nature* chamara alguns anos antes de "indiscutivelmente a pior enfermidade afetando a humanidade, sem exceção, nem mesmo da aids"[2].

Em 1995, porém, o trabalho de DeLisi atraiu a atenção de um grande investidor: a Sequana Therapeautics, uma companhia farmacêutica de propriedade privada que acabaria por se associar com a Parke-Davis para desenvolver drogas para a esquizofrenia. O diretor de genética da Sequana, Jay Lichter, foi claro sobre o que DeLisi tinha a oferecer: "A dra. DeLisi e seus colaboradores[3] reuniram uma das maiores coleções de famílias cujos membros incluem um ou mais pares de irmãos com esquizofrenia", ele disse. Sequana julgou que DeLisi tinha uma rota interna para achar um elo genético com a doença – o avanço que todo mundo aguardava. Em troca, a companhia ofereceu a DeLisi acesso aos mais sofisticados equipamentos de análise genética disponíveis – tecnologia "além das capacidades práticas de um laboratório pequeno"[4], ela disse. "Como resultado, esperamos avançar mais depressa."

Com DeLisi na chefia, a empresa financiou o maior estudo de famílias com múltiplos casos produzido até aquela data por um único investigador[5], estudando as vinculações de cerca de 350 marcadores diferentes espalhados por todo o genoma. O DNA da família Galvin fez parte desse estudo. DeLisi parecia empenhada num progresso revolucionário. Mas, em poucos anos, tanto ela como Robert Freedman descobriram do jeito mais difícil os caprichos do mercado. Em 2000, a Parke-Davis foi comprada pela Pfizer. Quase ao mesmo tempo, DeLisi soube que a Pfizer estava cancelando seu projeto. Todo o trabalho cessaria imediatamente. E todo o material genético que ela havia acumulado na Parke-Davis, inclusive o DNA da família Galvin, continuaria propriedade da Pfizer – inacessível a DeLisi para ser usado, a menos que ela achasse outra empresa disposta a financiar o projeto.

Por que a Pfizer não estava interessada na pesquisa de DeLisi? Ela vinha fazendo progressos lentos, isso era verdade. Mas, em pesquisa, você só precisa ir depressa se houver outra pessoa indo mais rápido que você.

O PROJETO GENOMA Humano[6] foi uma empreitada altamente divulgada para mapear e compreender a estrutura, a organização e a função de cada gene humano – a planta inteira de DNA para construir um ser humano. O projeto teve início na década de 1980, no Departamento de Energia dos Estados Unidos, que se envolveu numa espécie de competição amistosa com os Institutos Nacionais de Saúde (NIH – National Institutes of Health) para levantar dinheiro para o empreendimento. Em 1990, o projeto deslanchou para valer, com uma verba estimada de 3 bilhões de dólares. Isso foi como uma solução mágica para a biologia. Se o projeto conseguisse diagramar com êxito o genoma humano, nada no estudo de praticamente qualquer doença genética nunca mais seria o mesmo – incluindo doenças complexas como a esquizofrenia.

Antes do Projeto Genoma Humano, Lynn DeLisi e outros vinham trabalhando com o entendimento de que se se quisesse buscar mutações genéticas para a esquizofrenia, o lugar mais fácil de encontrá-las era em famílias como os Galvin. O fato de os estudos de vinculação terem se provado infrutíferos até o momento, pensavam os pesquisadores, era evidência de quão complicada era a doença. A alternativa – procurar mutações de esquizofrenia estudando o código genético da população geral – parecia ridícula. No entanto, tudo isso mudou com o Projeto Genoma Humano.

Os seres humanos têm mais de 20 mil genes que, ao codificarem as proteínas que compõem nossos corpos e os mantêm funcionando, desempenham um papel crucial em fazer de nós o que somos – um palheiro bastante volumoso para ir procurar agulhas no seu interior. Mas isso em teoria, uma vez que o Projeto Genoma Humano tendo coletado e mapeado informação genética de pessoas suficientes, esse palheiro subitamente se tornaria bem mais fácil de ser vasculhado. Agora, bastaria comparar os genomas de uma amostragem de pessoas doentes – para qualquer doença genética, pode-se escolher à vontade – com um grupo de controle, e seria impossível não notar nenhuma anormalidade existente no genoma das pessoas enfermas. Assim, de repente, as companhias fabricantes de drogas teriam um gene como alvo – um processo genético específico para ser manipulado com medicação.

Com o Projeto Genoma Humano, novos tratamentos e curas para qualquer quantidade de doenças pareciam estar a poucos e breves anos de distância. Em 1995, o pesquisador de câncer Harold Varmus[7], diretor dos Institutos Nacionais de Saúde, organizou um *workshop* sobre esquizofrenia na Academia Nacional de Ciências. Varmus, que com J. Michael Bishop ganhou o Prêmio Nobel por identificar a origem celular de certos genes cancerígenos, havia convidado muitos dos seus parceiros usuais – E. Fuller Torrey, Irving Gottesman, Daniel Weinberger, Patricia Goldman-Rakic de Yale – para apresentarem suas pesquisas mais recentes. Varmus não se impressionou. A certa altura, Weinberger se recorda de Zach Hall[8], o recém-empossado chefe da divisão de distúrbios neurológicos do NIMH, nomeado por Varmus, levantar-se e dizer: "Vocês estão estudando essa doença há trinta anos, e eu aqui sentado percebo que vocês não realizaram praticamente nada."

Muitos dos pesquisadores no *workshop* ficaram chocados. Alguns tentaram contra-argumentar um pouco. Então o próprio Varmus interveio, dizendo o que talvez vinha planejando dizer o tempo todo: "Vocês não estão entendendo." Todo mundo na sala podia esquecer sua pesquisa com enzimas, seus estudos com ressonância magnética, suas imagens de tomografias computadorizadas e exames PET. "Se vocês não estiverem estudando genes", disse Varmus, "serão dinossauros".

COLABORANDO MUTUAMENTE DE vários países do mundo, os cientistas participantes do Projeto Genoma Humano pensaram que sua tarefa levaria quinze anos. Terminaram antes do prazo, em 2003. Não só o livro de receitas para a vida humana era agora possível de ser lido pela primeira vez, do começo ao fim, como também, ao longo do caminho, os cientistas haviam identificado novos marcadores genéticos distribuídos ao longo do genoma que podiam ser usados para pesquisa. Enquanto DeLisi estava anteriormente limitada a cerca de poucas centenas de marcadores diferentes espalhados pelo genoma, o Projeto Genoma Humano abriu a porta para a descoberta de, literalmente, outros milhões. Com essa riqueza de novos marcadores, os pesquisadores podiam agora desenvolver uma ferramenta para analisar rapidamente o genoma, concentrar-se em regiões do DNA que pareciam associadas com a doença: o estudo de associação genômica ampla, ou GWAS (*genome-wide association study*).

O primeiro passo para o sucesso do GWAS é coletar a maior quantidade possível de amostras de DNA de pessoas com a doença de interesse (por exemplo, esquizofrenia) e, da mesma forma, coletar amostras de um grande número de pessoas aparentemente saudáveis, sem essa doença – quanto mais amostras, melhor. Com assistência computadorizada, o método GWAS compara a informação desses dois grupos, procurando quaisquer marcadores que sejam mais comuns entre as pessoas doentes. Ao fazer essa comparação, reza a teoria, o marcador genético de qualquer doença deveria ser desmascarado, quase instantaneamente, para que todos possam ver.

Na primeira década do novo milênio, havia um GWAS, e frequentemente mais de um, em andamento para praticamente toda doença suspeita de ter fonte genética: cardiopatia, diabetes, artrite reumatoide, doença de Crohn, distúrbio bipolar, hipertensão. Em 2005, DeLisi presidia um encontro da Sociedade Internacional de Genética Psiquiátrica em Boston quando Edward Scolnick, pesquisador do Instituto Broad do MIT e de Harvard, anunciou que sua instituição planejava se tornar o maior centro coordenador do mundo para dados genéticos sobre esquizofrenia, com o objetivo de identificar genes da esquizofrenia com um GWAS. Já em 2008, praticamente todo pesquisador nesse campo, inclusive DeLisi, participava de um grupo novo chamado Consórcio GWAS Psiquiátrico (agora Consórcio de Genômica Psiquiátrica), que coletou cerca de 50 mil amostras de DNA de pessoas com uma gama de condições psiquiátricas, inclusive as amostras da família Galvin coletadas por DeLisi. E em 2009, usando informações desse consórcio, um estudo sobre 75 mil irregularidades em mais de 3 mil pessoas com esquizofrenia e distúrbio bipolar revelou "milhares de alelos [genes que possivelmente sofreram mutação] comuns com efeitos muito pequenos"[9].

Esse GWAS psiquiátrico estava encontrando localizações genéticas potencialmente relevantes em todo lugar, sugerindo uma compreensão nova e mais profunda de como a doença mental operava no cérebro. Nos anos seguintes, esse novo conhecimento ajudaria os geneticistas a verem como a esquizofrenia e outras doenças mentais tinham significativa correlação com erros de cópia – ou variações do número de cópias (CNVS – *copy number variations*)[10] – nos quais blocos inteiros de DNA são produzidos em excesso ou estão totalmente ausentes. Mas, para aqueles com esperança de que a abordagem do GWAS fosse encontrar apenas alguns genes nos quais jogar a culpa, o resultado foi pouco encorajador. E esse era só o começo. Os GWAS de esquizofrenia que se seguiram identificaram as primeiras localizações que pareciam especialmente relevantes para a doença. Um GWAS, publicado na *Nature Genetics* em 2013[11], incluía cerca de 21 mil amostras genéticas e encontrou 22 desses locais. Outro GWAS, publicado na *Nature* em 2014[12], envolvia 36.989 pacientes e descobriu 108 locais. O gene CHRNA7 de Robert Freedman estava em um desses locais suspeitos, o que lhe ofereceu uma boa validação externa. Porém, quanto mais achavam, menos significativos pareciam os resultados.

Cada uma dessas irregularidades genéticas, tomada, isoladamente, só contribuía para um ínfimo aumento de probabilidade de um indivíduo ter esquizofrenia. Os pesquisadores tentaram fazer dos limões uma limonada, considerando todos esses fatores genéticos em conjunto, combinando-os para criar o que chamaram de "pontuação de risco poligênico"[13]. Mas, para muitos pesquisadores, a pontuação de risco poligênico era meramente um amontoado de trivialidades formando algo apenas pouco menos que trivial. Os marcadores genéticos identificados no GWAS de 2014 na *Nature*, tomados em conjunto, apenas aumentavam em cerca de 4%[14] as chances de alguém ter a doença. "É uma espécie de pontuação sem significado"[15], disse Elliot Gershon, o antigo chefe de DeLisi no NIMH, que se mudara para a Universidade de Chicago alguns anos depois da saída de DeLisi. "Não se pode realmente dizer nada a partir do fator de risco poligênico."

A abordagem do GWAS não estava entregando o final perfeito que geneticistas como Varmus esperavam. Em face do devastador desapontamento, os chefes do Instituto Broad, que lideravam os esforços de GWAS para a esquizofrenia, resolveram dobrar a aposta – construir um GWAS maior e melhor. "O palpite entre meus colegas é de que precisaremos de 250 mil pacientes de esquizofrenia"[16], disse Steven Hyman, chefe do Centro Stanley para Pesquisa Psiquiátrica do Instituto Broad, "que é um número assustador, mas viável para essa doença". Quando tiverem acabado, predisse Hyman, "haverá milhares de variantes de muitas centenas de genes", todos apontando a esquizofrenia.

Alguns desconfiaram de que o processo inteiro poderia estar desviando o foco – mandando mais uma vez os pesquisadores procurarem pelas chaves perdidas onde já havia luz, e não onde as chaves realmente pudessem estar. Depois de todo esse trabalho, a natureza subjacente da esquizofrenia continuava sendo uma questão de intenso debate. "Será um clássico distúrbio biomédico de base orgânica"[17], imaginou em 2015 o geneticista psiquiátrico Kenneth Kendler – como, digamos, pensava-se que fosse a doença de Alzheimer – "ou é a conclusão severa de um espectro de síndromes que se agregam em famílias?"

Lynn DeLisi sabia onde estava nessa questão. E já sabia por alguns anos. "Minha ideia era 'não acredito que essas centenas de genes ou marcadores possam levar a alguma coisa'", disse ela. "Quero ver o que está causando a esquizofrenia nessas famílias grandes como os Galvin."

QUANDO, EM 2000, a Pfizer tirou o fio da tomada da pesquisa de DeLisi sobre famílias com esquizofrenia, a pesquisadora foi forçada a interromper todo o trabalho. Como partes de um divórcio, ela e a Pfizer dividiram suas amostras físicas das famílias exatamente pela metade. O termo em pesquisa é "alíquotar": ela e a Pfizer saíram cada uma com metade das amostras de sangue, material suficiente, em teoria, para ambas as partes continuarem a trabalhar. Mas, numa ironia cruel, nenhum trabalho continuaria: DeLisi desejava seguir adiante, mas não tinha verba; a Pfizer tinha verba, mas carecia de vontade.

Por que uma grande empresa farmacêutica não haveria de querer tentar desenvolver uma droga melhor para a esquizofrenia – uma droga que pudesse atingir um alvo genético e resolver os problemas que o Thorazine e seus derivados nunca conseguiam tocar? O raciocínio na época, de acordo com os profissionais que lidavam com essas empresas, era muito claro. Mesmo com um alvo genético, como o receptor $\alpha 7$, o canal para desenvolver e testar uma droga como essa era extremamente caro, demandando sujeitos humanos dispostos a suportar efeitos colaterais imprevisíveis. Isso estaria bem se houvesse um provável benefício financeiro no fim desse canal. Do jeito que as coisas estavam, o Thorazine e seus derivados já estavam no mercado havia tanto tempo que quase toda companhia tinha sua própria versão; essas drogas eram tão estáveis e efetivas em atenuar episódios psicóticos que era difícil justificar financeiramente o gasto de dinheiro para desenvolver algo novo.

DeLisi chamou o que aconteceu com a Pfizer de "um desastre"[18]. Sem outras opções, ela manteve sua metade de mais de mil amostras sanguíneas de trezentas famílias – inclusive sua metade de cada uma das amostras dos Galvin – num *freezer* nas suas instalações na Universidade de Nova York. Depois que um *blackout* atingiu a cidade de Nova York em 2003, DeLisi deu suas amostras a um colega de outra instituição para mantê-las em segurança – primeiro em Cold Spring Harbor e depois na Universidade da Califórnia, em San Diego.

As amostras de família de DeLisi não haviam desaparecido, era mais como se estivessem num exílio. Ela não tinha ideia de quanto tempo levaria para levá-las de volta para casa.

DON

MIMI

DONALD

JIM

JOHN

MICHAEL

RICHARD

JOE

MARK

MATT

<u>PETER</u>

MARGARET

LINDSAY

<u>CAPÍTULO 34</u>

APÓS SEU PERÍODO em Boulder com Lindsay, Peter retornou para a mesma porta giratória entre Pueblo e Hidden Valley Road. Sua irmã desistiu da sua guarda para que Peter pudesse ser tratado sob tutela do Estado, permitindo-lhe permanecer longos períodos em hospitais estatais se necessário. Seu diagnóstico corrente era distúrbio bipolar, complementado por ocasional episódio delirante. Por uma década, cada hospitalização durava apenas tempo suficiente para deixá-lo novamente de pé sobre as próprias pernas. Cada viagem dentro do mundo real durava somente o tempo de ele tomar suas medicações.

Em 2004, ele tinha 43 anos, aspecto maltrapilho, estava magro e mais confuso. Em 26 de fevereiro, após uma permanência de dois meses em Pueblo, foi liberado com prescrição para tomar Risperdal [risperidona], um antipsicótico, e Depakote [divalproato de sódio], um remédio para epilepsia que também funciona como estabilizador de humor para pacientes bipolares. Ele não vinha tomando nenhum dos dois quando foi internado novamente após três dias, em 29 de fevereiro, convencido de que George W. Bush estava bombardeando o Broadmoor Hotel no centro de Colorado Springs. Era a sua 25ª internação em Pueblo.

Desta vez os médicos lhe deram três drogas neurolépticas diferentes, Thorazine a cada duas horas e dois neurolépticos atípicos, clozapina e Zyprexa [olanzapina], duas vezes por dia. Uma vez por dia lhe davam também Neurotin [gabapentina], um anticonvulsivo eventualmente prescrito para alcoolismo. Nada parecia funcionar. Em abril, duas mulheres pacientes na sua ala disseram que ele as tinha agarrado e beijado. Em junho, foi visto jogando fora propositadamente seus medicamentos no banheiro. Durante o verão, investiu contra um membro da equipe, batia nas paredes e chamava outros pacientes de "veadinho", "filho da puta" e "babaca". Para uma moça da equipe, disse: "Nem chegue perto de mim com seus remédios, sua puta"; para outra: "Vou matar você." Peter agarrava o aparelho telefônico enquanto outros pacientes estavam falando e punha no gancho, desligava a TV enquanto outros estavam assistindo, inundava o banheiro. E começou a fazer pregações a todos ao seu redor: "Eu sou Moisés. Vocês vão arder no inferno. Tirem as suas roupas. Vocês são todos leprosos. Vocês estão mortos. Vou lhe acertar um taco na cabeça. Cale a boca, vou foder com você." Mais de uma vez recebeu a medida disciplinar extrema na época: isolamento e restrição física. Em agosto, o regime de Peter tinha se expandido para incluir oito drogas diferentes: Geodon [ziprasidona], Risperidon [risperidona], Neurontin, Risperdal Consta [risperidona injetável], Zyprexa, Prolixin, Trileptal [oxcarbazepina] e Thorazine. E nada disso adiantou.

Assim, em 14 de setembro, pela primeiríssima vez depois que os médicos obtiveram a ordem judicial apropriada, Peter começou um processo de ECT – mais conhecida como terapia de choque.

NENHUM PROCEDIMENTO DA Idade das Trevas para tratamentos de doença mental experimentou uma reabilitação cultural tão improvável quanto a terapia eletroconvulsiva, ou ECT. O uso de eletricidade para induzir uma convulsão e acalmar o cérebro havia sido uma abreviatura cultural para tortura médica por décadas – talvez desde que Ken Kesey fez dela o clímax do barbarismo infligido a McMurphy em *Um estranho no ninho*.

Na época em que Peter teve o tratamento pela primeira vez, porém, uma versão em sintonia mais fina da mesma técnica era descrita como efetiva, segura e até mesmo relativamente indolor[1]. A capacidade da ECT de cortar a mania pela raiz em pacientes bipolares está tão bem documentada que era uma questão de tempo, talvez, até Peter se tornar um candidato primordial.

Tudo nessa nova e aperfeiçoada ECT parecia projetado para contrariar o que havia sido dito sobre ela décadas antes. Os pacientes são sedados quando recebem os choques. Recebem um relaxante muscular para reduzir a ansiedade, e tudo acontece enquanto estão dormindo. O procedimento ainda é conhecido por ter efeitos adversos na memória dos pacientes, particularmente após muitos tratamentos. Mesmo assim, em alguns casos, a ECT parece capaz de ajustar os níveis de serotonina e dopamina de forma mais eficaz que qualquer medicação. Agora há muitas histórias de pessoas realizadas, talentosas – Vladimir Horowitz, o senador Thomas Eagleton, Thelonious Monk, Carrie Fisher e Dick Cavett entre elas –, utilizando ECT para se ajustarem na vida, geralmente com apenas alguns poucos tratamentos ou até mesmo um.

O que acontece se você precisar de mais do que uns poucos tratamentos é outra questão. Será que Peter perderia sua memória, seu senso de si mesmo, sua personalidade? Desconsiderando o risco, a decisão não cabia mais a Peter. Ele era agora tutela do Estado, e seus médicos tinham o poder de peticionar a justiça em seu nome. Mimi, presumindo que até tenha sido consultada, não era propensa a contestar nenhuma decisão tomada pelos médicos. Talvez essa seja a única coisa que realmente possa ajudar Peter, ela diria. Quão pior ele poderia ficar sem isso?

NO SEGUNDO ANDAR em Pueblo, Peter trocava de roupa, vestindo um pijama hospitalar, deitava sobre uma mesa e recebia anestesia geral. Sua boca era coberta, e uma máquina auxiliava com sua respiração. Tomava uma pastilha de cafeína para baixar sua resistência a convulsões – permitindo que os médicos empregassem menos voltagem – e uma droga chamada Robinul [glicopirrolato] que o impediria de babar. Não havia arqueamento do corpo, absolutamente nenhum movimento, exceto, talvez, o maxilar. Ao despertar, Peter estava grogue. Recebia mais cafeína, uma pílula ou um pouco de café, para clarear a cabeça.

Peter nunca gostou daquilo. "Não vou tomar essa merda", disse ele em 8 de novembro de 2004. "Ela ferra os meus ossos. Vou ligar para a Academia da Força Aérea e mandar eles bombardearem este lugar."

Em dezembro, Peter foi colocado muitas vezes em isolamento com restrições físicas, uma vez por quarenta horas seguidas. Ainda recebia ECT uma vez por semana e continuava a vomitar suas defesas toda vez. Disse a uma moça que fazia parte da equipe: "Você é uma puta. Você vai ser demitida se mexer comigo e o meu advogado. Vou processar você por 50 bilhões de trilhões de milhões de dólares... Vocês são as meretrizes da Babilônia... Ontem à noite meu braço quebrou, mas eu curei."

Quando uma moça lhe disse para não tomar líquidos na noite anterior a sua sessão de ECT, ele disse: "Foda-se, sua puta. Eu posso fazer o que quiser. Você vai morrer." Naquele mesmo mês, chutou a lateral do corpo de uma funcionária do hospital, quebrando sua costela.

Foram necessárias outras ordens judiciais para o hospital psiquiátrico conseguir autoridade para administrar mais tratamentos, porém, uma vez aumentada a frequência, os médicos notaram uma diferença. Peter recebeu em média três ECTs por semana durante três semanas e depois duas vezes por semana ao longo do mês de janeiro de 2005. Finalmente em maio, foi declarado assintomático. "Ele não exibia evidência de periculosidade. Tinha adquirido privilégios. Tinha ido passar um tempo com seus familiares e se saído bem", reza seu documento de alta. "O problema é que o sr. Galvin continua sem ter percepção da sua doença... O sr. Galvin não comprou a ideia de que a ECT é tudo o que é necessário para sua estabilidade futura, ou algo que imagine continuar indefinidamente." Foi por esse motivo que os médicos designaram seu prognóstico de longo prazo como "sob cautela".

Um ano depois, em junho de 2006, Peter estava de volta a Pueblo, declarando: "Tive uma restauração do espírito." Recusava-se a comer porque acreditava que sua comida estava envenenada. Tinha falado com Jesus. Ele era São Peter, e o diabo o procurava.

A equipe de Pueblo programou mais audiências judiciais para manter a frequência de suas sessões de ECT – uma vez por semana ou até mais, conforme o necessário. Peter não queria. Mas não dependia dele; nunca tinha dependido. Como disse numa reunião de admissão – solicitado, mais uma vez, a recitar seu histórico médico – "A Saúde Mental se apropriou de mim e arruinou a minha vida."

<u>**DON**</u>
MIMI

DONALD
<u>**JIM**</u>
JOHN
MICHAEL
RICHARD
<u>**JOE**</u>
MARK
MATT
PETER
MARGARET
LINDSAY

<u>CAPÍTULO 35</u>

JIM GALVIN VINHA entrando e saindo do atendimento de emergência no Hospital Penrose em Colorado Springs durante semanas, queixando-se de dores de cabeça e formigamento nas extremidades. O pessoal o mandava sempre de volta para casa, anotando que o que ele dizia eram sinais de sua habitual paranoia.

Perto do fim, Jim acreditava ter um buraco no peito. "Vocês não estão vendo que eu levei um tiro?", dizia ele.

Jim morreu sozinho no seu apartamento em Colorado Springs em 2 de março de 2001, aos 53 anos. Os médicos registraram a morte como falência cardíaca, relacionada ao uso de drogas neurolépticas. Sua família entendeu que isso significava que havia morrido de uma condição chamada síndrome neuroléptica maligna – um distúrbio raro, com risco de vida, frequentemente causado pelas drogas destinadas a ajudar. Pesquisadores predispostos contra o uso automático de medicação[1] para tratar doenças mentais atribuíam dezenas de milhares de mortes a essa síndrome. Alguns dos sintomas, como agitação e *delirium*, podem ser facilmente confundidos com psicose, o que explica por que a síndrome, muitas vezes, só é identificada após a morte do paciente. Outros sintomas ainda, como câimbras e tremores, frequentemente são iguais aos efeitos colaterais das drogas. Os sintomas de Jim eram tão pronunciados que, na época em que morreu, tinham lhe receitado prociclidina, uma droga geralmente usada para reduzir os efeitos da doença de Parkinson.

Para Margaret e Lindsay, a lição da morte de Jim era clara. A cura era tão ruim quanto a doença. As irmãs olhavam em volta, viam mais quatro irmãos – Donald, Joe, Matt e Peter – e se perguntavam quem seria o próximo.

Mimi, nesse meio-tempo, continuava a explicar a doença de Jim em termos de suas circunstâncias de vida – um mau casamento, e talvez até mesmo o trauma de ter sido transformado em abusador por um padre nefasto. Não estava disposta a deixar completamente de lado nenhum de seus filhos, nem mesmo Jim, apesar do que suas filhas haviam revelado sobre ele. "Foi a tensão do casamento, eu penso, tanto quanto qualquer outra coisa", Mimi dizia, "e provavelmente a própria consciência culpada. Mas ele era tão querido por *todas* as crianças."

A ex-esposa de Jim, Kathy, e seu filho, Jimmy, não foram ao funeral. Moravam agora na Califórnia, reconstruindo a vida e tentando esquecer o homem que atormentara a ambos.

HAVIA UMA PERGUNTA sobre a infância que Margaret e Lindsay não haviam feito até aquele momento. Com Jim morto, elas viram uma abertura. Seus pais sabiam que Jim era mentalmente instável – fora até mesmo hospitalizado – já bem cedo no seu casamento. Por que tinham permitido que as meninas passassem noites na casa de Jim, um fim de semana depois do outro, sozinhas com ele?

Um dia em 2003, gravador de fita na mão, Margaret fez a pergunta para Mimi à queima-roupa. "Por que você permitia que eu fosse à casa dele aquele tempo todo?"

Mimi respondeu de imediato. "Porque ele teve uma recuperação", ela disse. "Ele teve uma recuperação. Voltou para o trabalho. A esposa tomou conta dele, e tudo parecia em ordem. Ele teve colapsos subsequentes – estava sendo atendido por um médico externo –, recuperava-se e ficava bem por seis meses."

A voz de Margaret saiu hesitante ao responder, débil como de uma criança. "Ninguém nunca me disse que ele estava doente."

"Oh, meu Deus", disse Mimi – menos chocada do que exasperada sobre ter de reviver tudo aquilo.

"Eu nunca soube", disse Margaret.

"Veja, naquele tempo eles ainda não *sabiam*, Margaret", Mimi prosseguiu, agora falando depressa. "Sabe, eles saem rápido daquilo, é o que parecia. E ele saía. E voltava, voltava para o trabalho, e segurava por um tempo. Mas ele sempre exagerava, não tinha um emprego só, tentava dois ou três. E trabalhava dezoito horas por dia, algo assim, e aí tinha um colapso. E bebia. Certo. Ele bebia."

* * *

QUANDO O CÂNCER finalmente levou Don Galvin – em 7 de janeiro de 2003, aos 78 anos de idade –, ele tinha perdido ao menos cinquenta quilos. Teve um funeral com plenas honras militares na capela da Academia, a obra arquitetônica da Academia que ele ajudara a lançar no mundo. Um dos falcões de apresentação do rol da Academia estava presente, empoleirado no punho de um cadete da Força Aérea durante todo o serviço.

Michael tocava violão clássico enquanto as pessoas entravam. O velho professor de piano dos garotos tocou "Be Not Afraid" como hino de abertura. Mark, o ex-prodígio do xadrez, leu em voz alta a descrição de um homem sábio no Capítulo 39 do Eclesiastes, que combinava muito bem com a forma como Don desejava ser visto no mundo: *O sábio procura cuidadosamente a sabedoria de todos os antigos e ocupa-se com o estudo dos profetas / Ele guarda no coração as narrativas dos homens famosos e está à vontade com as sutilezas das parábolas...*

Richard leu do livro de João. John, o professor de música, vindo de Idaho, conduziu a prece dos fiéis. Donald – agora com quase sessenta anos – leu as Bem-aventuranças sobre as quatro virtudes: prudência, justiça, fortaleza e temperança. Michael e Lindsay leram poemas. Margaret apresentou uma homenagem fúnebre. "Sua memória lhe falhou tarde na vida", disse ela, "mas isso não significa que tenha tido uma vida ordinária. Sua vida foi extraordinária."

O serviço foi encerrado com "On Eagle's Wings". De acordo com a programação, os Thunderbirds realizariam um sobrevoo em homenagem a Don sobre a área da Academia da Força Aérea – o lugar onde havia sido mais feliz –, mas o mau tempo impediu a decolagem.

O corpo de Don foi enviado para a Universidade do Colorado, onde a equipe de Robert Freedman examinou seu cérebro. Ficaram surpresos em descobrir que o cérebro de Don não tinha nenhum dos atributos associados a deficiência ou doença mental.

Mimi teve pouco a dizer sobre isso. Ela sabia o que sabia.

* * *

NA ÚLTIMA VEZ que Joe, o sétimo filho, de modos gentis, morando sozinho no seu apartamento da Seção 8, conversou com sua mãe, disse a ela que seus pés estavam dormentes e que não conseguia andar. Nevava, e Mimi não conseguia guiar com o tempo ruim. Disse que iria vê-lo pela manhã. A essa altura, era tarde demais.

Joseph Galvin morreu sozinho em 7 de dezembro de 2009, aos 53 anos. O relatório do legista do condado assinalava a causa da morte como falência cardíaca, causada por intoxicação de clozapina. A potente droga neuroléptica atípica havia se mostrado útil para Joe de algumas maneiras, mas os efeitos colaterais físicos da droga pareciam desgastar lentamente seu corpo. Os ecos da morte de Jim eram inconfundíveis. Aí estava outro exemplo de síndrome neuroléptica maligna.

Quando Jim morreu, nem Lindsay nem Margaret se sentiram propensas a chorar sua morte. Joe era diferente. Quando crianças, as duas irmãs tinham fantasiado não ter irmãos. A verdade era que ver os irmãos que amavam, como Joe, desenvolver esquizofrenia dava um pouco a sensação de vê-los desaparecerem da face da Terra. Então, quando Joe de fato morreu, foi difícil captar o que parecia ser, ao mesmo tempo, a perda dele e o eco daquela outra perda, experimentada anos antes, quando a doença mental o levou embora.

A família se reuniu para espalhar as cinzas de Joe. A face de Peter estava vermelha, suas roupas, esfarrapadas, e ele cheirava a cigarro, mas ainda tinha um jeito de menino, seus brilhantes olhos azuis piscando, seu cabelo ainda totalmente preto. Donald disse ao grupo que quando morresse queria ser comido por um elefante. Michael desejava que suas cinzas fossem espalhadas, mas ainda não tinha certeza onde. Richard tinha um lugar em mente: Boreas Pass, nas Montanhas Rochosas. Margaret disse que gostaria de estar em Maroon Creek, em Aspen. Lindsay escolheu os Back Bowls, um paraíso de esquiadores em Vail.

Todos eles recordaram os melhores tempos com Joe. Donald mencionou vê-lo jogando hóquei. Mark se lembrava de Joe apostando corrida com seu GTO contra um Datsun 240Z, e ganhando. Peter recordava ter vivido brevemente com ele em Chicago, quando Joe ainda manuseava bagagens para a United. Margaret falou sobre ele ensinando-a a como direcionar uma vara de salto, perto de Arapahoe Road.

Mimi recuou mais no tempo do que qualquer outra pessoa – refletindo, talvez, não só sobre o garoto que Joe tinha sido, mas sobre o tempo de sua vida em que todos eles ainda eram jovens e quando felicidade ainda significava a promessa de algo maravilhoso por vir. Quando era bebê, disse ela, Joe era lindo enquanto dormia. Como um anjo.

CAPÍTULO 36

2009 Cambridge, Massachusetts

EM 2009, STEFAN McDonough entrava no seu sétimo ano na Amgen, um neurobiólogo seduzido a sair da academia pela perspectiva de desenvolver tratamentos e curas na vida real para uma das maiores empresas de biotecnologia do mundo. Após alguns anos pesquisando novas drogas para o controle da dor, o portfólio de McDonough no departamento de neurociência se ampliou para doenças do cérebro, inclusive a esquizofrenia. A Amgen estava à procura de um gene que pudesse ser segmentado, algo que precisasse ser reequilibrado para ajudar pessoas com esquizofrenia; se McDonough pudesse achar esse gene, a Amgen se proporia a desenvolver uma droga para atacá-lo.

Da sua sede em Cambridge, McDonough se jogou no trabalho. Ele era tão entusiasmado com o potencial da revolução genômica que passou a frequentar como ouvinte um curso de graduação em genética em Harvard, sentando-se após o trabalho em uma velha carteira de madeira com um braço lateral, semana após semana, sonhando em achar o gene que provaria ser a arma do crime da esquizofrenia. Porém, rapidamente McDonough foi ficando frustrado. Apesar de todo o alvoroço, estava claro que a localização genética associada com a esquizofrenia desde a conclusão do Projeto Genoma Humano – e a essa altura já havia mais de cem – tivera um efeito tão ínfimo que a ideia de fazer uma droga tendo um deles como alvo parecia ridícula. Foi então que McDonough começou a olhar em volta procurando outro caminho – um atalho para estreitar a busca. Não seria mais fácil, pensou, achar um palheiro menor para vasculhar? Em vez de examinar o código genético de muitos milhares de pessoas sem relação, por que não estudar um grupo limitado de pessoas que pareciam ter herdado a doença por causa de uma irregularidade genética compartilhada?

Por que, pensou ele, não havia ninguém pesquisando famílias?

McDonough mal tinha consciência dos percalços. Ele sabia que a mutação genética de uma família – ou, como o campo agora denomina, uma "variante patogênica genética" – podia ser exclusiva dessa família, e que era inútil despender recursos. No entanto, também sabia que a anormalidade de uma família poderia revelar algo fundamental sobre a doença, algo que estivesse escapando de todo mundo. Ele precisava encontrar alguém que sentisse a mesma coisa – um especialista em esquizofrenia e famílias que pudessem lhe ensinar mais. Achou uma professora em Harvard, uma parada fácil no caminho da sua casa vindo do trabalho em Cambridge, que foi gentil o suficiente para lhe falar sobre imagens cerebrais de pacientes esquizofrênicos. Famílias não eram sua especialidade.

Mas ela conhecia Lynn DeLisi.

"TENHO MEU NOME em mais artigos científicos do que preciso", disse DeLisi. "Só quero achar esses genes e ajudar a solucionar essa doença."

Ela estava trabalhando não longe de McDonough, em Brockton, onde acabara de entrar para a equipe da instituição psiquiátrica do VA* Boston Healthcare System [Sistema de Saúde dos Veteranos em Boston]. Exatamente naquele ano, 2009, ela se mudara de Nova York para Massachusetts, onde também lecionava na Escola de Medicina de Harvard. Desde sua saída da Pfizer em 2000, DeLisi esteve afastada de sua pesquisa; até então, nenhuma empresa parecia interessada em retomar do ponto em que a venda da Parke-Davis a tinha deixado.

Enquanto escutava McDonough falar sobre o que queria fazer, era difícil afirmar qual era o sentimento mais latente – surpresa por uma companhia farmacêutica estar interessada em seu trabalho depois de todo aquele tempo ou impaciência para recomeçar logo. Quanto a McDonough, DeLisi preenchia todos os requisitos: uma pesquisadora de classe mundial que fizera progresso revolucionário no seu campo; uma médica dedicada que apreciava interação de pessoa para pessoa com seus pacientes; uma geneticista determinada que ansiava por encontrar uma cura. E o melhor de tudo, ela vinha coletando *pedigrees* de famílias com esquizofrenia desde antes de McDonough se formar no ensino médio. E era agradável – algo que McDonough apreciava, considerando quão territoriais e reservados alguns pesquisadores acadêmicos podem ser perto de pessoas da área farmacêutica.

DeLisi convidou McDonough a acompanhá-la em suas rondas pelo pavilhão psiquiátrico de pacientes internos no hospital da VA. Seria o primeiro contato cara a cara do pesquisador de biotecnologia com pessoas sofrendo da condição que ele queria curar. Ele observou DeLisi, em tom suave, porém firme e direto, visitando um paciente que parecia perfeitamente calmo, os de-

---

* VA – *Veteran Affairs* – Assuntos de Veteranos. (N. do T.)

lírios controlados, só para depois descobrir que o homem tinha cometido um crime indescritível. Outros pacientes do hospital pareciam completamente tranquilizados pela medicação, mas comentavam casualmente que sim, ouviam vozes. "Elas me dizem para matar pessoas", contou um deles.

McDonough começou a ver quantos pacientes eram cognitivamente presentes, mas sem as emoções que tipicamente fazem com que a pessoa esteja de fato ali. Só quando viu, afinal, um paciente tendo um violento ataque, fazendo uma barricada em seu quarto e sibilando de raiva para os atendentes em volta, foi que ele compreendeu o sofrimento de todos ali. "Eles foram depositados num lugar onde ninguém é realmente capaz de lidar com eles, disse McDonough.

Aí estava a verdadeira razão, pensou ele, pela qual as grandes empresas farmacêuticas podiam se permitir ser inconstantes em relação a buscar novas drogas para a esquizofrenia – por que décadas entram e saem sem ninguém achar sequer novos alvos para drogas. Esses pacientes, ele percebeu, são incapazes de falar em seu próprio nome.

DeLisi fez um acordo com a Amgen para trabalhar com McDonough num novo estudo da esquizofrenia. Havia um labirinto de burocracia para enfrentar. Primeiro surgiu a questão de saber se DeLisi era, de fato, proprietária de suas amostras familiares, já que o trabalho de coletar a maioria delas tinha sido realizado enquanto ela estava numa instituição, a Universidade Estadual de Nova York, da qual ela havia saído. Em seguida, a Amgen necessitava da documentação mostrando que todo doador da coleção de DeLisi consentia que seus dados biológicos pudessem ser usados para pesquisa. Centenas de *e-mails* mais tarde, ela e McDonough finalmente recuperaram uma seleção de amostras que DeLisi havia armazenado no Instituto Coriell – DNA de cerca de trezentas famílias, fielmente preservado em cultura.

Quando McDonough deu sua primeira olhada na antiga pesquisa de DeLisi, ficou atônito. O sequenciamento completo de um genoma era impossível na década de 1990, e mesmo assim o nível de análise que ela fizera sobre aquelas amostras estava à frente de seu tempo. Agora, essas amostras haviam despertado, como na história de Rip Van Winkle, na era da análise genética assistida por computador. A análise seria agora mais fácil do que nunca – e mais precisa, mais matizada e mais detalhada.

PARA ESSE NOVO estudo, queriam apenas os casos múltiplos familiares mais flagrantes e óbvios que pudessem encontrar. Era preciso que pelo menos três pessoas em cada família tivessem esquizofrenia, e que pelo menos três outras não tivessem. Fixaram-se em nove famílias – quatro que DeLisi havia contatado enquanto estava no VA e cinco da antiga coleção de DeLisi. Os Galvin eram desse último grupo, de longe o maior grupo de irmãos de qualquer família da amostra.

O objetivo de McDonough e DeLisi era verificar se qualquer uma dessas famílias portava alguma mutação ou irregularidade genética rara que fossem compartilhadas pelos membros enfermos da família. Era isso que tornava o tamanho das famílias tão importante em sua análise. Qualquer variante genética encontrada numa pessoa com esquizofrenia, DeLisi e McDonough sabiam, poderia também estar presente num genitor ou irmão afetado por mero acaso – e não porque fosse uma causa de sua doença comum. Afinal, os pais compartilham metade de seus genes com cada filho, e uma variante presente num dos filhos tem 50% de chance de estar presente num irmão ou irmã. Mas, à medida que o número de membros da família com esquizofrenia cresce, torna-se cada vez mais significativo se cada um deles tiver uma variante genética específica. A probabilidade de que uma mutação seja inofensiva ou não esteja relacionada com a esquizofrenia decresce e, à medida que acompanha fielmente a doença em mais e mais membros da família, essa mutação parece cada vez mais provável de ser a causa. A premissa que assumiam era de que qualquer mutação rara que encontrassem ofereceria um caminho novo para compreender a doença. "Mesmo que essa mutação particular possa ser exclusiva daquela família", dizia DeLisi, "é possível que a anormalidade naquele gene seja parte de um trajeto bioquímico geral capaz de ser anormal na esquizofrenia."

E com certeza, com os Galvin, DeLisi e McDonough descobriram algo fascinante: uma mutação compartilhada por cada irmão Galvin de quem DeLisi coletara amostras nos anos 1980, num gene chamado SHANK2. A mutação que encontraram se atrelava a um importante processo no cérebro – um processo que parece vitalmente relacionado com a esquizofrenia. O SHANK2 é um assistente de comunicações para células cerebrais. O gene SHANK2 codifica as proteínas que ajudam as sinapses cerebrais a transmitirem sinais e os neurônios a reagirem rapidamente. A mutação dos Galvin altera significativamente a proteína que o SHANK2 produz. "A mutação foi encontrada diretamente numa das entranhas funcionais conhecidas do SHANK2", disse McDonough, "exatamente em um dos pontos que é conhecido por ser crítico para a função do SHANK2." Dessa maneira, a mutação do SHANK2 apontava o caminho para algo potencialmente novo sobre a doença – um processo molecular falho que poderia ser compartilhado por mais pessoas do que somente uma família. A esquizofrenia poderia tomar forma nesse processo. "Com certeza não é uma prova, pelo padrão científico, de que essa mutação seja a causa da doença", disse McDonough. "O que esse fato efetivamente nos apresenta é uma informação sobre um mecanismo da esquizofrenia."

Variantes similarmente raras vinham sacudindo a pesquisa em outras doenças. Pesquisadores de Parkinson, por exemplo, acharam uma mutação genética afetando a proteína alfa-sinucleína em uma família na Itália que apontou o caminho para o desenvolvimento de novas drogas. O maior exemplo pode ser o desenvolvimento das estatinas, as drogas que diminuem os níveis de colesterol para milhares de pessoas que correm o risco de desenvolver cardiopatia. Durante anos, os cientistas sabiam que colesterol alto contribuía para cardiopatia, mas não se fez progresso em baixar o colesterol até que dois pesquisadores do Centro Médico Sudoeste da Universidade do Texas (University of Texas Southwestern Medical Center), em Dallas, descobriram algumas famílias com doença cardiovascular muito precoce que tinham mutações incomuns que prejudicavam a capacidade do corpo em remover o colesterol LDL do sangue. Essa mutação não estava presente na maioria das pessoas com cardiopatia. Mas isso não tinha importância – o estudo dessas mutações expôs como os níveis de colesterol podem ser baixados não só naquelas famílias, mas em quase todo mundo. A droga que foi desenvolvida para corrigir esse problema particular de LDL acabou revolucionando o tratamento da cardiopatia.

Este pode ser o verdadeiro milagre oferecido pelo Projeto Genoma Humano: não a chance de encontrar o gene que seja uma arma certeira que pode ou não existir, mas a capacidade de ver como a esquizofrenia toma forma no cérebro. O SHANK2 é apenas um exemplo disso; a maneira como o gene CHRNA7 de Robert Freedman lançou luz sobre questões de processamento de informação é outro. E ao mesmo tempo que DeLisi e McDonough faziam seu trabalho, uma equipe do Instituto Broad, em Cambridge[2], a colaboração Harvard-MIT que se encarregara dos esforços GWAS para a esquizofrenia, publicou seu estudo altamente divulgado identificando uma mutação num gene chamado C4A – mais comum que a mutação no SHANK2, mas ainda rara demais para ser alvo de uma droga – que parecia desempenhar um papel na poda excessiva das sinapses cerebrais. Sua pesquisa sugeria que pessoas com esquizofrenia podiam acabar cortando algumas sinapses quando adolescentes, das quais poderiam precisar mais tarde na vida – outro ângulo do processo da esquizofrenia. Ainda que não esteja claro se os Galvin têm a mutação do C4A, eles desempenharam um pequeno papel também nesse estudo, estando entre as primeiras famílias a doarem seu DNA para o banco de dados analisado pela equipe do Instituto Broad.

O estudo de DeLisi e McDonough foi publicado em *Molecular Psychiatry* no fim de 2016. Não foi possível dizer com certeza se essa variante particular SHANK2 nesse gene específico causava a esquizofrenia dos Galvin. Mas essa conclusão era consistente com o que DeLisi e McDonough viram. Trinta anos depois de ter conhecido a família na sua sala de estar em Woodmen Valley, DeLisi chegara àquilo que parecia uma resposta para a pergunta que assediava os Galvin: por quê?

ESSA RESPOSTA VEIO com algumas surpresas. A primeira envolvia a ligação de três genes SHANK diferentes do genoma – SHANK1, SHANK 2 e SHANK3 – não só com a esquizofrenia, mas com outras doenças mentais. Antes desse estudo, outros tinham conduzido estudos separados[3] da relação de cada um dos genes SHANK com autismo e outros distúrbios cerebrais. Agora, tomada em conjunto, toda a pesquisa indicava que pelo menos algumas variedades de doença mental existiam num espectro. Algumas pessoas com certas mutações de SHANK podem ter autismo, enquanto outras são bipolares, e há ainda as que têm esquizofrenia.

O conceito de um espectro de doença parecia altamente relevante para a família Galvin. Peter, por exemplo, vagava entre diagnósticos, da esquizofrenia ao distúrbio bipolar. No início, Donald também foi diagnosticado com mania e lhe foi prescrito lítio, antes que os médicos mudassem para o habitual sortimento de neurolépticos. A coleção de sintomas de Joe era diferente da de Jim, e a de Jim era diferente da de Matthew – e seguramente não houve ninguém mais como Brian. Ainda assim, sete dos irmãos – os sete que forneceram amostras a DeLisi, inclusive alguns dos irmãos não diagnosticados – tinham todos a mesma mutação, em um gene que também figurava proeminentemente em outras doenças mentais.

"Lynn estava certa", disse McDonough. Estudar famílias com ocorrências múltiplas de doença mental era, no fim, o estudo de um problema genético compartilhado – um problema que, dependendo de cada pessoa, se manifesta de forma diferente. "Essas são famílias de múltiplos casos, e com toda certeza parece que o mesmo determinante genético pode dar origem a doenças sutilmente diferentes."

É possível que descobertas como a mutação da família Galvin pudessem apontar o caminho para uma concepção completamente nova de doença mental. Isso poderia chegar mais cedo do que o esperado; em alguns corredores, já está acontecendo. Em 2010, o psiquiatra Thomas Insel, então diretor do NIMH, apelou para a comunidade de pesquisa redefinir a esquizofrenia como "uma coleção de distúrbios no neurodesenvolvimento"[4], não uma doença única. O fim da esquizofrenia como diagnóstico monolítico poderia significar o começo do fim do estigma cercando essa condição. E se a esquizofrenia não fosse de modo algum uma doença, mas um sintoma?

"A metáfora que eu uso é a de que, anos atrás, os clínicos costumavam olhar a 'febre' como uma doença", diz John McGrath, um epidemiologista no Centro para Pesquisa de Saúde Mental em Queensland, Austrália, e uma das autoridades mundiais em quantificar populações de pessoas mentalmente doentes. "Então fizeram a divisão em diferentes tipos de febre. Perceberam que ela é apenas uma reação não específica a várias doenças. A psicose é apenas o que o cérebro faz quando não está funcionando muito bem."

A SEGUNDA SURPRESA foi em relação a Mimi. Durante décadas, ela insistira na ideia de que a doença da família vinha do lado de Don. No que lhe dizia respeito, o histórico de depressão do marido provava isso, e ninguém que pesquisou a família jamais teve motivo para discordar dela. "Estávamos procurando algo transmitido pelo pai", disse McDonough.

A mutação SHANK2, no entanto, vinha do lado materno da família – sugerindo que podia ter sido Mimi o tempo todo a portadora da mutação responsável pela doença dos Galvin. Outro estudo de SHANK2 e esquizofrenia[5], publicado mais ou menos na mesma época que o estudo de DeLisi e McDonough, observava muito mais casos de mãe não afetada passando adiante uma mutação para um filho que desenvolveu a doença. Também deve ser possível um pai ser o portador não afetado – SHANK2 não é um gene sexual específico; não se localiza no cromossomo X ou Y, que determina o sexo, mas no cromossomo 11.

Por que seis em dez garotos desenvolveram doença mental séria, mas nenhuma das duas meninas? Pode ter sido simplesmente por acaso – um rolar de dados dando certo para ambas as irmãs e quatro dos dez irmãos. Pode ser que a questão SHANK2 dos Galvin aponte, como DeLisi e seus coautores sugeriram em seu estudo, uma "influência ainda não caracterizada dependente do sexo" de como a doença se desenvolve – embora isso não explique os irmãos Galvin que *não* desenvolveram a doença.

Ou pode ser que a mutação do lado materno esteja se mesclando com alguma outra coisa do lado paterno – que a mutação SHANK2 não faz nada por si só, mas necessita de outra mutação em outro lugar para deixar a mesa posta para a doença. Isso é o que às vezes acontece com mutações genéticas. O geneticista Kevin Mitchell observou[6] como mutações específicas podem se manifestar de formas diferentes em pessoas diferentes. A mesma mutação pode deflagrar epilepsia em algumas pessoas, e em outras, autismo, esquizofrenia ou absolutamente nada. E às vezes, uma segunda mutação rara em outro lugar do genoma sugere um efeito combinado.

É possível, talvez até mesmo provável, que a falha genética que causou esquizofrenia nos rapazes Galvin possa não ser culpa de Mimi ou de Don, mas de ambos juntos – um coquetel inteiramente original, suficientemente potente para mudar a vida de todos eles.

CAPÍTULO 37

2016 Centro Médico da Universidade do Colorado, Denver, Colorado

ENQUANTO DELISI E seus novos parceiros da Amgen seguiam o rastro do gene SHANK2 em Cambridge, Robert Freedman continuava seu trabalho em Denver. Como DeLisi, Freedman experimentara um longo período de promessa precoce, seguido de uma dolorosa reversão da sorte – a empolgação de isolar o primeiro gene a desempenhar um papel confirmado na esquizofrenia e a angústia de observar os experimentos com a droga para ativar o receptor cerebral para o gene não darem em nada. Freedman tinha dado de cara com um muro e agora procurava outra forma de entrar – uma estratégia nova para ajudar a reparar ou fortalecer o gene que ele sabia fazer diferença.

Uma ideia à qual ele continuava voltando era de que, quando se tratava do seu prezado gene CHRNA7, os pesquisadores poderiam ter chegado tarde demais para auxiliar pacientes adultos como os irmãos Galvin. Como muitos genes, esse é totalmente desenvolvido no útero, antes do nascimento. Freedman tendia a pensar no desenvolvimento de um cérebro de bebê como uma série de *upgrades* de computador: o feto começa com um sistema operacional muito simples, e à medida que cresce, esse sistema operacional instala o próximo, mais sofisticado. O gene CHRNA7 aparece cedo no útero; seu propósito, até onde Freedman sabia dizer, é ajudar a instalar o sistema operacional definitivo, aquele que usamos como adultos. Isso significaria que quando um bebê nasce, o dado já está lançado. Se estivesse certo de que a esquizofrenia se articula conforme a condição do CHRNA7, a única opção seria tentar repará-lo antes do nascimento.

A tarefa de Freedman parecia clara: se ele pudesse reparar falhas no CHRNA7 no útero, teria uma chance de cortar a esquizofrenia na raiz, antes mesmo do distúrbio se materializar. Se conseguisse fazer isso, então poderia lograr manter uma geração inteira de pessoas geneticamente predispostas à esquizofrenia – e todas as gerações depois dela – de nem sequer se tornarem sintomáticas. Freedman não podia imaginar uma meta menos realista. A FDA (Food and Drug Administration – Administração de Drogas e Alimentos) teria de concordar com uma droga experimental para mulheres grávidas, o que parecia, para dizer o mínimo, improvável. Medicar fetos – drogar bebês não nascidos – simplesmente não iria acontecer.

O que Freedman precisava era de um método que não envolvesse cirurgia nem drogas sintéticas. O que descobriu, de forma um tanto milagrosa, foi que a acetilcolina – a substância que executa a operação particular de processamento de informação do cérebro que ele queria atingir – não era o que o CHRNA7 mais necessitava quando estava se iniciando. O que esse gene realmente necessitava durante o estágio fetal era de um nutriente não tóxico, totalmente benigno, disponível em toda loja de vitaminas e suplementos nutricionais nos Estados Unidos.

Colina está numa porção de alimentos que as pessoas comem diariamente, inclusive verduras e legumes, carne, ovos e frango. Mulheres grávidas fornecem colina para seus bebês na barriga como parte de sua dieta diária, através do líquido amniótico. A ideia de Freedman era simples: e se a futura mãe de uma criança com predisposição para desenvolver esquizofrenia tomasse megadoses de colina enquanto o bebê ainda estivesse no útero? Poderia ser um suplemento nutricional, como o ácido fólico nas vitaminas pré-natais que mulheres grávidas são estimuladas a tomar para impedir espinha bífida e lábio leporino. Talvez então o cérebro de uma criança em risco se desenvolvesse saudavelmente, o que de outra forma não ocorreria.

A FDA concordou com um experimento. A equipe de Freedman em Denver conduziu um estudo duplo-cego no qual algumas mães grávidas recebiam altas doses de colina. As mulheres no grupo de controle foram observadas para garantir que comessem carne e ovos suficientes, assegurando que ninguém no estudo ficasse sem pelo menos uma quantidade adequada de colina. Quando os bebês nasceram, aqueles que tinham recebido suplementos de colina no útero passaram o teste do duplo clique de Freedman medindo a filtragem auditiva: 76% deles tinham filtragem normal, comparados com 43% do grupo de controle*. Até mesmo bebês com irregularidade no CHRNA7 tiveram, em muitos casos, filtro auditivo normal. A boa notícia continuou à medida que os bebês foram crescendo. Com quarenta meses, a equipe de Freedman observou que o grupo que havia recebido colina tinha menos problemas de atenção

---

* O teste do duplo clique, recordemos, não é uma prova definitiva para esquizofrenia, mas uma medição de filtro sensorial, que é somente um entre um número desconhecido de aspectos da esquizofrenia. É por isso que 57% de um grupo de controle pode não passar no teste e, ainda assim, não ter esquizofrenia.

e menos retraimento social em comparação com o grupo de controle. Colina parecia funcionar bem em praticamente todo mundo.

O estudo de Freedman sobre colina foi publicado em 2016[1], mesmo ano do estudo de C4A do Instituto Broad e do estudo do SHANK2 de DeLisi. Em 2017, a Associação Médica Americana aprovou uma resolução[2] de que vitaminas pré-natais deveriam incluir níveis mais altos de colina para ajudar a prevenir esquizofrenia e outros distúrbios de desenvolvimento cerebral. Tinham sido necessários trinta anos, e ele chegou, pelo menos, a um beco sem saída. Só o tempo poderá dizer com certeza que diferença a colina fará no decorrer das décadas. Mas, graças em parte ao seu trabalho com os Galvin, Freedman chegara a uma estratégia para mudar o jogo na prevenção da esquizofrenia.

NO OUTONO DE 2015, Freedman viajou para Nova York para um simpósio anual patrocinado pela Fundação de Pesquisa Cerebral e Comportamental, o grupo anteriormente conhecido como NASARD, que levantou milhões de dólares para pesquisa de novos tratamentos para doença mental. Os resultados do trabalho de Freedman com colina já tinham sido divulgados, e Freedman estava lá para receber uma das mais altas homenagens no seu campo: o Prêmio Lieber para Realização Excepcional em Pesquisa de Esquizofrenia.

Em Nova York, para celebrar com ele, estava Nancy Gary, que, com seu marido, Sam, financiara uma cátedra no departamento de psiquiatria de Freedman na Universidade do Colorado. O estudo de colina havia conquistado a imaginação de Nancy. Anos antes, ela e Sam tinham financiado a construção de um pavilhão no hospital da universidade para crianças com distúrbios psiquiátricos. Agora, Nancy, na casa dos oitenta anos, e Sam, na casa dos noventa, haviam se comprometido a apoiar o projeto seguinte de Freedman, acompanhar crianças que tinham recebido suplementos de colina no útero ao longo de várias décadas de suas vidas. Eles entendiam o que poderia acontecer se a colina realmente fizesse tanta diferença. Algumas variedades de esquizofrenia poderiam seguir o caminho do lábio leporino. "O homem é brilhante", dizia Nancy. "Eu apoiaria qualquer coisa que ele faça, porque ele é bom demais."

Nancy levou consigo uma convidada no avião para Nova York – alguém que Freedman não via fazia vários anos, desde que ela residira com o irmão Peter em Boulder. Até Nancy reapresentar Lindsay a Freedman, o médico não imaginava a ligação entre ambas. Ele teve a sensação de que parecia um programa tipo *This is Your Life* [Esta é a sua vida]: uma das suas benfeitoras mais generosas também vinha ajudando a maior família que havia contribuído para sua pesquisa.

Após muitos anos em Boulder, Lindsay e Rick tinham se mudado para Vail, onde ela ainda dirigia sua empresa de eventos corporativos e Rick trabalhava como instrutor de esqui. Juntos criavam seus filhos – uma menina, Kate, e um menino, Jack, ambos agora adolescentes. Lindsay e Nancy tinham perdido contato por alguns anos, até que um dia se encontraram por acaso nas encostas de Vail, onde Jack estava no mesmo grupo de esqui de um dos netos de Nancy. Nancy ficou emocionada de restabelecer contato tanto com Lindsay quanto com Margaret, convidando as irmãs para encontros de família em Vail. Mimi não participou do reencontro – seus dias de socializar com Nancy Gary tinham ficado para trás –, mas as duas irmãs ficaram empolgadas de retomar contato regular com a família que fizera tamanha diferença em suas vidas.

Lindsay levou consigo sua filha para o simpósio em Nova York. Nancy as colocou no Pierre Hotel, e todas se sentaram juntas para assistir a Freedman fazer seu discurso de aceitação. "Agora, uma das coisas tristes de fazer pesquisa humana sobre o ciclo de vida é que ele é igual ao seu ciclo de vida", proferiu Freedman, ouvindo risadinhas da audiência. "Vou ter 135 anos quando terminarmos o estudo. Um jovem pesquisador vai ter de me procurar no asilo para me informar se funcionou exatamente do jeito que eu tinha planejado."

Depois, quando o médico teve mais tempo para conversar, Nancy ficou radiante ao contar para Freedman que fora ela quem mandara Lindsay para Hotchkiss – tirando as duas irmãs da casa da família Galvin quando as coisas estavam em sua pior situação.

Lindsay sorriu silenciosamente, optando por não entrar em detalhes dizendo que não fora Nancy quem pagara pelos seus estudos na Hotchkiss, e que sua irmã havia sido tirada de casa pelos Gary e ela não. E sorriu ainda mais um pouco quando Nancy começou a elogiar Lindsay e tudo o que ela tinha feito. Aí estava aquela que ela salvara, disse Nancy, aquela que sobrevivera – a Garota Que Viveu.

<u>**MIMI**</u>

DONALD
JOHN
MICHAEL
RICHARD
MARK
MATT
PETER
<u>**MARGARET**</u>
<u>**LINDSAY**</u>

<u>CAPÍTULO 38</u>

Oi, Galera Galvin,

Novidades no *front* de pesquisa! O estudo de Harvard gostaria de colher amostras de sangue dos netos de Mimi e papai que atualmente estejam com mais de dezoito anos. Esse é um esforço continuado na pesquisa sobre esquizofrenia.

Mimi e papai têm estado ativos na pesquisa desde o fim dos anos 1970. A dra. DeLisi vai mandar um flebotomista neste outono. Penso que poderíamos fazer uma comemoração disso.

Sei que todos gostaríamos de achar a cura para essa trágica doença. Fiquem atentos para quando e onde nos encontraremos.

Amo vocês!

Mary

E-mail de Lindsay para a família,
9 de setembro de 2016

NUM DOMINGO EM novembro, mais de uma dúzia de membros da família Galvin foi convidada para a casa de Margaret em Boulder. O propósito do encontro era coletar o máximo possível de amostras de DNA dos membros da família que não estivessem mentalmente doentes, para usá-las como controles contra as amostras que os pesquisadores já tinham. Um assistente de DeLisi viajara para a ocasião com um flebotomista que levaria as amostras de volta para Boston.

"É como uma festa para tirar sangue", disse Margaret. "Deveria ter sido no Halloween."

DeLisi havia entrado em contato com os Galvin naquele verão, antecipando-se à publicação dos resultados do SHANK2. Até então, ninguém na família fazia a menor ideia de que suas amostras de sangue constituíam a pedra angular da pesquisa do NIMH sobre a genética da esquizofrenia – um conjunto de dados que desempenhara um papel em quase todos os estudos genéticos da doença desde então. DeLisi não estivera em contato com a família por décadas – talvez desde o final dos anos 1980, quando um colega seu os contatara para dar sequência à primeira visita de DeLisi. Quem quer que tenha sido o membro da família a atender à chamada, recusou-se a marcar um encontro e pediu para não ligarem de novo. Às vezes isso acontece: famílias mudam de opinião ou o pesquisador liga num momento inoportuno.

A família não foi mencionada pelo nome no estudo, é claro. Mas DeLisi compartilhou ansiosamente a notícia da mutação com Lindsay, que a contou para sua irmã e sua mãe. Mimi, que acabara de completar noventa anos, ficou um pouco constrangida com a notícia. Passara tantos anos jogando a culpa da doença da família em Don que agora tinha pouco a dizer, exceto rir timidamente. Mas Lindsay e Margaret não deixaram de desfrutar um pouco dessa decepção da mãe, vendo-a tão definitivamente refutada. E para elas também foi emocionante ver a pesquisa iniciada tanto tempo atrás ter continuidade, agora com a possibilidade de algo para mostrar. Pela primeira vez em anos, sentiram alguma esperança.

Ninguém na coleta de sangue receberia a informação de ser ou não portador da mutação SHANK2; os resultados dos testes de DNA seriam usados anonimamente, apenas para fins de pesquisa. "Nós somos números, não nomes", disse Margaret. Ainda assim, ela e Lindsay ficaram surpresas de ver quem veio e quem não veio para a coleta – aqueles desejosos de reconhecer o problema genético que poderiam estar carregando, e aqueles que simplesmente se comportavam como se o problema nunca tivesse existido. O irmão Michael veio, mas não estava contente; para ele, dava a impressão de estarem despejando sal numa velha ferida. A irmã de Mimi, Betty, agora com bem mais de oitenta anos, havia se casado e tinha filhos que pareciam livres da doença mental que assombrava a família de Mimi. Ainda morava na Costa Leste, longe demais para fazer a viagem, e seus filhos e as respectivas famílias tampouco vieram. A geração seguinte teve um comportamento especialmente irregular. Os filhos de Michael vieram; os de Mark, não; e o filho que Richard tinha gerado aos dezessete anos pareceu aborrecido pela simples sugestão de que deveria estar ali.

A equipe médica disse a Lindsay que o não comparecimento era comum. Eles estão aterrorizados pela doença e simplesmente não querem pensar nela.

UMA SEMANA MAIS tarde, Mimi saiu a passos lentos de seu dormitório, desceu um pequeno lance de escadas e foi até um assento junto à mesa da sua cozinha em Hidden Valley Road. Movia-se com confiança, porém com a ajuda de um andador e um cilindro de oxigênio portátil pendurado do lado.

"Tenho uma artrite muito forte e substituí as minhas articulações", ela dissera ao telefone alguns meses antes. "Sou um pouco a Mulher Biônica." Esperou uma risada, depois disse: "Não é nada engraçado, querida. Espere só até chegar lá. Duas cirurgias de quadril, e tenho noventa anos, e eles gostariam de operar de novo, mas estou velha demais. Estou simplesmente gasta."

Um coágulo no olho dificultava a leitura de Mimi. "E também não existe nada como a sensação de um bom livro na sua mão", ela disse naquele dia na cozinha, "exceto que agora as minhas mãos estão tão ruins que não consigo segurar o livro." Ela usava aparelho auditivo em ambos os ouvidos e ficava cutucando-os, debatendo-se para entender pessoas em grupos. Mas ainda conseguia escutar uma gravação de *Don Giovanni* pela orquestra de Salzburgo. "Quando estou aqui sozinha, posso tocar a ópera no volume que quiser, ou um balé, ou qualquer outra coisa." Sua mente continuava aguçada; e continuava sendo teimosamente ela mesma – inteligente e muito culta, forte o bastante para ter suportado um sem-número de tragédias horríveis e, ainda assim, totalmente avessa à autorreflexão.

As duas irmãs sabiam muito bem como Mimi era capaz de mudar quase imperceptivelmente de assunto quando queria, redirecionando conversas desagradáveis sempre que possível para abordar suas experiências com a Federação – "Eu poderia praticamente escrever um livro sobre as pessoas que conhecemos ali, as noites maravilhosas..." – ou seus anos de adolescente explorando Nova York, ou a carreira militar de Don. Ela assumia o crédito pela ideia de fazer do falcão a mascote da Força Aérea. "Uma porção de gente alegou que tinha sugerido o falcão primeiro", ela disse, "mas não é verdade."

Gentilmente, as irmãs tentaram conduzi-la para uma conversa mais significativa, mesmo que isso representasse deixá-la desconfortável. Embora não tivesse levantado o assunto, respondeu algumas perguntas sobre Nancy Gary e os anos em que ela, Don, Nancy e Sam haviam socializado. "Éramos bastante próximos", disse. Mas nunca tivera uma amizade pessoal com Nancy. "Nancy nunca foi uma pessoa de muita intimidade, pelo que eu entendo", Mimi disse friamente.

"Então por que fui viver com eles?", Margaret perguntou.

Mimi se virou para a filha. "Oh, porque tínhamos quatro filhos em um hospital."

"Eu sei – eu conheço esse lado da história", interrompeu Margaret. "Mas por que eles haveriam de me pegar se vocês não fossem boas amigas?"

Mimi procurou se esquivar da pergunta. "Eu realmente não sei. Bem, ela viu que Brian tinha morrido e ligou."

QUANTO MAIS à vontade Mimi se sentia, mais ela se inclinava para o seu velho perfeccionismo. "Eu não pinto mais", disse, olhando para Margaret, "principalmente porque não consigo competir com a minha filha." Margaret começara a pintar, finalmente, agora que as filhas estavam crescidas, e era boa na pintura. Escolhia temas naturais como os antigos quadros da sua mãe, porém mais ousados, mais inventivos – e vinha até conseguindo fazer algumas vendas, logo de cara.

Então Mimi se virou e olhou para Lindsay. "*Ela* está sempre fazendo alguma coisa. Organiza grandes festas, festas *lindas*. Mas perdeu aquele contrato!" E deu uma leve risadinha. "Ela dava festas para a companhia de petróleo por 1 milhão de dólares cada uma."

Lindsay manteve um sorriso grudado na cara. Da forma mais casual possível, listou alguns dos seus eventos recentes, para uma companhia de investimentos e uma empresa de serviços de saúde.

"Em vinte anos, ela construiu uma bela clientela", continuou Mimi. "Ela disse: 'Mãe, não vou fazer isso por muito tempo, não é muito intelectual.' Mas eles pagam muito bem. Ela deveria ter ido para um curso de graduação!"

Virou-se para Lindsay: "Você vai se aposentar no ano que vem?"

"Espero que sim", Lindsay respondeu.

"Ela espera que sim", repetiu Mimi. "E aí ela vai abrir uma livraria para poder ler!" E fitou as filhas.

"Nós duas – todas as três de nós – gostamos de ler", prosseguiu, radiante de orgulho. "Somos *todas* leitoras."

NENHUM DOS RAPAZES continuava morando com Mimi. Donald se mudara para uma casa de residência assistida em Point of the Pines três anos antes, depois que Mimi, abatida durante alguns meses por causa de um AVC, ficou frágil demais para cuidar dele, ela mesma, em casa. Isso a entristeceu. Ela gostava de ter companhia. Mas Mimi ainda via todos eles e continuava a dar bronca nos rapazes doentes, particularmente Peter e Matt, cuja higiene a deixava chocada. *Feche o zíper da sua calça! Cadê o seu cinto? Vá tomar um banho.*

Margaret e Lindsay entendiam isso até certo ponto. Mas as coisas com os rapazes estariam melhores se eles estivessem usando paletó e gravata? A essa altura, broncas como essas ainda tinham algum sentido? "Ela não é capaz de realmente compartilhar como se sente em relação a alguma coisa particular", disse Margaret, sem que a mãe pudesse ouvir. "Mas pode ser realmente crítica em relação a como o arroz está sendo cozido."

Na mesa da cozinha, as duas irmãs riram.

"Mamãe", Lindsay a provocou, "se você apenas tivesse dito 'sim' com mais frequência, não haveria esquizofrenia."

A resposta de Mimi veio imediatamente. "Meu problema", disse ela, "foi ter falado 'sim' vezes demais."

LENTAMENTE, COM AS filhas ao seu lado, Mimi foi persuadida a falar sobre o que de fato tinha acontecido – e como realmente se sentia.

Ela se lembrava de Jim, aos dezesseis anos, ameaçando-a com uma panela grande, e Donald certa vez tentando estrangulá-la quando seu remédio estava no lugar errado. "Fiquei aterrorizada", contou. "Não fossem três ou quatro dos outros meninos, acho que eu estaria morta, porque ele realmente apertou meu pescoço para me estrangular."

Mimi não teve escrúpulo em dizer que Jim e Joe tinham morrido por causa dos remédios que supostamente deveriam ajudá-los. "Ambos iam para o hospital se queixando de dor no peito e ninguém lhes dava atenção", disse ela, "porque eram mentalmente doentes e ambos estavam morrendo de doença no coração."

Recordava-se de como ficara abalada ao saber sobre o padre Freudenstein. Ela e Don não desconfiavam de nada, disse Mimi, porque quem suspeitaria? "Bem, nós não tínhamos muita experiência como pais, nem um pouco. Éramos totalmente inocentes e os deixamos ir."

Mimi falou do frágil estado mental de seu marido, que ela sentia estar relacionado com seu tempo na guerra. "Ele viu muita ação. Mas nunca discutiu o que viu – penso que guardou tudo dentro de si." Sua hospitalização durante a missão no Canadá veio dez anos depois da guerra. "A Força Aérea entrou em pânico porque, sendo oficial da inteligência, eles queriam que ele saísse de lá rapidamente. Então ele foi levado para Walter Reed. Não acharam nenhuma doença. Não havia teste para TEPT"*.

Quando falou sobre ser culpada pela doença mental dos filhos, voltou a ficar com as costas eretas. "Estávamos todos envolvidos numa discussão com os médicos", disse ela, "e eles nos crucificaram. Éramos os piores pais do mundo. Isso fez com que nos sentíssemos péssimos. Aquilo nos traumatizou. Don e eu, ficamos os dois paralisados mentalmente. A gente simplesmente congela por não saber o que fazer. Não tem ninguém com quem conversar.

---

* Transtorno de estresse pós-traumático. (N. do T.)

Nós éramos uma família exemplar. Todo mundo nos usava como modelo. E quando aconteceu pela primeira vez, ficamos mortos de vergonha."

Agora ela era capaz de falar sobre essa vergonha, por fim liberada do fardo. "Oh, aquilo era tudo, era tão constrangedor. A parte da culpa realmente me traumatizou a ponto de eu sentir que não podia contar para uma amiga nem nada. Tudo ficava lá dentro, e essa parte foi bem difícil. É aí que eu penso que a muleta da igreja meio que me ajudou. Eu estava aceitando aquilo como uma provação que me cabia na vida."

"E assim eu fiquei arrasada", ela prosseguiu. "Porque eu achava que era uma mãe tão boa. Assava um bolo e uma torta toda noite. Ou pelo menos fazia gelatina com creme batido."

* * *

ENTRE ACESSOS DE simpatia pela mãe, Margaret continuava altamente crítica sobre ela – como tudo na sua vida se centrava em torno de Donald e dos outros rapazes doentes, com exclusão de todo o resto, inclusive a chance de ter a relação que queria ter com ela. "Nunca consegui ter a minha mãe", disse Margaret, "por causa de Donald." Margaret agora a enxergava sombriamente, como uma mulher que semeara vento e colhera tempestades. "Sempre foi tudo à sua maneira", prosseguiu Margaret, "e houve um custo grande para o relacionamento com suas filhas e com os outros filhos que não eram mentalmente doentes. Então, no fim, ela realmente perdeu. Empurrou para longe as pessoas que poderiam ter tido uma relação com ela."

Na opinião de Margaret, isso incluía seu pai. "Não sei, não estou desculpando os casos que ele teve, mas penso que nenhum dos dois pensou muito nisso."

Margaret conseguia agora imaginar o cenário de um jeito que não podia quando era mais jovem. As coisas saíram de controle porque, para começar, com uma família tão grande, teria sido milagre se alguma vez algo estivesse sob controle.

"Em primeiro lugar, penso que houve uma falta de consciência em ter doze filhos. E depois pensar que poderiam criá-los para se tornarem cidadãos tipicamente americanos."

Margaret e Wylie tinham agora a própria família – duas filhas adolescentes, Ellie e Sally –, mas os aspectos assustadores de sua infância ainda estavam vivos dentro dela. Margaret nunca esqueceu quanto Donald e os outros irmãos fizeram com que se sentisse insegura quando menina, então não ia ver Donald sozinha. Tampouco o queria perto das filhas. Mas agora que estava casada e bem de vida, com uma família, Margaret também se sentia culpada por ter o que muitos de seus irmãos não tinham. O ato de comprar *leggings* caras para suas filhas na Lululemon podia fazer com que entrasse em círculos de autojulgamento. Seus irmãos doentes nunca tiveram chance de ter esse tipo de vida.

Enquanto eles enlouqueciam, eu nadava no clube de campo, Margaret escreveu em seu diário. *Eles ainda estão loucos, e eu continuo nadando no clube de campo.*

Então tentava meias medidas. Margaret ajudava a distância, mandando dinheiro e vale-presentes, e apoiando sua irmã ao telefone, escutando e apoiando. Mas ainda se sentia vulnerável demais para fazer parte de suas vidas. "É como derramar água num copo sem fundo. Você nunca consegue enchê-lo. É simplesmente inútil tentar ajudá-los. Não é que eles não queiram melhorar, é apenas que eles nunca melhoram. Na realidade, eu honestamente fiquei muito mais longe do que Lindsay ficou." Margaret parou de fazer visitas nos hospitais e de levar as filhas consigo nas poucas vezes que foi.

"Sou muito solitária através do caminho de me recuperar da minha família", concluiu.

LINDSAY APRECIAVA TER sua irmã para conversar – "só de saber que mais alguém sabe do que você está falando e conhece a profundidade da dor". Mas a distância de Margaret em relação à família agora dava a sensação de mais um abandono. Ela decidiu fazer o contrário – continuar cuidando dos irmãos, ver a mãe e fazer de tudo. Lindsay tomava a iniciativa em todo desafio burocrático que a mãe e os irmãos enfrentavam: requerer benefícios da seguridade social, fazer compras para uma situação de moradia perfeita, supervisionar seus cuidados médicos, exigir medicações diferentes quando as atuais pareciam estar falhando. Adotou os poderes de procuradora dos rapazes, e também de Mimi. Quando assumiu o papel de cuidadora, sentiu como se estivesse canalizando tudo o que admirava na mãe – a devoção incansável que ambos os médicos, DeLisi e Freedman, tinham notado quando eles a conheceram.

"Meus pais ficaram tão arrasados", disse Lindsay. "Meu pai literalmente desmoronou. E minha mãe, de fato, transformou-se nessa defensora."

Lindsay sabia que o que estava fazendo a colocava em rota de colisão com sua irmã. Enquanto Margaret se mantinha distante, Lindsay se perguntava por que ninguém ajudava a fazer o que obviamente precisava ser feito.

"Vou trabalhar duro quanto for preciso e não vou pedir ajuda", decidiu Lindsay, "e aí vou ficar ressentida."

* * *

LINDSAY FOI A primeira a responder, como sempre, quando Mimi teve outro AVC, no começo de 2017. Quando Mimi já estava na UTI, Michael e Mark se revezaram com ela. Até Matt apareceu.

Em março, Mimi vinha recebendo atendimento médico domiciliar, de repouso na cama, sem fios nem monitores conectados. A menos que o paciente possa pagar por cuidados em período integral, cuidados domésticos não significam assistência total, apenas suprimentos como morfina e instruções de como um familiar pode cuidar da pessoa doente**. No caso de Mimi, isso significava lidar com incontinência e cateteres.

Margaret se juntou ao grupo quando Mimi estava de volta em casa. Passava o tempo segurando a mão de Mimi, fazendo-lhe pequenas massagens. Michael tocava canções brasileiras ao violão. Lindsay limpava e arrumava a casa. Os três conversavam sobre velhos filmes, sentindo prazer em estar juntos. Passaram dez dias dessa maneira, até que, sem mais nem menos, Mimi começou a comer de novo.

"Pensei que estava morrendo", ela disse. "Era por isso que eu não estava comendo."

Então pediu um ovo cozido mole.

MARGARET TINHA UMA viagem marcada para a Costa Oeste, onde sua filha mais velha, Ellie, estava visitando faculdades. Ela e Lindsay conversaram sobre o assunto e concordaram que Margaret deveria ir, para o bem de Ellie.

Mas, no dia em que Margaret partiu, uma confluência de eventos atingiu Lindsay de uma maneira que ela não esperava.

Primeiro seu irmão Matt – que um dia fora seu técnico de futebol, agora vivendo à base de clozapina e morando num local pago pelo governo – apareceu em casa com seu calhambeque.

Depois veio Peter – seu velho colega de quarto em Boulder, agora paciente internado em Pueblo, recebendo tratamento regular de ECT – trazido por Michael.

Aí veio Donald – o rebento mais velho da família, aquele que um dia ela sonhara queimar numa fogueira –, trazido do seu centro de residência assistida pela empregada doméstica de Mimi, Debbie.

** Em inglês a expressão utilizada é *hospice care*. No Brasil tem sido usado o termo inglês *home care*. (N. do T.)

Todos os três rapazes doentes estavam de volta em casa. Em breve seriam apenas eles, sua mãe e Lindsay.

E Margaret saindo pela porta.

Lindsay sabia que aquilo não era para sempre – que os irmãos estavam apenas de visita. Mas nada disso importava. Num lampejo, Lindsay tinha dez anos de idade – deserdada, abandonada, esquecida, presa numa armadilha. Tentou o máximo que pôde, mas a sensação a atravessou como uma memória muscular: *está acontecendo tudo de novo.*

NAS SEMANAS QUE se seguiram, Margaret vinha por uma ou duas horas, mas não muito mais. Em vez disso, foi adiante numa viagem que tinha planejado para abril com algumas amigas para Cabo San Lucas e dali seguiu direto para Crested Butte, em férias com Wylie e as filhas.

Lindsay, furiosa com a irmã, viu-se soltando fumaça por qualquer membro da família que não viesse ver Mimi. Mark vivia em Denver, pelo amor de Deus – o que o impedia de pegar o carro e passar um dia em Springs? A mesma coisa com Richard, que sempre fora tão atencioso com Mimi – onde ele estava agora? Até mesmo John, que Mimi adorava, tinha optado por não voltar para ver Mimi. Disse que preferia se lembrar dela do jeito que gostava de lembrar – que não queria vê-la daquele jeito.

"Eles acham esquisito que eu esteja disponível", disse Lindsay. "E eu acho esquisito que *ninguém* esteja."

A exceção era seu irmão Michael. Em 2003, o ex-*hippie* egresso da Fazenda se casou com sua segunda mulher, Becky, que foi servir no Conselho Municipal nas proximidades, em Manitou Springs. Ainda usando um rabo de cavalo no cabelo, Michael auxiliava Becky com seu negócio de horticultura e ainda tocava em pequenos *shows* em restaurantes locais – uma vida completamente saudável, funcional, sem surtos psicóticos, sem delírios e alucinações, sem esquizofrenia. A dedicação de Michael aos seus irmãos doentes fez com que se tornasse querido para Lindsay. "Ele acha que a psiquiatria tradicional os danificou, o que de fato aconteceu. Quer dizer, é inquestionável", disse ela. Só de olhar para eles – com sobrepeso, tremores, emperrados em seus hábitos, incapazes de pensar em alguém que não eles mesmos – dá para dizer que não estão mais perto de curados do que estavam quando cada um teve o seu surto psicótico.

E Lindsay, por sua vez, havia tentado de tudo. "Não sei qual é alternativa", disse ela. "Fico com vontade de dizer 'olha, Mike, se você está disposto a levá-los para sua casa, tirar a medicação, fazer de tudo, vá à luta'."

Michael tinha experiência no campo dos cuidados domésticos. Ao longo dos anos, cuidara de um homem em Boulder, e do seu sogro, e do seu próprio pai, Don, perto do fim. Lindsay pediu para Michael vir cuidar de Mimi, dividindo as tarefas com Debbie, a empregada, e um amigo da família, Jeff Cheney. Todos os três, inclusive Michael, eram pagos pela conta de Mimi – uma mistura da pensão militar de Don e algumas economias que Lindsay controlava.

Michael podia fazer uso do dinheiro. Mas a chance de cuidar da mulher que ocupara um lugar tão amplo na sua vida tornava o trabalho irresistível. Ele logo descobriu que, por mais frágil que pudesse estar, ainda era Mimi quem mandava. Ele lhe oferecia KFC para o jantar, sabendo quanto ela adorava aquilo, e ela recusava, dizendo que tinha comido aquilo na véspera. Em vez disso, ele fazia espaguete, e ela dizia que a porção era grande demais.

"A coisa ficou meio confusa", contou Michael. "Quase derrubei na cabeça dela."

MIMI

DONALD

JOHN

MICHAEL

RICHARD

MARK

MATT

PETER

MARGARET

LINDSAY

CAPÍTULO 39

"EU TENHO QUE – bem devagar", Mimi disse aos tropeços, arrastando as palavras mas o sorriso intacto. "Tive um problema na lente – *na mente*. Então, a minha está muito louca. Mas você tem que falar direito e mais alto."

Metade das palavras que saíam da boca de Mimi não era o que ela pretendia que fosse. Ela foi e voltou por um minuto inteiro apenas na palavra *Áustria*, quando o que ela realmente queria dizer era *Índia*. "A maioria das palavras saía como *water (água)*", disse Jeff Cheney, o amigo da família que ajudava como um de seus cuidadores. Mas ela não parava de tentar se explicar, sempre dando uma risadinha.

"Margaret está aqui. Está como – *você* sabe. E a minha boca está ali – talvez tenha que ir, também – vamos ver – mas como estou – você sabe – meu original era oito dólares por estar velha, por ficar velha demais."

Mimi tremeu suavemente, exasperada. "Bem ruim. Mas eu posso tentar. Às vezes sai *boy, school* [menino, escola], mas hoje saiu, *boy* ou *book* [menino ou livro]!"

Riu outra vez. "Então estou tentando um pouco. É bem ruim. Não muito bom. E pensei que agora já estaria *acabada*." Riu mais alto, e aí saiu uma frase perfeitamente clara: "Bem, como Mary disse, 'mãe, você está levando mais tempo agora!'"

As pessoas ao seu redor haviam aprendido a decodificar muito do que ela tentava dizer através da sua afasia. Tinham instalado uma cama hospitalar no nível do porão da casa, mais fácil de ser acessada pelos cuidadores. Cada dia apresentava algo novo: uma infecção da bexiga, problemas na barriga, náuseas, ataques de dor temperados por morfina. Mas Mimi ainda conseguia assistir à TV – filmes, noticiários na TV a cabo e seu programa favorito, de Rachel Maddow. Mais necessitada de ajuda do que estava acostumada a estar, alarmava-se quando ficava sozinha e caía em lágrimas por causa de coisas que achava que precisavam ser feitas na casa – a maioria delas inventada, como uma rede de esgoto entupida. Pela primeira vez na vida, a própria Mimi teve alguns delírios.

Quanto mais tempo Lindsay ficava, mais entendia sua mãe, ou pensava entender. Quando queria fazer com que Mimi entendesse algum ponto complicado, às vezes escrevia um bilhete. Quando Mimi insistia em recusar a comida e pedia algo diferente, Lindsay lhe escrevia, dizendo que acreditava serem essas as poucas tentativas finais de sua mãe de tentar controlar o que se passava na sua vida. Mimi concordava com Lindsay, mas, de toda maneira, continuava fazendo o que queria.

O que Mimi não podia mais fazer, graças à afasia, era controlar a conversa. "Este é o meu filho", Mimi disse, apresentando Donald. Seu filho mais velho decidira fazer uma visita, trazendo flores, o que Mimi claramente apreciou. "Ele não vem me ver com muita frequência", ela disse. "Mas hoje *tonversamos*, e agora vem de volta cada de um deles com mais frequência para vir mais vezes. Um louco, sabe." E riu.

Com suas habituais bermudas cargo e camisa de mangas compridas para fora, Donald estava sentado ao pé da cama da mãe. A condição de Mimi não parecia afetá-lo, pelo menos não que se pudesse notar. Donald agora ficava quieto a maior parte do tempo, e frequentemente era difícil saber o que pensava. Mas Lindsay percebera que, desde que se mudara para sua instituição de residência assistida, ele se portava com mais leveza, sorria mais. "Penso que o isolamento social que tinha na casa da minha mãe realmente não fazia bem para ele", disse ela. Debbie, a empregada, dobrava o período de serviço como companhia em tempo parcial para Donald, pegando-o de carro a cada tantos dias e levando-o para tarefas externas, ou para passeios no Woodland Park. Com certa frequência, o programa incluía visitar Mimi, mas ultimamente Donald acabava não indo. "Ela é muito mandona", ele dizia a Debbie.

Hoje, porém, lá estava ele. E com Mimi incapaz de interromper, Donald assumiu a conversa, desinibido. Exibiu um conhecimento abrangente e acurado dos nomes de todo mundo na família, inclusive dos cônjuges e filhos, e das cidades onde moravam. Pareceu que ele vinha prestando meticulosa atenção a tudo o que ocorria à sua volta ao longo dos anos. Mas demorou muito, ele divagou entrando em fantasias, quase como que rodando por uma rodovia e de repente saindo da estrada.

"Eu subscrevi o sistema de falcoaria da Academia", ele disse. "A mascote. Fui eu que comecei isso. Também sou um arquiteto que percorre esse caminho. Projetei a capela dos cadetes. Nossa Senhora dos Lordes a construiu, mas seguiu o meu projeto, para me agradecer por uma coisa que eu fiz."

Ele disse que Don e Mimi não eram seus pais reais – que, na verdade, tinha nascido cinco anos antes do que consta na sua certidão de nascimento, e não nos Estados Unidos, mas na Irlanda, numa família diferente, também chamada Galvin. "Meus pais usaram o nome Galvin, mas não vieram dos Galvin", explicou. Quando seus pais de verdade morreram, disse ele, foi morar com essa família.

Referia-se a Mimi como sua esposa, e ao seu falecido pai como "marido dela". Don Galvin, o homem que o criou, era "um santo", "um neurocirurgião" que o treinou nesse campo. Mas Donald escolheu outro caminho.

"Eu me tornei um cientista biológico, um cientista em todos os campos da medicina. Tenho 90 mil profissões que seria capaz de exercer, mas eu mesmo fiz 6.006."

Sua favorita, disse ele, era "falcoaria".

Em todas as suas histórias, Donald parecia fortemente investido em ser o chefe da família – o papel a ele designado antes de ficar doente e o papel que não pode assumir agora, exceto na maioria dos seus devaneios freudianos. Nessas fantasias, Donald não só é aquele que manda, é potente de forma sobre-humana. Donald disse que gerou cada membro da família, exceto aqueles de quem não gosta: Peter, por exemplo, era o que ele chamava de "criança trocada". A mesma coisa com Matt. Seus irmãos eram sua progênie, mas não de modo sexual. Ele inseminou e criou – "gerou" foi o termo utilizado – seus filhos por um meio que chamou de "Arrepio Americano", no qual ele simplesmente olhava para alguém no jeito certo e seu sêmen se espalhava na pessoa.

"A maneira como fazem é pensar nos testículos, travar a imagem na cabeça e mexer os olhos desta maneira." Envesgou os olhos fortemente, por uma fração de segundo. "É chamado *arrepio*. O Arrepio Americano. E dá a semente do Dick Tracy – viaja através do olho da mulher e matematiza, desce até o útero. Você preenche o corpo todo com a semente da matemática. E ela penetra. É assim que os filhos saem direito."

Quando solicitado, Donald falou brevemente sobre o padre que disse tê-lo molestado. "Ele foi um covarde e foi pago para me machucar." Disse que não sabia se o padre tinha abusado de mais alguém, e que aconteceu somente uma vez. Agora parecia bastante otimista em relação ao fato. "Fui prejudicado uma vez, fiquei com uma cicatriz e dei a volta por cima. A natureza cura a si mesma."

Mencionou a medicação que precisava tomar, mas essa discussão também o tirou de giro. "Eu aprecio isso", disse ele. "A medicação é para infecção de estafilococos, para viver em grupos. Haldol é para viver no pátio de entrada com pessoas. Eu sou farmacêutico. Como arquiteto, ponho 9 mil novas farmácias nos Estados Unidos. É por isso que consigo ser farmacêutico, tomando as pílulas. O governo chinês me desafiou a aproveitar essa chance, para podermos ter uma conquista mundial e farmácia para todos. É por isso que eu gosto da China. Eu sou um químico em neurofisiologia. É isso que eu faço no meu campo científico, como cientista."

Donald sorriu. Mimi também, tristemente.

"É", disse Donald. "A vida continua, não é mesmo?"

* * *

em 23 de julho de 2017, Lindsay estava em Colorado Springs passando o dia para ajudar Matt. Algumas semanas antes, ele tivera perda total na sua caminhonete e agora precisava de uma carona para seus compromissos. Ela o levou para tirar sangue, depois à farmácia para pegar sua clozapina e então à clínica de Matt para a adequada liberação de sua receita, aí de volta para a farmácia. E depois mais tarefas – entregas para dois amigos inválidos que dependiam dele para auxílio, enquanto tinha a caminhonete.

Depois de deixar Matt de volta no seu apartamento, Lindsay deu uma parada em Hidden Valley Road para ver sua mãe. Agora Mimi não saía mais da cama. Hoje, estava com uma dor de cabeça terrível. Jeff, o cuidador, tentara Tylenol e um sedativo chamado Lorazepam, mas estava piorando.

Lindsay sentiu um soco no estômago. Tinha sido exatamente assim que começara da outra vez, com uma dor de cabeça.

"Mimi está tendo um avc", disse ela.

sua mãe não deixou Lindsay sair do seu lado. Toda vez que tentava fazer uma pausa e subir ao andar superior, Mimi começava a choramingar o melhor que podia através da sua afasia: "Mary? Onde está Mary?"

Ao telefone, o serviço de cuidados domésticos instruiu Lindsay a dar a Mimi mais morfina do que nunca: dez miligramas a cada hora. Levou quatro ou cinco horas para a dor de Mimi diminuir. Por volta das 4h da madrugada. Mimi teve um avc completo. Agarrando-se a Lindsay, tremendo e fora de controle, ela conseguiu dizer: "Agora eu estou indo, agora eu estou indo." E perdeu a consciência.

Lindsay, Jeff e Michael se revezaram dormindo e sentando-se ao lado de Mimi, administrando morfina e Haldol. Se em algum momento atrasassem esse regime, Mimi ficava altamente agitada e desconfortável. Com a medicação, a sua respiração permanecia alta, mas ritmada. Por meio de uma babá eletrônica, podiam ouvir a respiração de Mimi enchendo a casa como um fole.

Ocasionalmente, ela parava de respirar por alguns segundos. Toda vez, eles tinham certeza de que seria o fim. Então ela começava a respirar de novo.

Três dias se passaram. No domingo, Lindsay foi de carro até Pueblo para pegar Peter. Ele trouxe para Mimi um grande buquê de rosas e rezou um rosário para ela. Lindsay buscou Donald de Point of the Pines e Matt da sua casa em Colorado Springs, e ambos também tiveram oportunidade de dizer adeus. Mark veio, e também vieram Richard e Renée, que cozinhou para todos. John estava em Idaho, planejando vir em uma semana. Margaret, falando por telefone de Crested Butte, disse que já tinha feito as pazes com a mãe e não faria a viagem de três horas de carro para vê-la mais uma vez.

NAS PRIMEIRAS HORAS da segunda-feira, 17 de julho, Lindsay administrou a Mimi uma dose de analgésicos e subiu de volta para dormir. Às duas da madrugada, Michael ouviu no monitor que o ritmo da respiração de Mimi havia mudado e se levantou para ir verificar. Ficou em pé ao lado da mãe, observando-a inspirar e expirar profundamente, cerca de dez vezes.

Finalmente, fez-se silêncio.

Michael acordou Lindsay. Nenhum dos dois conseguiu voltar a dormir. Lindsay chorou, e ambos ficaram acordados por algumas horas, acendendo velas e incenso, sentados no deque dos fundos, escutando a chuva. Havia algo de confortante no som do tempo ao seu redor.

No dia seguinte, a chuva ainda caía. Lindsay abriu a porta de entrada da casa. O céu estava cinzento, mas em algum lugar havia sol, dando às nuvens de chuva uma tonalidade azulada. Lindsay saiu para o pátio da frente. Ficou ali parada por um longo tempo, braços estendidos, olhando para cima enquanto a chuva a cobria.

Lindsay fez um gesto chamando Michael, e ele se juntou a ela. Juntos, ficaram encharcados, rindo na chuva. Ligeiramente tonta, tentou fazer Michael dançar com ela, só para descobrir que seu irmão mal sabia um passo básico de dança. "Eu sou músico, estou sempre *sentado* no palco!", disse Michael.

Lindsay riu. E quando Michael pegou a mão da irmã, congelou. Parecia exatamente igual à mão da mãe, do jeito que ele se lembrava de muito tempo atrás.

DONALD
JOHN
MICHAEL
RICHARD
MARK
MATT
PETER
MARGARET
<u>LINDSAY</u>

<u>CAPÍTULO 40</u>

NO ESCALDANTE DIA de julho antes do funeral da sua mãe, o quarto de Peter em Riverwalk – uma casa de repouso a algumas quadras do hospital psiquiátrico estadual em Pueblo – tinha uma caixa de som, barata e enorme, retumbando um estridente *rock* clássico e uma TV de tela grande a todo volume, com Peter ignorando ambas.

"É *maravilhoso*", disse Peter, olhando em volta, Lindsay parada ao seu lado. "Tenho a Bíblia e tudo."

E mostrou a ela um álbum de fotografias, repleto com fotos em grupo dos Galvin. Apontou rostos e citou nomes.

"Don, Jim, John, Brian, Robert, Richard, Joseph, este sou eu, Peter, Mary está na cadeira", ele disse, apontando para a foto com um dedo indicador trêmulo. "Eles são *maravilhosos*. Este aqui é o meu pai. Foi tenente-coronel da Força Aérea dos Estados Unidos. Fazia os falcões voarem nos jogos de futebol da Força Aérea. Os jatos Thunderbird entravam no intervalo... Don, Jim, John, Brian, Robert, Richard, Joseph, Mark, Matt e este sou eu, Peter. Margaret, Mary" – sorriu – "esta é a minha garotinha, Mary. Ela é *maravilhosa*."

"Sabe, Peter, você pode trazer isso com você?", Lindsay perguntou.

"Posso, posso. Acho que devo trazer, acho que devo trazer e *cooperar*, com a Bíblia. Eu amo você!"

"Jeff vem buscar você amanhã de manhã", disse Lindsay. "Hoje só vamos almoçar."

"Posso ir almoçar com vocês?"

Lindsay riu. "Claro!" Esse, obviamente, tinha sido o plano o tempo todo.

Peter agora estava mais do que magro – esquelético, as calças reduzidas na cintura para servir nele. Tinha saído do quarto para receber a irmã sorrindo, com um calção de hóquei, um roupão de flanela xadrez, uma surrada jaqueta de esqui, um boné de beisebol, pesadas botas de trabalho e luvas de inverno. Sua voz estava profunda e rascante, o bigode desgrenhado. Mas ainda tinha o mesmo ar travesso, só um pouco amortecido pela exaustão da terapia de choque. A visita de Lindsay ocorreu numa terça-feira, e Peter acabara de retornar da sua ECT semanal no hospital.

Quando Peter não estava em meio a uma invectiva inflamada, alegando que seus médicos trabalhavam para Satã, esses mesmos médicos o achavam charmoso como sempre, até meigo. "Ele é o único paciente pelo qual eu saía tanto do meu jeito habitual a ponto de levá-lo para dar umas caminhadas", disse um dos médicos, Matt Goodwin, que tratou Peter durante anos quando ele morava em Pueblo por tempo integral, e que frequentemente ainda administrava suas sessões de ECT. "Eu até o levava para almoçar." No pavilhão, Peter fazia serenatas para pacientes e médicos com seu gravador, tocando "Yesterday", "Let It Be" e "The Long and Winding Road". Todo Natal, levava a foto de sua família na escadaria da Academia da Força Aérea, mostrando a todo mundo quem era quem, e falava interminavelmente sobre falcões voadores e seu pai.

Em 2015, Goodwin peticionara à corte que controlava os cuidados de Peter para obrigar o condado de El Paso, onde se localiza a cidade de Pueblo, a disponibilizar para Peter uma vaga numa das instalações locais de residência assistida. Enquanto recebia ECT em base regular, argumentou Goodwin, Peter não tinha necessidade de viver dentro de um hospital psiquiátrico estadual. Um mês depois, em 17 de dezembro, Peter se mudou para Riverwalk, que serve basicamente a pessoas com Alzheimer e demência. Peter era, de longe, o residente mais jovem ali. Seu diagnóstico: bipolar 1 e psicose. Suas prescrições: o estabilizador de humor Depakote; Zyprexa, um antipsicótico; e Latuda [lurasidona], um antidepressivo frequentemente prescrito para pacientes bipolares.

Em Riverwalk, Peter gostava de manter um horário. Suas pausas para fumar tinham de ocorrer em determinado horário. Se não fosse assim, ele ficava agitado. "É algo para ele fazer para quebrar a monotonia do dia", explicou um supervisor da instituição. "Dá a ele uma atividade." Ele nunca era violento nem agressivo, embora às vezes pudesse ser veemente e persistente. ("Você disse que ia pegar os meus cigarros!") Frequentemente tocava o gravador numa instituição de cuidados de longo prazo do outro lado da rua, onde os pacientes o aplaudiam e pediam mais. Ele tocaria todo dia se deixassem.

Para a saída de almoço, Lindsay persuadiu Peter a largar o roupão. Estavam no meio do verão. O tratamento deixara Peter exaurido. Não tinha comido nada desde a véspera. Mas estava animado por sair com Lindsay. "Acho que vou ganhar uma enorme Coca de um litro", ele disse. "E quero uma xícara de café. Eu gosto de café... Botei xampu no meu cabelo e lavei tudo, e pus meias e sapatos novos, e roupa de baixo limpa... Ei, não podemos parar e pegar um maço de cigarros? Quero parar e comprar um maço de cigarros com uma nota de cinco dólares."

E o que ele pensa da ECT?

A expressão de Peter ficou sombria. "Elas me deixam nocauteado. Elas me nocauteiam com oxigênio."

E como ele se sente depois?

"Eu apenas coopero totalmente e faço tudo o que mandam."

Na saída, Peter parou no saguão de entrada, tirou seu gravador, tocou um favorito da época do Natal – "Angels We Have Heard on High" – antes de sair andando rigidamente pela porta.

"Eu quero um hambúrguer!", disse ele no banco traseiro do SUV de Lindsay. E tirou depressa algumas notas da carteira. "Eu tenho todo o dinheiro. Vinte e cinco dólares, bem aqui."

"Tudo bem, eu tenho dinheiro", respondeu Lindsay.

"Ok, vou cooperar totalmente."

"Então vai ter uma grande multidão amanhã, Peter", disse Lindsay.

"É, vai ter sim."

"Você tem alguma coisa bonita para vestir?"

"Tenho."

"Todos os netos e bisnetos da Mimi vão estar lá."

"Eu vou fumar! Gostaria de ter pegado cigarros."

"Depois do almoço podemos pegar uns cigarros."

Estacionaram diante de um bar no centro de Pueblo, onde Peter pediu uma Coca-Cola grande e um *cheeseburger* com fritas e *ketchup*, devorando as fritas primeiro. Alguns empregados de Riverwalk o notaram do outro lado do salão e vieram cumprimentar, sorrindo e perguntando como Peter estava se sentindo hoje.

"Então, quem eram eles?", Lindsay indagou, quando voltaram para sua mesa.

"Eu não sei."

"Eram dos hospital?"

Peter não respondeu.

"Você está se sentindo bem?"

"Não. Estou farto de tudo pelo que eu passei. Queria arranjar um maço de cigarros e *cooperar*. Vou comprar eu mesmo e cooperar com você totalmente para fazer tudo o que você quer que eu faça. Só não fume eles. Eu mesmo vou fumar... Não consigo comer este *ketchup* com queijo. Acho que vou ficar com o estômago enjoado. O *ketchup* faz eu me sentir engraçado... Estou cooperando *total*. Eu quero cooperar – fazer qualquer coisa que eu possa para você."

DEPOIS DO ALMOÇO, Lindsay parou e deixou Peter sair para comprar cigarros sozinho, o que lhe propiciou um momento para falar abertamente sobre a condição do irmão. "O dr. Freedman me explicou", disse ela. "Anos e anos de supermedicação. É por isso que ele faz essas sessões de ECT, porque a medicação realmente não funciona mais para ele." Era uma versão do mesmo problema que todos seus irmãos doentes tinham. Quanto menos consistentemente você toma a medicação, pior você fica – mais surtos psicóticos você tem, mais distante você acaba ficando. Era um doloroso ardil 22 testemunhar a experiência de uma pessoa querida: não tomar os remédios deixa a pessoa mais doente; e então os tomar, em alguns casos, a deixa mais doente. Um doente de outro tipo, ela concordava, mas mesmo assim doente.

"Ele disse que eventualmente os medicamentos não terão mais impacto", prosseguiu Lindsay. "E foi mesmo a ECT que causou a maior parte da perda de memória. É um pensamento mais desorganizado. Incapaz de responder a perguntas. E o mantra – *Eu coopero totalmente* – é constante."

Dizer isso, de forma tão específica, deve ter algum significado para Peter. Todos esses anos de pais e médicos lhe dizendo que não estava cooperando, explicou Lindsay, talvez tenham deixado uma marca nele.

Peter saltou para dentro do carro, sorrindo. "Deus, ali é rápido. Comprei um maço inteiro. Posso acender um aqui?"

"Não!", respondeu Lindsay animada.

"Tudo bem", disse Peter, e depois murmurou: "Vou cooperar totalmente." Um instante depois, iluminou-se de novo. "Tenho um maço inteiro de Marlboro. Pessoal, você são *maravilhosos*."

* * *

A PARADA SEGUINTE de Lindsay naquele dia, a casa de Matt nos Apartamentos Citadel em Colorado Springs, era um lugarzinho sem itens supérfluos pago com o vale-habitação da Seção 8. Apesar de nunca se preocupar com sua higiene pessoal, Matt mantinha sua casa como a mais asseada dos acumuladores, suas pilhas de coisas sempre arrumadas e organizadas. "Aposto que ele tem uma fortuna em discos de vinil colecionáveis", disse Lindsay enquanto parava no estacionamento.

A coleção mais prezada de Matt era sua pilha de filmes de Clint Eastwood – DVDS e fitas VHS. A maior parte do tempo, quando Matt falava ao telefone com sua família, podia-se ouvir ao fundo, a todo volume, *Por um punhado de dólares* ou *Três homens em conflito*. "Eu disse a ele que Clint Eastwood era republicano", contou Lindsay, sorrindo. "Foi muito decepcionante para ele." Ainda assim, ele assistia aos filmes.

Visitas e telefonemas para Matt eram sempre imprevisíveis. Às vezes ele brigava com raiva por ter sido rotulado de doente mental, por sua mãe tê-lo posto sob medicação, pelo milhão de dólares que dizia que o governo lhe devia por ter construído todas as estradas e pontes no estado do Colorado, por como a profissão da saúde mental tinha matado seu pai e dois de seus irmãos, Jim e Joe. "Eles podiam muito bem me matar", resmungava – não lhe restava mais nenhum motivo para viver. Mas hoje, véspera do funeral da mãe, Matt estava com um humor decente – não delirante, apenas taciturno e, como sempre, um pouco cáustico. Estava assistindo *A marca da forca* quando Lindsay apareceu. De *jeans* e colete de couro de motoqueiro, era um pouco imponente, alto e corpulento, com cabelo comprido rebelde, barba desgrenhada e os mesmos olhos profundos do irmão Donald. Os filhos de Lindsay, sempre que o viam, comentavam como ele se parecia com Hagrid, personagem da série *Harry Potter*. Até mesmo sua voz era um grunhido grave, resmungado.

"Bem, meu ombro não poderia ficar pior do que está", disse Matt, afundando no banco traseiro do SUV.

"Mas você tem uma consulta médica marcada!" disse Lindsay, triunfal. Ir a médicos nunca tinha atraído Matt. Durante anos, Lindsay vinha tentando fazer com que consertasse os dentes, mas ele achava que o dentista implantaria algo na sua cabeça.

"Tenho uma consulta em Park View no dia 10 de agosto", disse e se pôs a discorrer sobre outros assuntos, preocupado em tentar amarrar pontas soltas do seu acidente com a caminhonete – aquela na qual Lindsay o estivera ajudando pouco antes da morte de Mimi. Na verdade, Matt se encontrava no meio de uma boa ação quando a colisão ocorreu. Estava ajudando seu amigo Brody, um veterano do Vietnã que era paraplégico, a ir para Denver pegar um saco novo para seu catéter. Voltavam durante a hora do rush numa sexta-feira à noite quando Matt viu um carro parado na linha central e pisou os freios. Conseguiu evitar o carro, mas então os dois veículos que vinham atrás entraram na sua traseira, um depois do outro.

"Eles mandaram uma carta do pátio de veículos apreendidos, dizendo que custou 850 dólares?"

"Eu sei", respondeu Lindsay. Ela passara horas ao telefone com a polícia, o tribunal e a companhia de seguros, mandando cópias do documento do seu poder de procuradora que Matt assinara para que ela pudesse cuidar de tudo em seu nome. "Se ligarem para você ou algo assim, ou mandarem outra carta, entregue para mim."

"Só quero resolver isso."

"Nós vamos resolver. Mas vai levar um bom tempo, Matt. A justiça, eles ainda nem deram um número permanente para o caso."

Lindsay tentou trazer o assunto do funeral de amanhã, exatamente como fizera com Peter. Matt também não entrou no tema. Em vez disso, ao mesmo tempo que comia um sanduíche numa lanchonete próxima, desfiou uma ladainha de suas muitas lesões e ferimentos. "Fiz seis cirurgias separadas nos dentes. E tive um coágulo removido do cérebro em 1979, quando estava com doze anos e meio."

"Eu estava nesse jogo de hóquei", disse Lindsay.

"Foi na Academia da Força Aérea", Matt retrucou. "Foi no campeonato da liga. Ganhamos do Mitchell. Eles tinham 22 jogadores, dois goleiros, e um técnico. Nós tínhamos onze caras. Sabe o que dizer sobre o hóquei? Vá se ferrar."

Lindsay sorriu. Estava acostumada com as piadas de Matt. A maioria era mais suja.

"Nosso time foi para o estadual", continuou. "Mas eu não pude jogar porque arrebentei meu rosto. Aquele cara me levantou pela bunda e me jogou em cima da proteção lateral."

"Eu lembro!", disse Lindsay. "Fiquei sentada ao seu lado no banco de trás do carro, e o seu globo ocular estava pendurado para fora do rosto."

Matt mostrou a Lindsay uma cicatriz do lado esquerdo da face.

"Levei 157 pontos", ele prosseguiu, lançando-se na sua habitual versão exagerada da história. "Fiquei deitado totalmente duro, e eles me deram choques. Sabe aquele programa *Plantão médico*, onde eles mostram os aparelhos de choque? Eles fizeram dez aplicações, e eu fiquei apagado durante sete minutos e meio, e eles disseram para aplicar mais uma vez. Na décima primeira vez, sentiram o meu pulso, e eu acordei duas semanas e meia depois."

Ele relembrou um pouco seus tempos de colégio em Loretto Heights – garotas nos dormitórios, *frisbee* nos corredores, todos os jogadores de hóquei que conhecia estavam lá. Ele se lembrava de ter caído fora do colégio um ano depois e ter trabalhado no salão de boliche, e por algum tempo fazer uma rota de entrega de jornais com o irmão Joe.

"Quando Joe morreu, eu, Mark e Mike fomos lá e dividimos as coisas dele entre nós três", contou sombriamente. "Eu fiquei com a TV dele."

O assunto Joe o impulsionou para um território ainda mais difícil. "Donald simplesmente fazia da minha vida um pesadelo", disse. "Ele descontava sua raiva na família toda. Me jogava no chão." Quanto mais falava sobre sua infância, mais ia entrando em autocomiseração. Lindsay nunca deixava de lembrar que Matt – que um dia fora treinador do seu time de futebol, sobre quem um dia escrevera uma redação, chamando-o de herói – realmente era uma vítima, tal como ela.

"Donald, Brian, Jim, todos abusaram de mim", disse Matt – contudo, considerando que era Matt quem falava, não havia como saber quanto havia de verdade naquilo. "Então deixei a família por uns oito ou dez anos. E voltei, e Jim teve um ataque cardíaco, ali na Main Street. E Joe teve um ataque cardíaco. E o meu pai morreu. E aí a minha mãe morreu. E eu perdi a minha família. E não há nada que eu possa fazer em relação a isso."

"Eu estou aqui", disse Lindsay.

Seu irmão lançou um olhar para ela. "É bom ver que alguém ainda está aqui."

* * *

NAQUELA NOITE, A casa de Mimi em Hidden Valley Road recebeu uma tropa dos Galvin que viera para a cidade para o funeral. Michael veio de Manitou Springs com sua esposa, Becky, e uma de suas filhas; ainda estava desvendando a experiência de tomar conta de Mimi quando ela deixou este mundo. "Eu disse a Mary que cuidar de alguém desse jeito é realmente um privilégio", Michael disse. "Porque se você *precisasse* fazer, faria. Mas como há dinheiro suficiente, a maioria de nós não precisa."

"Hei, *sunshine*!", disse John, ao ver Michael.

John, o professor de música, agora aposentado, viera de Idaho com Nancy – seu primeiro retorno para a casa desde o aniversário de noventa anos da mãe, três anos antes.

Michael se iluminou. "Oi, aí está ele!" Os dois irmãos se abraçaram. "Acho que você encolheu alguns centímetros, companheiro."

"Bem, talvez um pouco", disse John.

"Não, tenho certeza de que você encolheu", insistiu Michael. "Você sempre foi mais alto que eu, não?"

"Bem, sim", respondeu John. Ele havia caído de uma escada dois anos antes e passado por uma longa e dolorosa recuperação. "Três cirurgias nas costas, quatro cirurgias de joelho, três cirurgias de tornozelo. Estive a um passo de ficar inválido nos dois últimos anos."

"Ei, tenho serviço numa escada para você, se quiser", disse Michael com um sorriso.

John e Nancy tinham vindo no seu *motorhome*, um luxo da aposentadoria. Entrando nos seus anos dourados, tinham agora alguns confortos mundanos: um piano antigo que eles próprios restauraram meticulosamente, um laguinho com carpas nos fundos da casa e uma pequena pérgula onde cultivavam uvas para vinho em pequenos lotes rotulados. Usavam o *motorhome* para viajar pelo país, tornando as viagens para o Colorado bem mais viáveis. Mas tinham construído uma vida separada dos Galvin, em parte por projeto, e em parte, disseram eles, por necessidade. "Margaret e Mary provavelmente assumiram todo o fardo no que se refere a cuidar dos que estão mentalmente doentes e das necessidades deles", disse John. "E elas têm o dinheiro para fazer isso."

Agora que estava lá, John já se sentia um pouco deslocado. Havia ensaiado uma peça para piano para o serviço fúnebre da mãe, só para descobrir que não seria capaz de tocar. Lindsay planejara uma reunião externa, numa campina. Ele teria desejado que houvessem organizado algo mais formal para sua mãe – mesmo entendendo racionalmente que não tinha direito de se sentir assim, dado que o horário do funeral fora arranjado em torno de sua visita previamente programada para Colorado Springs. De todo modo, era perturbador, não era o encerramento que desejava. John se viu numa narrativa que não lhe era familiar, que não podia controlar. É assim que as coisas são, grande parte do tempo. Se você vai embora, como John, pode se apegar à sua verdade. Voltar para casa é correr o risco de ser contrariado. Mesmo pessoas que escolhem ir embora, como John, podem se sentir quase rejeitadas.

John decidiu muito tempo atrás viver a própria vida da melhor forma possível, mas nunca viu para si mesmo o papel de cuidar dos irmãos. "Tento ver Matthew e Peter se estiverem disponíveis quando venho para cá, talvez uma vez por ano", disse ele. "Mas o meu irmão mais velho, Donald, bem, não dá para manter uma conversa com ele, basicamente."

MATT RESOLVEU NÃO vir para o jantar; tinha se saído bastante bem durante o almoço naquele dia com Lindsay, mas ver todo mundo em Hidden Valley Road parecia difícil para ele. Peter não foi convidado para o jantar; para ele, misturar-se com a família na noite anterior ao funeral parecia um pouco demais – extenuante demais para ele e para todos ao seu redor. Mas, no dia seguinte, Matt e Peter estavam no funeral, Matt esquivo ao fundo, suando desconfortavelmente, e Peter radiante na frente de todos, o ato final do serviço, tocando "My Favorite Things" no seu gravador para receber uma salva de palmas, e então, para um bis, recitando uma versão desconexa, personalizada, do Credo Niceno: "Creio em um só Deus, Pai Todo-poderoso, criador do céu e da terra ..."

Mark Galvin veio de Denver para o jantar da véspera – o oitavo filho, que um dia fora astro do hóquei e prodígio de xadrez, e agora o irmão Galvin mais novo sem ser mentalmente doente. Calvo, de cavanhaque e um corpo largo, Mark não se parecia com ninguém mais da família, exceto talvez pela sua forma de falar. Ele, John e Michael falaram com arrogância sobre política, música e xadrez – com ar culto, da forma como sua mãe sempre tinha desejado. Ele se aposentara da gerência da livraria universitária – um emprego estatal com uma pensão que passara a recolher. Na aposentadoria, Mark transformara seu carro num serviço de táxi privado, fazendo negócios regulares com dois dos hotéis mais chiques de Boulder, o St. Julien e o Boulderado. Essa nova carreira o levara a cruzar o caminho de algumas pessoas que Mimi teria adorado ouvir falar, como a diretora artística da Filarmônica de Boulder, que contratou Mark para trazer e levar seus artistas convidados para o aeroporto. "Tenho ingressos para Vivaldi em janeiro", disse Mark. "Vou levar Simone Dinnerstein" – pianista mundialmente famosa – "de volta de Boulder para o aeroporto, depois de ganhar ingressos grátis em troca."

Mark se sentira solitário na família por décadas, os outros irmãos do hóquei mortos ou doentes. Em alguns dias, toda sua infância lhe parecera um vazio – um impulso de seguir adiante, talvez, ou para parar de doer. No entanto, algumas das memórias mais vívidas não tinham se apagado. Mark tinha uma recordação excelente da homérica briga entre Donald e Jim no Dia de Ação de Graças, 45 anos antes –, de Donald pegando a mesa da sala de jantar e jogando-a em cima de Jim. "Uma casa de loucos", disse Mark, sacudindo a cabeça.

DOS IRMÃOS QUE estavam bem, só Richard e Margaret não foram para o jantar em Hidden Valley Road. Richard parecia estar evitando um confronto. Recentemente enviara um *e-mail* coletivo contra Lindsay referente ao assunto do testamento de Mimi, argumentando que Lindsay não deveria ser a executora, só para levar um revide de todos os outros irmãos saudáveis, que saíram em defesa de Lindsay.

Na opinião de Lindsay, Richard simplesmente estava aborrecido por não ter sido incluído no testamento*. Lindsay disse que Mimi tomara a decisão de deixá-lo fora só porque Richard já aceitara dinheiro de Don e Mimi anos antes, para ajudá-lo a atravessar uma fase difícil. "Meu pai não conseguia suportar Richard", disse ela. Não podia negar, porém, que Mimi achava Richard uma maravilha, rindo e fofocando com ele sempre que ele a visitava. "Ela nos jogava um contra o outro para obter o que queria", Lindsay explicou. "É um traço que preciso trabalhar muito duro para não ter."

Quando Michael observava Richard íntimo de Mimi dessa maneira, quase dava risada. "Ele quer tanto ser como o pai e se sentir no topo do mundo", comentou. "Acho que ele se esforça demais."

Ao ouvir o lado da história contado por Richard – num almoço, algumas semanas depois –, ele entrou em choque com Lindsay porque lhe parecia que tudo o que ela queria discutir eram os irmãos doentes. "Eu ficava muito aborrecido. Disse a ela: 'Mary, quero jantar com você para conversar sobre a lua, as estrelas e o céu, sem falar em doença mental.' A coisa apenas ficou depressiva demais para mim."

Richard parecia ter puxado mais à mãe do que ao pai, determinado a falar apenas sobre assuntos agradáveis, como suas viagens a Pebble Beach e Cabo, e seus contratos comerciais em Dubai. Como Mimi, Richard também estava convencido do valor de ter um *pedigree*, ser produto de uma linhagem boa. Isso ficava muito claro quando contava histórias sobre seu pai que eram improváveis de ser contadas por qualquer outra pessoa da família. Na versão de Richard sobre a vida do pai, Don Galvin não era o segundo em comando do USS *Juneau* – era o capitão. Don Galvin não era apenas um oficial de comunicação na Base Aérea de Ent – tinha uma relação pessoal com o presidente Eisenhower. Don Galvin não era somente o diretor-executivo da Federação dos Estados das Montanhas Rochosas – ele a tinha fundado. Don Galvin não ganhou seu prêmio de Pai do Ano do Knute Rockne Club – o prêmio veio diretamente do presidente Nixon. Don Galvin não era só o presidente do grupo ornitológico local de Colorado Springs – ele "trouxera Audubon para o Oeste".

E Don Galvin não era apenas um oficial de comunicações do NORAD. "Papai estava na OSS"**, dizia Richard, "que acabou virando a CIA."

---

* Nos Estados Unidos não existe lei federal que exija a obrigatoriedade da inclusão dos filhos no testamento. (N. do T.)
** OSS – Office of Strategic Services – Escritório de Serviços Estratégicos. (N. do T.)

Richard falava longamente sobre missões sob disfarce que seu pai tivera na Islândia, no Equador e no Panamá, sempre usando seus postos na Academia e no NORAD como cobertura. Tudo isso, dizia Richard, depreendera de conversas com sua mãe. "Ela só dizia que havia coisas que ele nunca podia dizer."

A ideia de que Don Galvin fosse um espião não é consubstanciada por nenhuma informação disponível de qualquer ramo militar ou agência de inteligência. No entanto, essa visão romântica de seu pai era útil para Richard. No mínimo, era preferível, por exemplo, à história de um pai cuja carreira militar encalhou – talvez porque nutrisse opiniões políticas liberais de um acadêmico, e não a visão radical de um oficial militar – e que rangeu os dentes após ser rebaixado para servir como um glorificado homem de relações públicas.

Em vez de pensar em Don Galvin dessa maneira, Richard adotou uma conveniente autoilusão. Não o tipo de ilusão que se encaixa num critério do DSM. Mas todos nós temos histórias que contamos a nós mesmos.

MARGARET DISSERA A Lindsay que não queria passar a noite na casa – que preferia ir ao funeral na manhã seguinte com Wylie e as duas meninas. Mais uma vez, Lindsay se sentiu abandonada. Não estava segura do que fazer com esse sentimento. Durante a maior parte da noite, não falou sobre ele – até que, na cozinha, John se virou para ela.

"Então. Margaret não está aqui."

"É, sei lá", disse Lindsay.

"Qual é o problema?"

Lindsay ficou calada por alguns segundos, sem ter certeza de quanto medir sua resposta.

"Penso que é a avassaladora culpa de Margaret", disse finalmente, "por não ter levantado a porra de um dedo, como *sempre*."

"É, ela está cuidando da vida dela", disse John, pisando com cuidado.

"Ela está *cuidando da vida dela*", repetiu Lindsay, e seu sorriso se alargou. "Na verdade, é isso mesmo! A explicação é essa."

LINDSAY SAIU PARA O pátio e abraçou Michael e Mark. Houve uma conversa sobre quem tinha confirmado presença para o funeral e se o tempo bom duraria o suficiente antes de cair um temporal. Então começaram as reminiscências – a épica viagem rodoviária que a família fez pelo país para a Feira Mundial de Nova York, em 1964; a bagagem voando do teto do carro quando papai avaliou mal o espaço do *drive-thru* de um restaurante A&W; toda a bagagem vindo para dentro do carro, espremida entre as crianças e os pássaros.

"Ele não saiu da pista em Kentucky durante outra tempestade?", perguntou Mark.

"Saiu", disse John. "E durante a tempestade uma pedra bateu na van. E aí ele precisou levá-la para New Paltz, Nova York, em uma oficina mecânica. Ele deixou cair um parafuso no rotor. E o mecânico achou o parafuso no rotor."

"Eu me lembro da tempestade", Michael disse, "mas não me lembro do resto."

"Você não se lembra da pedra atingindo a van?", indagou Mark. Todos caíram na risada.

"E quem no mundo cria falcões", disse Lindsay. "Toda vez que eu conto para as pessoas, elas dizem: 'O quê?'"

"Eu conto histórias o tempo todo para os passageiros do táxi", disse Mark.

John se virou para Lindsay, subitamente sério, pensando no funeral.

"Qual é o plano B se chover?"

"Guarda-chuvas", respondeu Lindsay. "Se chover, John, você pode tocar no restaurante."

"O teclado é eletrônico", disse John. "Não é a mesma coisa."

Lindsay sorriu e fez um gesto em direção ao piano que Mimi ainda mantivera na casa. "Vou tentar convencê-los a tirar o piano do porão e levá-lo para o campo lá fora."

Mais risadas.

DONALD ESTAVA SOZINHO na sala de estar, longe dos outros, sorrindo polidamente para qualquer um que sorrisse para ele. Nesse dia por acaso ele completava 72 anos, e Lindsay pedira a Debbie para lhe arranjar um bolo como surpresa. Mas ele se manteve ensimesmado, calado a maior parte do tempo, até que lhe perguntaram se tivera chance de se despedir da sua mãe.

"Sim, quando ela se foi", Donald respondeu. "Ela disse 'obrigada'. Eu disse 'obrigado' em resposta. Eu só agradeci a ela por estar ali."

Ele sentia falta dela?

"Não", disse Donald. "Ela está criada. Está fora de perigo. Quer dizer, ela está no mar agora, como trigêmea."

Sua mãe é trigêmea?

"Eu a criei como trigêmea, no mar neste momento."

Como ser humano ou como peixe?

Donald fechou a cara, achando a pergunta ridícula. "Como ser humano."

Mas ela está no mar?

"Sim", respondeu Donald. "Elas vivem com um polvo."

Um ser humano vive com um polvo?

"Sim. Polvos têm a habilidade de fazer homens. De fazer muitos humanos, todos animais. Quando chega a enchente, às vezes eles os mantêm vivos na água."

E Mimi está lá, como trigêmea?

"Sim. Ela agora é um pequeno. Um bebê pequeno. Ela está lá fora, talvez hoje com cinco meses de idade."

Você gostaria que isso acontecesse com você quando morrer?

"Ah, não me importaria", concluiu Donald.

POUCO ANTES DA hora de Donald retornar a Point of the Pines, trouxeram o bolo: chocolate com pedaços cortados de uma barra Snickers por cima. Donald estivera tão quieto a noite toda que quase não estava lá, uma sombra. Mas agora parecia contente com a atenção, sorrindo delicadamente, sem nunca separar os lábios.

Debbie acendeu as velas e trouxe o bolo para o pátio onde todos estavam sentados – o mesmo pátio onde um dia tinham mantido Frederica e Atholl, e onde a cabeça de Matt se partiu no chão numa batalha com Joe. Enquanto todos cantavam "Parabéns a você", Donald – agora a pessoa mais velha no lugar, o páter-famílias – parou ao lado das velas e abriu um largo sorriso. Então cruzou os braços na frente do peito e fechou os olhos, como se fizesse um desejo.

Terceira

Parte

DONALD

JOHN

MICHAEL

RICHARD

MARK

MATT

PETER

MARGARET

<u>LINDSAY</u>

<u>CAPÍTULO 41</u>

LINDSAY DEIXARA HIDDEN Valley Road quando tinha treze anos, determinada a nunca mais voltar para casa. Havia se mudado de Boulder para Vail e então para Telluride, mantendo a distância. Mas agora, com a partida de Mimi, estava lá com mais frequência do que estivera em anos, visitando Donald, verificando o estado de Matt, viajando mais longe para ver Peter e preparando a casa para ser vendida. Enquanto guiava pelas ruas de Colorado Springs, memórias iam se revelando a Lindsay – como os chalés a oeste da cidade, não longe de onde uma vez se escondera com Kathy, quando Jim ficava violento. "Agora passo por todos esses lugares", disse ela.

Ainda se sentia como a caçula – como se tudo o que a família tinha passado fluísse para ela. Parte dela sempre vai querer vingança – e ela talvez sempre se sinta um pouco abandonada, um pouco insegura, andando na ponta dos pés sobre a lâmina de uma faca. Isso talvez possa explicar por que agora vinha trabalhando mais que nunca e assumindo a responsabilidade pelos cuidados médicos dos irmãos doentes. Alguns dias, reconhecia a bênção de ser detalhista, hipervigilante. "Na terapia, Louise fez uma piada – um sinal de alerta quando começa a criar conflito na sua vida, mas, em geral, é um mecanismo realmente saudável para lidar e organizar sua gaveta de meias." Lindsay riu. "Eu sou muito organizada."

Sua decisão de fazer tudo isto – ficar e não deixar tudo para lá – era um mistério para ela, como sempre havia sido.

"Em todo aquele trabalho terapêutico", prosseguiu, "os terapeutas que tive foram tipo: 'Que merda, você deve estar brincando. Você *sobreviveu* a isso?' Mas qual era a alternativa? Sucumbir? O que iria parecer? Ser viciada em heroína? Sei lá. Quando criança, e durante anos no começo da minha idade adulta, desejei profundamente que meus irmãos com doença mental simplesmente morressem. Mas era um desejo angustiante – que me dilacerava."

ALGUNS MESES APÓS O funeral, a casa em Hidden Valley Road foi posta à venda. No verão de 2018, a eventual compradora mandou um *e-mail* para o corretor.

Bom dia, família Galvin

Obrigada por permitir ao meu marido & eu o prazer de visitar a casa da sua família na noite passada – ela é realmente incrível. Andando pela casa, pudemos ver claramente o cuidado & as memórias amorosas que estavam nessa casa e imediatamente quisemos continuar sua história. Esperamos que vocês considerem conscienciosamente a nossa oferta, pois adoraríamos construir lá a nossa família.

Obrigada & esperamos que tenham um ótimo dia!

Durante uma de suas visitas a Colorado Springs, Lindsay fez uma viagem paralela ao hospital psiquiátrico estadual em Pueblo para desenterrar o que ainda sobrevivia dos velhos prontuários médicos de seus irmãos. Talvez ela devesse estar preparada para que mais alguns segredos de família fossem revelados. Foi num piso subterrâneo do edifício principal do hospital, folheando aqueles papéis – dois carrinhos de compras cheios de pastas sanfonadas abarrotadas, páginas saltando em todas as direções –, que ficou sabendo pela primeira vez da tentativa de Donald de matar a si mesmo e sua esposa, Jean, com ácido e cianureto. Durante todos aqueles anos, Mimi apenas contara que Donald ficou doente por ter sido abandonado pela esposa. A verdade era algo bem diferente, uma tentativa de assassinato-suicídio, não muito diferente da de Brian e Noni, três anos depois.

Lindsay ainda viu o relatório médico do estado do Colorado no qual Donald falava de tentar cometer suicídio quando tinha doze anos. Isso também era algo que ninguém da sua geração jamais soubera. Se Mimi soube, nunca o discutiu com ninguém; mais uma vez, pareceu mais fácil para ela concluir que tudo deu errado para Donald depois que ele saiu de casa, e não quando estava sob os cuidados da mãe.

Quando Margaret soube disso, sentiu-se mais uma vez enganada: "*Eu* não tinha ideia de que Donald havia tentado matar sua esposa. Isso também explica tanta coisa para mim. Nunca fiquei satisfeita com a resposta que me deram – que era vaga e que ele só estava doente." Até o dia da sua morte, Mimi preservara parte da ilusão – mantendo a imagem de "antes", até não restar mais nada para proteger. Margaret não pôde deixar de imaginar o que poderia ter mudado se seus pais tivessem sido mais honestos sobre Donald, se todo mundo tivesse conhecimento do que ele tentara fazer com Jean. Teria havido mais sensibilidade em relação ao estado mental de Brian? Se seus pais tivessem sido apenas um pouquinho menos reservados, teria sido possível alguém ter impedido Brian de fazer o que fez? Será que Lorelei Smith ainda estaria viva hoje?

O segredo se fazia sentir como um insulto para Margaret – outra rejeição. "Meus pais me contaram um monte de bobagens. Acho que eles queriam que eu acreditasse que Donald era melhor do que na realidade."

Em Pueblo, Lindsay encontrou papelada sobre todos os irmãos, bem como um arquivo sobre seu pai, que ofereceu ainda outra surpresa. Durante vários anos antes de Don morrer, Lindsay descobriu que ele viajava para Pueblo regularmente para sessões de ECT. O motivo declarado era a depressão que vinha experimentando desde o começo dos anos 1990, depois de múltiplas ocorrências de câncer e a morte de um de seus irmãos. Mas, obviamente, essa nova informação só trouxe novas perguntas. Estaria seu pai tomando ECT por causa de uma depressão clínica que era genética, ligada à esquizofrenia? Seria essa a mesma condição que o atacara em 1955 no Canadá, como Mimi havia pensado? Ou teria sido Don capturado numa depressão inteiramente nova no fim da vida, porque quem não ficaria, estando na sua situação – com um de seus filhos morto num caso de assassinato-suicídio, outros cinco irremediavelmente delirantes, um deles um molestador compulsivo de crianças? Depois que tão pouco da sua vida tinha saído do jeito que ele queria, mesmo que remotamente?

Mimi devia saber sobre as sessões de ECT de Don. Teria ido lá com ele e, sem dúvida, dirigido o carro de volta para casa depois das sessões, com a frequência de uma vez por mês, durante anos a fio. Ela também guardara esse segredo. Ser membro da família Galvin é nunca parar de pisar minas terrestres da história familiar, enterradas em lugares estranhos, escondidas longe da vergonha.

Lindsay não soube reagir a essa última informação, exceto ponderar mais uma vez sobre os danos causados pelo segredo e viver sua própria vida de maneira diferente. Talvez, ela pensou, a história de sua família não fosse apenas sobre segredos, não só sobre uma doença – mas sobre como toda essa experiência, com a ajuda dos drs. Freedman e DeLisi, poderia tornar a vida melhor para outros.

Valera a pena para eles? Realmente, não. Mas quem sabe houvesse algo para ela se apegar agora, com os experimentos de Robert Freedman com colina e a revelação do SHANK2 de Lynn DeLisi – uma sensação de que seu sacrifício pudesse melhorar as coisas para gerações futuras. Não é assim que a ciência funciona – como a história funciona?

DONALD
JOHN
MICHAEL
RICHARD
MARK
MATT
PETER
<u>MARGARET</u>
LINDSAY

<u>CAPÍTULO 42</u>

UMA NOITE, ALGUNS anos antes de Mimi adoecer, Margaret acordou chorando de um sonho que era difícil demais para ela suportar.

No sonho, ela e a irmã estavam em Vail, depois de um dia esquiando. Lindsay não disse para onde iam – e o fato de saber que sua irmã sabia e ela, Margaret, não, talvez seja um detalhe revelador por si só – mas logo Margaret percebeu que se dirigiam para o condomínio onde moravam Sam e Nancy Gary. Quando chegaram, a porta estava destrancada.

Lindsay entrou e Margaret a seguiu. Estavam sozinhas. O lugar não apresentava as melhores condições. Lindsay disse que agora os filhos de Sam o usavam. Isso fez com que Margaret pensasse em todos os membros da família Gary que ela um dia conhecera e que não via há anos. Como era de se esperar, Nancy e Sam entraram pela porta, junto com seus filhos e amigos. Claramente estavam tendo algum tipo de festa para comemorar alguma coisa.

Margaret se sentiu constrangida. Não sabia por que estava ali. Só quando percebeu sua irmã usando uma fita métrica para medir o tamanho da sala é que entendeu. Elas tinham sido solicitadas a ajudar a organizar uma festa para Sam e Nancy.

Era tarde demais para ajeitar as coisas. Mais convidados vinham entrando, fazendo fila ao longo de uma passarela de madeira até a sala de estar. Margaret viu a secretária de Sam, os motoristas dos Gary, as cozinheiras, as governantas, até mesmo o instrutor de tênis que vinha para Montana dar aulas para Margaret e os outros na casa junto ao lago. Todos estavam mais velhos agora, mas Margaret os reconheceu mesmo assim.

Ela estava pouco à vontade, convencida de que não pertencia àquele lugar. Então um dos tutores da família veio até ela e sorriu. "Não sei por que fiquei longe tanto tempo", Margaret disse. "Vocês todos são ótimas pessoas." O tutor respondeu: "Bem, temos que pôr você na história da nossa família."

Margaret se sentiu melhor, mas a sensação não durou. Ouviu casualmente outros convidados mencionando outras festas para as quais ela não fora convidada. De repente, tudo voltou para ela – o ar de superioridade da cena social em Denver, como ela nunca se encaixara, e como a única razão para ter entrado em contato com eles foi por causa do colapso na sua própria família. Tudo voltou para aquele poço profundo de rejeição – de dor. E aí vieram as lágrimas.

QUANDO A PESSOA não encontra um senso de amor e pertencimento no lugar onde está, ela o procura em algum outro lugar. No caso de Margaret, e talvez também de Lindsay, a primeira parada nessa busca tinha sido, tragicamente, a casa de Jim – um local fora de casa, com um membro da família que prestava atenção nela. Para Margaret, a casa dos Gary e a Kent Denver School representaram mais chances de pertencer a algum lugar – problemático, também, à sua maneira.

Então vieram os anos da Margaret "muito doida", viajando com uma tribo de nômades com ideias parecidas, e seu breve primeiro casamento. Olhando para trás, ela sentia ter tido sorte por haver sobrevivido. *Eu me casei mesmo com um cara que vendia drogas quando eu tinha vinte anos?*, ela escreveu em seu diário.

Então, finalmente, sua decisão de se estabelecer com Wylie e ter a própria família. "Eu gosto de chamá-lo de porto seguro", disse ela.

Nos anos em que ela e Wylie tiveram suas filhas, e Margaret se tornou mãe em período integral, foi ficando mais preocupada em manter algum senso de equilíbrio emocional. "Você é a pessoa que mais sente a família", Mimi lhe dizia com frequência, e nesse ponto, pelo menos, Margaret e a mãe estavam de acordo. Em terapia, Margaret dissera que a morte de Brian havia sido o momento crucial da sua infância, tão abrasivo quanto até mesmo o abuso que vivenciara; ela tinha então onze anos, idade suficiente para ver o custo que tivera na vida de todos. Mas o trauma que a acometia com mais frequência era o abandono – não só por ter sido mandada para a casa dos Gary, mas por ser negligenciada antes disso, também, em favor de tantos outros irmãos. "As crianças que não recebem atenção são aquelas que mais amiúde precisam dela", dizia Margaret. "Pelo menos essa foi a minha experiência."

Margaret muitas vezes pensava em algo que sua mãe sempre dizia dela e da sua irmã: "As rosas, depois de todos os espinhos." Ela e Lindsay eram as rosas, e todos os dez garotos, os espinhos. O que a maioria das pessoas via como algo meigo causava a Margaret uma impressão feia e passivo-agressiva. O que os garotos teriam sentido, crescendo e ouvindo a mãe dizer isso? E como as meninas podiam se sentir seguras disso, ouvindo um elogio sobre elas e, no mesmo fôlego, um escárnio com tanto desdém?

Como uma das duas rosas, Margaret nunca sentiu ter alguma chance no amor de sua mãe. Se Mimi realmente a amasse, nunca a teria mandado para longe de casa aos treze anos. Às vezes Margaret sentia que seu tempo passado nos Gary a afastou permanentemente da mãe – que nunca tinha superado aquela rejeição e que passara o resto da vida tentando se proteger de ser intensamente magoada mais uma vez. *Eu já fui deixada de lado como algo descartável, rejeitada*, escreveu Margaret certa vez em seu diário. Com o passar do tempo, ela se sentiu mais do que nunca no direito de criar uma distância do restante da família. *Quero a intimidade de uma família normal, mas, francamente, minha família de origem não é normal.*

Para Margaret, sua irmã e sua mãe pareciam farinha do mesmo saco. Mimi deu a Lindsay a mobília de sua casa e até costurou roupas para ela, e Lindsay parecia não mostrar a menor ambivalência em cuidar de Mimi em troca. Margaret, às vezes, se ressentia das duas, embora também necessitasse de ambas.

UMA DAS MEMÓRIAS mais vívidas de Margaret, pouco antes de ser tirada de Hidden Valley Road – nos meses que se seguiram à morte de Brian, quando assistiu a seu pai e seus irmãos desmoronando ao seu redor – era da sua mãe acordada até tarde, muito depois de os filhos estarem na cama, desenhando e pintando – pássaros e cogumelos, na maioria das vezes. Quando Margaret pensava nisso mais tarde, ficava mais do que confusa. Como podia Mimi ainda ficar vagando pela casa, atenta à raposa e à família de veados que passeavam no pátio dos fundos, relatando a dramática perda de pássaros no alimentador de aves? Essa era a mesma mulher que ela acabara de ver chorando a morte de Brian. O que sua mãe tinha por dentro que Margaret não tinha? Era força, ou negação, ou algo que ela não podia entender? Só mais tarde ela pensou que o mundo natural pelo qual Mimi se apaixonara no Colorado lhe oferecia uma pequena dose de conforto, um refúgio de todo o resto das coisas que estavam ocorrendo.

Quando Margaret, na sua vida adulta, finalmente mobilizou a coragem de começar a pintar, seu tema mais frequente era justamente aquilo que ela passara a vida inteira tentando evitar: sua família. Ela pintava flores que sua mãe amava, com um instigante realismo. Fez um quadro sobre os Gary, chamado *Gray Ease* [Alívio cinzento]; outro chamado *Sophisticated* [Sofisticada], sobre a própria jornada, aprendendo a ser vulnerável; e ainda outro chamado *Compartmentalizing the Grief* [Compartimentando o pesar]. Ela se inclinou para o abstrato numa série surpreendente de doze pinturas baseadas nos doze filhos Galvin. *Donald* é vermelho e branco; *Jim* é um preto espectral e branco; *John, Brian, Michael* e *Richard* são variações de amarelo-esverdeado; *Joseph* é amarelo com vermelho se infiltrando; *Mark, Matthew* e *Peter* são todos estudos em vermelho, e apenas Peter inclui toques de azul.

Mary é um hachurado de traços grossos em rosa-claro, aqui e acolá, com toques de preto. O autorretrato de Margaret é similar ao retrato da irmã, apenas com menos rosa e manchas mais vívidas em cor de ferrugem.

Quando, alguns anos antes de Mimi morrer, Margaret ajudou a realocar Peter para sua instituição de residência assistida, isso a inspirou a criar mais uma peça, *Moving Peter* [Mudando Peter], que para ela pareceu um passo adiante – uma pintura complexa, em camadas e cheia de sentimentos que ela achou difícil processar de outra maneira. "Simplesmente se tornou esse jorro emocional", explicou Margaret.

Esse foi o quadro que Nancy Gary comprou, apoderando-se dele antes que uma antiga colega de classe de Margaret, da Kent Denver School, tivesse a chance de comprá-lo.

CAPÍTULO 43

NOSSA CULTURA ENCARA as doenças como problemas a resolver. Imaginamos toda enfermidade como sendo igual à poliomielite: irremediavelmente incurável, até que chegue uma droga milagrosa que possa varrê-la da face da terra. Com muita frequência, os cientistas ficam perdidos em seus próprios terrenos, convencidos de que sua teoria funciona com exclusão de todas as outras. Sejam os freudianos ou os kraepelinianos ou os especialistas em dinâmica familiar e os geneticistas, a falta de disposição para colaborar deixa todo mundo vulnerável ao viés de confirmação – visão de túnel. O pesquisador da esquizofrenia Rue L. Cromwell descreveu esse dilema na década de 1970: "Da mesma forma que andar num carrossel[1], cada um escolhe seu cavalinho. E pode fazer de conta que o seu cavalo está na frente de todos os outros. Aí, quando aquela cavalgada específica termina, ele tem que descer e observar que, na realidade, o cavalo não foi a lugar nenhum. Ainda assim, foi uma experiência emocionante. Pode até mesmo desejar ir de novo."

Mas existe outro modelo de progresso – ao contrário do modelo da pólio – em que soluções não são a mesma coisa que avanços revolucionários. O progresso vem gradualmente, muitas vezes de forma dolorosa, aos trancos e barrancos, e só depois de muita gente passar carreiras inteiras fracassando, lutando e, finalmente, conciliando. Cedo ou tarde, algumas ideias são descartadas enquanto outras se firmam. E, talvez apenas em retrospecto, podemos ver quanto avançamos e decidir sobre o caminho a seguir.

Qual seria o aspecto do progresso para a esquizofrenia? Se os garotos Galvin tivessem nascido meio século mais tarde, ou mesmo depois – crescendo hoje, digamos, e não nos anos 1950 e 1960 –, será que seu tratamento seria diferente agora? Sob alguns aspectos, pouca coisa mudou. O mercado para novas drogas de esquizofrenia continua lento. Drogas antipsicóticas requerem testes caros e arriscados, mesmo nos primeiros experimentos, quando ratos não servem como substitutos para humanos. E as mesmas brigas natureza--criação em relação à fonte da doença perduram, ainda que num nível mais granular. Onde a conversa um dia foi sobre Freud, agora é sobre epigenética – genes latentes, ativados por gatilhos ambientais. Pesquisadores agora discutem o que poderia estar desempenhando o papel de gatilho – algo ingerido, como maconha, ou infeccioso, como bactérias? Pesquisadores apareceram com uma variedade de outros suspeitos – lesões na cabeça, doenças autoimunes, distúrbios de inflamação encefálica, micróbios parasitas –, todos eles com seus adeptos e detratores. Todo mundo ainda escolhe seu cavalo, e poucos estão dispostos a parar de andar no carrossel.

Existem, porém, mudanças mais sutis – como se a atmosfera em torno da doença tivesse mudado um pouco, carregada com um novo senso de tolerância. A antipsiquiatria, na sua encarnação posterior, passou a ser um movimento preocupado em legitimar e normalizar o conceito de alucinações – um movimento de escuta de vozes (*hearing voices movement*)[2], não muito diferente dos movimentos para legitimar a surdez e a cegueira não como incapacidades, mas como diferenças. A neurodiversidade – termo utilizado com mais frequência para outras condições, como autismo – é um conceito que nunca foi considerado ao tratar de qualquer irmão Galvin, décadas atrás. Existe agora um robusto movimento antimedicação – ativistas municiados com estudos mostrando que muitos pacientes de esquizofrenia experimentam resultados de longo prazo favoráveis sem prescrição de drogas[3]. Esse movimento conta com o apoio de muitos terapeutas descontentes com a noção da psiquiatria como usina de pílulas e nostálgicos de uma era dourada da psicoterapia, quando um médico podia passar mais do que apenas alguns minutos com um paciente antes de despachá-lo com prescrições.

Se existe uma mudança significativa, é que mais gente reconhece a qualidade fugaz dos diagnósticos de esquizofrenia, ciente de que não há uma definição que sirva para todos. Cada ano que passa traz mais evidências de que a psicose existe num espectro[4], com novos estudos genéticos mostrando uma superposição entre esquizofrenia e distúrbio bipolar, e distúrbio bipolar e autismo. A pesquisa mais recente sugere que um número surpreendente de nós deve ter, pelo menos, um pouquinho de doença mental. Uma meta-análise, publicada em 2013[5], descobriu que 7,2% da população geral já experimentou alucinações ou delírios; outro estudo, de 2015[6], aponta o número em 5,8%. Um terço das pessoas contadas neste último estudo teve apenas um episódio, enquanto outras tiveram sintomas mais persistentes. Resultados como esse sugerem, no mínimo, que a reação médica a comportamentos aberrantes deveria ter maior discernimento sobre quem necessita de tratamento tradicional e quem poderia se beneficiar em observar e aguardar. Os riscos em tais decisões são altos: pesquisadores têm agora evidência para confirmar que cada surto psicótico sucessivo causa dano mais permanente para o cérebro, uma perda adicional de massa cinzenta necessária para processar informação.

O grave dilema das drogas neurolépticas, infelizmente, continua o mesmo: medicação tomada regularmente pode rechaçar novos colapsos (ao mesmo tempo que aumenta os efeitos colaterais de longo prazo), mas existe também ampla evidência de que pacientes que permanecem em regimes de drogas têm recaídas tão frequentes quanto aqueles não as tomam. Enquanto os irmãos Galvin sobreviventes são mais dependentes de neurolépticos do que nunca, a maior mudança para aqueles que vêm depois deles poderia ser que medicação e terapia não sejam escolhas excludentes, ou uma ou outra. Até mesmo os pesquisadores em esquizofrenia com treinamento mais tradicional estão forçando o que Jeffrey Lieberman, psiquiatra-chefe do Centro Médico da Universidade de Columbia do Hospital Presbiteriano de Nova York, chama de "modelo de cuidado com detecção e intervenção precoce"[7]. Uma onda de pesquisa relativamente nova sustenta a efetividade das chamadas "intervenções suaves"[8]: uma mistura de terapia verbal e apoio familiar, destinada a manter a quantidade de medicação em um mínimo. Durante décadas, países da Escandinávia e a Austrália[9] têm usado essa abordagem mais holística e relatado sucesso. (Poder-se ia argumentar que Michael Galvin encontrou sua intervenção suave no Rock Tumbler, na Fazenda, a sua comuna no Tennessee – assumindo, para começar, que ele alguma vez tenha corrido realmente algum risco.) O desafio é ser capaz de dizer quem pode ser tratado com sucesso por drogas neurolépticas, quem poderia não ser muito auxiliado por essas drogas, e quem, a longo prazo, poderia sofrer com as drogas tanto quanto com a doença.

Para mais pesquisadores, a palavra de ordem é prevenção – o desafio de diagnosticar acuradamente pessoas em risco de desenvolver esquizofrenia *antes* do seu primeiro surto psicótico. Lieberman, em Columbia, vem desenvolvendo[10] novas técnicas para mensurar a função do hipocampo. Com o tempo, novas drogas poderiam evitar a deflagração da esquizofrenia – assim como as drogas que estão sendo desenvolvidas agora que podem impedir os sintomas da doença de Alzheimer. E há a colina. Em Denver, Robert Freedman está dando seguimento ao seu primeiro estudo de longo prazo sobre a colina, com um novo experimento – e com o apoio de Sam e Nancy Gary, entre outros –, acompanhando crianças desde o momento em que as suas mães grávidas começam a tomar os suplementos de colina até a época em que chegam à pós-adolescência, os principais anos para manifestação da esquizofrenia. Conforme sugeriu na cerimônia de seu prêmio em Nova York, Freedman indubitavelmente não estará vivo quando chegarem esses resultados. Tampouco estarão os Gary ou muitos dos outros doadores. "Eles são um punhado de construtores, desenvolvedores – barões do petróleo, como Nancy", observou Freedman. "Eles disseram: 'Ah, sim, vamos entrar nisso. É assim que dirigimos nossos negócios.'" Se em algum momento ao longo do caminho a coisa não der certo, eles disseram a Freedman que sairiam juntos para jantar e diriam que foi um belo passeio.

Freedman também começou uma colaboração com o Instituto Lieber para Desenvolvimento Cerebral na Universidade Johns Hopkins – cofundado por Daniel Weinberger, o autor da hipótese desenvolvimental do NIMH – para focalizar a saúde fetal de um novo ângulo: estudar se o risco de esquizofrenia está ligado à condição da placenta de uma mãe grávida[11]. Com Freedman, Weinberger começou a investigar se a colina poderia desempenhar um papel na melhora da saúde da placenta. Ambos os pesquisadores têm esperança de eliminar um grande número de casos potenciais de esquizofrenia de um só golpe, antes mesmo de os pacientes terem nascido.

Para Freedman, prevenção é mais do que apenas boa medicina; é senso comum. Bilhões de dólares são gastos todo ano no desenvolvimento de drogas para tratar os sintomas da doença mental *depois* que ela já se manifestou. E se parte desse dinheiro fosse gasta em prevenção, não só no útero, mas na infância? Pense em todos os jovens que desenvolvem doença mental fora da vista de qualquer um que possa ajudá-los. E se alguns desses colapsos – até mesmo suicídios – pudessem ser evitados, escorando a vulnerabilidade mental antes que as coisas piorem? "O Instituto Nacional de Saúde Mental gasta só 4,3 milhões de dólares em pesquisa de prevenção fetal, tudo em estudos em camundongos, do seu orçamento inicial de 1,4 bilhão", comentou Freedman recentemente. "Ainda assim, metade dos jovens que fazem atentados a tiros em escolas apresenta sintomas de desenvolvimento de esquizofrenia."[12]

Não há meio de saber como a vida poderia ter sido diferente para os irmãos Galvin se a cultura de saúde mental tivesse sido menos rígida, menos inclinada a cortar as pessoas no núcleo da sociedade, mais proativa em termos de intervir quando sinais de advertência apareceram pela primeira vez. Mas existe, quem sabe, razão para ter esperança de que, para pessoas como os Galvin nascidas daqui a cinquenta anos, as coisas possam ser diferentes, até mesmo transformadas.

* * *

"ACREDITO QUE A tendência é voltar para as famílias", disse Lynn DeLisi, tomando um café perto de sua casa em Massachusetts. Em 2016, mesmo ano do seu estudo do SHANK2, ela publicou um artigo[13] na revista *Molecular Neuropsychiatry* argumentando que pesquisar famílias com esquizofrenia era mais importante do que nunca. Pela primeira vez em muito tempo, ela não é a única cientista a afirmar isso.

"Penso que as famílias têm uma importância enorme", disse Daniel Weinberger. Numa época, quando trabalhava junto com DeLisi no NIMH, Weinberger tinha sido cético quanto a estudar famílias, totalmente desdenhoso da abordagem dela. Agora, como DeLisi, ele vê o valor de usar famílias como laboratórios – ou "cozinhas de testes" – para teorias que emergem de um GWAS. "Em última análise, famílias serão fundamentais para traduzir a genética em como uma pessoa individual fica doente." Weinberger reconhece como o estudo de famílias como os Galvin pode apontar novos caminhos de tratamento que nenhum GWAS é capaz de notar. "Uma vez alguém me disse: 'Se você fizer o genótipo de cada pessoa na terra, vai entender o que é a esquizofrenia?' Meu palpite é de que não a entenderemos apenas pela sequência genética de todo mundo. Isso não vai explicar a esquizofrenia. Explicará um bocado sobre o que o estado de risco representa, mas duvido que tenhamos a resposta completa a partir disso."

O trabalho de DeLisi passou despercebido durante anos. Hoje, ela continua sendo uma *outsider*, alguém fora do padrão – lecionando na Escola de Medicina de Harvard, sim, e ativa em grupos internacionais de pesquisa sobre esquizofrenia, mas não reconhecida com prêmios ou financiamentos como seus contemporâneos. Mesmo que seus achados sobre o SHANK2 levem a outro avanço fundamental, pode ser que ela não receba o crédito. É a forma como a ciência progride – se você não está entre os raros que são imortalizados, você é meramente parte da grande procissão da pesquisa, um ator num drama maior. "Penso que de certa forma isso me incomoda", disse DeLisi. "Mas, desde então, já resolvi isso na minha cabeça. O que fiz para tornar tudo isso possível é o que conta."

NA ÉPOCA EM que o estudo do SHANK2 foi publicado, Stefan McDonough havia deixado a Amgen. Não muito depois disso, falando por telefone com seu velho colaborador, DeLisi soube que McDonough tinha ido para a Pfizer, a empresa que tinha tirado o fio da tomada da sua pesquisa de casos familiares múltiplos, dezesseis anos antes.

Uma pequena parte dela apreciou a ironia. Se você vive tempo suficiente, como já dissera Mimi Galvin, tudo volta para assombrar você.

DeLisi nunca mencionara nada disso para McDonough. Até onde ele sabia, os dados de DeLisi eram todos dela; ele não ficara sabendo da grande separação em 2000, quando ela ficou com metade, e a Pfizer, com a outra. Então, durante essa chamada, decidiu informá-lo de que a Pfizer ainda mantinha posse de um conjunto de suas amostras de famílias, inclusive muitas das mesmas famílias que tinham usado no estudo do SHANK2.

Ambos sabiam o que isso significava: admitindo que não tivessem sido jogadas no lixo em algum ponto do caminho para abrir espaço num freezer, as amostras de DeLisi, incluindo a informação genética da família Galvin, ainda estavam depositadas em algum lugar. DeLisi não tinha ideia de onde – e mesmo que tivesse, não tinha nada a dizer sobre como, ou quando, ou até mesmo se poderiam ser usadas de novo.

"Com quem você tratou aqui?" indagou McDonough. Talvez ele pudesse encontrar essa pessoa e perguntar.

DeLisi lhe deu um nome.

McDonough não pôde acreditar. Milhares de empregados da Pfizer, no mundo inteiro, e aquele pelo qual procurava, por acaso, naquele exato momento, estava sentado a pouco mais de um metro.

McDonough mal conseguiu resistir. Era fim de ano. Ele tinha algum dinheiro restando na sua verba. "Fui em frente e mandei sequenciar algumas das amostras", disse ele. Escolheu as famílias com o maior número de membros com esquizofrenia que pôde achar. A família Galvin já tinha sido analisada, mas havia outras, talvez não com tantos casos, mas o suficiente.

"Mais uma vez, Lynn estava à frente do seu tempo", disse McDonough. "Pretendemos ver se há algo ali. A Pfizer não vai se interessar pelos usos da sua própria descoberta, então temos todo o incentivo para publicá-las e simplesmente tornar a ciência conhecida para o mundo."

Aquelas famílias ainda têm algo a dizer. E agora há alguém escutando.

DONALD

JOHN

MICHAEL

RICHARD

MARK

MATT

PETER

<u>MARGARET</u>

<u>LINDSAY</u>

<u>CAPÍTULO 44</u>

MARGARET E LINDSAY mal se falaram e tampouco trocaram mensagens por texto nos seis meses após o funeral de Mimi. Quem cortou contato foi Margaret. Ela viu Lindsay fazendo tanta coisa que ficou magoada – afundando-se no pântano moral da família Galvin sem jamais vir à tona em busca de ar, e talvez até mesmo prejudicando sua relação com marido e filhos – e então se virando para admoestar os outros por não estarem fazendo a mesma coisa. Margaret não a via parar nunca, nem sequer ir mais devagar. "Penso que há muita manipulação na nossa família", disse Margaret, "e acho que todos nós temos estado do lado manipulador e depois do lado vítima de tudo isso. E assim, à medida que vou ficando mais velha, descubro-me um pouco mais assertiva com minha família, dizendo, sabe, já basta."

Só agora que sua mãe não estava mais ali como foco compartilhado para elas é que Margaret percebeu quão distantes ela e sua irmã tinham ficado. "Michael e Lindsay não gostam que eu não participe com eles da disfunção familiar", Margaret disse, "mas o limite é útil para mim."

Lindsay acreditava que a afirmação de Margaret de que o contato com a família não era saudável para ela era pouco mais que uma evasiva – uma tentativa de evitar qualquer crítica de que ela, Margaret, não ajudava o suficiente. Conforme a visão de Lindsay, a paixão de Margaret por autoajuda dizia respeito realmente à sua própria fúria não resolvida. "Ela tem um nível de raiva muito mais alto em relação à minha mãe e ao meu pai pela forma como eles lidaram com a situação", dizia Lindsay. "Ela tem muita raiva em relação aos meus irmãos mentalmente doentes, particularmente Donald e Jim. Ainda vejo ali uma vítima bastante grande."

Lindsay repetiu algo que aprendera de Louise Silvern, sua antiga terapeuta, e também de Nancy Gary, e, se for honesta consigo mesma, de sua própria mãe. "Elas me ensinaram a aceitar as cartas que você recebe, senão as cartas nos comem vivos. Se você chegar ao cerne da sua própria questão, descobrirá que amando e ajudando é que terá paz com seus próprios traumas." Isso, na sua opinião, era a maior diferença entre ela e a irmã.

"Nós duas batalhamos muito para salvar a nós mesmas", Lindsay continua. "Mas ela não via tentar ajudá-los como parte disso, enquanto eu via."

Alguns anos antes, Lindsay perguntou a Sam Gary por que não havia sido levada para a casa deles como Margaret. "Seus pais e eu achamos que você tinha uma constituição mais forte", respondeu Sam. "Você não era tão frágil." Isso foi novidade para Lindsay.

Mas Lindsay era humana. Também precisava de ajuda. Durante toda sua vida adulta, quando algo relacionado com a família corroía suas entranhas, havia somente uma outra pessoa no mundo capaz de entender. Quando se sentia muito por baixo, sua irmã estava lá, prova viva de que ela não estava só. Sem Margaret na sua vida, Lindsay se sentia como se tivesse aguentado não uma, mas duas perdas – uma mãe e uma irmã.

"Não consigo imaginar ter passado por tudo isso sem ela", dizia Lindsay.

Oi, pessoal
   Matt teve o veículo dele roubado na semana passada, depois de receber uma caminhonete nova por perda total um ano atrás – não por culpa dele, só responsabilidade – ugh!
   É isso, tudo bem – o coitado não consegue ter sossego na vida.
   Como ter esquizofrenia é tão divertido...
   Acabei de encomendar mantimentos para serem entregues na casa dele amanhã de manhã. Muito fácil, http://www.instacart.com...
   Ele não tem como ir pegá-los e, francamente, é incapaz de comprar mantimentos.
   Ele gostaria de se mudar, pois está numa área realmente ruim – estou trabalhando nisso com a seção 8 e a Família Villanni, que disse que o aceitaria num dos seus prédios. Foi engraçado ver todos os que o conheciam como Safeway*. "Hei, Matt!"
   Eu seria grata a qualquer um de vocês que pudesse dar um toque nele e mandar um oi. Nada de culpa – só pedindo um pouco de gentileza humana genuína.
   Obrigada,
   Mary

E-mail de Lindsay para Margaret, Michael, John, Richard e Mark, junho de 2018

---

* *Safeway* – Empresa americana especializada em entrega a domicílio de mantimentos em geral. (N. do T.)

ESTAVA SUBENTENDIDO ENTRE os filhos sobreviventes de Don e Mimi Galvin que os proventos da venda da casa beneficiariam os três irmãos doentes remanescentes. Lindsay e Michael se concentraram em descobrir pequenas coisas que poderiam fazer para eles com o dinheiro. Matt poderia ter uma caminhonete nova. Peter poderia fazer pet-terapia ou musicoterapia; até mesmo um novo gravador poderia deixá-lo feliz. Donald adorava ópera; e se contratassem um acompanhante para levá-lo para as apresentações da Metropolitan Opera que são exibidas em cinemas?

Quando pensava nisso, Lindsay percebia que a pessoa que realmente soubera do que seus irmãos gostavam, o que faria uma diferença para eles, era sua mãe. Era isso que a mantinha acordada até tarde agora: a ideia de que a verdadeira campeã da família, a ganhadora da medalha de ouro na Olimpíada da Empatia, poderia ter sido Mimi Galvin o tempo todo. "Agora, de repente sem ela aqui, eu entendo a atitude dela", concluiu Lindsay.

Lindsay costumava conversar sobre natureza e criação com sua mãe. Mimi, ainda cautelosa de ser julgada, sentia que a criação não podia ter nada a ver com o que aconteceu com a família. "Bem, era genético", diria ela. Lindsay disse à sua mãe que não tinha tanta certeza. Acreditava que algumas pessoas têm uma predisposição genética "que pode ir para qualquer um dos lados, dependendo do curso de vida e dos traumas". Certas coisas podem fazer diferença, dizia Lindsay, como "amor e pertencimento".

No entanto, deixou de culpar sua mãe. "Acredito realmente que meus pais não deram tanto auxílio quanto deveríamos ter tido", ela completa, "mas eles não sabiam como seria esse auxílio."

Lindsay agora estava determinada a canalizar aquilo que sua mãe tinha que a ajudou a conectar-se com os rapazes doentes. Tanta gente – inclusive muitos dos irmãos saudáveis – deixara de ver Donald, Peter e Matt como seres humanos muito tempo atrás. A inacessibilidade da esquizofrenia pode ser a coisa mais destrutiva em relação a ela – a coisa que impede tanta gente de se conectar com as pessoas doentes.

Mas o erro – a tentação, especialmente se você é um parente – é confundir inacessibilidade com perda de autoidentidade. "Emoções são sempre acompanhadas por algum tipo de processo cognitivo"[1], escreveu o psiquiatra Silvano Arieti, cujo volume *Interpretazione della schizofrenia* [*Interpretação da esquizofrenia*] dominou a principal corrente de pensamento sobre a doença nos anos 1950 e novamente, com a segunda edição, ganhadora do National Book Award, na década de 1970. "O processo cognitivo pode ser inconsciente, ou automático, ou distorcido, mas está sempre presente."

Lindsay notava isso em seus irmãos, sobretudo, sempre que recebiam qualquer tipo de gentileza. "Matt me ligou esta manhã por pura e simples gratidão", disse ela, pouco depois de tê-lo ajudado com a compra dos mantimentos. "Eu gostaria de conseguir isso mais vezes."

Respondendo a um estímulo de gentileza, alguns de seus irmãos sadios começaram a ir ao encontro dos enfermos. Richard e Renée telefonaram e pediram o número de telefone deles. Lindsay planejava arranjar ingressos da temporada de hóquei do Colorado College para Matt – uma atividade para a qual Mark talvez quisesse levá-lo, já que durante um bom tempo adoraram jogar juntos. "Quase todo mundo os evita como se fossem a peste. Mas se eu digo de forma clara e deliberada 'ei, você pode levá-los para, sei lá, qualquer coisa que seja, um café ou um *donut*?', eles levam."

LEVOU SEIS MESES para as irmãs tentarem se reaproximar. Começaram a falar em janeiro, depois de passar os feriados de fim de ano separadas. Depois de uma longa visita cara a cara, Lindsay começou a ver as coisas com mais clareza. "Eu me vi zangada com todo mundo na minha família por não me ajudarem com minha mãe no final", disse Lindsay. "E Margaret percebeu minha forma de ajuda como algo não necessariamente bom."

Margaret, por sua vez, reconheceu que Lindsay era mais capaz de lidar com questões de família do que ela jamais conseguiria ser. Mas um enorme abismo permanecia entre ambas.

Elas discutiram a incapacidade de Margaret de ajudar Mimi e quanto isso deixara Lindsay zangada. "Simplesmente não consigo", disse Margaret. E Lindsay se sentiu suficientemente à vontade para dizer que, para ela, não estava tudo bem com a decisão da irmã – que, conforme recordou depois, a fazia se "sentir triste, frustrada e zangada, sentindo que sobrou tudo para mim."

As duas conversaram um pouco sobre sobreviventes de traumas de infância e a frequência com que continuam a encontrar pessoas em suas vidas para vitimizá-las, de modo que possam continuar a pedir ajuda. Estaria Lindsay desempenhando esse papel para Margaret agora? E vice-versa?

No fim da conversa, Lindsay fez uma pergunta à sua irmã: estavam elas dispostas a se aceitar mutuamente do jeito que eram? Ou continuariam pelo caminho de pensar que a outra estava, de algum modo, prejudicada, sendo impossível a proximidade?

Depois dessa visita, Lindsay decidiu que precisava permitir a todos os seus irmãos que fizessem as coisas a seu modo, mesmo ela fazendo as coisas ao modo dela. "É a viagem pessoal de todo mundo", Lindsay afirmou, tentando distanciar-se um pouco de si mesma. "Como cada um é capaz de se meter e lidar com a vida."

Pela sua família, Lindsay podia ver como todos temos uma impressionante capacidade de moldar a própria realidade, independemente dos fatos. Podemos passar uma vida inteira numa bolha e ficar bem confortáveis. E pode haver outras realidades que nos recusamos a reconhecer, mas que, em cada detalhe, são tão reais quanto a nossa. Agora ela não estava pensando nos irmãos doentes, mas em todo mundo – todos eles, inclusive sua mãe, inclusive ela mesma.

"Eu poderia simplesmente agir como uma multimilionária, como meu irmão Richard. Ou poderia me mudar para Boise, como John, ou poderia tocar violão clássico o dia todo como Michael. É meio como nós simplesmente *fazemos*. Simplesmente respeitando isso um no outro. De alguma forma, todos nós sobrevivemos. A maneira diferente de cada um precisa ser aceita."

Enfim, Lindsay chegava mais perto de ver como natureza e criação trabalham juntas. Sua mãe sempre insistira, defensivamente, que a doença era genética, e de certa forma, Mimi tinha razão. Biologia é destino, até certo ponto; isso não pode ser negado. Mas Lindsay compreendia agora como nós somos mais do que os nossos genes. Somos, de algum modo, um produto das pessoas que nos cercam – as pessoas com as quais somos obrigados a crescer, e as pessoas com as quais mais tarde escolhemos estar.

Nossos relacionamentos podem nos destruir, mas também podem nos modificar e nos restaurar, e, sem que jamais percebamos como acontece, eles nos definem.

Somos humanos porque as pessoas ao nosso redor nos tornam humanos.

DONALD
JOHN
MICHAEL
RICHARD
MARK
MATTHEW
PETER
MARGARET
LINDSAY

KATE
JACK

CAPÍTULO 45

A FILHA DE Lindsay, Kate, cresceu muito parecida com a mãe – os mesmos olhos vivos, o mesmo sorriso relaxado. Antes de ter filhos, Lindsay e Rick, como Margaret e Wylie, haviam sido assegurados pelo dr. Freedman de que as chances de passar adiante doença mental de pai ou mãe para filho ou filha – mesmo no caso extraordinário da família Galvin – ainda eram muito pequenas. Porém os pais sempre ficam preocupados. E Lindsay nunca fora alguém para deixar algo ao sabor do acaso.

Quando era pequena, Kate começou a manifestar hesitação e se desarticular* em ambientes ruidosos como *playgrounds* e salas de aula. Esses eram problemas de processamento sensorial. Kate precisava de terapia ocupacional, até aí estava claro.

Mas quando você tem seis irmãos mentalmente doentes e sua filha começa a ter acessos de raiva que você não consegue controlar, há muito pouco para impedir você de se perguntar se isso é o começo de uma história que não vai terminar bem.

Lindsay pensou o pior. Lançou sobre Kate toda solução possível na qual pôde pensar. Mandou-a para terapia a fim de aprender técnicas autocalmantes. Comprou uma rede para o quarto da menina, para ajudá-la a se desestressar. Comprou um sortimento de óleos essenciais para mantê-la calma. Seria isso hipervigilância – ou estaria apenas sendo uma mãe responsável, proativa? Lindsay não sabia. Mas alguma coisa em tudo isso funcionou, ou pelo menos não prejudicou.

---

* O autor emprega aqui a expressão *"melt down"*, literalmente "derreter", na forma verbal. A forma substantivada *"meltdown"*, usada no original em inglês, e também *"shutdown"* são termos comuns no jargão que caracteriza o comportamento de espectro autista. *Meltdown* é justamente um episódio de perda temporária de controle emocional e impulsos diante de uma situação de estresse. *Shutdown* constitui um episódio de desligamento ou dissociação. Embora o autor tenha obviamente usado a locução verbal *melt down* para caracterizar o comportamento de Kate, não o empregou como jargão, por isso traduzo como verbo, não mantido no original. (N. do T.)

Kate prosperou. Fez todos os cursos de graduação adiantada** no seu último ano de colégio e tirou somente notas A em todos eles – inclusive no curso de arte, no qual ganhou um prêmio por uma série de trabalhos sobre saúde mental. Kate foi aceita em Berkeley, mas recusou a oferta. Em vez disso, no outono de 2016, matriculou-se na Universidade do Colorado, em Boulder, entrando direto no segundo ano, onde continuou a enfileirar notas A e passou seus verões frequentando aulas. Ela era, como a mãe, uma *nerd* – nem um pouco romântica em relação à infância, ansiosa por se tornar adulta o mais rápido possível.

Na verdade, quando Kate olhava para trás, para sua infância, o que ela se recordava mais vividamente era de como, logo que superou seus problemas sensoriais e começou a se sair bem, sua mãe desviou a preocupação e a atenção dela para seu irmão mais novo, Jack.

Jack também fez terapia quando criança – profilaticamente, apenas para ficar do lado seguro. Mais tarde, disse aos seus pais que foi toda aquela terapia e testes que o tornaram extremamente tenso. Jack se sentia numa berlinda, como se estivesse sendo observado o tempo todo. E não estava errado: Lindsay e Rick sabiam ambos que a doença dos Galvin não tinha afetado nenhuma das meninas e seis garotos. Jack era neto de Don e Mimi. Como poderiam seus pais não o observar?

Durante seu ano de calouro no ensino médio, Jack começou a matar aulas e ficar no parque de *skate* com um grupo novo de amigos. Ele havia sido diagnosticado com distúrbio de déficit de atenção e tinha suplementado sua medicação com maconha. Como adolescente, começava a se comportar buscando atenção, provavelmente por tédio; como a mãe, Jack e Kate eram academicamente precoces e tinham dificuldade em ser desafiados em sala de aula.

Para Lindsay e Rick, uma criança do sexo masculino da família Galvin fumando maconha era o equivalente a um alarme de incêndio. Saíram à procura de alguém para aconselhá-los e encontraram justamente duas pessoas que entendiam os desafios de distúrbios de infância e as questões particulares da família: Sam e Nancy Gary.

Logo depois do Dia do Trabalho em 2015, Jack se inscreveu no Open Sky [Céu Aberto], um programa de terapia juvenil, com base na natureza, com

---

** *Advanced Placement Classes* – É um programa desenvolvido para estudantes no último ano do ensino médio, fornecendo-lhes uma introdução a matérias de nível de graduação e concedendo, inclusive, créditos antes mesmo que eles se graduem. (N. do T.)

duração de noventa dias. Um dos programas mais caros do gênero, o Open Sky é planejado para tirar as crianças de ambientes tóxicos ou disfuncionais e reenquadrar sua perspectiva. Sua abordagem é budista, ensinando meditação e outras técnicas para ajudar jovens com transtorno desafiador opositor (TOD) e problemas de uso de substâncias ilícitas. A conta foi paga pelos Gary. "Eu não deixaria que nada acontecesse com Mary, aliás, nem com Margaret", disse Nancy. "Eu a ajudaria com qualquer coisa que ela tenha que fazer."

Programas breves como o Open Sky muitas vezes servem como prelúdio para tratamentos de mais longo prazo. Quando Jack completou seus noventa dias, inscreveu-se num internato terapêutico chamado Montana Academy. Sam e Nancy também pagaram a conta – 8.300 dólares por mês durante 21 meses. A Montana Academy atrai crianças com uma variedade de problemas de substâncias ilícitas e saúde mental: bulimia, anorexia, distúrbios de ansiedade. Foi ali que Lindsay e Rick descobriram que os problemas de Jack tinham menos a ver com maconha ou DDA do que com ansiedade – o medo de ficar mentalmente doente.

Jack estava zangado. Ele fora encilhado com uma herança genética que nunca havia pedido, e fizeram com que se sentisse como um doido. Lindsay culpou a si mesma por isso. "Fiz um esforço tão deliberado para expor meus filhos aos meus irmãos doentes mentais, para que não tivessem aversão nem sentissem vergonha desse fato. Foi meio que um tiro que saiu pela culatra."

Mas não foram só os irmãos em si que o afetaram. Tanto para Jack quanto para sua irmã, presenciar a tensão que a mãe suportava era o fardo que carregavam nos ombros. "Meus filhos viram quanta dor tudo isso causou ao longo dos anos, e eu acho que eles são protetores em relação a mim", Lindsay disse. "Toda vez que eu tenho que lidar com alguma coisa – minha irmã, ou minha mãe, ou um dos meus irmãos –, há angústia e frustração em volta."

Quando Lindsay olhava para Jack, parte dela precisava reconhecer a si mesma – a menininha que ela fora um dia, dando voltas em torno do irmão Donald, apertando a corda, planejando queimá-lo na fogueira, explodindo de fúria e vergonha.

NO COMEÇO DO programa, Lindsay pediu à irmã que fosse com ela até Montana para prestar apoio moral quando deixasse seu filho. Os Gary as levaram para lá no seu Cessna, como nos velhos tempos – sempre as recebendo bem, sempre prontos a ajudar. Para ambas foi um salto no tempo – as pradarias em tons de verde, amarelo e ferrugem; a neve fina espalhada sobre as árvores; a magnífica casa; as quadras de tênis, o pomar, e os cavalos. Até mesmo Trudy, a governanta, ainda estava lá, abraçando as duas irmãs calorosamente.

Naquele fim de semana, o passado de Margaret foi reproduzido no fundo da sua mente – não só por estar em Montana com Sam e Nancy, mas por observar Lindsay e Rick na mesma posição que seus pais deviam ter estado tanto tempo atrás, quando decidiram mandá-la para os Gary. Mas ela estava ali para ajudar Lindsay, não para reviver o passado. Lindsay vinha passando por imensas revoluções emocionais. De um lado, entendia a posição privilegiada em que estava. De outro, seu filho estaria longe dela por dois anos inteiros. E que tipo de mãe faz uma coisa dessas? É claro que tanto ela quanto Margaret sabiam a resposta para essa pergunta.

Para ambas as irmãs, estar perto dos Gary lhes dava a sensação com a qual haviam se acostumado por tanto tempo – a consciência de que eram, simultaneamente, algumas das pessoas mais afortunadas e desafortunadas sobre a face da Terra.

Ao voltar para casa, Jack se saiu bem, frequentando a escola, permanecendo sóbrio e voltando a tirar boas notas. Havia aprendido a administrar sua ansiedade com escalada de rochas, meditação, e até mesmo fazendo um diário, embora tivesse sido rápido em reconhecer que essas técnicas eram apenas formas de se desviar do problema. "Não há uma maneira real de contornar a ansiedade", dizia ele agora. "Você tem que passar através dela." Jack fizera tanta terapia que policiava todas as pessoas na casa. "Ele nos tira do que estivermos fazendo o tempo todo e usa toda aquela linguagem técnica", disse Lindsay, inundada de alívio.

Nancy deu a Jack uma vara de pesca com moscas como presente de formatura. "Ele é um garoto diferente", disse ela. Para a faculdade, Jack pensava em estudar educação infantil. Depois disso, almejava seguir carreira em terapia externa na natureza.

Quando Lindsay olha Jack agora, não pensa em si mesma, mas em Peter, Donald, Matt e em todos os seus irmãos doentes. Que tipo de intervenções precoces poderiam tê-los ajudado antes que as medicações cobrassem seu preço, neutralizando-os sem curá-los? E os milhares de pessoas que não podiam se dar ao luxo que seu filho teve – que definham por falta de recursos ou por estigmas de uma sociedade que prefere fingir que pessoas como elas não existem?

"Os que têm recursos têm opções que aqueles que não têm, não têm", dizia Lindsay. "Ver esse garoto tomar esse outro rumo e ser tão bem-sucedido

– isso poderia facilmente ter tomado outra direção. Genuinamente acredito que se meus irmãos tivessem tido a oportunidade de fazer algo desse tipo, poderiam não ter ficado tão doentes quanto ficaram."

* * *

NO VERÃO DE 2017, em seu laboratório em Denver, Robert Freedman deu o seu habitual aval para que um aluno de graduação o acompanhasse no laboratório – uma jovem que fizera o curso preparatório de medicina na Universidade do Colorado, em Boulder, com especial interesse em neurociência. Ela queria ser pesquisadora, como Freedman, com foco na esquizofrenia, a doença da sua família.

Num dia ensolarado de junho, Kate entrou no laboratório de Freedman pela primeira vez e conheceu os técnicos e assistentes do laboratório, todos estudantes de pós-graduação, cerca de cinco anos mais velhos do que ela. Quando descobriram que ela tinha só dezoito anos, isso lhes chamou a atenção. Aquela era uma posição altamente procurada. Um deles fez uma gracinha comentando como sua família devia ser de grandes doadores para ela estar ali.

Kate deu um sorriso afetado. "Bem, vocês estão falando de dinheiro", ela indagou, "ou de órgãos?"

A filha de Lindsay passou por uma sala igual àquela em que sua mãe, sua tia e vários de seus tios tinham passado para testar seu filtro auditivo, escutando aqueles duplos cliques com eletrodos fixados na cabeça, anos antes de ela nascer. Caminhou pelas bancadas onde o material genético da sua família e de outras havia sido analisado em busca de evidência para a irregularidade CHRNA7. Parou perto de onde os dados dos experimentos de colina com crianças pequenas eram estudados à procura de sinais de esquizofrenia – testes que poderiam mudar tudo para uma geração futura, graças a seis de seus tios.

O cérebro do seu avô provavelmente estava guardado em algum lugar, por ali. Perguntou-se quanto tempo levaria antes de poder dar uma olhada nele.

AGRADECIMENTOS

NO COMEÇO DE 2016, meu grande amigo Jon Gluck me apresentou a Margaret Galvin Johnson e Lindsay Galvin Rauch. As irmãs vinham procurando um meio de informar o mundo a respeito de sua família. Sabiam que, para fazer justiça à sua história, todo membro vivo da família Galvin teria de concordar em participar – falar com fraqueza e sem reservas sobre o que, até então, haviam sido questões familiares privadas e com frequência muito sensíveis – e o autor precisaria ter a independência de seguir a história em qualquer direção. Sou extremamente grato por todo mundo ter concordado. Meus mais profundos agradecimentos a Margaret e Wylie Johnson, Lindsay e Rick Rauch, Peter Galvin, Matthew Galvin, Mark Galvin, Richard e Renée Galvin, Michael Galvin, John e Nancy Galvin, e Donald Galvin – e, de forma mais pungente, a Mimi Galvin, que esteve tão disposta a se abrir sobre sua vida antes de sua morte, em 2017. Este livro é um testemunho da generosidade e da franqueza da família inteira, da fé em que sua história possa ajudar outros.

Lindsay e Margaret merecem um reconhecimento especial. Como executora do testamento da mãe e autoridade legal para seus irmãos mentalmente doentes, Lindsay trabalhou incansavelmente para localizar registros médicos que ninguém sabia que ainda existiam, preenchendo resmas inteiras de papeladas, estabelecendo contatos com um pelotão de profissionais de saúde mental e administradores hospitalares. Margaret, por sua vez, ofereceu décadas de diários e anotações pessoais, e ensaios biográficos, fornecendo muitos detalhes inestimáveis sobre a vida em Hidden Valley Road. As duas irmãs passaram incontáveis horas comigo, pessoalmente, por telefone ou por *e-mail*, jamais se furtando às questões ou pedidos mais insignificantes ou invasivos. Minha gratidão sincera a ambas.

Também devo um mundo de agradecimentos aos psiquiatras e pesquisadores que estudaram a família – Lynn DeLisi, Robert Freedman e Stefan McDonough – cada um dos quais tendo passado muitas horas comigo, explicando sua pesquisa e, com a autorização da família, ligando os pontos entre seu trabalho e os Galvin pela primeira vez publicamente. Vários outros especialistas em genética, psiquiatria, epidemiologia e história da ciência me auxiliaram a obter uma compreensão mais ampla dos debates e teorias sobre doença mental: Euan Ashley, Guoping Feng, Elliot Gershon, Steven Hyman, John McGrath, Benjamin Neale, Richard Noll, Edward Shorter, E. Fuller Torrey e Daniel Weinberger. E sou eternamente grato a Kyla Dunn, cuja *expertise* em genética me ajudou a fazer as perguntas certas no início deste projeto e me poupou de inúmeros erros constrangedores no final. (Quaisquer erros que permaneçam são, obviamente, meus.)

Meus agradecimentos vão também para outros membros adicionais da família, muitos dos quais não estão citados diretamente, mas cujas perspectivas contribuíram para a narrativa: Eileen Galvin Blocker, Kevin Galvin, Levana Galvin, Melissa Galvin, Patrick Galvin, Betty Hewel, George Hewel, Ellie Johnson, Sally Johnson, Mary Kelley, Kathy Matisoff, Jack Rauch e Kate Rauch. Agradeço também a Nancy Gary (uma Galvin honorária, se é que algum dia existiu alguma) e às terapeutas Mary Hartnett e Louise Silvern pelas suas percepções de Margaret e Lindsay, e a uma multidão de profissionais de saúde mental que trataram dos irmãos Galvin: Honie B. Crandall, Kriss Prado, Rachel Wilkenson e, do Instituto de Saúde Mental do em Pueblo, Carmen DiBiaso, Kate Cotner, Sheila Fabrizio-Pantleo, Matthew Goodwin, Julie Meecker e Al Singleton.

Outros ainda ofereceram entendimento de temas específicos. Bob Campbell, Jeff Cheney e Ashley Crockett forneceram excelente percepção da vida em Colorado Springs. Tenho uma dívida com muitos outros amigos íntimos e vizinhos da família: Mike Bertsch, Marie Cheney, Ann Crockett, Beck Fisher, Janice Greenhouse, Merri Shoptaugh Hogan, Tim Howard, Ellie Crockett Jeffers, Suzanne King, Ed Ladoceur, Jenna Mahoney, Catherine Skarke McGrady, Roo McKenna, Lynn Murray, Joey Shoptaugh, Carolyn Skarke Solseth, Malham Wakin e Mark Wegleitner. Por compartilhar seu conhecimento e prática em falcoaria, minha gratidão a Mike Dupuy. Por suas memórias dos dias de auge de Don Galvin na falcoaria, agradeço a Jerry Craig, Merrill Eastcott, Relva Lilly, George T. Nolde Jr., Vern Seifert, Hal Webster, e, dos arquivos da Academia da Força Aérea dos Estados Unidos, a Mary Elizabeth Ruwell. Por memórias da Federação dos Estados das Montanhas Rochosas e das cenas sociais de Aspen e Santa Fé, agradeço a Nick Jannakos e Robin McKinney Martin. Pelo seu conhecimento histórico sem paralelos do hospital psiquiátrico de Pueblo, agradeço a Nell e Bob Mitchell. Pelas suas perspectivas sobre o padre Robert Freudenstein, agradeço a Kent Schnurbusch, Lee Kaspari, Craig Hart, e, sobre a chancelaria católica de Denver, Colorado, a Douglas Tumminello. Por suas memórias de Brian Galvin, agradeço aos seus antigos companheiros de banda Scott Philpot, Robert Moorman e Joel Palmer. E por suas memórias de Lorelei "Noni" Smith, agradeço a Robert Gates, Brandon Gates e Claudia Shurtz.

Durante dez anos, tive a sorte de contar com o apoio de dois extraordinários agentes, David Gernert e Chris Parris-Lamb, que acreditaram neste livro desde o início e me conduziram à editora perfeita, a Doubleday. Gratidão a Bill Thomas e Suzanne Herz, e um agradecimento extra a minha editora, a brilhante Kris Puopolo, que, acompanhada por não poucos pratos de taramasalata, me ajudou a entender tudo o que este livro poderia e deveria ser. Agradeço também a Dan Meyer pela assistência editorial e decisão das fotos, John Fontana pelo desenho da capa, Maria Carella pelo projeto editorial do livro, Rita Madrigal pela gerência de produção, Fred Chase pela revisão de texto, Dan Novack por sua revisão do ponto de vista jurídico, e Anne Collins, da Random House do Canadá, pela sua prestimosa leitura geral dos originais. E muito antes de este livro estar a caminho, acumulei dívidas com muitos editores que me guiaram no passado, incluindo Jerry Berkowitz, Robert Blau, Dan Ferrara, Barry Harbaugh, David Hirshey, Adam Moss, Raha Naddaf, Genevieve Smith e Cyndi Stivers.

Além de me apresentar às irmãs Galvin, Jon Gluck me aconselhou em cada etapa deste projeto. Jennifer Senior me ajudou a raciocinar como sair de incontáveis becos sem saída e enroscos narrativos. Eles e outros amigos, colegas e pessoas queridas foram suficientemente gentis para ler parte ou todo o livro nos primeiros estágios: Kristin Becker, Kirsten Danis, Kassie Evashevski, Josh Goldfein, Pete Holmberg, Gilbert Honigfeld, Alex Kolker, Caroline Miller, Chris Parris-Lamb, William Reid e Frank Tipton. Outros ainda contribuíram com entusiasmo, apoio moral, orientações de vida e conversas sem fim: Franco Baseggio, Peter Becker, Yvonne Brown, Brewster Brownville, Gabriel Feldberg, Lee Feldshon, Kirsten Fermaglitch, Tony Freitas, David Gandler, Meryl Gordon, Amy Gross, Linda Hervieux, Michael Kelleher, Elaine Kleinbart, Mark Levine, Kevin McCormick, Doug McMullen, Benedict Morelli, Kenneth Mueller, Emily Nussbaum, Saul Raw, Nancy Rome, Phil Serafino, Abigail Snyder, Rebecca Sokolovsky, Clive Thompson, John Trombly e Shari Zisman. Dois pesquisadores, Samia Bouzid e Joshua Ben Rosen, forneceram grande auxílio com temas selecionados, e a maravilhosa Julie Tate realizou a essencial verificação de fatos.

Minha mãe, Judy Kolker, foi minha primeira leitora real, aquela que antes de qualquer outra pessoa me disse que podia ouvir a minha voz quando lia meus escritos. Ela também atuou 25 anos como conselheira psiquiátrica no hospital local de Columbia, Maryland. Enquanto redigia os relatos deste livro, já tinha começado a conversar com ela sobre ele, e estava ansioso para compartilhar com ela o manuscrito (e passar pela sua esmerada leitura de texto). Em 23 de maio de 2018 – nem um ano depois que os Galvin perderam sua matriarca, Mimi –, ela morreu aos 79 anos. Sua perda foi um golpe para toda a nossa família. Este livro é dedicado a ela e ao meu pai, Jon, que, durante uma época tão difícil, tem sido um modelo incrível de força, sensibilidade, generosidade e graça. Eu não poderia ter desejado pais melhores. Muito amor e gratidão também a meu irmão, Alex Kolker, e a minha irmã, Fritzi Hallock, ambos também grandes modelos de conduta, e a minha família inteira, inclusive os Kolker e os Hallock de Maryland e Iowa, e os Danis de Massachusetts, Georgia e Carolina do Norte.

E, finalmente, a Audrey, cujos próprios textos já brilham tão intensamente, e Nate, cujo conselho para estruturar o livro (e viver minha vida) me poupou muito tempo e sofrimento. E a minha esposa, Kirsten, que é tão preciosa para mim – obrigado pelo seu amor, sua beleza e sua inspiração. Tudo o que escrevo é para vocês.

NOTA SOBRE AS FONTES

Os meninos de Hidden Valley Road é uma obra de não ficção baseada em centenas de horas de entrevistas com todo membro vivo da família Galvin (inclusive Mimi Galvin, antes de sua morte, em 2017), bem como com dezenas de amigos, vizinhos, professores, terapeutas, cuidadores, colegas, parentes e pesquisadores. Nenhuma cena foi inventada. Cada diálogo foi ou presenciado e gravado pelo autor, ou baseado em relatos publicados ou recordações de fontes que estavam presentes na época.

Recursos adicionais foram usados para reunir a narrativa da família – inclusive, mais notavelmente, entrevistas extensas com os pesquisadores de esquizofrenia Lynn DeLisi, Robert Freedman e Stefan McDonough; todos os registros médicos disponíveis para os irmãos Galvin e Don Galvin; os registros do serviço militar de Don da Marinha e da Força Aérea; correspondência pessoal escrita por Mimi e Don; uma série de breves entrevistas gravadas com Mimi, conduzidas por sua filha Margaret em 2003 e 2008; e várias entradas dos diários pessoais e ensaios autobiográficos de Margaret. O próprio texto deixa claro quando alguma dessas fontes está sendo utilizada.

Para todo material que demande citação adicional – inclusive todas as passagens e capítulos sobre a ciência da esquizofrenia, genética e psicofarmacologia – são fornecidas notas a seguir.

NOTAS

EPÍGRAFE
1 McGrath, "Attention, Please", 2018.

CAPÍTULO 1
1 Sprague, *Newport in the Rockies*.
2 IBN e Ali, *The Baz-nama yi Nasiri*.

CAPÍTULO 2
1 Todas as descrições da doença de Daniel Paul Schreber são de suas memórias, *Memórias de um doente dos nervos*.
2 Freedman, *The Madness within Us*, p.5.
3 Ibid.
4 Arieti, *Interpretation of Schizophrenia*, p.10.
5 McAuley, *The Concept of Schizophrenia*, pp.35, 27.
6 Gottesman e Wolfgram, *Schizophrenia Genesis*, pp.14-5; DeLisi, *100 Questions & Answers about Schizophrenia*, p.xxiii.
7 Bair, *Jung*, p.149.
8 McGlashan, "Psychosis as a Disorder of Reduced Cathectic Capacity".
9 Freud e Jung, *The Freud/Jung Letters*, 214F (1º out. 1910).
10 Ibid., 187F (22 abr. 1910).
11 Reimpresso em Freud, *The Standard Edition of the Complete Psychological Works os Sigmund Freud*.
12 Lothane, *In Defense of Schreber*, p.340, apud Smith, *Muses, Madmen, and Prophets*, p.198.
13 Freud e Jung, *The Freud/Jung Letters*, 214F (1 out. 1910).
14 Ibid., 218F (31 out. 1910).
15 Ibid.
16 Ibid., 243J (19 mar. 1911), *apud* Funt, "From Memoir to Case History".
17 Funt, "From Memoir to Case History"; e Lothane, "The Schism between Freud and Jung Over Schreber".
18 Freud e Jung, *The Freud/Jung Letters*, 83J (18 abr. 1908) e 11F (1º jan. 1907).
19 Ibid., 282J (14 nov. 1911).
20 Ibid., 287J (11 dez. 1911).
21 Ibid., 338J (18 dez. 1912).
22 Jung, *Jung contra Freud*, pp.39-40.
23 Bair, *Jung*, p.149.

24 A maioria das análises disponíveis da prevalência da esquizofrenia paira em torno desse valor de 1%. Um exemplo recente: Perälä *et al.*, "Lifetime Prevalence of Psychotic and Bipolar I Disorders in a General Population".
A seguir, uma análise com mais nuances das estimativas, extraída de Owen, Sawa e Mortensen, "Schizophrenia": "A esquizofrenia ocorre no mundo inteiro, e durante décadas pensou-se genericamente que possuísse um risco mórbido uniforme em tempo de vida de 1% atravessando tempo, geografia e sexo. A implicação é que ou fatores ambientais não são importantes em conferir risco, ou que as exposições relevantes são ubíquas em todas as populações estudadas. Essa visão do risco uniforme foi eficientemente desmantelada apenas em 2008 numa série de meta-análises feitas por John McGrath *et al.* em "Schizophrenia". Eles forneceram estimativas centrais de uma incidência por população de 100 mil pessoas por ano de aproximadamente quinze em homens e dez em mulheres, uma prevalência pontual de 4,6 por mil, e um risco mórbido em tempo de vida de cerca de 0,7%. Essas estimativas se basearam em critérios diagnósticos bastante conservadores; quando foram aplicados critérios amplos – inclusive outros distúrbios psicóticos, tais como distúrbio delirante, distúrbio psicótico breve e psicose sem maiores especificações –, os índices foram duas ou três vezes mais elevados."
25 "U.S. Health Official Puts Schizophrenia Costs at $65 Billion [Encarregado da saúde nos Estados Unidos avalia os custos da esquizofrenia em 65 bilhões de dólares]. Comentários de Richard Wyatt, doutor em medicina, chefe de neuropsiquiatria no Instituto Nacional de Saúde Mental, num encontro da Associação Psiquiátrica Americana.
26 Estatística do NIMH, *apud* McFarling "A Journey Through Schizophrenia from Researcher to Patient and Back".
27 Hor e Taylor, "Suicide and Schizophrenia".
28 Lacan, "On a Question Preliminary to Any Possible Treatment of Psychosis", pp.200-1, *apud* Wallen, "Body Linguistics in Schreber's Memoirs's and De Quincey's 'Confessions'".
29 Foucault, *Discipline and Punish*, p.194; Chomsky e Foucault, *The Chomsky-Foucault Debate*, p.33.
30 Entrevista do autor com Edward Shorter.

CAPÍTULO 4

1 Informação biográfica de Frieda Fromm-Reichmann e informação histórica sobre Chestnut Lodge, exceto quanto especificado de outra forma, são extraídas de Fromm-Reichmann, *Psychoanalysis and Psychotherapy*, prefácio de Edith Weigert, p.v-x.
2 Fromm-Reichmann, "Remarks on the Philosophy of Mental Disorder" (1946), *Psychoanalysis and Psychotherapy*, p.20.
3 Kafka, "Chestnut Lodge and the Psychoanalytic Approach to Psychosis".
4 Fromm-Reichmann, "Problems of Therapeutic Management in a Psychoanalytic Hospital" (1947), *Psychoanalys and Psychotherapy*, p.147.
5 Fromm-Reichmann, "Transference Problems in Schizophrenics" (1939), *Psychoanalysis and Psychotherapy*, p.119.
6 Lehmann e Ban, "The History of the Psychopharmacology of Schizophrenia".

7   Shipley e Kant, "The Insulin-Shock and Metrazol Treatments of Schizophrenia".
8   McAuley, *The Concept of Schizophrenia*, p.132.
9   Gottesman, *Schizophrenia Genesis*, p.82.
10 Brüne, "On Human Self-Domestication, Psychiatriy, and Eugenics".
11 Müller-Hill, *Murderous Science*, pp.11, 31, 42-3, 70.
12 Fromm-Reichmann, "Transference Problems in Schizophrenics" (1939), *Psychoanalysis and Psychotherapy*, p.118.
13 Arieti, "A Psychotherapeutic Approach to Schizophrenia", p.245.
14 Greenberg, *Nunca lhe prometi um jardim de rosas*.
15 Ibid., pp.83-4.
16 Ibid., p.46.
17 Ibid., p.33.
18 Fromm-Reichmann, "Notes on the Mother Role in the Family Group" (1940), *Psychoanalysis and Psychotherapy*, pp.291-2.
19 Fromm-Reichmann, "Notes on the Development of Treatment of Schizophrenics by Psychoanalytic Psychotherapy" (1948), *Psychoanalysis and Psychotherapy*, pp.163-4.
20 Rosen, *Direct Analysis*, pp.97, 101, apud Hartwell, "The Schizophrenogenic Mother Concept in American Psychiatry".
21 Fromm-Reichmann, "Notes on the Mother Role in the Family Group" (1940), *Psychoanalysis and Psychotherapy*.
22 Clausen e Kohn, "Social Relations and Schizophrenia", p.305.
23 Reichard e Tillman, "Patterns of Parent-Child Relationships in Schizophrenia", p.253, apud Hartwell, "The Schizophrenogenic Mother Concept in American Psychiatry".
24 Bateson *et al.*, "Toward a Theory of Schizophrenia".
25 Hartwell, "The Schizophrenogenic Mother Concept in American Psychiatry", p.286.
26 Lidz, *Schizophrenia and the Family*, pp.98, 83, apud Hartwell, "The Schizophrenogenic Mother Concept in American Psychiatry".

CAPÍTULO 6

1   Informação geológica sobre Woodmen Valley vem de Kitch Jr. e Kitch, *Woodmen Valley*.

CAPÍTULO 7

1   McNally, *A Critical History of Schizophrenia*, pp.153-4.
2   Snyder, Kety e Goldstein, "What Is Schizophrenia?", pp.597-600.

CAPÍTULO 9

1   Exceto quando observado, todo o material sobre o estudo do NIMH da família Genain provém de Rosenthal, *The Genain Quadruplets*. Seguem citações específicas do texto.
2   Gottesman, "Theory of Schizophrenia".
3   Henriksen, Nordgaard e Jansson, "Genetics of Schizophrenia".
4   Luxenberger, "Vorläufiger Bericht über psychiatrische Serienuntersuchungen an Zwillingen".

5   Kallmann, "The Genetic Theory of Schizophrenia".
6   Slater, "Psychotic and Neurotic Ilnesses in Twins" (1953), *Man, Mind, and Heredity*, pp. 12-124.
7   Rosenthal, *The Genain Quadruplets*, p. 7.
8   Ibid., p. 362.
9   Ibid., pp. 16-7.
10 Ibid.
11 Ibid., p. 364.
12 Ibid., p. 73.
13 Ibid., p. 567.
14 Ibid., p. 548.
15 Ibid., p. 566.
16 Ibid., p. 579.

CAPÍTULO 10

1   Mitchell, *The 13th Street Review*, p. 7.
2   Anton, "Colorado Routinely Sterilized the Mentally Ill Before 1960".
3   Mitchell, *The 13th Street Review*, p. 47.
4   Telfer, *The Caretakers*, p. 218.
5   Slaughter, "Life in a Snake-Pit".
6   "Pueblo Grand Jury Blasts State Hospital Program".
7   Lacomme *et al.*, "Obstetric Analgesia Potentiated by Associated Intravenous Dolosal with RP 4560", *apud* Madras, "History of the Discovery of the Antipsychotic Dopamine D2 Receptor".
8   Laborit e Huguenard, "L'Hibernation artificielle par moyens pharmacodynamiques et physiques", *apud* Lehmann e Ban, "The History of the Psychopharmacology of Schizophrenia", pp. 152-62.
9   Kyziridis, "Notes on the History of Schizophrenia".
10 Carlsson e Carlsson, "A Dopaminergic Deficit Hypothesis of Schizophrenia".
11 Madras, "History of the Discovery of the Antipsychotic Dopamine D2 Receptor".
12 Breedlove, Watson e Rosenzweig, *Biological Psychology*, p. 491.

CAPÍTULO 13

1   Sartre, *The Psychology of Imagination*, p. 169, *apud* Laing, *The Divided Self*, pp. 84-5.
2   Laing, *The Divided Self*, pp. 73, 75, 77.
3   Ibid., p. 12.
4   Ibid., p. 51.
5   McNally, *A Critical History of Schizophrenia*, p. 149.
6   Arieti, *Interpretation of Schizophrenia*, pp. 125-6.
7   Szasz, *The Myth of Mental Illness*, pp. 188, 176.
8   Kesey, *One Flew Over the Cuckoo's Nest*.

9 Fromm-Reichmann, "On Loneliness" (publicado postumamente), *Psychoanalysis and Psychotherapy*, p.328.
10 Laing, *The Politics of Experience*, p.107.
11 Deleuze e Guattari, *Anti-Oedipus*, pp.34-5.

CAPÍTULO 14

1 O relato da conferência em Porto Rico provém de Rosenthal e Kety, *The Transmission of Schizophrenia*. Seguem citações específicas.
2 Rosenthal, "Three Adoption Studies of Heredity in the Schizophrenic Disorders".
3 Gottesman e Shields, "A Polygenic Theory of Schizophrenia".
4 Kohn, "Social Class and Schizophrenia", pp.156-7.
5 Alanen, "From the Mothers of Schizophrenic Patients to Interactional Family Dynamics", pp.201, 205.
6 Lidz, "The Family, Language, and the Transmission of Schizophrenia", p.175.
7 Rosenthal, "The Heredity-Environment Issue in Schizophrenia", p.413.
8 Reiss, "Competing Hypotheses and Warring Factions".
9 Rosenthal, "The Heredity-Environment Issue in Schizophrenia", p.415.
10 Ibid., p.416.
11 Ibid.

CAPÍTULO 16

1 "Apparent Murder-Suicide of Lodi Girl, Boyfriend".

CAPÍTULO 18

1 Weinberger *et al.*, "Lateral Cerebral Ventricular Enlargement in Chronic Schizophrenia".
2 Rieder e Gershon, "Genetic Strategies in Biological Psychiatry".

CAPÍTULO 19

1 "Private Institutions Used in C.I.A. Effort to Control Behavior".
2 Pfeiffer, "Psychiatric Hospital vs. Brain Bio Center in Diagnosis of Biochemical Imbalances".

CAPÍTULO 21

1 Gaskin, *Volume One*, p.13.
2 Ricci, "Dream Dies on the Farm".
3 "Why We Left the Farm".
4 Ibid.
5 Moretta, *The Hippies*, p.232.
6 Ibid.
7 Estimativa da National Science Foundation [Fundação Nacional da Ciência], *apud* Ricci, "Dream Dies on the Farm".
8 Moretta, *The Hippies*, p.236.
9 Ibid., p.233.

10 Ibid., p. 240.
11 Ibid.
12 Ibid., p. 242.
13 Gaskin, *Volume One*, pp. 11, 13, 14.
14 Moretta, *The Hippies*, p. 238.
15 Stiriss, *Voluntary Peasants*, cap. 3, loc. 786, Kindle.
16 Ibid.
17 Ibid.
18 Ibid.
19 Moretta, *The Hippies*, p. 233.
20 Gaskin, *Volume One*, pp. 19-21.
21 "People Who Live by Waterfalls Don't Hear Them": ibid., p. 13.
22 Moretta, *The Hippies*, p. 240.
23 Stiriss, *Voluntary Peasants*, cap. 3, loc. 218, Kindle.
24 Ibid.

CAPÍTULO 24

1 Zubin e Spring, "Vulnerability".
2 Gottesman e Shields, "A Polygenic Theory of Schizophrenia".
3 Zubin e Spring, "Vulnerability".
4 Freedman, *The Madness within Us*, p. 35.
5 Freedman, "Rethinking Schizophrenia-From the Beninning".
6 Feinberg, "Schizophrenia".

CAPÍTULO 27

1 Rovner, "The Split Over Schizophrenia".
2 Parker, "Re-Searching the Schizophrenia Mother".
3 Harrington, "The Fall of the Schizophrenogenic Mother".
4 Silver, "Chestnut Lodge, Then and Now".
5 Carlson, "Thinking Outside the Box".
6 Modrow, *How to Become a Schizophrenic*.
7 Weinberger e Wyatt, "Cerebral Ventricular Size".
8 Modrow, *How to Become a Schizophrenic*.
9 Kety, "What Is Schizophrenia?".
10 Sobel, "Schizophrenia in Popular Books".
11 Siegel *et al.*, "Deficits in Sensory Gating in Schizophrenic Patients and Their Relatives".
12 DeLisi *et al.*, "A Family Study of the Association of Increased Ventricular Size with Schizophrenia".
13 Goldin, DeLisi e Gershon, "Relationship of HLA to Schizophrenia in 10 Nuclear Families".
14 Henn *et al.*, "Affective Illness and Schizophrenia in Families with Multiple Schizophrenic Members".

15 DeLisi *et al.*, "Failure to Find a Chromosome 18 Pericentric Linkage in Families with Schizophrenia".
16 Talan, "Schizophrenia's Secret".
17 Kendler e Diehl, "The Genetics of Schizophrenia".
18 Barnes e Holden, "Biological Issues in Schizophrenia".
19 Gottesman, *Schizophrenia Genesis*, pp.102-3.
20 Mitchell, *Innate*, p.221.
21 Ibid.
22 Suddath *et al.*, "Anatomical Abnormalities in the Brains of Monozygotic Twins Discordant for Schizophrenia".
23 Weinberger, "Implications of Normal Brain Development for the Pathogenesis of Schizophrenia", p.660.
24 Weinberger e Harrison, *Schizophrenia*, p.400.
25 Mitchell, *Innate*, p.75.

CAPÍTULO 32

1 Freedman *et al.*, "Linkage of a Neurophysiological Deficit in Schizophrenia to a Chromosome 15 Locus".
2 Kreck, "Mental Institute to Focus on Kids".
3 Schrader, "Schizophrenia Researchers Close in on Genetic Sources".
4 Freedman *et al.*, "Linkage of a Neurophysiological Deficit in Schizophrenia to a Chromosome 15 Locus".
5 Grady, "Brain-Tied Gene Defect May Explain Why Schizophrenics Hear Voices".
6 Martin, Kem e Freedman, "Alpha-7 Nicotinic Receptor Agonists".

CAPÍTULO 33

1 Carpenter e Buchanan, "Schizophrenia".
2 "Where Next with Psychiatric Illness?".
3 "Sequana to Participate in Multinational Effort to Uncover the Genetic Basis of Schizophrenia".
4 Ibid.
5 Ibid.
6 Trevedi, Le Page e Aldhous, "The Genome 10 Years On".
7 Barondes *et al.*, "Workshop on Schizophrenia".
8 Transcrição de uma entrevista com Daniel Weinberger, conduzida por Stephen Potkin no 48º encontro anual do American College of Neuropsychopharmacology [Colégio Americano de Neuropsicofarmacologia] em Boca Raton, Flórida, 12 dez. 2007.
9 Purcell *et al.*, "Common Polygenic Variation Contributes to Risk of Schizophrenia and Bipolar Disorder".
10 Lupski, "Schizophrenia".
11 Ripke *et al.*, "Genome-Wide Association Analysis Identifies 13 New Risk Loci for Schizophrenia".

12 Ripke *et al.*, "Biological Insights from 108 Schizophrenia-Associated Genetic Loci".
13 Riley e Williamson, "Sane Genetics for Schizophrenia". (A explicação da pontuação de risco: "A análise de concordância de parentes em primeiro, segundo e terceiro graus sugere que são requeridas variantes em três ou mais *loci* separados para conferir suscetibilidade, e que essas variantes alélicas aumentam o risco de maneira multiplicativa em vez de aditiva, com o risco total sendo maior do que a soma dos riscos individuais conferidos por cada variante.")
14 Leo, "The Search for Schizophrenia Genes".
15 Entrevista do autor com Elliot Gershon.
16 Entrevista do autor com Steven Hyman.
17 Kendler, "A Joint History of the Nature of Genetic Variation and the Nature of Schizophrenia".
18 Arehart-Treichel, "Psychiatric Gene Researchers Urged to Pool Their Samples".

CAPÍTULO 34

1 Lilienfeld e Arkowitz, "The Truth about Shock Therapy".

CAPÍTULO 35

1 Whitaker, *Mad in America*, pp. 207-8.

CAPÍTULO 36

1 Homann *et al.*, "Whole-Genome Sequencing in Multiplex Families with Psychoses Reveals Mutations in the SHANK2 and SMARCA1 Genes Segregating with Illness".
2 Sekar *et al.*, "Schizophrenia Risk from Complex Variation of Complement Component 4".
3 Guilmatre *et al.*, "The Emerging Role of SHANK Genes in Neuropsychiatric Disorders". Ver também Eltokhi, Rappold e Sprengel, "Distinct Phenotypes of SHANK2 Mouse Models Reflect Neuropsychiatric Spectrum Disorders of Human Patients with SHANK2 Variants".
4 Insel, "Rethinking Schizophrenia".
5 Peykov *et al.*, "Identification and Functional Characterization of Rare SHANK2 Variants in Schizophrenia".
6 Mitchell, *Innate*, pp. 233-4.

CAPÍTULO 37

1 Ross *et al.*, "Perinatal Phosphatidylcholine Supplementation and Early Childhood Behavior Problems".
2 Dennett, "Choline".

CAPÍTULO 43

1 Cromwell, "Strategies for Studying Schizophrenic Behavior".
2 Leudar e Thomas, *Voices of Reason, Voices of Insanity*.

3   Harrow e Jobe, "Does Long-Term Treatment of Schizophrenia with Antipsychotic Medications Facilitate Recovery?". Ver também Harrow, Jobe e Faull, "Does Treatment of Schizophrenia with Antipsychotic Medications Eliminate or Reduce Psychosis?".
4   Guloksuz e Van Os, "The Slow Death of the Concept of Schizophrenia and the Painful Birth of the Psychosis Spectrum".
5   Linscott e Van Os, "An Updated and Conservative Systematic Review and Meta-Analysis of Epidemiological Evidence on Psychotic Experiences in Children and Adults".
6   McGrath *et al.*, "Psychotic Experiences in the General Population".
7   Lieberman, "Early Detection and Prevention of Psychotic Disorders".
8   Kane *et al.*, "Comprehensive Versus Usual Community Care for First-Episode Psychosis".
9   Carey, "New Approach Advised to Treat Schizophrenia".
10 Lieberman, "Early Detection and Prevention of Psychotic Disorders".
11 Ursini *et al.*, "Convergence of Placenta Biology and Genetic Risk for Schizophrenia", p.1.
12 Langman, "Rampage School Shooters".
13 DeLisi, "A Case for Returning to Multiplex Families for Further Understanding the Heritability of Schizophrenia".

CAPÍTULO 44

1   Arieti, *Interpretation of Schizophrenia*, p.216.

BIBLIOGRAFIA

ALANEN, Yrjö O. "From the Mothers of Schizophrenic Patients to Interactional Family Dynamics". *In*: ROSENTHAL, David; KETY, Seymour S. (orgs.). *The Transmission of Schizophrenia: Proceedings of the Second Research Conference of the Foundations' Fund for Research in Psychiatry, Dorado, Puerto Rico, 26th June to 1 July 1967*. Oxford: Pergamon Press, 1969.

ANTON, Mike. "Colorado Routinely Sterilized the Mentally Ill Before 1960". *Rocky Mountain News*, 21 nov. 1999.

"APPARENT MURDER-SUICIDE OF LODI GIRL, BOYFRIEND". *Lodi News-Sentinel*, 8 set. 1973.

AREHART-TREICHEL, Joan. "Psychiatric Gene Researchers Urged to Pool Their Samples". *Psychiatric News*, 16 nov. 2007.

ARIETI, Silvano. *American Handbook of Psychiatry*. Nova York: Basic Books, 1959. v.3.

ARIETI, Silvano. *Interpretation of Schizophrenia*. 2. ed. revista e ampliada. Nova York: Basic Books, 1974.

ARIETI, Silvano. "A Psychotherapeutic Approach to Schizophrenia". *In*: KEMALI, D.; BARTHOLINI, G.; RICHTER, Derek (orgs.). *Schizophrenia Today*. Nova York: Pergamon, 1976.

BAIR, Deirdre. *Jung: A Biography*. Boston: Little, Brown and Company, 2003. [Ed. bras.: *Jung: uma biografia*. Trad. Helena Londres. Rio de Janeiro: Globo, 2012. 2.v.]

BARNES, Deborah M.; HOLDEN, Constance. "Biological Issues in Schizophrenia". *Science*, 23 jan. 1987.

BARONDES, Samuel H. et al. "Workshop on Schizophrenia". *Proceedings of the National Academy of Sciences of the United States of America*, v.94, n.5, pp.1612-4, 1997.

BATESON, Gregory et al. "Toward a Theory of Schizophrenia". *Behavioral Science*, v.1, n.4, pp.251-64, 1956.

BENTALL, Richard P. *Doctoring the Mind: Is Our Current Treatment of Mental Illness Really Any Good?* Nova York: New York University Press, 2009.

BREEDLOVE, S. Marc; WATSON, Neil V.; ROSENZWEIG, Mark R. (orgs.). *Biological Psychology: An Introduction to Behavioral, Cognitive, and Clinical Neuroscience*. 5. ed. Sunderland: Sinauer Associates, 2007.

BROWN, Alan S.; PATTERSON, Paul H. (orgs.). *The Origins of Schizophrenia*. Nova York: Columbia University Press, 2012.

BRÜNE, Martin. "On Human Self-Domestication, Psychiatry, and Eugenics". *Philosophy, Ethics, and Humanities in Medicine*, v.2, n.1, 2007.

BUCKLEY, Peter (org.). *Essential Papers on Psychosis*. Nova York: New York University Press, 1988.

CAREY, Benedict. "New Approach Advised to Treat Schizophrenia". *The New York Times*, 21 dez. 2017.

CARLSON, Peter. "Thinking Outside the Box". *The Washington Post*, 9 abr. 2001.

CARLSSON, Arvid; CARLSSON, Maria L. "A Dopaminergic Deficit Hypothesis of Schizophrenia: The Path to Discovery". *Dialogues in Clinical Neuroscience*, v.8, n.1, pp.137-42, 2006.

CARPENTER, William T.; BUCHANAN, Robert W. "Schizophrenia". *The New England Journal of Medicine*, v.330, n.10, pp.681-90, 1994.

CHOMSKY, Noam A.; FOUCAULT, Michel. *The Chomsky-Foucault Debate: On Human Nature*. Nova York: New Press, 2006. [Ed. bras.: *Natureza humana: justiça vs. poder*. Trad. Fernando Santos. São Paulo: WMF Martins Fontes, 2014.]

CLAUSEN, John; KOHN, Melvin. "Social Relations and Schizophrenia: A Research Report and a Perspective". In: JACKSON, Don D. *The Etiology of Schizophrenia: Genetics, Physiology, Psychology, Sociology*. Nova York: Basic Books, 1960.

CONCI, Marco. *Sullivan Revisited-Life and Work: Harry Stack Sullivan's Relevance for Contemporary Psychiatry, Psychotherapy and Psychoanalysis*. Trenton: Tangram, 2010.

CROMWELL, Rue L. "Strategies for Studying Schizophrenic Behavior". *Psychopharmacologia*, v.24, n.1, pp.121-46, 1972.

CROMWELL, Rue L.; SNYDER, C. R. *Schizophrenia: Origins, Processes, Treatment, and Outcome*. Nova York: Oxford University Press, 1993.

DAVIS, Kenneth L. et al. (orgs.). *Neuropsychopharmacology: The Fifth Generation of Progress: An Official Publication of the American College of Neuropsychopharmacology*. Filadélfia: Lippincott Williams & Wilkins, 2002.

DELEUZE, Gilles; GUATTARI, Félix. *Anti-Oedipus: Capitalism and Schizophrenia*. Minneapolis: University of Minnesota Press, 1972. [Ed. bras.: *O anti-Édipo: capitalismo e esquizofrenia*. Trad. Luis Orlandi. São Paulo: Editora 34, 2011.]

DELISI, Lynn E. *100 Questions & Answers about Schizophrenia: Painful Minds*. 2. ed. Sudbury: Jones & Bartlett Publishers, 2011.

DELISI, Lynn. "A Case for Returning to Multiplex Families for Further Understanding the Heritability of Schizophrenia: A Psychiatrist's Perspective". *Molecular Neuropsychiatry*, v.2, n.1, pp.15-9, 2016.

DELISI, Lynn E. et al. "A Family Study of the Association of Increased Ventricular Size with Schizophrenia". *Archives of General Psychiatry*, v.43, n.2, pp.148-53, 1986.

DELISI, Lynn E. et al. "Failure to Find a Chromosome 18 Pericentric Linkage in Families with Schizophrenia". *American Journal of Medical Genetics*, v.60, n.6, pp.532-4, 1995.

DENNETT, Carrie. "Choline: The Essential but Forgotten Nutrient". *The Seattle Times*, 2 nov. 2017.

DORMAN, Daniel. *Dante's Cure: A Journey Out of Madness*. Nova York: Other Press, 2003.

EGHIGIAN, Greg (org.). *The Routledge History of Madness and Mental Health*. Abingdon: Routledge, 2017.

ELTOKHI, Ahmed; RAPPOLD, Gudrun; SPRENGEL, Rolf. "Distinct Phenotypes of SHANK2 Mouse Models Reflect Neuropsychiatric Spectrum Disorders of Human Patients with SHANK2 Variants". *Frontiers in Molecular Neuroscience*, v.11, 2018.

FEINBERG, Irwin. "Schizophrenia: Caused by a Fault in Programmed Synaptic Elimination During Adolescence?". *Journal of Psychiatric Research*, v.17, n.4, pp.319-34, 1982-83.

FOUCAULT, Michel. *History of Madness*. Ed. Jean Khalfa. Nova York: Routledge, 2006 [1961]. [Ed. bras.: *História da loucura*. 11. ed. Trad. José Teixeira Coelho Neto e Newton Cunha. São Paulo: Perspectiva, 2019.]

FOUCAULT, Michel. *Discipline and Punish: The Birth of Prison*. Nova York: Vintage, 2012. [Ed. bras.: *Vigiar e punir: o nascimento da prisão*. Trad. Raquel Ramalhete. Petrópolis: Vozes, 2014.]

FREEDMAN, Robert. *The Madness within Us: Schizophrenia as a Neuronal Process*. Oxford: Oxford University Press, 2010.

FREEDMAN, Robert. "Rethinking Schizophrenia-From the Beginning". Palestra na Fundação de Pesquisa Cerebral e Comportamental, 23 out. 2015.

FREEDMAN, Robert *et al*. "Linkage of a Neurolophysiological Deficit in Schizophrenia to a Chromosome 15 Locus". *Proceedings of the National Academy of Sciences of the United States of America*, v. 94, n. 2, pp. 587-92, 1997.

FREUD, Sigmund. "The Case of Schreber, Papers on Technique, and Other Works." *The Standard Edition of the Complete Psychological Works of Sigmund Freud*. Londres: Hogarth Press, 1966. v. 12. [Ed. bras.: *O caso Schreber: observações psicanalíticas sobe um caso de paranoia* (dementia paranoides) *escrito autobiograficamente*. Trad. Renato Zwick. Porto Alegre, L&PM, 2021.]

FREUD, Sigmund; JUNG, Carl G. *The Freud/Jung Letters*. Org. William McGuire. Princeton: Princeton University Press, 1974. [Ed. bras.: *Cartas de Freud e Jung*. Trad. Leonardo Fróes. Petrópolis: Vozes, 2023.]

FROMM-REICHMANN, Frieda. *Principles of Intensive Psychotherapy*. Chicago: University of Chicago Press, 1971.

FROMM-REICHMANN, Frieda. *Psychoanalysis and Psychotherapy: Selected Papers of Frieda Fromm-Reichmann*. Pref. Edith Weigert. Chicago: University of Chicago Press, 1974.

FUNT, Karen Bryce. "From Memoir to Case History: Schreber, Freud and Jung". *Mosaic: A Journal for the Interdisciplinary Study of Literature*, v. 20, n. 4, pp. 97-115, 1987.

GASKIN, Stephen. *Volume One: Sunday Morning Services on the Farm*. Summertown: The Book Publishing Co., 1977.

GILLHAM, Nicholas W. *Genes, Chromosomes, and Disease: From Simple Traits, to Complex Traits, to Personalized Medicine*. Upper Saddle River: FT Press, 2011.

GOLDIN, Lynn R.; DELISI, Lynn E.; GERSHON, Elliot S. "Relationship of HLA to Schizophrenia in 10 Nuclear Families". *Psychiatry Research*, v. 20, n. 1, pp. 69-77, 1987.

GOTTESMAN, Irving I. "Theory of Schizophrenia". *The British Medical Journal*, v. 1, n. 5427, p. 114, 1965.

GOTTESMAN, Irving I. *Schizophrenia Genesis: The Origins of Madness*. Nova York: Freeman, 1991.

GOTTESMAN, Irving I.; SHIELDS, James. "A Polygenic Theory of Schizophrenia". *Proceedings of the National Academy of Sciences*, v. 58, n. 1, pp. 199-205, 1967.

GRADY, Denise. "Brain-Tied Gene Defect May Explain Why Schizophrenics Hear Voices". *The New York Times*, 21 jan. 1997.

GREENBERG, Joanne. *I Never Promised You a Rose Garden*. Nova York: Holt, Rinehart & Winston, 1963. [Ed. bras.: *Nunca lhe prometi um jardim de rosas*. Publicado sob o pseudônimo literário Hannah Green. Trad. Jayme Benchimol. Rio de Janeiro: Imago, 1993.]

GUILMATRE, Audrey *et al*. "The Emerging Role of SHANK Genes in Neuropsychiatric Disorders". *Developmental Neurobiology*, v.74, n.2, pp.113-22, 2014.

GULOKSUZ, S.; VAN OS, J. "The Slow Death of the Concept of Schizophrenia and the Painful Birth of the Psychosis Spectrum". *Psychological Medicine*, v.48, n.2, pp.229-44, 2018.

HARRINGTON, Anne. "The Fall of the Schizophrenogenic Mother". *The Lancet*, v.379, n.9823, pp.1292-3, 2012.

HARROW, Martin; JOBE, Thomas H. "Does Long-Term Treatment of Schizophrenia with Antipsychotic Medications Facilitate Recovery?". *Schizophrenia Bulletin*, v.39, n.5, pp.962-5, 2013.

HARROW, Martin; JOBE, Thomas H.; FAULL, Robert N. "Does Treatment of Schizophrenia with Antipsychotic Medications Eliminate or Reduce Psychosis? A 20-Year Multi-Follow-up Study". *Psychological Medicine*, v.44, n.14, pp.3007-16, 2014.

HARTWELL, Carol Eadie. "The Schizophrenogenic Mother Concept in American Psychiatry". *Psychiatry*, v.59, n.3, pp.274-97, 1996.

HENN, Sarah *et al*. "Affective Illness and Schizophrenia in Families with Multiple Schizophrenic Members: Independent Illnesses or Variant Gene(s)?". *European Neuropsychopharmacology*, v.5, pp.31-6, 1995.

HENRIKSEN, Mads G.; NORDGAARD, Julie; JANSSON, Lennart B. "Genetics of Schizophrenia: Overview of Methods, Findings and Limitations". *Frontiers in Human Neuroscience*, v.11, 2017.

HOMANN, Oliver R. *et al*. "Whole-Genome Sequencing in Multiplex Families with Psychoses Reveals Mutations in the SHANK2 and SMARCA1 Genes Segregating with Illness". *Molecular Psychiatry*, v.21, n.12, pp.1690-5, 2016.

HOR, Kayhee; TAYLOR, Mark. "Suicide and Schizophrenia: A Systematic Review of Rates and Risk Factors". *Journal of Psychopharmacology*, v.24, n.4, suplemento, pp.81-90, 2010.

HORNSTEIN, Gail A. *To Redeem One Person Is to Redeem the World: The Life of Frieda Fromm-Reichmann*. Nova York: Free Press, 2000.

IBN, Mirza Husam al-Daulath Timur; ALI, Husain. *The Baz-nama-yi Nasiri: A Persian Treatise on Falconry*. Londres: B. Quaritch, 1908.

INSEL, Thomas R. "Rethinking Schizophrenia". *Nature*, v.468, n.7321, pp.187-93, 2010.

JACKSON, Don D. *The Etiology of Schizophrenia: Genetics, Physiology, Psychology, Sociology*. Nova York: Basic Books, 1960.

JAYNES, Julian. *The Origin of Consciousness in the Breakdown of the Bicameral Mind*. Boston: Houghton Mifflin, 1976.

JOHNSTONE, Eve C. *Searching for the Causes of Schizophrenia*. Oxford: Oxford University Press, 1994.

JUNG, Carl G. *Jung contra Freud: The 1912 New York Lectures on the Theory of Psychoanalysis*. Princeton: Princeton University Press, 1961.

KAFKA, John S. "Chestnut Lodge and the Psychoanalytic Approach to Psychosis". *Journal of the American Psychoanalytic Association*, v.59, n.1, pp.27-47, 2011.

KALLMANN, F. J. "The Genetic Theory of Schizophrenia: An Analysis of 691 Schizophrenic Twin Index Families". *The American Journal of Psychiatry*, v.103, n.3, pp.309-22, 1946.

KANE, John M. *et al*. "Comprehensive Versus Usual Community Care for First-Episode

Psychosis: 2-Year Outcomes from the NIMH Raise Early Treatment Program. *The American Journal of Psychiatry*, v.173, n.4, pp.362-72, 2015.

KEMALI, D.; BARTHOLINI, G.; RICHTER, Derek (orgs.). *Schizophrenia Today*. Nova York: Pergamon, 1976.

KENDLER, Kenneth S. "A Joint History of the Nature of Genetic Variation and the Nature of Schizophrenia". *Molecular Psychiatry*, v.20, n.1, pp.77-83, 2015.

KENDLER, Kenneth S.; DIEHL, Scott R. "The Genetics of Schizophrenia: A Current, Genetic-Epidemiologic Perspective". *Schizophrenia Bulletin*, v.19, n.2, pp.261-85, 1993.

KESEY, Ken. *One Flew Over the Cuckoo's Nest*. Nova York: Penguin, 1962. [Ed. bras.: *Um estranho no ninho*. Trad. Ana Lúcia Deiró. Rio de Janeiro: Amarcord, 2024.]

KETY, Seymour S. "What Is Schizophrenia?". *Schizophrenia Bulletin*, v.8, n.4, pp.597-600, 1982.

KITCH JR., John I.; KITCH, Betsy B. *Woodmen Valley: Stage Stop to Suburb*. Palmer Lake: Filter Press, 1970.

KOHN, Melvin L. "Social Class and Schizophrenia". *In*: ROSENTHAL, David; KETY, Seymour S. (orgs.). *The Transmission of Schizophrenia: Proceedings of the Second Research Conference of the Foundations' Fund for Research in Psychiatry, Dorado, Puerto Rico, 26th June to 1 July 1967*. Oxford: Pergamon Press, 1969.

KRECK, Carol. "Mental Institute to Focus on Kids". *The Denver Post*, 3 mar. 1999.

KYZIRIDIS, Theocharis. "Notes on the History of Schizophrenia". *German Journal of Psychiatry*, v.8, n.3, pp.42-8, 2005.

LABORIT, H.; HUGUENARD, P. "L'Hibernation artificielle par moyens pharmacodynamiques et physiques". *Presse Médicale*, v.59, p.1329, 1951.

LACAN, Jacques. "On a Question Preliminary to Any Possible Treatment of Psychosis". *Ecrits: A Selection*. Nova York: W. W. Norton, 1977.

LACOMME, M. *et al*. "Obstetric Analgesia Potentiated by Associated Intravenous Dolosal with RP 4560". *Bulletin de la Fédération des Sociétés de Gynécologie et d'Óbstetrique de Langue Française*, v.4, pp.558-62, 1952.

LAING, R. D. *The Divided Self: An Existential Study in Sanity and Madness*. Londres: Tavistock, 1959. [Ed. bras.: *O eu dividido: estudo existencial da sanidade e da loucura*. Trad. Áurea Brito Weissenberg. Petrópolis: Vozes, 1973.]

LAING, R. D. *Sanity, Madness, and the Family*. Londres: Penguin, 1964. [Ed. bras.: *Sanidade, loucura e a família*. Trad. Renato Társia. Curitiba: Interlivros, 1979.]

LAING, R. D. *The Politics of Experience*. Nova York: Pantheon, 1967. [Ed. bras.: *A política da experiência* e *A ave-do-paraíso*. Trad. Áurea B. Weissenberg. Petrópolis: Vozes, 1974.]

LANGMAN, Peter. "Rampage School Shooters: A Typology". *Aggression and Violent Behavior*, v.14, n.1, pp.79-86, 2009.

LEHMANN, Heinz E.; BAN, Thomas A. "The History of the Psychopharmacology of the Schizophrenia". *The Canadian Journal of Psychiatry*, v.42, n.2, pp.152-72, 1997.

LEO, Jonathan. "The Search for Schizophrenia Genes". *Issues in Science and Technology*, v.32, n.2, pp.68-71, 2016.

LEUDAR, Ivan; THOMAS, Philip. *Voices of Reason, Voices of Insanity: Studies of Verbal Hallucinations*. Londres: Routledge, 2000.

LIDZ, Theodore. "The Family, Language, and the Transmission of Schizophrenia". In: ROSENTHAL, David; KETY, Seymour S. (orgs.). *The Transmission of Schizophrenia: Proceedings of the Second Research Conference of the Foundations' Fund for Research in Psychiatry, Dorado, Puerto Rico, 26th June to 1 July 1967*. Oxford: Pergamon Press, 1969.

LIDZ, Theodore; FLECK, Stephen; CORNELISON, Alice R. *Schizophrenia and the Family*. Nova York: International Universities Press, 1965.

LIEBERMAN, Jeffrey. "Early Detection and Prevention of Psychotic Disorders: Ready for 'Prime Time'?". Palestra para a Fundação de Pesquisa Cerebral e Comportamental, 12 fev. 2019.

LIEBERMAN, Jeffrey A.; OGAS, Ogi. *Shrinks: The Untold Story of Psychiatry*. Nova York: Little, Brown and Company, 2015.

LILIENFELD, Scott O.; ARKOWITZ, Hal. "The Truth about Shock Therapy: Electroconvulsive Therapy Is a Reasonably Safe Solution for Some Severe Mental Illnesses". *Scientific American*, 1 maio 2014.

LINSCOTT, R. J.; VAN OS, J. "An Updated and Conservative Systematic Review and Meta-Analysis of Epidemiological Evidence on Psychotic Experiences in Children and Adults: On the Pathway from Proneness to Persistence to Dimensional Expression Across Mental Disorders". *Psychological Medicine*, v. 43, n. 6, pp. 1133-49, 2013.

LIONELLS, Marylou et al. *Handbook of Interpersonal Psychoanalysis*. Nova York: Routledge, 2014.

LOTHANE, Zvi. *In Defense of Schreber: Soul Murder and Psychiatry*. Hillsdale: Analytic Press, 1992.

LOTHANE, Zvi. "The Schism between Freud and Jung Over Schreber: Its Implications for Method and Doctrine". *International Forum of Psychoanalysis*, v. 6, n. 2, pp. 103-15, 1997.

LUPSKI, James R. "Schizophrenia: Incriminating Genomic Evidence". *Nature*, v. 455, n. 7210, pp. 178-9, 2008.

LUXENBERGER, H. "Vorläufiger Bericht über psychiatrische Serienuntersuchungen an Zwillingen". *Zeitschrift für die gesamte Neurologie und Psychiatrie*, v. 116, pp. 297-326, 1928.

MACDONALD, Helen. *Falcon*. Londres: Reaktion, 2006.

MACDONALD, Helen. *H Is for Hawk*. Londres: Random House, 2014. [Ed. bras.: *F de falcão*. Trad. Maria Carmelita Dias. Rio de Janeiro: Intrínseca, 2016.]

MADRAS, Bertha K. "History of the Discovery of the Antipsychotic Dopamine D2 Receptor: A Basis for the Dopamine Hypothesis of Schizophrenia". *Journal of the History of the Neurosciences*, v. 22, n. 1, pp. 62-78, 2013.

MARTIN, Laura F.; KEM, William R.; FREEDMAN, Robert. "Alpha-7 Nicotinic Receptor Agonists: Potential New Candidates for the Treatment of Schizophrenia". *Psychopharmacology*, v. 174, n. 1, pp. 54-64, 2004.

MCAULEY, W. F. *The Concept of Schizophrenia*. Bristol: John Wright, 1953.

MCFARLING, Usha Lee. "A Journey Through Schizophrenia from Researcher to Patient and Back". STAT, 14 jun. 2016.

MCGLASHAN, Thomas. "Psychosis as a Disorder of Reduced Cathectic Capacity: Freud's Analysis of the Schreber Case Revisited". *Schizophrenia Bulletin*, v. 35, n. 3, pp. 476-81, maio 2009.

MCGRATH, Charles. "Attention, Please: Anne Tyler Has Something to Say". *The New York Times*, 5 jul. 2018.

MCGRATH, John et al. "Schizophrenia: A Concise Overview of Incidence, Prevalence, and Mortality". *Epidemiologic Reviews*, v.30, pp.67-76, 2008.

MCGRATH, John et al. "Psychotic Experiences in the General Population: A Cross-National Analysis Based on 31.261 Respondents from 18 Countries". JAMA *Psychiatry*, v.72, n.7, pp.697-705, 2015.

MCNALLY, Kieran. *A Critical History of Schizophrenia*. Basingstoke: Palgrave Macmillan, 2016.

MITCHELL, Kevin J. *Innate: How the Wiring of Our Brains Shapes Who We Are*. Princeton: Princeton University Press, 2018.

MITCHELL, Nell. *The 13th Street Review: A Pictorial History of the Colorado State Hospital (Now CMHIP)*. Pueblo: My Friend, The Printer, Inc., 2009.

MODROW, John. *How to Become a Schizophrenic: The Case against Biological Psychiatry*. Traverse City: Apollyon Press, 1992.

MOREL, Benedict A. *Traite des maladies mentales*. Paris: Masson, 1860.

MORETTA, John. *The Hippies: A 1960s History*. Jefferson: McFarland, 2017.

MÜLLER-HILL, Benno. *Murderous Science: Elimination by Scientific Selection of Jews, Gypsies, and Others, Germany, 1933-1945*. Woodbury: Cold Spring Harbor Laboratory Press, 1988. [Ed. bras.: *Ciência assassina*. Rio de Janeiro: Xenon, 1993.]

NASAR, Sylvia. *A Beautiful Mind*. Nova York: Simon & Schuster, 1998. [Ed. bras.: *Uma mente brilhante*. 6. ed. Trad. Sergio Moraes Rego. Rio de Janeiro: Record, 2002.]

NIEDERLAND, William G. *The Schreber Case: Psychoanalytic Profile of a Paranoid Personality*. Hillsdale: Analytic Press, 1984.

NOLL, Richard. *American Madness: The Rise and Fall of Dementia Praecox*. Cambridge: Harvard University Press, 2011.

OWEN, Michael J.; SAWA, Akira; MORTENSEN, Preben B. "Schizophrenia". *Lancet*, v.388, n.10039, pp.86-97, 2016.

PARKER, Gordon. "Re-Searching the Schizophrenia Mother". *The Journal of Nervous and Mental Disease*, v.170, n.8, pp.452-62, 1982.

PASTORE, Nicholas. *The Nature-Nurture Controversy*. Nova York: Kings Crown Press, Columbia University, 1949.

PERÄLÄ, Jonna et al. "Lifetime Prevalence of Psychotic and Bipolar I Disorders in a General Population". *Archives of General Psychiatry*, v.64, n.1, pp.19-28, 2007.

PETERSON, Roger Tory. *Birds Over America*. Nova York: Dodd, Mead & Co., 1948.

PEYKOV, S. et al. "Identification and Functional Characterization of Rare SHANK2 Variants in Schizophrenia". *Molecular Psychiatry*, v.20, n.12, p.1489-98, 2015.

PFEIFFER, Carl C. "Psychiatric Hospital vs. Brain Bio Center in Diagnosis of Biochemical Imbalances". *Journal of Orthomolecular Psychiatry*, v.5, n.1, pp.28-34, 1976.

POWERS, Ron. *No One Cares about Crazy People: The Chaos and Heartbreak of Mental Health in America*. Nova York: Hachette, 2017.

"PRIVATE INSTITUTIONS USED IN C.I.A. EFFORT TO CONTROL BEHAVIOR". *The New York Times*, 2 ago. 1977.

"PUEBLO GRAND JURY BLASTS STATE HOSPITAL PROGRAM". *Colorado Springs Gazette-Telegraph*, 19 maio 1962.

PURCELL, Shaun M. *et al.* "Common Polygenic Variation Contributes to Risk of Schizophrenia and Bipolar Disorder". *Nature*, v.460, n.7256, pp.748-52, 2009.

REICHARD, Suzanne; TILLMAN, Carl. "Patterns of Parent-Child Relationships in Schizophrenia". *Psychiatry*, v.13, n.2, pp.247-57, 1950.

REISS, David. "Competing Hypotheses and Warring Factions: Applying Knowledge of Schizophrenia". Apresentado pela primeira vez em 1970 e posteriormente publicado em *Schizophrenia Bulletin*, v.1, n.8, pp.7-11, 1974.

RICCI, Jim. "Dream Dies on the Farm". *Chicago Tribune*, 2 out. 1986.

RICHTER, Derek. *Perspectives in Neuropsychiatry: Essays Presented to Professor Frederick Lucien Golla by Past Pupils and Associates*. Londres: H. K. Lewis, 1950.

RIEDER, Ronald O.; GERSHON, Elliot S. "Genetic Strategies in Biological Psychiatry". *Archives of General Psychiatry*, v.35, n.7, pp.866-73, 1978.

RILEY, Brien; WILLIAMSON, Robert. "Sane Genetics for Schizophrenia". *Nature Medicine*, v.6, n.3, pp.253-5, 2000.

RIPKE, Stephan *et al.* "Genome-Wide Association Analysis Identifies 13 New Risk Loci for Schizophrenia". *Nature Genetics*, v.45, n.10, pp.1150-9, 2013.

RIPKE, Stephan *et al.* "Biological Insights from 108 Schizophrenia-Associated Genetic Loci". *Nature*, v.511, n.7510, pp.421-7, 2014.

ROSEN, John N. *Direct Analysis: Selected Papers*. Nova York: Grune & Stratton, 1953.

ROSENTHAL, David (org.). *The Genain Quadruplets*. Nova York: Basic Books, 1963.

ROSENTHAL, David. "The Heredity-Environment Issue in Schizophrenia: Summary of the Conference and Present Status of Our Knowledge". *In*: ROSENTHAL, David; KETY, Seymour S. (orgs.). *The Transmission of Schizophrenia: Proceedings of the Second Research Conference of the Foundations' Fund for Research in Psychiatry, Dorado, Puerto Rico, 26th June to 1 July 1967*. Oxford: Pergamon Press, 1969.

ROSENTHAL, David. "Three Adoption Studies of Heredity in the Schizophrenia Disorders". *International Journal of Mental Health*, v.1, n.1-2, pp.63-75, 1972.

ROSENTHAL, David; KETY, Seymour S. (orgs.). *The Transmission of Schizophrenia: Proceedings of the Second Research Conference of the Foundations' Fund for Research in Psychiatry, Dorado, Puerto Rico, 26th June to 1 July 1967*. Oxford: Pergamon Press, 1969.

ROSS, Randal G. *et al.* "Perinatal Phosphatidylcholine Supplementation and Early Childhood Behavior Problems: Evidence for CHRNA7 Moderation". *The American Journal of Psychiatry*, v.173, n.5, pp.509-16, 2016.

ROVNER, Sandy. "The Split Over Schizophrenia". *The Washington Post*, 20 jul. 1984.

SAKS, Elyn R. *The Center Cannot Hold: My Journey Through Madness*. Nova York: Hachette Books, 2015.

SARTRE, Jean-Paul. *The Psychology of Imagination*. Londres: Routledge, 2016 [1940]. [Ed. bras.: *O imaginário: psicologia fenomenológica da imaginação*. Trad. Monica Stahel. Petrópolis: Vozes, 2019.]

SCHEPER-HUGHES, Nancy. *Saints, Scholars, and Schizophrenics: Mental Illness in Rural Ireland*. Berkeley: University of California Press, 1977.

SCHILLER, Lori; BENNETT, Amanda. *The Quiet Room: A Journey Out of the Torment of Madness*. Nova York: Grand Central Publishing, 2011.

SCHRADER, Ann. "Schizophrenia Researchers Close in on Genetic Sources". *The Denver Post*, 13 ago. 2000.

SCHREBER, Daniel Paul. *Memoirs of My Nervous Illness*. Nova York: New York Review Books; Londres: Bloomsbury, 2001. [Ed. bras.: *Memórias de um doente dos nervos*. Trad. Marilene Carone. São Paulo: Todavia, 2021.]

SEKAR, Aswin *et al*. "Schizophrenia Risk from Complex Variation of Complement Component 4". *Nature*, v. 530, n. 7589, pp. 177-83, 2016.

"SEQUANA TO PARTICIPATE IN MULTINATIONAL EFFORT TO UNCOVER THE GENETIC BASIS OF SCHIZOPHRENIA". *Business Wire*, 20 abr. 1995.

SHEEHAN, Susan. *Is There No Place on Earth for Me?* Boston: Houghton Mifflin, 1982.

SHIPLEY, W. C.; KANT, F. "The Insulin-Shock and Metrazol Treatments of Schizophrenia, with Emphasis on Psychological Aspects". *Psychological Bulletin*, v. 37, n. 5, pp. 259-84, 1940.

SIEGEL, Clifford *et al*. "Deficits in Sensory Gating in Schizophrenic Patients and Their Relatives: Evidence Obtained with Auditory Evoked Responses". *Archives of General Psychiatry*, v. 41, n. 6, pp. 607-12, 1984.

SILVER, Ann-Louise. "Chestnut Lodge, Then and Now". *Contemporary Psychoanalysis*, v. 33, n. 2, pp. 227-49, 1997.

SLATER, Eliot. *Man, Mind, and Heredity: Selected Papers of Eliot Slater on Psychiatry and Genetics*. Ed. James Shields e Irving I. Gottesman. Baltimore: Johns Hopkins University Press, 1971.

SLAUGHTER, Frank G. "Life in a Snake-Pit". *The New York Times*, 22 nov. 1959.

SMITH, Daniel B. *Muses, Madmen, and Prophets: Rethinking the History, Science, and Meaning of Auditory Hallucination*. Nova York: Penguin, 2007.

SNYDER, Solomon H.; KETY, Seymour S.; GOLDSTEIN, Michael J. "What Is Schizophrenia?". *Schizophrenia Bulletin*, v. 8, n. 4, pp. 595-602, 1982.

SOBEL, Dava. "Schizophrenia in Popular Books: A Study Finds Too Much Hope". *The New York Times*, 17 fev. 1981.

SPRAGUE, Marshall. *Newport in the Rockies: The Life and Good Times of Colorado Springs*. Athens: Swallow Press; Ohio University Press, 1987.

STIRISS, Melvyn. *Voluntary Peasants: A Psychedelic Journey to the Ultimate Hippie Commune*. Warwick: New Beat Books, 2016. Kindle.

SUDDATH, Richard L. *et al*. "Anatomical Abnormalities in the Brains of Monozygotic Twins Discordant for Schizophrenia". *The New England Journal of Medicine*, v. 322, n. 12, pp. 789-94, 1990.

SULLIVAN, Harry Stack; PERRY, Helen Swick. *Schizophrenia as a Human Process*. Nova York: W. W. Norton, 1974.

SZASZ, Thomas. *The Myth of Mental Illness*. Nova York: Harper & Row, 1961. [Ed. bras.: *O mito da doença mental*. Trad. Irley Franco e Carlos Roberto Oliveira. Rio de Janeiro: Zahar, 1979.]

TALAN, Jamie. "Schizophrenia's Secret: 'Hot Spots' on Chromosomes Fuel Academic, Commercial Studies". *New York Newsday*, 19 out. 1999.

TELFER, Dariel. *The Caretakers*. Nova York: Simon & Schuster, 1959.

THOMAS, Philip. *The Dialectics of Schizophrenia*. Londres: Free Association Books, 1997.

TORREY, E. Fuller. *Surviving Schizophrenia: A Family Manual*. Nova York: Harper & Row, 1983. [Ed. bras.: *Esquizofrenia*. Trad. Luis Reyes Gil. Belo Horizonte: Autêntica, 2022.]

TORREY, E. Fuller. *Schizophrenia and Manic-Depressive Disorder: The Biological Roots of Mental Illness as Revealed by the Landmark Study of Identical Twins*. Nova York: Basic Books, 1994.

TORREY, E. Fuller. *American Psychosis: How the Federal Government Destroyed the Mental Illness Treatment System*. Oxford: Oxford University Press, 2014.

TREVEDI, Bijal; LE PAGE, Michael; ALDHOUS, Peter. "The Genome 10 Years On". *New Scientist*, 19 jun. 2010.

URSINI, Gianluca et al. "Convergence of Placenta Biology and Genetic Risk for Schizophrenia". *Nature Medicine*, 28 maio 2018.

U.S. HEALTH OFFICIAL PUTS SCHIZOPHRENIA COSTS AT $ 65 BILLION. *The Schizophrenia Homepage*, 9 maio 1996. Disponível em: schizophrenia.com/news/costs1.html. Acesso em: 17 nov. 2024.

WALLEN, Martin. "Body Linguistics in Schreber's 'Memoirs' and De Quincey's 'Confessions'". *Mosaic: A Journal for the Interdisciplinary Study of Literature*, v. 24, n. 2, pp. 93-108, 1991.

WANG, Esmé Weijun. *The Collected Schizophrenias: Essays*. Minneapolis: Graywolf Press, 2019. [Ed. bras.: *Esquizofrenias reunidas: ensaios*. Trad. Camila von Hodelfer. São Paulo: Carambaia, 2024.]

WARD, Mary Jane. *The Snake Pit*. Nova York: Random House, 1946. [Ed. bras.: *Na cova das serpentes*. Trad. Sônia Orieta Heinrich. Campinas: Anchieta, 1947.]

WEINBERGER, Daniel R. "Implications of Normal Brain Development for the Pathogenesis of Schizophrenia". *Archives of General Psychiatry*, v. 44, n. 7, pp. 660-9, 1987.

WEINBERGER, Daniel R.; HARRISON, P.J. *Schizophrenia*. Hoboken: Wiley-Blackwell, 2011.

WEINBERGER, Daniel R.; WYATT, R. J. "Cerebral Ventricular Size: Biological Marker for Subtyping Chronic Schizophrenia". In: USDIN, Earl; HANIN, Israel (orgs.). *Biological Markers in Psychiatry and Neurology*. Nova York: Pergamon Press, 1982. p. 505-12.

WEINBERGER, Daniel R. et al. "Lateral Cerebral Ventricular Enlargement in Chronic Schizophrenia". *Archives of General Psychiatry*, v. 36, n. 7, pp. 735-9, 1979.

"WHERE NEXT WITH PSYCHIATRIC ILLNESS?". *Nature*, v. 336, n. 6195, pp. 95-6, 1988.

WHITAKER, Robert. *Mad in America: Bad Science, Bad Medicine, and the Enduring Mistreatment of the Mentally Ill*. Ed. revista. Nova York: Basic Books, 2010.

WHITE, T. H. *The Goshawk*. Londres: Jonathan Cape, 1951.

"WHY WE LEFT THE FARM". *Whole Earth Review*, 1985.

WILLIAMS, Paris. *Rethinking Madness: Towards a Paradigm Shift in Our Understanding and Treatment of Psychosis*. San Francisco: Sky's Edge, 2012.

ZUBIN, Joseph; SPRING, Bonnie. "Vulnerability: A New View of Schizophrenia". *Journal of Abnormal Psychology*, v. 86, n. 2, pp. 103-26, 1977.

ÍNDICE REMISSIVO

Números de página em *itálico* referem-se a ilustrações

A

α – 7 (alfa-7), receptor, 324-327, 336
Abbott, Laboratórios, 327
AbbVie, 327
Abravanel, Maurice, 91
abuso sexual
    esquizofrenia e, 318
    na Igreja Católica, 316, 318
abuso *ver* abuso sexual; trauma
Academia Nacional de Ciências, 333
acetilcolina, 324-325, 362
ácido fólico, 362
Adams, USS, 51
adolescência, 282, 355, 419
AIDS, 331
Allman Brothers, 153
Allman, Duane, 153
alma, 43
alucinações
    normalização de, 418
    predominância de, 418
Alzheimer, doença de, 419
Amgen, 351, 353, 361, 421
amobarbital, 98
anabaseína, 326
anti-Édipo, O: capitalismo e esquizofrenia
    (Deleuze e Guattari), 158
Arieti, Silvano, 427
Associação de Falcoeiros da América do
    Norte, 73
Associação Médica Americana, 363
Associação Psiquiátrica Americana, 101
Asylums (Goffman), 157
Atascadero, Hospital Estadual, 155-156
Ato de Saúde Mental Comunitária, 125
autismo, 67, 356, 358, 418

B

Bagshot Row, 154, 177
Balanchine, George, 36
Balé do Oeste, 90, 129, 133
Ball, Lucille, 149
Bateson, Gregory, 66-67, 115
Beecher, Henry Ward, 30
Bennett, Ivan, 101
Bettelheim, Bruno, 115
Bishop, J. Michael, 333
Blayney, Betty (irmã de Mimi), 33, 233, 268, 368
Blayney, John (pai de Mimi), 33, 35, 52, 88
Blayney, Thomas Lindsey, 51, 79-80, 240
Bleuler, Eugen, 44, 101
Brady, Hospital, 185
Brain Bio Center, 204
Brainspotting, 300
Broadmoor World Ice Arena, 135, 141

C

C4A, gene, 355, 363
CAMI — Colorado Alliance for the Mentally
    Ill (Aliança do Colorado para os Men-
    talmente Enfermos), 307
Campo de Bell Creek, 215
câncer, 333
CARES House, 231, 289
Caretakers, The (Telfer), 124
Carlos VI, Rei, 43
Carlsson, Arvid, 126
Castañeda, Carlos, 151
Cavett, Dick, 340
Centro de Saúde Mental de Boulder, 306
Centro Médico da Universidade do Texas
    Sudoeste, 355

cérebro, 280
   adolescência e, 281, 355
   desenvolvimento precoce do, 361-362
   esquizofrenia e, *ver* esquizofrenia, cérebro na
   filtragem sensorial, 244-245, 278, 308, 323, 362
   hipocampo no, 280, 323, 419
   maturação do, 244
   neurônios inibidores no, 245, 323
   neurônios no, 244-245
   pontos-de-vista de Pfeiffer sobre a química do, 204
   SHANK2, gene, e o, 354, 356-358
   sinapses no, 244
   esquizofrenia e, *ver* esquizofrenia, cérebro na
Cervantes, Miguel de, 158
Chaplin, Charles, 35
Cheney, Jeff, 376, 379, 382, 387
Chestnut Lodge, 32-33, 51. 63, 65, 100, 124
CHRNA7, gene, 324-325, 335, 355, 361-362, 437
CIA, 204, 396
cigarros, 325
Clausen, John, 66
clorpromazina *ver* Thorazine
clozapina, 127, 275, 287, 339, 347
CNVs – copy number variations (varições no número de cópias), 334
colesterol, 355
colina, 362-363, 407, 419, 437
   acetilcolina, 324-325
Colorado Springs, 29-30, 54, 71, 85, 91, 149, 405
coma de insulina, terapia, 64, 100, 124
companhias farmacêuticas, 274-275, 327, 331-333, 336
Compazine (proclorperazina), 185
Consórcio de Genômica Psiquiátrica, 334
contracultura, 156-157, 186
cova das serpentes, Na (Ward), 124

Crandall, Honie B, 313
crianças adotadas, filhos adotados, 162
Cromwell, Rue L., 417

D

d'Amboise, Jacques, 133, 315
Danilova, Alexandra, 36
Debbie (governanta de Mimi), 374, 376, 380, 398
Deleuze, Gilles, 158
Delisi, Charles, 193-194
DeLisi, Lynn, 193-198, 243, 271, 273, 276-279, 282, 323, 326, 331, 334, 336, 352-357, 361, 363, 367, 373, 407, 421
dementia praeox – demência precoce, 41, 43-44
de Mille, Agnes, 91
Denver Post, 79
Depakote (valproato de sódio), 339
Departamento de Energia dos Estados Unidos, 332
diabete, 246, 275, 280, 334
distrofia miotônica, 215
distúrbio bipolar, 231, 279, 289, 308, 334, 339, 340, 356, 418
distúrbio de somatização, 275
distúrbio esquizoafetivo, 279, 308
DMXBA, 327
DNA, 21, 113, 276, 279, 331, 333-334, 367, 368
   variações do número de cópias e, 334
doença cardíaca, cardiopatia, 334, 355, 371
doença mental, 43, 45, 126, 156-158, 163-164, 356, 420
   crianças adotadas e, 162
   estudos de associação genômica ampla e, 333-334
   eugenia e, 418
   genes SHANK e, 356
   genética, 43, 198
   hospitais e instituições psiquiátricas estatais, 100, 127, 157

interpretações religiosas da, 42
medicações para *ver* medicações
organizações de defesa e movimento de direitos do paciente, 275-276
prevalência de, 418
ver também psiquiatria; esquizofrenia
dopamina, 126-127, 340
Dorado Beach, conferência sobre esquizofrenia em, 161-163
drogas
   LSD, 127, 150, 151, 152, 153, 179, 186, 204, 222
   prescrições *ver* medicações
DSM – Diagnostic and Statistical Manual of Mental Disorders (Manual diagnóstico e estatístico de distúrbios mentais), 101, 274
duplo clique, estudos de, 245-246, 278, 323-324, 326, 437
duplo vínculo, 67

E

Eagleton, Thomas, 340
ECT – electrocunvulsive therapy (terapia eletroconvulsiva), 340-342, 374, 387-390, 407
Eisenhower, Dwight, 58, 396
Eldora, Área de Esqui de, 304
EMDR – Eye Movement Desensitization and Reprocessing (Dessensibilização e Reprocessamento por Movimentos Oculares), 300
Ent, Base Aérea de, 31, 54, 58, 396
epigenética, 282, 417
epilepsia, 358
Erva do diabo, A: Os ensinamentos de Don Juan (Castañeda), 151
Escola de Medicina de Harvard, 243, 352, 421
Escola Secundária da Academia da Força Aérea, 14, 71-72, 85-89, 149, 172, 212, 346
escore de risco poligênico, 335
esquizofrenia, 12-21, 41-47, 156-158, 271-281, 215, 331, 418-419, 421

abuso sexual e, 317
aspecto emocional da, 23, 17
como espectro de doenças, 356-357, 417, 419
conferência de Dorado Beach sobre, 161, 163
criação do termo, 44
crianças adotadas e, 162
debate natureza-criação sobre, 44-45, 47, 101, 114-116, 195, 244, 161-165, 273-274, 279, 417
definições de, 101, 357
deflagração da, 280-281, 419
diagnóstico de, 101, 274, 357, 418-419
doença física, como *ver também* esquizofrenia, cérebro na, 44-45, 114, 195-197 274-275 279
estigma cercando, 357, 436
eugenia e, 64
família Galvin, na, *ver* Galvin, família
Freud e, 44-46
hipótese da diátese-estresse, 163, 244
hipótese da dopamina, 126
hipótese da vulnerabilidade e, 243, 323
inacessibilidade da, 427
intervenções suaves para, 419
irmãs Genain e, 113-117, 161-162, 198
Jung e, 45, 47
mães como causa, 60, 65-67, 100, 115, 163, 187, 193-194, 273, 372
medicações para *ver* medicações
metáfora, como 158
movimento da antipsiquiatria e, 156-158, 275, 417
nicotina e, 326
personalidade dividida confundida com, 44
pesquisa da Universidade do Colorado sobre, 21, 243-247, 323-328, 361-365,
pobreza e, 163
prevalência de, 45-47
prevenção de, 361, 363, 419, 421
Schreber e, 41-45, 47, 244

suicídio e, 46
sintomas, 17-21
teorias sobre, 19, 44-46, 127, 162, 244, 244, 274, 276-278, 281-282
termo dementia praecox e, 41, 44
trabalho de DeLisi e, 193-198, 243, 271, 275-279,-282, 331-332, 334, 336, 352-358, 361, 363, 367, 407, 421, 422
trabalho de Freedman e, 243, 245, 278, 282, 308, 332, 335, 354, 361, 362, 363, 364, 407, 419, 420, 437
trabalho de Freedman e, 323-328
trabalho de Fromm-Reichmann e, 100, 113, 116, 157, 171, 195, 263, 274
trabalho de Fromm-Reichmann e, 63-67
tratamento da, 63, 67, 101, 124, 125, 126, 161, 163, 417
vulnerabilidade, hipótese da, 244, 308, 323
workshop na Academia Nacional de Ciência sobre, 333
esquizofrenia, cérebro na, 46, 195-196, 280, 323-328
adolescência e, 282, 355, 420
danos a partir de surtos psicóticos e, 418
desenvolvimento cerebral no útero e, 361, 363
filtro sensorial e, 243, 245, 277-278, 308, 363
hipocampo e, 279, 281, 324, 420
hipótese da pode sináptica e, 244, 323, 356
hipótese da vulnerabilidade e, 243, 323
hipótese desenvolvimental e, 281-282, 308
maturação do cérebro e, 281-282
neurônios inibidores e, 245, 324
tamanho do ventrículo e, 197, 274, 278, 280
tecnologia de varredura de imagens e, 271, 275, 280, 333
teste do duplo clique e, 245, 278, 323-324, 326, 363, 437
trabalho de Weinberger e, 280, 281, 308
trabalho de Wyatt e, 196, 197, 274, 278, 279

esquizofrenia, genética em, 16-21, 43-46, 64-65, 114, 162, 197-198, 243, 275-276, 323-327, 331-337, 351-357, 361-364,
ambiente e, 44-46, 101, 114-117, 161-165, 195-196, 308
chances de irmãos compartilharem a condição, e, 279, 324
colina e, 361, 363, 407, 419, 437
companhias farmacêuticas e, 331-332, 336
complexidade e, 276
desaparecimento e reaparecimento em famílias, e, 325
distúrbio de filtragem sensorial e, 246, 278, 308, 363
DNA, 21, 113, 276, 279, 331-332, 334, 367-368
estudo de associação genômica ampla (GWAS), 334-335, 355
famílias com casos múltiplos e, 197, 277-278, 332, 354, 357
gene C4A e, 355, 363
escore de risco poligênico e, 334
esquizofrenia, genética em, 271
gene CHRNA7 e, 324, 335, 355, 361-362, 437
gene SHANK2 e, 354-359, 363, 367, 407, 421-422
HLA em, 279
irmãs Genain e, 113-117, 161, 198
limiar de suscetibilidade, 163
outras doenças mentais, e, 279
pesquisa de família nos Galvin em, 21, 197, 271, 276-280, 331, 334-336, 352-358, 421-422, 437
pesquisa em famílias, 197, 253, 256-260, 301-301, 304, 306-307, 318-324, 374-376, 386
pontuação de risco poligênico, 165, 335
Projeto Genoma Humano e, 332-333, 351, 355
receptor α7(alfa-7) e, 324, 326-327, 335
tamanho da família na análise de, 354
teoria poligênica, 162

trabalho de DeLisi e, 275-279, 282, 331-332, 334, 336, 352-358, 361-364, 367, 407, 421-422
trabalho de Freedman e, 243-246, 277-278, 282, 307-308, 323-327, 332, 335-336, 355, 361-365, 407, 420-421, 437
trabalho de Rosenthal e, 114-116, 161-165, 197, 198, 276
estranho no ninho, Um (Kesey), 152, 157, 251, 340
estatinas, 355
Eu dividido, O (Laing), 156
eugenia, 64-65, 67, 123

F

falcões, falcoaria, 29-30, 32, 56, 58, 72-73, 75, 79, 86, 89, 91, 103-104, 148, 170, 203, 294, 314, 346, 381, 398
Associação Norte-Americana de Falcoeiros, 73
mascote da Força Aérea, como, 72, 89, 369, 380
Fazenda, a, 221-224, 291, 419
FBI, 292
FDA – Food and Drug Administration (Administração de Alimentos e Drogas), 362
febre, 357
Federação dos Estados das Montanhas Rochosas, 90-92, 100, 128, 133-134, 183, 212, 214, 294, 303, 307, 369, 396
Feinberg, Irwin, 244
fenilcetonúria, 276
Field, Marshall, 30
Fisher, Carrie, 340
Flechsig, Paul Emil, 41-43, 45
Força Aérea, 53, 89
falcão como mascote, 72, 89, 369, 380
Forum Pharmaceuticals, 327
Foucault, Michel, 46
Freedman, Robert, 243-246, 278, 282, 308, 323-327, 331, 335, 347, 355, 361-364, 373, 390, 407, 419-420, 433, 437
Freud, Sigmund, 44-46, 63-66, 156, 158, 163, 171, 193, 417

Jung e, 45, 46, 163
Freudenstein, Robert ("Freudy"), 59, 74
abuso sexual por parte de, 316, 317, 371, 381
Fromm-Reichamann, Frieda, 63, 65-67, 100, 114-115, 157, 171, 195, 263, 274
Fuller, Samuel, 100
Fumo, 325
Fundação de Artes e Humanidades das Montanhas Rochosas, 183
Fundação de Pesquisa Cerebral e Comportamental (Brain and Behavioral Research Foundation), 326, 363

G

Galvin, Becky (esposa de Michael|), 375, 393
Galvin, Brian William, 14, 19, 23, 74, 79-80, 86, 88, 106, 134, 148- 150, 154, 156, 167, 177-186, 356, 393, 406
assassinato-suicídio de, 221, 292, 300, 316, 369, 406-407, 412-413
bandas de, 148-150, 148, 154, 177
Freudenstein e, 316
Lindsay (Mary), sexualmente abusada por, 143
Margaret, sexualmente abusada por, 143
medicação prescrita para, 178-179
nascimento de, 56
na faculdade, 150
Noni e, 177-179, 185, 221, 309, 319, 406
Galvin, Clarke (irmão de Don), 53, 129
Galvin, Donald Kenyon, 13-15, 23, 51, 57, 71, 75-77, 80-82, 86-88, 97-104, 106, 109-110, 117-130, 118, 136-138, 141-142, 147-148, 150-153, 156, 167-172, 180, 188, 202-204, 212, 225, 253, 255, 273, 285, 313, 318, 346, 348, 356, 370, 372, 374, 380, 382, 394, 396, 398, 405-406, 427
aconselhamento e avaliações psiquiátricas, 98, 101-104, 117, 119, 121-123
animais e, 97-98, 100, 102, 122-123
aniversário de setenta e dois anos, 398

apelido de Gookoid dado por Jim, 137, 170
babá dos irmãos, como, 77
celeiro de frutas e, 98, 101
diagnóstico de esquizofrenia de, 123
ensino médio, no, 75
faculdade, na, 75, 87, 97, 99-102, 107
falcões e, 55-56, 73, 79, 103-104, 313, 381
fantasias homicidas, 98, 102
Freudenstein e, 74, 316, 381
hospitalizações de, 127-129, 134, 136, 168, 170-172, 179, 205, 230, 232, 252, 285
incidente na fogueira, 97, 120
Jean e, 102-103, 107, 117, 119-120, 122, 127-129, 137, 168, 170-171, 186, 201, 205, 232, 253, 285, 309, 318, 406
Jim e, 77-78, 92, 107, 137, 168-169, 396
jogador de futebol americano, como, 74-75, 77-78, 82, 101-102
Lindsay (Mary) e, 13-21, 23, 201-202, 232, 240, 268
Marilee e, 98, 100- 102, 117
medicações prescritas para, 15, 17, 128, 137, 168, 171-172, 180, 202, 205, 232, 285, 288, 313, 356, 381
Mimi atacada por, 137-138, 172, 371
Mimi e, 313-314, 371
mobília e, 129, 244, 300
Morte de Mimi, 383
nascimento de, 38, 51
Peter e, 185, 289
plano de assassinato-suicídio com cianureto, 122, 127, 406
Point of the Pines, em, 16, 20, 370-371, 383, 398-399
preocupações religiosas de, 15-16, 18, 42, 100, 129, 137, 153, 171, 180, 205, 232, 240, 255, 285, 317
prisão de, 205
tentativas de suicídio de, 99, 406
teste de personalidade feito por, 121
teste de Rorschach feito por, 104, 119
tremor de, 313
visitas ao centro de saúde mental da faculdade, 97
Galvin, Donald William ("Don") (pai), 13-15, 19, 21, 23, 35-38, 51-60, 87, 109, 148, 168, 179, 183, 203, 214, 217, 251, 264, 293, 314, 395, 398
aposentadoria de, 183, 212
AVC e saúde em declínio de, 183-185, 187, 202-203, 212, 217, 225, 273, 277, 293, 309, 314, 318
câncer de, 294, 347, 406
carreira militar de, 14, 31, 37-38, 51-53, 57, 59, 71-73, 80-81, 87-89, 147, 314, 369, 395-396
casamento de Mimi com, 37-38
casamento de Margareth com Chris, 255
casos amorosos de, 91, 318, 319, 371, 372
cérebro examinado após a morte, 347, 348
cerimônia de PhD de, 105, 109-110
conflitos dos garotos e, 75-78
distância de, 57-58, 233, 319
episódios emocionais e depressão de, 72, 87, 186, 318, 357, 371, 407
falcoaria e, 29-31, 55-58, 72-74, 76, 89, 91, 148, 169, 202, 293, 313, 346, 397-398
fé católica de, 15, 35-36, 38, 55, 57-58, 88, 204
Federação dos Estados das Montanhas Rochosas, na 89-92, 99, 128, 133, 183, 214, 293, 302, 307, 369, 396
funeral de, 346
Jim e, 270, 273
Kathy e, 109
Lindsay (Mary) e, 203, 270
Mimi culpando-o pela doença da família, 314, 318, 347, 357, 368
Mimi faz revelações às filhas sobre, 317-319
morte de, 346
pai, como, 66, 73-74, 78, 81, 147, 183

Pai do Ano, prêmio de, 81, 396
primeiro encontro de Mimi com, 35
realocação para o, 53, 54, 85, 314
romance de Mimi com, 36, 37
Sam Gary e, 91, 92, 202, 214, 215
serviço na Segunda Guerra Mundial de, 37, 38, 51, 71, 87, 147, 368, 370, 371
sessões de ECT de, 407
Stanford, em ,71, 72, 152
terapia de Lindsay e, 264
vida social de, 90, 91, 92
visão romantizada de Richard sobre, 395-396
Galvin, família, 23, 72, 84, 109, 110
   casa de Hidden Valley Road vendida, 406, 427
   casa em Hidden Valley Road da, 85-89, 84, 90, 92
   conflitos entre irmãos na, 76-79, 92, 135, 137, 153, 167-168, 201, 217, 223, 273, 289, 290-291, 396, 399
   desconexão entre face pública e privada da, 79
   Dia de Ação de Graças e, 167-168, 395
   jogo de hóquei na, 135, 167, 171, 179, 185, 212, 217, 232, 293, 306, 309
   membros da, 23
   música e, 70, 84, 86, 147-151, 149,
   pássaros mantidos por, 76, 86, 87, 315, 398, 399
   ver também falcões, falcoaria
   serviço de coroinhas e, 73, 315
Galvin, família, esquizofrenia na, 18-21, 23, 427, 433, 434, 435, 436, 437
   DeLisi e, 271, 273, 276-279, 331, 333, 336, 367-368, 407
   falhas genéticas em ambos os pais como causa da, 361
   esquizofrenia na como dinâmica definidora, 17-20
   Freedman e, 278, 307, 308, 407, 437

Mimi como portadora da mutação responsável pela, 357, 358
Mimi culpando a família de Don pela, 314, 318, 347, 357, 368
Mimi sendo culpada pela sua forma de condução da maternidade, 66-67, 100, 187, 372
pássaros mantidos por, 73
pesquisa de Kate e, 437
pesquisa sobre, 21, 47, 277, 278, 279, 292, 323, 324, 325, 331, 332, 333, 354-358, 363, 367-69, 407, 420, 437
segredo sobre, 406-407
Galvin, George (irmão de Don), 222
Galvin, James Gregory ("Jim"), 18-19, 23, 56, 73, 77, 84, 87-88, 107-110, 141-142, 167-168, 180, 188, 212, 229, 233, 237-238, 244, 253, 256, 264, 269, 286, 300, 319, 345-346, 356, 371, 393
   aconselhamento de, 109
   comportamento violento de, 107-108, 110
   Don e, 269, 273
   Donald e, 18-19, 77-78, 92, 107, 138, 168-169, 395
   Donald apelidado de "Gookoid" por, 138, 170
   emprego de barman de, 107
   ensino médio, no, 87
   faculdade, na, 107-108
   Freudenstein e, 316
   hospitalização de, 185-186
   incidente de rasgar os pneus, no, 256, 299
   Kathy e, 107, 109, 134, 141-142, 167-168, 186, 204, 206, 237, 256, 265, 345, 405
   Lindsay (Mary) e, 141-142
   Lindsay abusada sexualmente por, 142, 206, 238, 262, 265, 267, 269, 270, 297, 299, 309, 315, 317, 319, 346
   Margaret e, 141-142
   Margaret sexualmente abusada por, 142, 206, 212, 216
   medicações prescritas para, 109, 269, 286, 345

Mimi e, 345, 347
morte de, 345, 348, 371
nascimento de, 51
Peter sexualmente abusado por, 309
problemas de saúde de, 286
vozes ouvidas por, 108
Galvin, Jean (esposa de Donald), 103, 117, 119, 120, 122, 127, 128, 129, 137, 168, 170, 171, 186, 201, 205, 232, 253, 285, 309, 319
tentativa de Donald de matar a si mesmo e, 122, 127, 406, 407
Galvin, Jimmy (filho de Jim), 108, 109, 134, 142, 167, 256, 346
Lindsay (Mary) e, 206
Galvin, John Clark, 23 56, 73, 77, 79-80, 84, 88, 106, 134, 147, 148, 167, 178, 233, 277, 291, 294, 347, 375, 393-398, 429
acidente da escada com, 393
e o *e-mail* de Lindsay para os familiares sobre Matt, 426
Freudenstein e, 316
morte de Mimi e, 383
música e, 147-148
Nancy e, 147-148, 167, 180, 291
nascimento de, 52
Galvin, Joseph Bernard ("Joe"), 18-19, 23, 76, 80, 84, 86, 106, 132, 134-135, 137-138, 167-168, 185, 217, 233, 251, 254, 269-270, 273, 286, 288, 293, 309, 313, 347-348, 356, 393, 399
alucinações de, 286
hospitalizações de, 251, 255
jogador de hóquei, como, 135, 293
Lindsay (Mary) e, 286
Michael e, 251-252
Mimi e, 347-348
morte de, 347, 371
nascimento de, 59
noiva de, 251, 309
preocupações religiosas de, 255
problemas de saúde de, 286

surto psicótico de, 251
Galvin, Kathy (esposa de Jim), 107-109, 134, 141-142, 167-168, 186, 204, 206, 237, 256, 265, 346, 405
Lindsay (Mary) e, 141, 206
Galvin, Lindsay *ver* Rauch, Mary Christine Galvin
Galvin, Margaret Elizabeth *ver* Johnson, Margaret Elizabeth Galvin
Galvin, Margaret Kenyon Blayney ("Mimi") (mãe), 14-15, 19-21, 23, 29-39, 30, 36, 51, 84, 90, 106, 110, 133, 136-137, 147, 152, 169, 183, 186-187, 202, 204, 304, 313-320, 368-371, 373-381, 395, 406, 413, 414, 426, 427
abuso sofrido por Lindsay por parte de Jim, 268-269, 345
abuso sofrido por Margaret por parte de Jim, 298, 300, 345
abuso sofrido por parte do padrasto, 268, 299-300
afasia de, 379, 382
amargura em, 170, 314
ataques de Donald a, 137-138, 172, 369
AVCs sofridos por, 370, 374, 382
avô Kenyon e, 32, 34, 36, 54, 91, 147, 292, 313
casa em Hidden Valley Road e, 85, 87-88, 90
Casamento com Don, 36-37
casamento de Margaret com Chris, e o, 255
cuidados domésticos para, 373, 376-380
DeLisi e, 273, 277
Dia de Ação de Graças e, 167, 168
distância de Don de, 232, 233
Donald e, 313-314, 369, 370
falcoaria e, 29-30, 31, 55-58, 72, 86, 169
família de Don culpada pela doença da família por, 315, 318, 348, 357, 367
fé católica de, 58-59, 74, 86, 147, 314, 371
Frudenstein e, 59, 74, 315, 317-318, 370
gestações de, 38, 79- 81
histeroctomia de, 81

história familiar de, 32- 34, 54, 92, 313
infância em Nova York de, 34, 54, 268
irmã de, 33-34, 233, 269, 368
Jim e, 345
Joe e, 347-348
Kathy e, 108, 109
Lindsay (Mary) e, 202, 233, 265, 376, 379, 381-382, 426
mãe, como, 32-37, 54, 57-60, 66, 74, 80, 87, 129, 152, 169, 171, 183, 222, 268, 277, 300, 313, 315, 319, 369, 370
Margaret e, 136, 300, 370, 376, 411, 427
memorial para, 383, 391-394, 396-397, 405
Michael e, 152, 374
morte de, 380, 391
morte de Brian e, 179
Nancy Gary e, 91-92, 187, 202, 363, 368
pai de, 33, 35, 52, 57, 88
pesquisa de esquizofrenia e, 367
Peter e, 186, 289, 313, 341
Pfeiffer e, 204, 205
pintora, como. 56, 136, 320, 370, 413
portadora da mutação responsável pela doença da família, como. 357, 358
primeiro encontro com Don, 37-38
primeiros anos de vida, 31-35, 51
realocação para o Colorado, 54, 85, 315
renúncia da fé católica por, 317
Richard e, 292, 395
romance de Don com, 36, 37
tamanho da família de, 57, 300, 314
terapia de Lindsay e, 264
testamento de, 395
trilha de Hidden Valley Road e, 170
vida social de, 90-92
Galvin, Lindsay *ver* Rauch, Mary Christine Galvin
Galvin, Mark Andrew, 19, 23, 79-80, 83, 84, 106, 132, 132, 137-138, 149, 167-168, 179, 186, 232, 293-294, 346, 368, 374-375, 393, 395-396, 398, 428

e-mail de Lindsay para a família sobre Matt, 426
jogador de hóquei, como, 135
morte de Mimi e, 433
nascimento de, 59
serviço de táxi de, 395
trabalho na livraria de, 293, 395
Galvin, Mary (mãe de Don), 57
Galvin, Matthew Allen, 18-19, 23, 79-80, 84, 85-86, 88, 106, 132, 134, 136-137, 170, 180, 186-187, 202, 217, 229-230, 233, 237, 254, 273, 286-287, 293, 300, 309, 313, 356, 370, 374, 381-382, 391, 393-394, 399, 405, 426-427
acidente com a caminhonete de, 229
colapso de, 217, 229, 253, 287
e-mail de Lindsay para familiares sobre, 426
faculdade, na, 217, 230
hospitalizações de, 230, 251, 255
jogador de hóquei, como, 136, 293, 309
Lindsay (Mary) e, 204, 230, 391, 392
medicações prescritas para, 287, 288
morte de Mimi e, 383
nascimento de, 71
Peter e, 230
prisão de, 255
Galvin, Michael *ver* Galvin, Robert Michael
Galvin, Nancy (esposa de John), 147, 148, 167, 180, 291, 394
Galvin, Peter Eugene, 14, 18-19, 23, 72, 80, 81, 84, 88, 106, 132, 134, 135, 137, 168, 170, 178, 180, 184-185, 187-188, 202-204, 212, 225, 230, 232-233, 244, 251, 253, 273, 285, 289-290, 293, 303, 305-309, 325, 339-342, 348, 370, 374, 381, 387-388, 390, 395, 405, 414, 427
abuso sexual por parte de Jim, 309
AVC de Don e, 184-186, 309
diagnóstico de bipolaridade de, 231, 289, 308, 339-340, 356, 388

Donald e, 185, 288, 290
Freedman e, 307-308
hospitalizações de, 184185, 187, 202, 230-231, 251, 289, 309, 339-342
jogador de jóquei, como, 135, 293, 306
Lindsay (Mary) e, 304-309, 339, 387-390
Matt e, 230
medicações prescritas para, 185, 230-231, 288-290, 308, 327, 339-340, 388, 390
Mimi e, 186, 289-290, 313, 341
morte de Mimi e, 383
nascimento de, 79-80
preocupações religiosas de, 289-290, 318, 340-341
prisões de, 255, 303, 306
Rick Rauch e, 306-307
Riverwalk, em, 388-389
sistema de saúde mental e, 306-307
terapia de choque em, 340- 342, 387, 389
Galvin, Renée (esposa de Richard), 317, 383, 428
Galvin, Richard Clark, 76- 80, 84, 87, 90, 92, 106, 134, 150, 167, 170, 186, 233, 277, 292, 294, 347-348, 368, 375, 396-397, 428-429
casamento de, 172, 292
Don romantizado por, 396-397
e o *e-mail* de Lindsay para os familiares sobre Matt, 426
ensino médio, no, 172
Freudenstein e, 316
jogador de hóquei, como, 172
Lindsay (Mary) e, 396
Mimi e, 292, 396
mina comprada por, 292
morte de Mimi e, 383
nascimento de, 59
Renée e, 316
Galvin, Robert Michael ("Michael"), 14, 19, 23, 76-77, 79-80, 84, 106, 134, 150-156, 158, 167, 170, 179, 186, 221, 223- 225, 252, 286, 288, 291, 294, 305, 347-348, 368, 374- 376, 382-383, 393- 395, 397, 419, 427, 429
casamento com Becky, 375
detenções e encarceramentos de, 151, 153-156
e o *e-mail* de Lindsay para os familiares sobre Matt, 426
Fazenda, na, 221, 223-224, 291, 419
Freudenstein e, 316
hospitalização de, 153, 155-156
Joseph e, 252
Lindsay (Mary) e, 376
Mimi e, 152, 375
morte de Mimi e, 382, 393
nascimento de, 56
Garland, Judy, 205
Gary, família, 211, 253
crianças ajudadas pela, 215, 229, 261, 419
doença na, 214
Gary, família Lindsay (Mary) e, 229
Lindsay (Mary) e, 229, 237, 262, 297, 364, 426, 435-436
Margaret e, 187-188, 201-202, 211-218, 229, 249, 252-253, 277, 364, 369, 411-413, 426, 434, 436
Gary, Nancy, 91-92, 187, 211, 214- 217, 261, 363, 369, 434-435
Lindsay (Mary) e, 262, 297, 364, 425
Mimi e, 91-92, 187, 202, 364, 369
pesquisa de Freedman e, 363, 420
Gary, Sam, 91-92, 187, 212, 214-215, 229, 261, 363, 369, 426, 434-435
Don e, 91-92, 202, 215-216
Lindsay (Mary) e, 229, 237
pesquisa de Freedman e, 363-364, 419
Gary, Suzy, 211, 216, 229
Gary, Tina, 211
Gaskin, Ina May, 223
Gaskin, Stephen, 221-222, 224
Gazette de Colorado Springs, 136
gêmeos, 114-115, 163, 280, 282

Genain Quadruplets, The (As quadrigêmeas Genain), 113-116, 161, 198
genética, 354
    diferentes manifestações de mutações em, 358
    doença mental e, 44, 198
    em doenças, 246, 276
    epigenética, 282, 417
    esquizofrenia *ver* esquizofrenia, genética na
    estudos com gêmeos e, 113, 115, 162
    GWAS – genome-wide association study (estudo de associação genômica ampla), 334, 355, 421
    limiar de suscetibilidade e, 162
    Projeto Genoma Humano, 332, 351, 355
    SHANK1, gene, 356
    SHANK2, gene, 363, 367, 407, 421
    SHANK2, gene, 354-360
    SHANK3, gene, 356
Geneva Glen, 229
Gershon, Elliot, 198, 276, 335
Gibran, Kahlil, 151
Goffman, Erving, 157
Goldman-Rakic, Patricia, 333
Goodwin, Matt, 388
Gottesman, Irwing, 162-163, 243, 333
Grandes esperanças (Dickens), 213
Granville, USS, 38
Greeley Daily Tribune, The, 80
Guerra das Rosas, 43
Guerra do Vietnã, 89, 149, 151, 194, 287
GWAS – *genome-wide association study* (estudo por associação genômica ampla), 334, 355, 421

H

Hall, Zach, 333
Harmon, Hubert, 72
Hartnett, Mary, 300
Hawk Chalk (informativo), 73
Henrique VI, Rei, 43
Hidden Valley Road, 13, 90, 134
    trilha e, 169
    venda da casa, 405, 427
Hidden Valley Road 84, 85-89
Hinckley, John, Jr., 292
hipocampo, 280, 323, 419
Hitchcock, Alfred, 67
HLA – human leukocyte antigens (antígenos leucocitários humanos), 279
Hoffman, Processo, 300
Horowitz, Vladimir, 340
Hospital Brady, 93
Hospital da Academia da Força Aérea, 97, 102
Hospital Estadual Atascadero, 78, 155-156
Hospital Estadual Bridgewater, 100
Hospital Estadual do Colorado em, *ver* Instituto de Saúde Mental do Colorado em Pueblo
Hospital Geral de Denver, 153
Hospital Penrose, 184, 303, 313, 345
Hospital Psiquiátrico do Colorado, 100
Hotchkiss, Escola, 237-240, 250-251, 253, 261, 364
Houston, Texas, 32-35, 57
Howard, Tim, 261-262, 297
Howe, Jim e Carol, 276
Hughes, Howard, 33, 55, 90, 315
Hurd, Peter, 91
Hyman, Steven, 335

I

Igreja Católica
    abuso sexual na, 315-316, 318
    fé de Donald, 15, 35-36, 38, 55, 57-58, 88, 203
    fé de Mimi, 58-9, 73, 88, 147, 314, 371
    renúncia de Mimi, 317
inibidores seletivos de recaptação de serotonina – ISRS, 128, 129
Insel, Thomas, 357
Instituto Broad 334-335, 355-356, 363
Instituto Coriell para Pesquisa Médica, 279, 353

Instituto de Saúde Mental do Colorado em Pueblo (Hospital Estadual do Colorado), 123-129, 134, 136, 171-172, 179-180, 185, 187, 205, 230-232, 252, 255, 285-287, 289, 303, 305-308, 313, 339, 341-342, 388
   registros médicos dos irmãos Galvin no, 406-407
Instituto Manitou, 30
Interpretation of Schizophrenia (Interpretação da esquizofrenia) (Arieti), 427

J

Jethro Tull, 150
Joana d'Arc, 43
Joana de Bourbon, 43
Johnson, Ellie (filha de Margaret), 372, 374
Johnson, Margaret Elizabeth Galvin, 13, 16, 18-19, 23, 84, 85, 91, 106, 110, 129, 130, 133-139, 141-142, 168, 179-180, 188, 201, 211-218, 248, 249, 252, 256, 278, 286, 294, 299, 302, 305, 307, 309, 313, 346, 347-348, 369-371, 394-395, 406, 411-414, 425-426, 428
   abuso sexual de Jim, 142, 206, 213, 215, 237, 297-299, 315, 318-319, 346
   abuso sexual de Brian, 143
   brincadeiras violentas dos irmãos com, 135, 305
   casamento com Chris, 254-256, 298, 411
   casamento de Wylie com, 299, 411
   dança, 133, 136, 211
   decisão de ter filhos, 325, 433
   diário de, 249, 253-254, 297-298, 373, 411, 413
   distância da família, 372-374, 397, 425-426, 428
   e o *e-mail* de Lindsay para os familiares sobre Matt, 426
   família Gary e, 187-188, 201-202, 229, 249, 252-253, 277, 364, 369, 411-413, 426, 434-436
   funeral de Mimi e, 397
   gravidez e aborto de, 297
   Jim e, 141
   Kent Denver School, na, 201, 213, 216-217, 237, 253, 412, 414
   Lindsay (Mary) e, 248-249, 373-374, 425-429
   Mimi e, 136, 300, 372, 379, 412, 428
   morte de Mimi e, 383
   nascimento de, 80-81
   morte de Brian e, 178
   pesquisa de esquizofrenia e, 325, 367
   pintora, como, 136, 370, 414
   Skidmore College, no, 252
   sonho de, 411
   terapia de, 299-300
   Universidade do Colorado, na, 253
Johnson, Sally (filha de Margaret), 372
Johnson, Wylie (marido de Margaret), 255-257, 299, 325, 372, 375, 397, 412, 433
Journal of Nervous and Mental Disease, The, 273
Juneau, USS, 51, 72, 319, 396
Jung, Carl, 44-46, 163

K

Kahlo, Frida., 35
Kahn, Otto, 33
Kallmann, Franz Josef, 64
Kemadrin (prociclidina), 286
Kendler, Kenneth, 279, 335
Kennedy, John F., 88, 125-126
Kennedy, Rosemary, 126
Kent Denver School, 201, 213, 215, 217, 237, 253, 412, 414
Kenyon, Howard Pullman (avô de Mimi), 32-33, 35-36, 55, 92, 147, 292, 313
Kesey, Ken, 152
   Um estranho no ninho, 152, 157, 251, 340
Kety, Seymour, 162
King, Martin Luther Jr., 149
Knute Rockne Club, 81, 396

Kohn, Melvin, 66
Kraepelin, Emil, 43, 64, 114

L

Laborit, Henri, 125
Lacan, Jacques, 46
Laing, R. D., 156, 158, 275
Larsen, Reed, 97
Latuda (lurasidona), 388
Licenciado de vidro, O (Cervantes), 158
Lichter, Jay, 331
Lidz, Theodore, 67, 161, 163, 193
Lieber, Instituto para Desenvolvimento Cerebral, 420
Lieberman, Jeffrey, 419
lítio, 231, 285, 289-290, 356
lobotomia, 64, 156
    química, 125, 305
Loretto Heights, 217, 392
Loxitane (loxapina), 232
LSD, 150-153, 179, 186, 204, 222

M

mães
    culpa da esquizofrenia atribuída a, 60- 67, 100, 115, 163, 187, 193, 273, 372
    teoria do duplo vínculo e, 67
    trabalhadoras, 193
Maltz, Maxwell, 78
Massine, Léonid, 34
McAuley, W. F., 64
McDonough, Stefan, 351-357, 421-422
McGlashan, Thomas, 274
McGovern, George, 201
McGrath, John, 357
Mead, Margaret, 66
medicações, 126-128, 163, 197, 244, 275-277, 288, 305, 308, 331, 351-353, 418-420
    clozapina, 127, 275, 288, 339, 347
    companhias farmacêuticas e, 274-275, 327, 331, 333, 336
    consistência em tomar, 390
    DMXBA, 326
    efeitos potencialmente fatais, 345, 347, 371
    lítio, 231, 285, 289-290, 356
    movimento antimedicações e, 418
    Prolixin (flufenazina), 180, 206, 230, 232, 289, 340
    Thorazine ver Thorazine
Mellaril (tioridazina), 128, 285
Memórias de um doente dos nervos (Schreber), 41-42, 44, 46
Menninger, Clínica, 215
Mente brilhante, Uma, 244
Meyer, Linda, 133
Milarepa, 223
Mitchell, Kevin, 282, 358
Mito da doença mental, O (Szasz), 157
Modern Woodmen of America, Sanatório, 85
Molecular Psychiatry, 356, 421
Monk, Thelonious, 340
Monroe, Marilyn, 205
Montana Academy, 435
Moorman, Bob, 149
Moorman, Thomas, 149
Movimento de Escuta de Vozes, 418

N

NAMI – National Alliance on Mentall Illness (Aliança Nacional sobre Doença Mental), 276
NARSAD – National Association for Research on Schizophrenia and Depression (Associação Nacional para Pesquisa sobre Esquizofrenia e Depressão), 326, 363
Nash, John, 244
Nature, 331, 335
Nature Genetics, 335
Navane (tiotixeno), 179
Nemser, Louis, 171
neurodiversidade, 418
Neurotin (gabapentina), 339

New English Journal of Medicine, The, 331
New York Times, 125
Nicorette, experimento com, 326
nicotina, 326
NIH – National Institutes of Health (Insitutos Nacionais de Saúde), 332, 333
NIMH (National Institute of Mental Health – Instituto Nacional de Saúde Mental), 66, 113-116, 161-164, 195, 197-198, 271, 274, 276, 279-280, 285, 326, 333, 335, 357, 367, 420-421
Nixon, Richard, 149, 201, 396
NORAD, 85, 89, 294, 396, 397
Notas psicanalíticas de um relato autobiográfico de um caso de paranoia (Freud), 45
Nova York, N. Y., 34, 51, 53, 55
Nunca lhe prometi um jardim de rosas (Greenberg), 65, 263, 274

O

Obstetrícia espiritual (Gaskin), 223
O'Keeffe, Georgia, 91, 147, 313
Open Sky, 434, 435

P

paisagem epigenética, 282
Paixões que alucinam (filme), 100
Parke-Davis, 331, 352
Parker, Gordon, 273
Parkinson, doença de, 127, 180, 345, 355
Patterson, Tom, 117, 119-123
Paxton's Backstreet Carnival, 149, 150
personalidade dividida, 44
personalidades múltiplas, 44
pesquisa de doenças, modelos de, 417
Pfeiffer, Carl, 204
Pfizer, 331-332, 336, 352, 421-422
Phil Donahue Show, The, 274
Pikes Peak, Centro de Saúde Mental de, 109, 205, 230, 232, 285, 288, 313
pobreza, 163

Point of the Pines, 370, 383, 399
poliomielite, 417
Política da experiência, A (Laing), 158
"Polygenic Theory and Schizophrenia" ("Teoria poligênica e esquizofrenia") (Gottesman e Shields), 163
pontuação de risco poligênico, 165, 335
Prado, Kriss, 17, 440
prociclidina, 345
Profeta, O (Gibran), 151
Projeto Genoma Humano, 332-333, 351, 355
Prolixin (flufenazina), 180, 206, 230-232, 289-290, 340
Prozac (fluoxetina), 127, 128
Psicocibernética (Maltz), 78
psiquiatria, 43, 63-64, 100, 113, 195, 418
  biológica, 274
  culpar a mãe em, 66-67
  movimento da antipsiquiatria e, 156-158, 275, 418
  pesquisa em, 281
psicanálise, 46, 65-66, 100-101, 114, 195, 274-275, 418
psicofarmacologia, 274
  ver também medicações,
  ver também doença mental; esquizofrenia
Psicose (filme), 67

R

Rauch, Jack (filho de Lindsay), 364, 434
  doença mental como medo de, 435
  Montana Academy, na, 435-436
  Open Sky, na, 434-435
  terapia de, 434
Rauch, Kate (filha de Lindsay), 364, 433-434
  como pesquisadora, 437
  problemas de processamento sensorial, 437
Rauch, Mary Christine Galvin ("Lindsay"), 16-17, 19-20, 23, 28, 42, 84, 90, 91, 106, 108, 110, 129-130, 133-135, 137, 139, 142, 168, 179-180, 186-187, 201-205, 200,

229-230, 237-238, 240, 248, 249-253, 256, 261-271, 294, 302, 303-310, 313, 345, 347-348, 370, 371-373, 381-395, 405-407, 412, 425-433,
abuso sexual por parte de Brian, 142
abuso sexual por parte de Jim, 141-142, 206, 238, 262-263, 297-298, 309, 318-319, 345
abuso sexual por parte de Jim, 266-270
casamento com Rick, 304
casamento de Margaret com Chris, 255
decisão de ter filhos, 433
Don e, 203, 270
Donald e, 13-21, 201, 202, 233, 239, 268
email para os familiares mandado por, 426
ensino médio, no, 202
estuprada numa festa, 266-267
família Gary e, 229, 237, 263, 297, 364, 425, 435-436
funeral de Mimi e, 394
Hotchkiss School, a, 237, 239-240, 251, 261, 364
Howard e, 262
Jim e, 141-142
Jimmy, filho de Jim, e, 207
Joe e, 286
Kathy e, 135, 206
Kent School e, 237
Margaret e, 249-250, 299, 373, 375, 425-429
Matt e, 203, 230, 391-393
Michael e, 375
Mimi e, 202, 233, 265, 379, 382, 427
morte de Brian e, 178
morte de Mimi e, 382
nascimento de, 81
negócio de eventos corporativos de, 304, 364, 370
nome mudado para Lindsay, 16-17, 239, 250-251
partida de Margaret para morar com os Gary, 188, 201, 229, 249, 426

pesquisa de esquizofrenia e, 277, 323, 364, 367-368, 407
Peter e, 303, 306, 314, 339, 387-390
Peter e, 305-309
poema sobre Margaret, 249-250
registros médicos dos irmãos e, 406-407
Richard e, 396
saída de casa, 237, 239, 405
Silvern como terapeuta de, 263-268, 304-305, 405, 425
terapeuta na faculdade e, 262-263
testamento de Mimi e, 396
Tim Howard e, 261-262, 297
Universidade do Colorado, na, 261
viagem para Geneva Glen de, 229
Rauch, Rick (marido de Lindsay), 23, 304, 364, 433-435
casamento de Lindsay com, 304-305
Peter e, 307
Reagan, Ronald, 292
Real, Pedro Eduardo, 129
realeza, 43
receptor nicotínico, α-7 (alfa-7), 324-325, 327, 336
Red Rocks, 150, 216
Reichard, Suzanne, 66
Reiss, David, 164
resiliência, 265
Rinque de Patinação de Broadmoor World, 135
Risperdal (risperidona), 339-340
Riverwalk, 388-389
Rockfeller, David, 91
Rock Tumbler (Demolidor de Rochas), 223, 419
Rocky Mountain News, 75
Rorschach, teste de, 104, 120
Rosen, John, 66
Rosenthal, David, 113-116, 161-164, 197
Rüdin, Ernst, 64

S

Saints, Scholars, & Schizophrenics (*Santos, eruditos e esquizofrênicos*) (Scheper--Hughes), 314
Sartre, Jean-Paul, 156
Saud, Rei, 73
saúde fetal, 362, 364, 420
Saul, Rei, 43
Schnurbusch, Kent, 316
Schreber, Daniel Paul, 41-45, 47, 65, 114, 244
Schreber, Moritz, 41
Scolnick, Edward, 334
Segunda Guerra Mundial, 37-38, 51, 72, 87, 147-148, 369-370
Sequana Therapeautics, 331
serotonina, 340
SHANK1, gene, 356
SHANK2, gene, 354-357, 361, 363, 367-368, 407, 421-422
SHANK3, gene, 356
Shields, James, 162-163
Shimoff, Karel, 133
Shorter, Edward, 47
Siirala, Martti Olavi, 157
Silvern, Louise, 263-267, 304-305, 405, 425
Singleton, Albert, 128, 288
Sistema de Saúde de Assuntos de Veteranos em Boston (VA Boston Healthcare System), 351, 353-354
Skarke, Carolyn, 169
Skarke, família, 13, 169
Skidmore College, 252
Skolnick, Bem (padrasto de Mimi), 33-35, 268, 299-300
Skolnick, Wilhelmina Kenyon ("Billy") (mãe de Mimi), 32-36, 38, 59, 80, 87, 169, 222, 267-268
Smith, Lawrence, 102
Smith, Lorelei ("Noni"), 177-179, 186, 221, 406
SNAP – Survivors Network of those Abused by Priests (Rede de Sobreviventes dos Abusados por Padres), 317
SSRIS – serotonin reuptake inhibitors (inibidores de recaptação de serotonina), 127, 128
Stabler, Bob ("Doc"), 29-31
Stelazine (trifluoperazina), 153, 171, 173
suicídio, 46
Surviving Schizophrenia (Sobrevivendo à esquizofrenia) (Torrey), 274
Szasz, Thomas, 157

T

Tegretol (carbamazepina), 289
Telfer, Dariel, 124
teoria poligênica, 163
Thorazine (clorpromazina), 100, 124-126, 128, 153, 156, 161, 163, 171, 180, 197, 232, 243, 275, 288, 326, 336, 339, 340
Thoreau, Henry David, 251
Tillman, Carl, 66
Titicut Follies, 100
Tofranil (imipramina), 128
Torrey, E. Fuller, 197, 274, 333
"Transmission of Schizophrenia, The" ("Transmissão da Esquizofrenia, A") (conferência), 161, 163
transtorno obsessivo-compulsivo, 67
trauma
    narrativa sobre terapia e, 263-264
    processamento infantil do, 267
    resiliência e, 266
Trotsky, Leon, 35
Trucks, Butch, 153
Tumbler (Demolidor), 223-224
tumulto em Red Rocks, 150

U

Universidade do Colorado, 56, 75, 86, 97-100, 102, 107, 109, 110, 117, 122, 147, 150, 185, 253, 261, 293

pesquisa sobre esquizofrenia na, 20, 243, 245, 278, 323, 361-365
Universidade Estadual de Nova York, 279, 353, 331-337
Universidade Johns Hopkins, 420
Universidade de Stanford, 71-72, 152

V

Varmus, Harold, 333, 335
Villa, Pancho, 33, 55, 313
vitaminas pré-natais, 362, 363

W

Waddington, Conrad, 281
Walden (Thoreau), 251
Ward, Mary Jane, 124
Washington Post, The, 271
Weinberger, Daniel, 280-282, 308, 333, 420-421
Wilde, Oscar, 30
Wiseman, Frederick, 100
Woodmen Valley, 13, 85, 202, 356
Wyatt, Richard, 195, 196, 197, 274, 278, 280, 326
Wyeth, Andrew, 91
Wyeth, Henriette, 91

Z

Zimmerman, Frank, 123
Zyprexa (olanzapina), 339